专病专科中医古今证治通览丛书

不 孕 症

主　编　黄健玲　黎小斌　王小云

中国中医药出版社
·北京·

图书在版编目（CIP）数据

不孕症/黄健玲，黎小斌，王小云主编．—北京：
中国中医药出版社，2017.10
（专病专科中医古今证治通览丛书）
ISBN 978 – 7 – 5132 – 1369 – 1

Ⅰ．①不⋯　Ⅱ．①黄⋯　②黎⋯　③王⋯
Ⅲ．①不孕症—中医治疗法　Ⅳ．①R271.14

中国版本图书馆 CIP 数据核字（2013）第 048986 号

中国中医药出版社出版

北京市朝阳区北三环东路 28 号易亨大厦 16 层
邮政编码　100013
传真　010 – 64405750
山东百润本色印刷有限公司印刷
各地新华书店经销

开本 880×1230　1/32　印张 23.25　字数 464 千字
2017 年 10 月第 1 版　2017 年 10 月第 1 次印刷
书号　ISBN 978 – 7 – 5132 – 1369 – 1

定价　75.00 元
网址　www.cptcm.com

社 长 热 线　010 – 64405720
购 书 热 线　010 – 89535836
维 权 打 假　010 – 64405753

微信服务号　zgzyycbs
微商城网址　https：//kdt.im/LIdUGr
官 方 微 博　http：//e.weibo.com/cptcm
天猫旗舰店网址　https：//zgzyycbs.tmall.com

如有印装质量问题请与本社出版部联系（010 – 64405510）
版权专有　侵权必究

《专病专科中医古今证治通览丛书》
编委会

专病专科中医古今证治通览丛书

《不孕症》
编委会

主　编　黄健玲　黎小斌　王小云
副主编　陈颐　陆杉　徐珉
编　委　（以姓氏笔画为序）

邓序

中医药学源远流长，是中华民族在与疾病长期斗争过程中积累的宝贵财富，薪火传承，流传至今，历代医家为后人留下了宝贵的财富。

中医历来重视名家的理论和经验，千百年来形成了一本又一本以《黄帝内经》《伤寒杂病论》等经典著作与各家学说为代表的中医古籍，构筑了中医学的理论体系和实践模式。可以说，离开了这些中医古籍，中医的临床实践和学术创新则犹如无根之木，难以生存和发展。张仲景在其《伤寒论》序中曾感叹"观今之医，不念思求经旨，以演其所知，各承家技，始终顺旧……夫欲视死别生，实为难矣。"话中指出了研读经典古籍的重要性。欲指扶桑，非舟莫适；中医经典古籍对后来者犹如甘怡，胜似帆满行舟；遂有仲景"勤求古训，博采众方"著成伤寒；孙思邈"道合古今，学蝉术数"而传千金；李时珍"长耽嗜典籍，若峡市怡"编纂本草。大凡传世之名家，无不穷搜博采，攻读名著元数。

目前，据统计，《全国中医图书联合目录》（1991 年出

1

版）收载中医药图书 12124 种，其中古籍文献 8000 余种。随着社会发展，中医的现代著作和研究文献亦与日俱增，所形成的古今文献库虽然为后人储备了丰富的知识和经验，但浩瀚的数量也给使用者带来针对性不强和检阅不便等问题。本书之出版，对解决上述的问题大有帮助，可为读者提供一些专病专科的综合性文献汇编，使专病专科古今文献的检阅更加便利，以拓宽视野和提高专科的临床应用水平，有助于专病专科的建设与发展。故乐为之序。

2012 年 9 月

陈序

　　文献是人类文明延续的火种，历朝历代，无不重视书目的整理和汇编，使知识能得到传承，后人能从中获得启发，它是一切知识创新的源头。随着社会发展，越来越多的技术和方法被用于文献的研究，以促进知识经验的显性化，提高人们对知识的掌握和利用能力。

　　循证医学的目的，是系统评价现有的可及的医学证据，从而获取当前最佳的诊疗措施，并进一步形成诊疗方案和指南，以提高疗效，减少差错。目前，国际上认为中医经典文献和专家经验的证据级别不高，在一定程度上限制了先前医家经验的传承、传播和应用。然而，中医发展至今，几千年来积累的证治经验是一个巨大的宝库，只是这些宝贵的经验多藏于古籍的字里行间且表述形式各异，不一定为人们所知晓和掌握应用。通过科学的评价方法，从中汲取有效的经验并筛选特色优势技术，并将其汇编成书，不仅是一件十分有意义的工作，也是提升中医药证据级别和临床疗效的途径之一，更是促进中医循证医学发展的必由之路。

由广东省中医院组织编纂的《专病专科中医古今证治通览》系列丛书，选择临床中具有中医特色和优势的病种，运用循证医学理念进行文献评价研究。从病名源流、病因病机、辨证治疗及方药、名医经验和医案角度进行古今文献的系统阐述，同时汇编相关的古籍文献条文供读者考证，以求起到探古求源，佐助临证，提高疗效的作用。书中文献查阅较为翔实，涵盖了新中国成立之前的中医经典著作和近年来现代中医临床应用经验，条理清晰，经纬分明，内容实用，可作为广大中医工作者和医学生的辅助读物。

　　该丛书的出版，不仅是对中医古今文献的综合集成，也是针对文献进行的二次研究和诠释，有利于加强专病专科建设，提升中医临床水平和服务能力，促进中医药发展。

　　是以为序。

陈可冀

2012 年 9 月

前言

中医学具有其独特的哲学基础、基本理论体系、诊疗实践和教学模式，以及研究范式，并在学科自身发展中发挥了重要的作用。中医学术传承与发展的关键在于人才培养，而人才成长最关键的环节则是："读经典，跟明师"。正如晋·葛洪《抱朴子·勖学》中指出："夫不学而求知，犹愿鱼而无网焉，心虽勤而无获矣……欲见元外而不下堂，必由之乎载籍；欲测渊微而不役神，必得之乎明师"。

中医古籍传载了中医学术发展的主要成果，是发掘中医诊疗特色优势的巨大宝库。古代医家在勤求古训、精研理论的同时，努力学习前贤的证治方药针术经验，运用于自己的临床实践，迅速提高了他们的诊疗能力。不过在某些时候，若非师授家传，要获得高水平的中医典籍，并非易事。如中医大家孙思邈就在《备急千金要方》中发出"江南诸师秘仲景要方不传"的感慨。今天，中医学得到了长足的发展，获取中医典籍已经不像以往那么困难。随着中医学术的发展，现代中医文献日益增多，如何更有效率地发掘现代文献和古籍中的知识，加以学习利用，成为了中医临床工作者新的挑战。

目前，专病专科中医特色优势的形成与巩固，成为了继续提升中医临床诊疗水平的有力抓手。同时通过中医学和西医学两个视角认识疾病，围绕临床关键问题，优化主攻病种的诊疗方案，进一步形成具有中医特色优势的临床路径，提高临床综合服务能力，解决群众关注点健康问题，是各中医院、中医专科建设的主要内容，也是中医工作者实践和发展循证中医学的历史任务。

中医学的传承与发展一直体现着循证医学的理念，只是并未把这种理念完全清晰地表述出来。循证医学创立人之一 Dr. David L. Sackett 在《循证医学：如何教学与实践》中指出：循证医学理念起源于中国乾隆年间的《考证》一书。宋代的中医古籍《本草图经》中就已经描述了验证人参真伪的人体试验方法。景方建、刘志杰等通过对以《伤寒杂病论》为代表的汉传中医的深入研究，从中医学的证据筛选，推荐等方面进行探讨，认为"汉传中医是最古老的循证医学；现代研究循证医学，不承认和参考中医古代综合循证医学理念是不诚实也不现实的。"而近年来，国内外循证中医学研究方兴未艾，发表了大量文献，积累了宝贵的经验，同时也取得令人鼓舞的成绩。

根据循证医学的要求，临床关键问题的处理原则和解决措施应有足够的证据支持。文献研究是证据的主要来源之一，文献证据的收集和评价是制订诊疗方案的关键环节。专病专科的现代中医文献中不乏名医大家的真知灼见，设计严谨的高质量临床研究报告，以及行业学术组织的标准方案，但从方法学上看，高级别证据来源相对仍比较匮乏，因此进行现代文献研究的同时，有必要进行古籍研究，寻找补充证据。从古文献宝库中挖掘专科专病诊疗过程相关的内容并加以整理，不仅可为疾病的诊治提供更多的思路，更重要的是寻找和评价古籍证据，增强诊疗方案制定过程的科学性，最终达到使诊疗方案具备和凸显中医特色优势的目的。

众所周知，葛洪《肘后方·治寒热诸在方第十六》中的记载，对我国具有自主知识产权、被国际公认的一类新药青蒿素的研发起到了至关重要的作用。诚然，"青蒿一握，切，以水二升渍，绞取汁，尽服之"这一有效的方法，在青蒿素发明之前并没有成为中医临床工作者治疗在疾时的普遍选择。这一事实警醒我们，古籍中尚有许多珍宝，有待认真发现、现别、验证，并加以创新，才能更好地履行我们肩负的发挥中医优势、保护人民健康的伟大使命。

广东省中医院历来重视专病专科建设，把"为患者提供最佳的诊疗方案，探索构建人类最完美的医学"作为医院和专科建设的最高目标。在卫生保健领域，广东省中医院开展临床路径、中医健康辨识和促进等研究，积累了较丰富的实践和研究经验。本丛书以此为基础，归纳整理了多个专科专病诊疗相关的中医古今证治文献内容，可作为中医专病专科建设单位的参考工具，也可作为医学生或对中医学感兴趣之人的读物。

本书编写过程中承蒙国家中医药管理局有关领导、中国中医药出版社和国内诸多知名教授、专家的大力支持、指导和帮助，谨在此向他们致以最诚挚的谢意。

诚然，中医古今文献浩如烟海，临床研究日新月异，虽然该丛书耗费了巨大的人力和时间，但仍未能包罗万象。另外，丛书是从专科临床实践角度出发进行整理，属于新的尝试和探索，对古籍实际内容的研究深度、广度相对有限，加上编者对古籍的点校、出版、校勘、辑供、训诂等学识有限，书中未周、不妥或错漏之处在所难免，诚盼广大同仁及读者批评指正，以便再版时改正。

《专病专科中医古今证治通览丛书》编委会

2012 年 9 月 10 日

编写说明

　　中医学是中国传统文化的瑰宝，有着悠久的历史，几千年来在长期的医疗实践中，积累了丰富而宝贵的经验，为中华民族的繁衍昌盛做出了巨大的贡献。中医药学术的继承与创新始终是中医药事业发展的核心任务。为了促进中医药学术交流与传承，我们选择了具有中医特色和优势的病种——不孕症，在总结历代医家诊治不孕症经验的基础上，结合现代中医药研究成果进行了系统的文献研究和整理，以期为中医药事业的发展尽绵薄之力。

　　本丛书中的古籍文献主要来源于《中华医典》所收录的历代经典著作；现代文献则在中国生物医学文献数据库（CBM）、中国期刊全文数据库（CNKI）、中文科技期刊数据库（维普，VIP）等文献数据库中检录；我们通过运用规范、严谨的检索策略，检索了不孕症古今相关文献，全书涉及大量的文献数据，内容充实，希望能较为全面地反映古今各医家的经验和研究成果。

　　本书分为上篇、下篇、附录三部分。上篇从不孕症的病名、病因病机、辨证治疗、方药、针灸疗法、外治疗法，以及古代、现代名医经验及医案等方面进行了整理和阐述。其中病名的文献研究以病名为源，探讨不孕症的古今源流和演变情况；病因病机从不孕症的发生、发展及预后等角度，论述了历代医家对本病演变规律的认识和思考；辨证治疗对古今医家的辨证分型及治则治法进行了总结和分析；方药部分分类整理了古今临床医家治疗不孕症的常用方药，供大家临床实践中参考使用；针灸治疗及其他疗法将古代及现代用于不孕症的针灸治疗及其他外治方法进行分类、归纳总结；名医经验及医案部分以经典医案或医家经验为例，揣摩临床诊治的思路，汇编名医经验及验案，以期对读者有所启发。下篇汇编了相关的古籍及现代文献，供读者查阅。附篇则摘要了本病古今文献检索和研究的策略和思路，供各位同道参考之用。

本书通过古今文献研究对不孕症的证治进行了归纳总结，科学性和实用性较强，全体编写人员都竭尽所能，希望能为专科专病建设和专科人才培养提供一本有益读物。但由于水平有限，经验不足，书中不周、错漏在所难免，诚盼广大读者不吝赐教，予以指正，以便再版时纠正和改进。

本丛书出版之际，我们由衷地感谢科技部、国家中医药管理局和中国中医药出版社的大力支持，还有专家指导委员会的各位专家、直接参与点校整理的专家，谨在此一并表示诚挚谢意。

编者
2017 年 5 月

目　录

上　篇　不孕症中医文献研究

下 篇 不孕症文献汇编

附 篇 不孕症文献研究过程

上　篇

不孕症中医文献研究

第一章 不孕症的病名

第一节 病名的古代文献研究

中医学对不孕症非常重视，两千多年前就已有不孕之名，《易经·渐卦》中就有"妇三岁不孕"的记载，《备急千金要方》将不孕症分为"全不产"和"断绪"，认识到原发性不孕和继发性不孕的区别。中医古籍中，不孕有诸多不同的病名，如"无子""全不产""绝产""绝嗣""绝子""断绪""不孕"等，历代医家对不孕症的认识较相近，不孕之病名沿用至今。

一、不孕症病名概述

1. 不孕

《易经》最早提出不孕病名及不孕年限的界定。《易经·渐卦》中就有"妇三岁不孕"的记载，将不孕定义为妇女三年未孕。《黄帝内经》中数处提到不孕，如《素问·骨空论》云："其女子不孕，癃痔、遗溺、嗌干。"指出督脉之病可表现为不孕，是以经络学说论述不孕的最早记载。明代张景岳《类经·经络二十七》也指出："督脉生病，女子不孕。"其治疗当治督脉。

历代医家较少单列条目对不孕之病名进行考证，多在病因病机与效验方药中提到不孕。如血虚不孕，《女科秘要》指出："妇人瘦怯不孕，以子宫血少故也。"《古今医鉴》曰："瘦怯妇人不孕育者，以其子宫无血，精气不聚故也！可用四物汤、养血气等药。"《医学指要·二十八脉指要》在论述涩脉时认为："涩为阴虚，乃血气俱虚之候……男子为伤精，女子为不孕，为经脉不调。"《广嗣要语》谓："女人阴血衰弱，虽投真阳强盛之精，不能摄入子宫，是以交而不孕，孕而不育。"都指出血虚可导致不孕。再如宫寒不孕，宫寒之病机得到了后世医家的广泛认可，本草典籍多在"紫石英"、"艾叶"、"肉苁蓉"等条目下提到不孕之病名。《神农本草经疏·艾叶》："使人有子，盖指气血两虚之人，风寒乘虚入子宫不孕者设也。"《本草蒙筌·紫白石英》："紫石英类水精明澈，似樗蒲达头。治妇人子户风寒，经十年不孕。"或散见于各效验方，如《医便》："神仙长春广嗣丹……治妇人下元虚冷，久不孕育，累经奇验。"

不孕是一直观简明的病名，典籍中常将其与其他病名同列，如"绝子不孕"、"不孕无子"，但"不孕"一名不能区分原发性不孕和继发性不孕，因此又有医家将之分为"断绪"和"全不产"。

2. 断绪和全不产

孙思邈《备急千金要方》列朴硝荡胞汤主治"妇人立身以来全不产，及断绪久不产三十年者"，其"白薇丸"条下记载"治妇人久无子或断绪上热下冷，百病皆治之方"，将不孕分为全不产和断绪，"全不产"又称"久无子"，即"原发性不孕"，"断绪"相当于"继发性不孕"，这是典籍中首次对不孕进行分类命名，与西医学的分类一致。

3. 无子

"无子"之病名最早见于《黄帝内经》，《素问·上古天真论》曰："任脉虚，太冲脉衰少，天癸竭，地道不通，故形坏而无子也。"指出无子的原因是肾气虚衰，天癸竭。《诸病源候论》指出："月水不利而无子者，由风寒邪气客于经血，则令月水瘀涩，血结子脏，阴阳之气不能施化，所以无子也。"《神农本草经疏·紫石英》曰"女子风寒在子宫，绝孕十年无子"，用紫石英等温性药治之。

4. 绝产

王叔和《脉经》曰："妇人少腹冷，恶寒久，年少者得之，此为无子；年大者得之，绝产。"对"绝产"和"无子"进行了区分，认为年少者不孕为"无子"，年长者不孕为"绝产"，但区别没有"全不产"和"断绪"严格。《妇人大全良方》有类似的论述："尺脉微涩，中年得此，为绝产也。"另一典籍《太平圣惠方》则指出："治妇人绝产不复生，及未曾生，皆有胎疝，宜用此受子导散方。"明确把"绝产"定义为"不复生"，相当于现代的继发性不孕，"未曾生"相当于原发性不孕。

5. 绝子

《诸病源候论》："凡月水不止而合阴阳，冷气上入脏，令人身体面目萎黄，亦令绝子不产也。"《证治准绳·女科》曰："月水不通，面目黄黑，脱声少气，有此病者，令人绝子。"指出月经失调是导致不孕的病因，治疗当以针灸、药石为法。如《备急千金要方》："妇人绝子，灸然谷五十壮。"《扁鹊神应针灸玉龙经》："阳气虚惫，失精绝子，宜灸中极。"指出艾灸然谷、中极可以治疗不孕。药饵可用阳起石丸、当归，如《太平惠民和剂局方》记载："阳起石丸，治妇人子脏虚冷，劳伤过度，风寒结搏，久不受胎，遂致绝子不产。"《伤寒论条辨》认为"当归"可治疗"妇人漏下绝子"。

6. 绝嗣

《普济方》《千金翼方》《针灸资生经》均提到"绝嗣"一名，曰："治妇人绝嗣不生，胞门闭塞，穴关元，灸三十壮，报之。""治妇人绝嗣不生，穴气门，灸百壮，""治妇人绝嗣不生，漏赤白，穴泉门灸十壮，三报"。

古代文献对不孕的病名并不统一，因此常出现同一著作中同时出现上述和不孕相关的病名，或列入"种子""嗣育""胤嗣"等篇章，如《妇人规》："种子之方，本无定轨，因人而药，各有所宜。"《普济方》在"胤嗣"条目下注释："夫有夫妇，则有父子。婚姻之后，必求嗣续。"这些条文虽未明确指出不孕病名，但其治疗的患者实际上为不孕症。

二、不孕症病名沿革

1. 夏商周时期

公元前 11 世纪已有不孕的相关记载。《山海经·西山经》记载："有草焉，其叶如穗，其本如桔梗，黑华而不实，名曰骨蓉，食之使人无子。""无子"即不孕。《易·爻辞》曰："妇孕不育，凶。"《易经·渐卦》云"妇三岁不孕"，明确提出了不孕的病名和概念。

2. 春秋战国时期

春秋战国时期的医学巨著《黄帝内经》中数次提到"不孕"之名，并明确提出了不孕的病因病机和治疗方法。《素问·上古天真论》曰："女子七岁，肾气盛，齿更发长；二七而天癸至，任脉通，太冲脉盛，月事以时下，故有子；三七，肾气平均，故真牙生而长极；四七，筋骨坚，发长极，身体盛壮；五七，阳明脉衰，面始焦，发始堕；六七，三阳脉衰于上，面皆焦，发始白；七七，任脉虚，太冲脉衰少，天癸竭，地道不通，故形坏而无子也。"详细论述了女子生长、发育、生殖和衰老的规律，为治疗不孕症奠定了理论基础，也是后世立补肾法治疗不孕症的重要依据。

3. 秦汉时期

秦汉时期，出现了另一部医学巨著《伤寒杂病论》，后分为《伤寒论》和《金匮要略》，由西汉张仲景所著，是现存中医古籍中最早设专篇对妇产科疾病进行论述的著作，《金匮要略·妇人杂病脉证并治》在"温经汤"条文中提到："亦主妇人少腹寒，久不受胎。"已指出宫寒是不孕的病机，可用温经助孕的方法进行治疗。另一部对不孕进行记载的书是《神农本草经》，不孕之病名见于"紫石英"条目："主心腹咳逆（《御览》引作呕逆），邪气，补不足，女子风寒在子宫，绝孕，十年无子。"这个时期，"绝孕"、"无子"、"不孕"的病名同时存在于各种典籍中。

4. 魏晋南北朝时期

西晋《针灸甲乙经·妇人杂病》："女子绝子，衃血在内不下，关元主之。"提出"绝子"一名，率先提出了瘀血不孕的病机。

5. 隋唐五代时期

隋代《诸病源候论》专设"无子候"，分列"月水不利无子"、"月水不通无子""子脏冷无子""带下无子"、"结积无子"等"夹疾无子"的病因，并指出"凡月水不止而合阴阳，冷气上入脏，令人身体面目萎黄，亦令绝子不产也。"提出"无子""绝子""不产"的不孕病名。《千金要方》提出了"全不产"和"断绪"的病名，将不孕进行了原发性和继发性的分类，有重要的学术价值。

6. 宋代

宋代的妇产科专著以陈自明《妇人大全良方》为代表，在继承前贤学术经验的基础上，设立"求嗣门"专门论述不孕症的治疗。此时期由政府组织编写了《太平圣惠方》和《太平惠民和剂局方》，其中"阳起石丸"条文提到主治妇人无子。此时期沿用既往的病名。

7. 元代

金元时期，朱丹溪《格致余论》对不孕不育进行了较详细的论述，提出了"痰湿不孕"的病机，对后世影响极大，同时他将"阳有余而阴不足"论引入妇科领域，"今妇人之无子者，率由血少不足以摄精者"，沿用"无子"之名并分析了病机。

8. 明代

明代已设立妇人科。万全《广嗣纪要》指出"五不女"不能生育，其另一著作《万氏妇人科》指出："女子无子，多因经候不调。""不女"、"无子"均为不孕之病名。明代大家张景岳著《景岳全书·妇人规》列"宜麟策"专门论述不孕的治疗，此时期对不孕的著述还散见于"求嗣"、"子嗣"等篇章。

9. 清代

清代影响较大的妇科医家是傅山及其著作《傅青主女科》，"种子门"详述了"血虚不孕"、"嫉妒不孕"、"痰湿不孕"等病机。王清任《医林改错》创立了"五逐瘀汤"，并谓之"种子如神"。此时期对不孕症的论述已经较系统，对其病因病机、治法方药都逐渐成熟，傅青主创制的方药沿用至今，但不孕的病名仍未统一，各医家引用的病名仍有所不同。

由文献分析看来，自秦汉以来，"无子"是引用较多的病名。

（钟秀驰　黎小斌）

第二节　病名的现代文献研究

不孕（sterility）的病名有广义及狭义的区别。广义的不孕包括"不孕"、"不育"及"男性不育"；狭义的不孕指育龄妇女婚后未避孕而未能受孕；不育，则指可以受孕，但妊娠后常发生流产或不足月娩出不成熟胎儿。因男性原因致配偶不孕者称男性不育症。本文所阐述的"不孕症"主要为狭义的女性"不孕"。

近年来，不孕症发病率有逐年上升趋势，不孕症已成为影响人类发展与健康的一个全球性医学和社会学问题。因此，研究和诊治不孕症是生殖医学，特别是妇科专科的一个重要课题。

19世纪中期以后，西方医学逐渐传入了中国，开始与中国传统的医学并存竞争。随之出现了一批中西汇通派，如王学权《重庆堂随笔》、石寿堂《医原》、王宏翰《医学原始》、张锡纯《医学衷中参西录》、朱沛文《华洋脏象约纂》都有关于女性生殖器官或胚胎理论的阐述，是中西汇通之初步。新中国成立以后，特别是1958年毛主席提出中西医结合政策，中西医结合在妇产科领域内也结出了丰硕成果。特别是近代医家提出了"肾轴理论"，即以肾为主导，以"肾-天癸-冲任-胞宫"为轴，调节女子一生的生殖生理活动。该理论是依据《素问·上古天真论》及肾的生理功能为基础创立的，并与西医学的"下丘脑-垂体-卵巢"性腺轴关系密切。在此之后，"肾轴理论"对不孕症的近现代研究起到了重要的指导意义。随着不孕症中医辨证论治的不断深化，以及现代诊断手段的迅速发展和普及，不孕症病名的统一及规范化成为首要解决的问题。

1994 年，为规范各种常见病证的中医诊断及提供科学统一的疗效标准，国家中医药管理局发布了中华人民共和国中国医药行业标准《中医病证诊断疗效标准》。其中提出育龄妇女由于肾虚、肝郁、痰湿、血瘀等原因，导致冲任、子宫功能失调，结婚 1 年以上，或曾孕育 1 年以上，夫妇同居，配偶生殖功能正常，而不受孕者，称为不孕症。育龄期妇女结婚 1 年以上，夫妇同居，配偶生殖功能正常，不避孕而未能受孕者，为原发性不孕，相当于古代病名"全不产"。曾有孕产史，继又间隔 1 年以上，不避孕而未怀孕者，称为继发性不孕，相当于古代病名"断绪"。该标准强调，不孕症需排除生殖系统的先天性生理缺陷和畸形。《中医病证诊断疗效标准》中亦明确将不孕症分为肾阳亏虚、肾阴亏虚、痰湿内阻、肝气郁滞及郁滞胞宫 5 个证型，为不孕症的规范化研究提供了依据。在病名的定义方面，主要存在争议的为发病年限的规定。传统将婚后 3 年以上未孕者诊断为不孕症。根据 1989 年资料，婚后 1 年初孕率 87.7%，婚后 2 年的初孕率 94.6%。因此，2004 年人民卫生出版社出版的第六版《妇产科学》以及国家技术监督局发布的《中医临床诊疗术语·疾病部分》均将不孕症的诊断范围规定为凡婚后有正常性生活未避孕，同居 2 年未受孕者。然而，近年来随着人们结婚年龄的推迟、婚后对生育的迫切需求及对自身健康的关注度提高，诊断不孕症之婚后未避孕时间有日益缩短趋势，国际妇产科联合会将诊断不孕症之时间缩短为 1 年，世界卫生组织 1995 年编印的《不育夫妇标准检查与诊断手册》将不孕症临床诊断标准定为 1 年。2008 年人民卫生出版社出版的第七版《妇产科学》将不孕症的诊断范围规定为有正常性生活，未经避孕 1 年未妊娠者。反复流产和异位妊娠而未获得活婴，目前也属于不孕不育范畴。

另外，不孕症还分为相对不孕及绝对不孕。夫妇一方有先天或后天解剖生理方面的缺陷，无法纠正而不能妊娠者称绝对不孕；夫妇一方因某种因素阻碍受孕，导致暂时不孕，一旦得到纠正仍能受孕者称相对不孕。绝对不孕相当于古代病名"五不女"，指"螺、纹、鼓、角、脉"五种先天性生理缺陷和畸形。对于"五不女"，学术界公认出自《广嗣经要》的描述：螺，阴户外纹如螺蛳样旋入内；纹，阴户小如箸头大，只可通，难交合，名曰石女；鼓，花头绷急似无孔；角，花头尖削似角；脉，或经脉未及十四岁而先来，或至十五六而始至，或不调，或全无。而朱恒才则根据《三峰丹诀》对"五不女"的记载提出了异议，认为"纹"可能是指西医学的阴道炎，而"角"则有可能是指女性音声、皮肤、面色、毛发之异常，有男性化倾向者，即当今医学所言之女性高雄激素血症。当然，上述仅为一家之言，但却表明了随着时代的变迁，学者们对不孕症的概念仍在不断完善。而随着现代科学的发展，对于先天性女性解剖生理方面缺陷，如处女膜闭锁、阴道纵隔等导致的不孕症亦可通过手术手段达到治疗效果。故而

"绝对不孕"的概念值得斟酌。

世界卫生组织（WHO）的分类法是按发病过程或病史分为原发性与继发性不孕，按病因将女性不孕分为性功能障碍、高催乳素血症、下丘脑－垂体区器质病变、闭经伴高卵泡刺激素、闭经伴内源性雌激素水平低下、月经稀发、月经不规律和（或）排卵异常、月经规律但无排卵、先天性异常、双侧输卵管阻塞、盆腔粘连、子宫内膜异位症、后天性子宫或宫颈病变、后天性输卵管病变、后天性卵巢病变、生殖器结核、医源性病因、全身性原因、未找到原因（未进行腹腔镜检查）、交媾后试验异常及原因不明等22种。而现代研究多集中在排卵障碍性不孕（包括无排卵、黄体功能不健等）、输卵管阻塞性不孕、免疫性不孕及子宫内膜异位症引起的不孕。但是，上述各种原因导致的不孕症并无特定的中医病名，故而，不孕症的研究亦可散见于其他病名之中，如"癥瘕"、"带下病"、"崩漏"等。刘云鹏认为，不孕症患者多伴有带下病、盆腔炎或癥瘕等疾病，故其亦主张在治疗不孕症时首当祛邪，即祛瘀、化湿等。朱小南将不孕分为"月经不调不孕"与"乳胀不孕"，朱南孙临证也认为肝肾同治与调经助孕是治疗不孕症过程中的重要环节。这些观点扩宽了不孕症的研究范围，同时亦提高了其治疗的全面性。

（梁洁莎　黎小斌）

参考文献

[1] 来佩琍. 妇科疾病诊断标准 [M]. 北京：科学出版

社，2001.

［2］ZY/001.1—94.中医病证诊断疗效标准［M］.南京：南京大学出版社，1994.

［3］乐杰.妇产科学［M］.第6版，北京：人民卫生出版社，2004.

［4］GB/T16751.1—1997.中医临床诊疗术语·疾病部分［M］.北京：中国质检出版社，1997.

［5］乐杰.妇产科学［M］.第七版，北京：人民卫生出版社，2008.

［6］朱恒才，樊友平.对五不女、五不男的再发掘［J］.黄河医学，1994，3（2）：6－7.

［7］黄健玲.不孕症中西医结合治疗［M］.北京：人民卫生出版社，2006.

［8］王敏.刘云鹏治疗不孕症经验［J］.光明中医，2007，22（6）：29－30.

［9］朱南孙.朱小南妇科经验选［M］.北京：人民卫生出版社，2005.

［10］赵莉，张飞宇.朱南孙教授治疗不孕症经验介绍［J］.新中医，2009，41（6）：5－6.

第二章 不孕症的病因病机

历代医家对不孕的著述散见于"求嗣"、"种子"、"嗣育"、"求子"、"广嗣"、"嗣育"、"子嗣"、"胤嗣"等篇章中，其病因病机和辨证经过历代不断的认识、补充，逐渐趋于完善。

第一节　病因病机的古代文献研究

古代医家对不孕症病因病机的研究源远流长，现存古典著作《易经》中就有"妇孕不育"和"妇三岁不孕"的记载，后世医家经过不断补充、发展，总结和完善了不孕症的病因病机学说，对临床有一定指导意义，将其整理如下。

一、病因

不孕症是一种相当复杂的疾病，可由多种病因引起，古代医家对不孕症病因的认识多归于体质因素、内伤七情、生活所伤、感受外邪、先天生理缺陷等因素，从而影响肾、天癸、冲任、胞宫及胞脉胞络的正常功能或脏腑气血失于和畅，致使不孕。不同时期医家对不孕症病因的认识各有特点，故归纳如下。

（一）先秦两汉时期

《黄帝内经》奠定了中医学的理论基础，人们逐渐开始从人体的生理病理方面认识不孕症的病因病机。

《素问·骨空论》中记载"督脉者……生此病……其女子不孕"，指出督脉发生病变能够导致女子不孕，督脉贯脊属肾，肾为先天之本，元气之根，故督脉有病，则易致元气受损，使肾虚不固，而致不孕，这是我国医学史上最早提出的关于不孕症病因的认识。《灵枢·邪客》曰："天有阴阳，人有夫妻，岁有三百六十五日，人有三百六十五节；地有高山，人有肩膝；地有深谷，人有腋腘；地有十二经水，人有十二经脉；地有泉脉，人有卫气……地有四时不生草，人有无子。此人与天地相应者也。"其指出，自然环境对于孕育的影响，人们生活在自然界之中，自然界的变化也必然会影响人的孕育，人的一切行为都要顺应天地自然，因为天地自然、四时阴阳是万物之根本。后世医家在此基础上不断发展，不断深入研究。医圣张仲景在《金匮要略·血痹虚劳病脉证并治篇》曰："男子脉浮弱而涩，为无子，精气清冷。"从脉中判断男子不育的原因，提出肾阳虚可致男子不育，不孕症的发生跟男女双方均有关。

（二）魏晋南北朝至隋唐时期

此时期对不孕症病因病机的认识有了较大的发展，从多方面、多角度研究分析了不孕症的病因病机，积累了较丰富的经验，并认识到应从夫妻双方寻找不孕症的原因，而非仅考虑女方的因素。

1. 王叔和

王叔和的《脉经》是我国现存最早的脉学专著，文中有提到"无子"和"绝产"，区别了原发性不孕和继发性不孕；由于人体先天禀赋差异和后天环境的影响，可以形成不同的体质类型，他又特别重视体质因素对不孕的影响，他在《脉经》中指出三种人易患不孕症，书中曰："妇人少腹冷，恶寒久，年少者得之，此为无子。年大者得之，绝产。""少阴脉浮而紧，紧则疝瘕，腹中痛，半产而堕伤，浮则亡血，绝产，恶寒。""肥人脉细，胞有寒，故令少子。其色黄者，胸上有寒。"指出素体阴寒内盛者、素有瘀血内停者、素体阳虚内寒者不易怀孕。

2. 皇甫谧

皇甫谧则首先提出瘀血内阻可导致不孕，《针灸甲乙经》有云："女子绝子，衃血在内不下。"指出瘀滞于内，血气不和，胞脉受阻，导致无法受孕。

3. 巢元方

巢元方在《诸病源候论·妇人杂病诸候》中从多方面详细叙述不孕病因，论述如下。

（1）风寒致病：巢元方很重视风寒因素，认为风寒之邪入内客于胞宫，可致宫寒，不能摄精成孕，可形成不孕，书中曰："若风冷入于子脏，则令脏冷，致使无儿。""子脏冷无子者，由将摄失宜，饮食不节，乘风取冷，或劳伤过度，致风冷之气乘其经血，结于子脏，故使人无子。"他又进一步指出："妇人夹疾无子，皆由劳伤血气，冷热不调，而受风寒客于子宫，致使胞内生病，或月经涩闭，或崩血带下，致阴阳之气不和，经血之行乖候，故无子也。"认为女子不孕有内外两方面因素，内因是劳伤气血，外因是六淫邪气直入胞宫，致使胞宫功能失调，导致不孕。

（2）房事不节：房事不节是引起不孕的常见原因之一。巢氏认为经期同房，会影响健康及生育能力。他在《诸病源候论·妇人杂病诸候》中引《养生方》言："月水未绝，以合阴阳，精气入内，令月水不节，内生积聚，令绝子，不复产乳。""凡月水不止而合阴阳，冷气上入脏，令人身体面目萎黄，亦令绝子不产也。"妇人房事不节，余血未净而阴阳交合，精浊与血相结为邪，可影响冲任、胞宫，发生妇科疾病，导致不孕症的发生。

（3）湿邪致病：《诸病源候论·妇人杂病诸候》云："带下无子者，由劳伤于经血，经血受风邪则成带下。带下之病，曰沃与血相兼，兼而下也。病在子脏，胞内受邪，故令无子也。"指出妇人劳伤气血，复为风寒湿邪所中，寒湿下注，客于胞宫，气血不行，胞脉受阻，故见带下异常，而引起不孕。

（4）其他：此外，《诸病源候论》中还论述了积聚无子、月水不通无子、子阴挺出无子等，指出癥瘕积聚、闭经和子宫脱垂等均可导致不孕症。书中云："八瘕者……成病则不复生子。""黄瘕者……病令人无子。青瘕者……令人少子。燥瘕……其人少子。血瘕者……此病令人无子。脂瘕者……令人无子。狐瘕者……有此病者，终身无子。

蛇瘕者……有此病者，不复生子。鳖瘕者……有此病者，令人绝子。""月水不通而无子者，由风寒邪气客于经血。夫血得温则宣流，得寒则凝结，故月水不通。冷热血结，搏子脏而成病，致阴阳之气不调和，月水不通而无子也。"另外，《诸病源候论·妇人杂病诸候》又云："妇人无子者，其事有三……三者夫病妇疹，皆使无子。"指出不孕症与夫妇双方都有关，而不是女方单方面因素。

4. 孙思邈

唐代孙思邈在《备急千金要方》中云："凡人无子，当为夫妇俱有五劳七伤、虚羸百病所致，故有绝嗣之殃。"指出男女双方均可导致不孕症，治疗上主张男女同治；他还指出瘀血和阴湿亦为导致不孕症的关键因素，书中曰："妇人者，众阴所集，常与湿居，十四以上，阴气浮溢，百想经心，内伤五脏，外损姿颜，月水去留，前后交互，瘀血停凝，中道断绝，其中伤堕不可具论矣。"

（三）宋金元时期

此时期医家在前人的研究基础上有了进一步突破，对不孕症的病因病机进行了系统深入的探索，是不孕症病因病机研究的成熟时期，此时期医家特别重视经带、气血对不孕症的影响，并涌现出许多各具特色的医学流派。

1. 陈自明

陈氏着重用气血、冲任二脉和脏腑理论解释各种妇科病变机制。他总结了气血因素对不孕症的影响，指出"夫人之生以气血为本，人之病，未有其不先伤其气血者。"又认为"气血者人之神也，然妇人以血为基本，血气宣行，其神自清，月水如期，血凝成孕。"只有脏腑调和，血气充实，方能成孕。他还非常重视月经病、带下病对不孕症的影响。他在《妇人大全良方》中曰："然妇人夹疾无子，皆由劳伤血气生病；或月经闭涩，或崩漏带下，致阴阳之气不和，经血之行乖候，故无子也。"

2. 金元四大家

刘完素认为，月经不调或大肠虚寒可导致不孕症的发生，他指出："月经不来，则风热伤于经血，故血在内不通……或大肠虚，变为下利，流入关元，致绝子嗣。"朱震亨则在《格致余论》中提出不孕病因为生殖器的异常不能正常怀孕，首先提出真假阴阳人，文中曰："男不可为父，得阳气之亏者也；女不可为母，得阴气之塞也，与男女之兼形者……其类不一。以女涵男有二：一则遇男为妻，遇女为夫。一则可妻而不可夫，其有女具男之全者。"朱丹溪在不孕症方面的独到观点是痰湿可致不孕症。他在《丹溪心法》中指出："若是肥盛妇人，禀受甚厚，恣于酒食之人，经水不调，不能成胎，谓之躯脂满溢，闭塞子宫。"他认为致脾胃受损，失其运化，不能运化水谷精微，充养脏腑经络，或导致水湿停聚而成痰，阻滞胞脉而致不孕。张从正则提出阴阳不和是导致不孕症的主要原因，指出"阳火盛于上，而阴火盛于下"而致不孕症。他们各有自己的独到见解，从不同角度分析了不孕症的病因，极大地丰富了不孕症的病因学说。

（四）明清时代

此时期医家在前期理论的基础上不断分析、综合汇通，对于不孕症的病因研究愈发全面和完善。

1. 万全

万全在《广嗣纪要》中提出"五不女"之说："一曰螺，阴户外纹如螺狮样旋入内；二曰纹，阴户小如箸头大，只可通，难交合，名曰石女；三曰鼓，花头绷急似无孔；四曰角，花头尖削似角；五曰脉，或经脉未及十四而先来，或至十五六而始至，或不调，或全无。此五种无花之器，不能配合太阳，焉能结仙胎也哉。"其指出，先天生殖器异常可导致不孕症。在现代医疗条件下，"脉"可用药物治疗，其余均可借助手术治疗或助孕技术治疗，期望妊娠。

2. 张景岳

《景岳全书》中提出："产育由于血气，血气由于情怀，情怀不畅，则冲任不充，冲任不充则胎孕不受。"其指出，情志因素对不孕症的影响，情志异常可导致气血不调，影响受孕，其中暴怒和忧思对其影响最大，因暴怒伤肝，导致肝失疏泄，气机郁结，使气血不调，而忧思伤脾，脾失健运，痰湿内生，或脾虚气血生化乏源，导致胞脉受阻或胞脉失养，而难以摄精成孕。

3. 傅青主

傅青主未对不孕症病因进行系统的论述，但在种子门有提及不孕症的病因，如"身瘦不孕"、"腰酸腹胀不孕"、"妇人有身体肥胖，痰涎甚多不能受孕"等，进一步完善了痰湿不孕的病因学说。

4. 陈修园

陈修园在《女科要旨》中认为，妇人无子的原因可概括为内有七情之伤、外有六淫之感，或者是气血偏盛、阴阳相乘，其综合概括了不孕的病因。

二、不孕症的病机

《黄帝内经》有云："人之始生，以母为基，以父为楯。""两精相搏，合而成形，常先身生，是谓精。"首先论述了胎孕的机理，后世在此基础上，不断总结和完善了不孕的病机学说，大致可概括为肾虚、痰湿、血瘀、肝郁、气血虚弱、脾虚、经络失调、外邪侵袭等。

（一）肾虚

肾为先天之本，元气之根，主生殖，主藏精气，肾中精气的盛衰影响着人体的生长发育及生育功能，故肾气虚、肾阳虚、肾阴虚，均可导致不孕，肾虚为导致不孕症的主要因素。

1. 肾气虚

肾为生殖之本，女子的生长、发育和生殖能力，均有赖肾气的作用，且肾主冲任，肾气充盛则血海如时满溢，月事规则，故能有子，《素问·上古天真论》曰："女子七岁，肾气盛，齿更发长；二七天癸至，任脉通，太冲脉盛，月事以时下，故有子……七七任脉虚，太冲脉衰少，天癸竭，地道不通，故形坏而无子。"又说明若肾气不足，则冲任失养，血海不能按时满溢，则影响胞宫的发育，从而影响孕育。《素问·骨空论》又曰："督脉生病，女子不孕。"《傅青主女科》云"经水出诸于肾"，"妇人受妊，本于肾气旺也，肾旺是以摄精"，也指出肾气充盛，是孕育胚胎的前提与关键，肾气充盛，方能使男精女血有机结合而受孕。

2. 肾阴虚

素体肾阴亏虚、房劳多产、久病失血耗损真阴，生化乏源，冲任失养；或阴虚内热、热扰冲任血海，均不能摄精成孕，可发为不孕症。《傅青主女科·种子》云："瘦人多火，而又泄其精，则水益少，而火益炽。此阴虚火旺，不能受孕。""妇人有骨蒸夜热，遍体火焦，口干舌燥，咳嗽吐沫，难于生子者……骨髓热，由于肾之热，肾热而胞胎亦不能不热。且胞胎非骨髓之养，则婴儿无以生骨。骨髓过热，则骨中空虚，惟存火烈之气，又何能成胎？治法必须清骨中之热，然骨热由于水亏，必补肾之阴，则骨热除，珠露有滴濡之喜矣。"指出"瘦人多火"、"骨蒸发热"导致不孕。《石室秘录》又曰："一相火旺也……相火旺者，则过于焚烧，焦干之地，又苦草木之难生。一肾水衰也……肾水衰者，则子宫燥涸，禾苗无雨露之润，亦成萎黄，必有堕胎之叹。"比均导致肾之真阴不足，阴虚则火易动，火炽则精血易受其灼，以致阴虚火旺而不孕。朱丹溪曰："妇人久无子者，冲任脉中伏热也。夫不孕由于血少，血少则热，其原必起于真阴不足。真阴不足，则阳胜而内热，内热则荣血枯，故不孕。益阴除热，则血旺易孕矣。"《格致余论·受胎论》又云："阳精之施也，阴血能摄之，精成其子，血成其胞，胎孕乃成，今妇人无子者，本由血少不足以摄精。"其指出，阴血亏虚，每致阳气偏盛，血海蕴热，亦不能成孕。

3. 肾阳虚

肾阳不足，命门火衰，肾主冲任，冲任虚寒不能摄精成孕，发为不孕症。《圣济总录》云："妇人所以无子者，冲任不足，肾气虚寒也。"傅青主在《傅青主女科·种子》中对此病机阐述得更加明确："妇人有下体冰冷，非火不暖。交感之际，阴中绝无温热之气。人以为天分之薄也，谁知是胞胎寒之极乎！盖胞胎居于心肾之间，上系于心，而下系于肾，胞胎之寒凉，乃心肾二火之衰微也。故治胞胎者，必须补心肾二火而后可。"此言心肾阳虚，真火衰微，而致胞胎寒极，不能受孕。缪仲淳亦有云："女子系胞于肾及心胞络，皆阴脏也。虚则风寒乘袭子宫，则绝孕无子。"肾阳为阳气所根本，若肾阳虚不能温煦子宫，子宫虚冷，则不能摄精成孕。

（二）痰湿

中医学认为，痰浊是导致女性不孕的重要原因之一，元代朱丹溪首次把痰浊作为女子不孕症的病因病机来阐述，他在《丹溪心法》中指出："若是肥盛妇人，禀受甚厚，恣于酒食之人，经水不调，不能成胎，谓之躯脂满溢，闭塞子宫，宜行湿燥痰。""妇人肥盛者，多不能孕育。以身中有脂膜闭塞子宫，致经事不行……肥人无子，宜先服二陈汤，四物去生地，加香附，久服之，丸更妙。"脾为人体后天之本，主运化水谷精微，主运化水湿，升清降浊。朱丹溪认为，妇人形体肥胖，或恣食膏粱厚味，损伤脾胃，导致脾胃失其健运之功，致使痰湿内生，痰湿壅滞，气机不畅，闭塞子宫，以致不孕。傅青主对脾虚痰湿不孕有进一步的认识，他在《傅青主女科·种子》中有云："妇人有身体肥胖，痰涎甚多而不能受孕者……乃脾土之内病也……不知湿盛者多肥胖，肥胖者多气虚，气虚者多痰涎夫……脾本湿土，又因痰多，愈加其湿，脾不能受，必浸润于胞胎，日积月累且肥胖之妇，内肉必满，遮隔子宫，不能受精，此必然之势也。"进一步论述了脾不运化，气虚痰湿内停，阻滞胞宫，导致女子不孕。明代万全《万氏妇人科》亦有云："盖妇女之身，内而肠胃开通，无所阻塞，外而经隧流利，无所碍滞，则血气和畅，经水应期。惟肥硕者，膏脂充满子宫之户不开；夹痰者，痰涎壅滞，血海之波不流，故有过期而经始行，或数月经一行，乃为浊、为滞、为经闭、为无子之病。"指出痰湿阻滞胞宫，可导致月经失调，从而影响受孕。气是维持人体生命活动的最基本物质，具有推动、温煦、固摄、气化等作用，若气化失常，水湿渗入胞胎，亦可影响生殖功能，如《石室秘录》中曰："膀胱与胞胎相近，倘气化不行，则水湿之气必渗入于胎胞，而不能受妊矣。"总之，痰为水湿运化失常出现的病理产物，朱丹溪有曰："痰之为物，随气升降，无处不到。"其指出，痰停留的部位多变，易阻滞气机，导致气机运行不畅，痰阻胞宫胞脉，导致不孕。

（三）血瘀

血瘀阻于冲任，胞脉胞络不畅，致不能摄精成孕，难于受孕成胎，血瘀多为经期产后余血未净之际，摄生不慎，感受病邪，邪与血结而成。《针灸甲乙经·妇人杂病》云"女子绝子，衃血在内不下"，认为女子不孕是胞宫有瘀血，从而首先提出血瘀引起不孕。《诸病源候论》对血瘀引起不孕的病机有进一步论述，指出癥瘕积聚可致不孕，书中谓：

"积气结搏于子脏，至阴阳血气不调和，故病结积而无子。"《傅青主女科·种子》亦对癥瘕不孕有论述，曰："癥瘕碍胞胎而外障，则胞胎必缩于癥瘕之内，往往精施而不能受。"《石室秘录》亦云："任督之间倘有癥瘕之症，则精不能施，因外有所障也。"癥者，固定不移，坚硬成块，瘕者时聚时散，痛无定处，多为气机阻滞，瘀血内停而成，癥瘕聚于胞宫胞脉，可导致不孕。若血瘀导致月经失调，亦可引起不孕，《诸病源候论》曰："月水不利而无子者，由风寒邪气客于经血，则令月水瘀涩，血结子脏，阴阳之气不能施化，所以无子也。"《张氏医通·妇人门》亦云："有因瘀积胞门，子宫不净，或经闭不通，成崩中不止，寒热体虚而不孕者。"又云："妇人立身以来全不产，及断乳后十年、二十年不产，此胞门不净，中有瘀积结滞也。"王清任在论述少腹逐瘀汤时曰："此方治少腹积块疼痛，或有积块不疼痛，或疼痛而无积块，或少腹胀满……种子如神。"他非常重视从"瘀"论治不孕，且达到非常好的治疗效果，可见，瘀血确是导致不孕的重要病机之一。

（四）肝郁

肝主疏泄，调节情志，若肝气条达，疏泄正常，则气机调畅，易于受孕。古人有云："女子贵平心定气以养其血。"《景岳全书·妇人规》亦云："产育由于气血，气血由于情怀，情怀不畅，则冲任不充，冲任不充则胎孕不受。"妇女以血为先天，肝与冲任相连，肝喜条达，若肝失条达，气血不和，冲任不得相滋，则不得孕育，可见心态平和对女子妊娠种子极为重要。《金匮要略》云："见肝之病，知肝传脾，当先实脾。"肝木不舒，木郁克脾，脾为气血生化之源，气血生化不足，可致冲任空虚，血海不充，可致不孕。正如《傅青主女科·种子》有言："其郁而不能成胎者，以肝木不舒，必下克脾土而致塞；脾土之气塞，则腰脐之气必不利；腰脐之气不利，必不能通任脉而达带脉，则带脉之气亦塞矣。带脉之气既塞，则胞胎之门必闭，精既到门，亦不得其门而入矣，其奈之何哉。""妇人有怀抱素恶，不能生子者，人以为天心厌之也，谁知是肝气郁结乎……妇人多肝郁气滞，常因肝阴血不足，难以疏泄，易致肝郁凌脾，肝火脾土两互伐肾，以致元精郁闭，不能受孕。"《济阴纲目》云"凡妇人无子，多因七情所伤，致使血衰气盛，经水不调……或子宫虚冷，不能受孕"，亦指出肝郁导致脾虚，冲任血海空虚，引起月经失调，导致不孕。故治疗不孕症时，若使用药物的同时能对患者进行适当的心理疏导，使其心情舒畅，往往能达到较好的疗效。

（五）气血虚弱

《沈氏女科辑要》中言："求子全赖气血充足，虚衰则无子。"《景岳全书·妇人规》又曰："妇人所重在血，血能构精，胎孕乃成，欲察其病，惟于经候见之；欲治其病，惟以阴分调之。""男女孕育所在，总在血气，若血气和平壮盛者，无不孕育，亦育无不长。其有不能孕者，无非气血薄弱；育而不长者，无非根本不固。"其指出，女子气血壮盛，方易于成孕。

（六）脾虚

《傅青主女科》曰："妇人有素性恬淡，饮食少则平和，多则难受，或作呕泄，胸膈胀满，久不受孕。人以为赋禀之薄也，谁知是脾胃虚寒乎。"该段说明如果妇人脾胃虚寒，精微运化失常，以致冲任带脉不固，则不能受孕。

（七）经络失调

经络之中，冲任督带脉与妇科疾病关系密切，"冲为血海"，"任主胞胎"，"带脉者所以约束胞胎之系也"，故经络失调可引起不孕。傅氏云："妇人有少腹之间，自觉有紧迫之状，急而不舒，不能生育。此人人之所不识也，谁知是带脉之拘急乎！夫带脉系于腰脐之间，宜弛而不宜急。今带脉之急者，由于腰脐之气不利也。"带脉绕腰脐而系于脾，与胞胎关系密切。又云："妇人有腰酸背楚，胸满腹胀，倦怠欲卧，百计求嗣不能如愿。人以为腰肾之虚也，谁知是任督困乎……故任脉虚则带脉坠于前，督脉虚则带脉坠于后，虽胞胎受精亦必小产。况任督之脉既虚，而疝瘕之症必起……往往精施而不能受。"指出任督脉虚弱引起不孕。《女科经纶》引朱丹溪又言："妇人久无子者，冲任脉中伏热也……内热则荣血枯。"

（八）外邪侵袭

不孕亦与外邪侵袭相关，《灵枢·百病始生》曰："夫百病之始生也，皆生于风雨寒暑。"《神农本草经》云："女子风寒在子宫，绝孕十年无子。"《傅青主女科》云："月水不利而无子者，由风寒邪气客于经血，则令月水痞涩，血结子脏，阴阳之气不能施化，所以无子也。"其均指出，风寒邪气侵入胞宫引起不孕。

总之，肾虚、痰湿、血瘀、肝郁、气血虚弱、脾虚、经络失调、外邪侵袭等均可导致冲任、胞宫胞脉病变，从而引起不孕症。明代薛己在《校注妇人良方·求嗣门》中指出："窃谓妇人之不孕，亦有因六淫七情之邪，有伤冲任，或宿疾淹留，传遗脏腑，或子宫虚冷，或气旺血衰，或血中伏热。又有脾胃虚损，不能营养冲任。审此，更当察其男子之形气虚实何如。有肾虚精弱，不能融育成胎者，有禀赋微弱，气血虚损者，有嗜欲无度，阴精衰惫者。各当求其源而治之。"从不同方面概括了不孕症的病因病机，并指出不孕症与男女双方有关。清代陈士铎亦在《石室秘录·论子嗣》中曰："女子不能生子有十病，十病何为？一胞胎冷也，一脾胃寒也，一带脉急也，一肝气郁也，一痰气盛也，一相火旺也，一肾水衰也，一任督病也，一膀胱气化不行也，一气血虚而不能摄也。"指出胎胞冷、脾胃寒、带脉急、肝气郁、痰气盛、相火旺、肾水衰、任督病、膀胱、气血虚等均能引起不孕。不孕症的病因相对比较复杂，但总体可以分为虚实两方面，治疗上以补虚泻实为则，使阴阳气血平衡，方易受孕。

（吴燕君　黎小斌）

第二节　病因病机的现代文献研究

在中医学中，病因是指破坏人体阴阳相对平衡而引起疾病的原因，包括六淫、疠气、七情过极、劳逸失度、饮食失节、外伤、继发病因（痰饮、瘀血）等，又称为致病因素，习称"病原"，古作"病源"。

对于病因的分类，在中医学术发展过程中，历代医家提出了不同的分类方法，如《黄帝内经》的阴阳分类法，汉代张仲景的客气邪风、脏腑经络分内外的病因分类法，宋代陈无择把致病因素与发病途径结合起来的三因分类法。在现代，中医基础理论中按疾病的发病途径及形成过程将病因分为外感病因、内伤病因、病理产物（痰饮瘀血、结石）和其他病因（外伤、寄生虫、胎传和遗传、毒等）。

关于不孕症一病，因缺乏现代检测技术支持，古人对不孕症分类（排卵障碍性不孕、输卵管阻塞性不孕、子宫因素性不孕、免疫性不孕等）缺乏认识，故对不孕症病因方面的探讨未作区别。古代医家对不孕症病因病机的认识大多归于体质因素、感受外邪、内伤七情、生活失度，从而影响肾、天癸、冲任、胞宫及胞脉胞络的正常功能或使脏腑气血失调，致使不孕。结合西医学对不孕症的认识发现，无论是何种因素所致不孕，其致病因素仍有许多共同之处，现将不孕症常见的病因简化，分为体质因素、感受外邪、内伤七情、生活失度及其他病因予以介绍，不同之处将特别提及。

（一）体质因素

1. 先天肾虚

中医学认为，肾藏精，主生殖，肾中精气的盛衰主宰着人体的生长发育及繁育功能的成熟与衰退。肾气旺盛，精血充沛，任通冲盛，两精相搏，合而成孕。肾气虚，则冲任虚衰不能摄精成孕；或肾阳亏虚，命门火衰，阳虚气弱，则生化失期，有碍子宫发育或不能触发氤氲乐育之气，致令不能摄精成孕；或肾阴亏虚，天癸乏源，冲任血海空虚；或阴虚生内热，热扰冲任血海，均不能摄精成孕。

这与现代医学研究的理论有符合之处。下丘脑－垂体－肾上腺－胸腺轴（HPAT）是神经内分泌免疫网络的重要部分。多年中西医结合肾本质的研究表明，肾虚具有不同程度的 HPA 功能低下。HPA 功能低下可影响下丘脑－垂体－卵巢轴（HPOA），从而影响女性的发育、正常月经、性及生育功能。

2. 形体肥胖

中医学认为，肥人多痰、多气虚。古代对胖瘦没有一致的评定标准，只凭主观感觉去判断。而现代常采用 BMI 即身体质量指数来大致评估人体内脂肪总量，它可反映全身性超重和肥胖。计算公式为 BMI = 体重/身高的平方（kg/m^2），中国健康体重的参考标准为 18.5 ~ 23.9（kg/m^2）。BMI < 18.5kg/m^2 属于偏瘦，24 ≤ BMI < 28kg/m^2 属于超重，BMI ≥ 28kg/m^2 属于肥胖。应用 BMI 来评定人体胖瘦，相对较客观、科学，也有利于西医学对形体肥胖与不孕症关系的研究。

从古代中医角度来分析，元代朱丹溪最早指出肥胖与不孕的相关性，其《金匮钩玄·子嗣》云："肥盛妇人不能孕者，以其身中脂膜闭塞子宫，而致经事不能行，可用导痰汤之类。"《丹溪心法·子嗣》也指出："肥盛妇人，禀受甚厚，恣于饮食，经水不调，不能成胎，谓之躯脂满溢，闭塞子宫，宜行湿燥痰。"指出妇女肥胖不孕受先天因素和后天饮食环境因素共同作用，痰湿脂膜壅塞胞宫，造成肥胖妇女月经不调、排卵功能障碍，不能摄精受孕。

而在现代研究中，刘玉成调查了 416 例 21～40 岁女性的体量指数，其中不孕症组 216 人，对照组 200 人，结果：不孕症组肥胖发生率（7.4%）高于对照组（2.0%），有显著性差异（$P<0.01$）。结论提示不孕症在肥胖育龄妇女中呈高发趋势。育龄期的肥胖妇女通常存在月经失调、排卵稀发和雄激素过多的症状，体重超标是引起此年龄段不孕症的原因之一。

谢新慧等人就肥胖性不孕症的发病原因进行了探讨，认为肥胖性不孕最常见的发病原因是内分泌紊乱。当女性因某种内在或外在原因导致垂体分泌功能异常，垂体催乳素分泌增加导致高催乳素血症（HPRL），或出现多囊卵巢综合征（PCOS）使血浆内雄激素水平升高，都可以引起脂肪代谢异常，导致脂肪堆积及肥胖。肥胖性不孕症患者最常见的合并症是 PCOS、HPRL 及 PCOS 合并 HPRL。这三种疾病是导致肥胖性不孕的根源，它们之间互为因果关系。因为脂肪组织不仅能储存能量，还能分泌产生一些激素和细胞因子，参与能量平衡及神经内分泌自身免疫的调节。

3. 形体消瘦

中医学认为，人的体质过于瘦弱，主要原因还是后天脾胃运化功能失司，气血津液等营养物质生化无源，不能充养躯干四肢，故体质比一般人明显瘦弱；或是病人素有慢性疾病，体内精血、津液等营养物质消耗过多，不能充养形体。精血、气血亏虚，冲任匮乏，不能固摄滋养胎元则可发为不孕。《傅青主女科》所载的不孕病因十条中就有一条是关于身瘦不孕的。目前，现代有关于形体消瘦与不孕症发病相关性的研究相对较少，有待以后进一步深入研究。

（二）感受外邪

1. 六淫

正常情况下，自然界中存在风、寒、暑、湿、燥、火这六种不同的气候变化，称为"六气"。当自然界季节更替、气候变化出现异常，超过了人体的适应能力，或人体的正气不足，不能适应气候的变化，均可引起发病。而六气成为致病邪气时，即称为"六淫"。其中最易引发不孕症的邪气分别为寒邪、湿邪。

（1）寒邪：寒是冬季主气。寒为阴邪，易伤阳气。寒性凝滞，易致气滞血瘀，使经脉不通。《诸病源候论·妇人杂病诸候》中有"若风冷入于子脏，则令脏冷，致使无儿"，同样在《诸病源候论·无子候》中亦有"妇人夹疾无子……冷热不调，而受风寒，客于子宫"。陈士铎在《辨证录》谓："夫寒冰之地，不生草木；重阴之渊不长鱼龙，胞胎寒冷，又何能受孕哉。"其指出了胞宫寒冷，而不能受孕。《素问·举痛论》曰"寒气客于厥阴之脉，厥阴之脉者，络阴器，系于肝，寒气客于脉，则血泣脉急"，都同样说明了寒邪入胞宫可导致不孕。

凡因经期调摄失宜，冒雨涉水；或感受寒邪，由表入里，侵犯冲任、胞宫；或行经之际过食生冷食物、寒凉药物，血为寒凝，阻滞冲任、胞宫；胞宫寒冷，而致不孕。现代研究显示，众多现代生活方式如嗜食冷饮、长期处于空调冷气环境，"非其时而受气"，使人有更多途径外感寒邪、更伤其阳，阳气亏虚，阴寒内生，凝滞经脉，有碍子宫发育或不能触发氤氲育乐之气，致不能摄精成孕。

（2）暑邪：是指夏至以后，立秋之前，具有炎热、升散等特性的邪气。暑为阳邪，其性炎热。暑性升散，扰神伤津耗气，津伤则血液黏稠而运行不畅，加之暑多夹湿，湿热瘀互结，可致胞脉阻滞不通，两精不能相搏而无子。

（3）湿邪：湿为阴邪，其性黏滞，患部重着，病情缠绵；湿性趋下，易袭阴位。外湿多与气候环境有关，如气候潮湿，阴雨连绵，或久居湿地，或经期、产后冒雨涉水，湿邪内渗致病。湿留体内日久，又可随体质的阴阳盛衰而发生寒化或热化或夹瘀，导致带下、癥瘕或盆腔炎等，日久阻滞冲任、胞宫，不能摄精成孕而致不孕。

春季湿气重，是阴道炎、盆腔炎等疾病的高发季节，且湿邪致病常缠绵难愈。这与盆腔炎性疾病的病情迁延难愈的论述是一致的。盆腔炎性疾病除了盆腔疼痛、月经不调等反复发作外，严重的还会影响女性的生育功能，导致不孕症。

2. 疠气（疠虫）

疠气一名见于《温疫论》，又称为"疫毒"、"疫气"、"异气"、"戾气"、"毒气"、"乖戾之气"等，指具有强烈传染性的病邪。疠气有多种，某一特异的疠气可引起相应的疾患。通过空气传染或直接接触传染，既可散发，亦可成流行之疫。

生殖器结核当属于"痨病"范畴。早在晋代葛洪的

《肘后备急方》中就已认识到感染痨虫属于慢性传染性消耗性疾病，此病"积年累月，渐就顿滞，乃至于死"，而且其传染性很强，甚至可以"灭门"。古人根据本病可传染的情况，创立了"痨虫"、"瘵虫"之说，如《三因极一病证方论·痨瘵诸证》中指出："诸证虽曰不同，其根多有虫。"

女性生殖器结核（Female genital tuberculosis，FGTB）是由于结核杆菌侵入机体后在生殖器官引起一系列炎性改变的疾病，常继发于肺、肠、肠系膜淋巴结、腹膜等器官，也有少数患者继发于骨、关节结核。

目前关于 FGTB 的流行病学调查数据依然匮乏，Chavhan 等对 4 年来共 492 例不孕症患者进行子宫输卵管造影的回顾性研究，发现其中有 37 例（7.5%）罹患 FGTB；李玉艳回顾性分析腹腔镜检查的结果显示，在 1878 例原发性不孕症患者中发现 FGTB 350 例（18.64%），在继发性不孕患者 1442 例中发现 FGTB 122 例（8.58%），目前总体 FGTB 的患病率为 14.36%。以上数据说明，我国不孕症患者中 FGTB 并非罕见，尤其在原发性不孕中所占数据比例较高，所以在不孕症诊断过程中应积极寻找结核感染的证据。

现代研究显示，FGTB 对生殖道形态的破坏突出表现为输卵管受累，可发生两种病理改变：①渗出性病变：输卵管壁干酪样坏死，输卵管黏膜粘连至干酪样物质积存，可形成积脓。②增生性病变：输卵管表面有较多结核结节，于周围器官广泛粘连，其中可存多少不等的液体形成包裹积液。这两种病变可导致输卵管平滑肌蠕动不良、上皮细胞纤毛摆动障碍、管腔狭窄（多发生于狭部、壶腹部），且盆腔粘连可将伞端与卵巢隔绝导致拾卵障碍，造成不孕。卵巢因有白膜故较少受累，但在重症病例中仍可见卵巢表面或内部出现结核结节或干酪样坏死和脓肿，与周围组织粘连形成后可导致排卵过程遭受机械性阻隔而致不孕，在大量粘连和瘢痕形成后可能造成卵巢血供不足，卵巢皮质受损，导致卵巢排卵数量减少、质量受损、卵泡发育不良等。

（三）内伤七情

七情指喜、怒、忧、思、悲、恐、惊七种情志变化，是人类对外界刺激因素在精神情志的反应，也是脏腑功能活动的情志体现。七情太过，如突然、强烈、持久地作用于人体，超过了机体抗御或自我调节范围，则导致脏腑、气血、经络的功能失常，属病理上的七情内伤。

妇人以血为本，经、孕、产、乳均以血为用。气为血之帅，血为气之母，故血病及气，气病又可及血。情志致病，首先影响的是气机，或气结，或气逆，或气缓，或气消，或气下，或气乱，最终由气及血，使气血运行不畅，胞宫、胞脉阻滞不通发为不孕症。根据古今对情志与不孕症发病关系的研究发现，怒、忧、思、悲、恐等情绪刺激较易致不孕症发病。

若素性抑郁或七情内伤则可致情志不畅；同时由于久不受孕，可继发肝气不舒致情绪低落、忧郁寡欢，气机不畅。二者互为因果，肝气郁结益甚，以致冲任不能相资，不能摄精成孕。又肝郁克脾，脾伤而不能通任脉而达带脉，任带失调，胎孕不受。故明代万密斋在《万氏妇人科·种子章》云："种子者……女则平心定气以养其血……忧则气结，思则气郁，怒则气上，怨则气阻，血随气行，气逆血亦逆。此平心定气，为女子第一紧要也。"

据悉，全球5000万不孕症患者中至少约20%与心理因素有关。随着生物医学模式向生物－心理－社会模式的转变，人们越来越重视社会、心理因素对不孕症的影响。

不孕症患者的中医证候与人格特征的相关性研究表明，抑郁质倾向的不孕症患者较易出现肾阳虚、肝郁表现。人类生殖调节中，长期不良情绪可致促肾上腺皮质激素释放因子（CRF）亢进，使内源性阿片肽、多巴胺升高，在下丘脑水平抑制促性腺素释放激素神经元的脉冲释放，从而抑制垂体分泌促性腺激素，影响下丘脑－垂体－卵巢轴功能，进而影响性激素的分泌，抑制排卵或引起子宫、输卵管痉挛，使宫颈黏液分泌异常，盆腔充血以致不孕。

（四）生活失度

中医历来重视养生防病益寿。生活失度导致不孕症的原因主要有房劳不节（不洁）、饮食不节、劳逸失常等。

1. 房劳不节（不洁）

不孕症的发生与房劳或房事不洁（经行、产后感染邪毒）有密切关系。房劳是指因房事不节、淫欲过度或过早结婚，耗精伤肾。房事不洁是指经期、产后余血未尽，阴阳交合感染邪毒的病理状态。

1995 年 Larsen 报道不孕不育的发病率与初次性生活年龄有关（在20～40岁不孕症患者中初次性生活年龄小于13岁的患病率为15%，初次性生活年龄在19岁之后的患病率仅为 4%)。

邪毒内侵胞宫冲任，则邪毒留而血络易于受损，进而瘀毒内阻，影响冲任、胞脉胞络之通畅调达，此时倘精液至此则必被阻而不循常道；若经行产后余血未净时交合，此时血室之胞络正值暂损开放之际，精液入内亦必乘损不循常道，反变为邪，与血搏结。不论是前者或后者，均将使血失乖和或津失乖和，进而冲任、胞宫气机失调，精卵不能相遇或失于纳精之力，使精子活力下降，甚至凝集难动，无力与女卵相合成孕。这与西医学的输卵管阻塞性不孕或免疫性不孕的病因、病理探究论述是一致的。

西医学认为，现代不良生活习惯使盆腔炎症患者逐步增加，其后果必然导致炎症扩散引起输卵管粘连、积液、僵硬、扭曲或闭塞，使输卵管丧失输送精子、卵子和受精卵的功能，或造成精卵结合障碍而发为不孕。此外，现代研究还发现在女性免疫性不孕中，抗精子抗体、抗子宫内膜抗体或抗弓形体抗体的产生，均与女性生殖道感染、子宫内膜受损、局部炎性渗出密切相关。在生殖道感染的情况下，增加了抗原与免疫相关细胞接触的机会，炎症因子可作为天然佐剂，刺激免疫系统，摆脱女性生殖道本身的免疫抑制因素，因而产生抗原抗体，导致不孕。

2. 饮食不节

凡过食寒凉生冷、辛辣燥热、肥甘、暴饮暴食、偏食嗜食均可导致脏腑功能失常。妇女在青春期、月经期、妊娠期、产褥期、围绝经期、老年期等不同时期有不同的生理特点和生理内环境，有不同的饮食要求，若饮食不节可发为闭经、不孕症等妇科疾病。

现代研究表明，育龄期妇女，如果长期偏食或饮食单调可造成微量元素缺乏，导致不孕症。铜是人体造血因子之一。它不仅影响卵巢的血氧供应，而且影响肾上腺皮质激素和孕酮的合成。所以，妇女缺铜后易致卵巢功能受损而不孕。锌对生殖、遗传、生长、发育等起着关键作用。缺锌可影响促性腺激素的分泌，使卵巢功能减退，导致闭经和停止排卵，还会影响男女性功能。硒是构成人体组织细胞结构的重要成分之一。缺硒可使细胞结构功能不全，影响卵子形成。美国一项长达 12 年、调查人数多达 9 万人的资料表明，高硒地区人口，出生率明显高于低硒地区，说明硒是生育必需的微量元素。锶、镍是构成细胞膜不可缺少的成分之一。缺少锶、镍影响卵细胞的形成。微量元素在体内不能合成，也不能由其他元素转化而来，只能从日常膳食、饮水中摄取。

3. 劳逸失常

劳逸失常指过劳或过逸。其中过劳指辛苦劳作损伤形体而致积劳成疾，或者长期过度用力，或者是病后体虚未愈，又勉强劳作而致病。过逸包括体力过逸和脑力过逸。

长期劳作则伤气，久之则力衰气少，而长期劳神则耗伤心脾气血，气血不足、血海不充、冲任不调；操劳过度则伤气阴，阴虚生内热，热扰冲任血海，均不能摄精成孕，发为不孕。长期劳力则伤气，气虚致使运行无力，血行滞涩，瘀阻胞宫胞络，故精卵不能相遇合而成孕。

过逸同样可导致不孕症的发病。过度安逸，虽无耗气之虞，但少动则脾气失运，内生痰浊瘀血，影响脏腑功能，造成气虚、痰湿、血瘀，胞宫、胞脉胞络受阻，引发不孕。

因劳逸程度尚无公认的标准进行评定，故其与不孕症发病的关系现代文献研究相对较少，有待以后进一步深入研究。

（五）其他病因

1. 手术损伤

近年来，随着计划生育手术的普及，继发性不孕中，免疫性不孕的比率大大增加，这也证实了生殖道损伤与免疫性不孕抗体产生的相关性，这与中医学认为，妇科疾病的发生，不论是脏腑功能失常，还是气血失调，最后必待损伤冲任方可致病是一致的。

人工流产是直接在宫腔内进行的机械性操作，易损伤子宫内膜甚至肌层，破坏生殖系统的屏障功能，可导致逆行感染而造成子宫内膜炎、输卵管炎甚至盆腔炎。人工流产与继发性不孕的发生无直接联系，但由于人流时操作粗暴、负压使用过高、刮宫过度、无菌观念不强等情况引起盆腔感染、输卵管阻塞、宫颈管及宫腔粘连、子宫内膜异位症等，由此可导致继发性不孕。

2. 胎传（生育器官畸形或性染色体异常）

明代万全《广嗣纪要·择配篇》提出了不能生育的"五不女"和"五不男"。五不女，指螺、纹、鼓、角、脉五种女子先天性生理缺陷而无生育能力的病证。曰："五种不宜：一曰螺，阴户外纹如螺狮样旋入内；二曰纹，阴户小如箸头大，只可通，难交合，名曰石女；三曰鼓，花头绷急似无孔；四曰角，花头尖削似角；五曰脉，或经脉未及十四而先来，或至十五六岁而始至，或不调，或全无。"

西医学研究中，"螺"（又作"骡"）指阴户中有螺旋纹碍于性交者，类似于西医学的阴道横隔、斜隔或纵隔；"纹"即"阴纹"，类似于西医学的先天性阴道狭窄或缺陷；"鼓"即"鼓花"，指阴户崩急似无窍，类似于西医学的处女膜闭锁；"角"即"角花"，指阴蒂过长，类似于西医学的阴阳人、两性畸形；"脉"指女子一生无月经或月经不调。既往认为"五不女"属于先天生理缺陷，为绝对性不孕。但有现代医家认为临床上"螺"（阴道纵隔或横隔）经手术治疗也有妊娠机会，而"鼓"（处女膜闭锁）、"脉"（月经不调、子宫发育不良）如果不严重也可以治愈。正如《景岳全书·妇人规》所说："种子之方本无定规，因人而药，各有所宜。"

二、不孕症病机

关于不孕症的病机，现代医家众说纷纭，笔者查阅现代文献后，总结归纳近现代不孕症病机，主要分为以下几种。

（一）肾虚学说

1. 肾之本病

《素问·上古天真论》曰："女子七岁，肾气盛，齿更发长；二七，天癸至，任脉通，太冲脉盛，月事以时下，故有子。"肾在月经的产生中占主导地位。肾主藏精，为人体生长、发育之源，为生命活动之根，故称先天之本。肾藏精，主生殖，是指肾具有生成、贮藏和施泄精气的功能，而以贮藏为主，使精不无故流失。精藏于肾，依赖于肾气的贮藏作用和施泄作用发挥其主生殖的生理功能。

肾虚之本病，可细分为肾气虚、肾阴虚、肾阳虚。

（1）肾气虚：肾虚而寒象不明显，一般称为肾气虚。肾气不足，冲任虚衰，不能摄精成孕，而致不孕。

（2）肾阳虚：肾阳能推动人体各个脏腑的生理活动，是一身阳气的根本，也称"元阳"。肾阳不足就会影响各个脏腑的生理活动而发生病变。肾阳不足，命门火衰，胞宫失于温煦，可致宫寒不能纳精孕卵，阳虚气弱，肾失温煦，不能触发氤氲乐育之气以摄精成孕。

（3）肾阴虚：肾阴是肾精作用的体现，全身各个脏腑都要依靠肾阴的滋养，是人体阴液的根本，所以又称"元阴"。人体各个脏腑失去肾阴的滋养都会发生病变。肾阴亏虚，精血不足，冲任血海匮乏，则月经量少或停闭不行，阴虚血少，不能摄精则婚久不孕；若阴虚生内热，冲任胞宫蕴热，不能摄精凝孕亦可发为不孕。

肾为天癸之源，天癸是肾精肾气充盈到一定程度时体内出现的具有促进人体生长、发育和生殖的一种精微物质。天癸来源于先天肾气，靠后天水谷精气的滋养而逐渐趋于成熟。随肾气的充盈，每月天癸泌至，呈现消长盈亏的月节律，经调而可育子嗣。肾为冲任之本，"冲为血海，任主胞胎"，任通冲盛，月事以时下，若任虚冲衰则经断而无子。《冯氏锦囊秘录》说："气之根，肾中之真阳；血之根，肾中之真阴也。"肾为气血之根，血为月经的物质基础，气血和调，经候如常。肾与胞宫相系，《素问·奇病论》云："胞络者，系于肾。"而冲、任、督同起于胞中。肾与脑髓相通，肾主骨生髓通于脑，脑为元神之府，主宰人体的一切生命活动。故肾－天癸－冲任－胞宫生殖轴调控着女性的生长、发育、生殖功能。

西医学认为，"下丘脑－垂体－卵巢－子宫生殖轴"是维持生殖功能活动的重要调节轴，它们之间通过各级内分泌激素的作用及各种正负反馈调节，共同维持月经与生育功能的正常。现在不少学者认为，这与中医理论中的"肾－天癸－冲任－胞宫"调节轴相类似。肾为先天之本，主生殖，肾生髓，脑为髓海，因此可以认为中医的肾在月经的产生机制中有与下丘脑相似的调节功能。"天癸"是肾中精气充实到一定程度后，产生于生殖轴、并参与生殖轴功能活动的一种精微物质，天癸通过对冲任的调节作用于胞宫，相当于垂体前叶产生促性腺激素的作用，可以认为天癸具有垂体一级的调节功能。冲为血海，任主胞胎，冲任之气盛，使胞宫所聚之血依时由满而溢，冲任作用于胞宫，与卵巢分泌的性腺激素作用于子宫内膜，使内膜产生周期性变化的过程相似，故可以认为冲任类似于卵巢的功能。

西医学研究显示，FSH、LH 与肾虚证呈正相关，提示FSH、LH 升高可能是不孕症肾虚的特异性指标，证实了中医肾与下丘脑－垂体－卵巢生殖轴的功能活动有密切关系，使"肾主生殖"与下丘脑－垂体－卵巢生殖轴调控生殖机能原理相吻合，并进一步考虑不孕症肾虚证的本质可能是下丘脑机能紊乱。

西医学研究还显示，肾为免疫之本。《素问·阴阳应象大论》曰"肾生骨髓"，"其充在骨"。肾主骨生髓，骨髓的充养依赖于肾的功能，肾精充足，则骨髓化生有源。中医理论的髓包括了骨髓和脊髓，西医学认为，骨髓是免疫系统的中枢免疫器官，是免疫活性细胞的发源地，在免疫应答及免疫调节过程中起重要作用。骨髓产生的T细胞和B细胞是机体特异性免疫，即细胞免疫和体液免疫的物质基础，只有在肾的涵养下，免疫系统才能发挥正常的免疫调节功能。另外，根据阴阳平衡理论，肾寓元阴元阳，为阴阳之根，阴阳在体内相互依存，相互协调，以维持机体正常的生理平衡，这与免疫系统的自稳作用是相吻合的，免疫的自稳功能使机体保持免疫平衡，如果肾阴阳失调，则可发生免疫调节失衡，因而认为肾为免疫之本，生殖与免疫同为中医肾脏所立，所以，肾虚是免疫性不孕症的主要发病机制。

2. 他脏相兼为病

（1）肾虚肝郁，肝肾不足：肾为女子之先天，肝肾为母子之脏。肾之阳气，可助厥阴肝木之生发；肝之疏泄，亦配合少阴肾命之封藏，二者相反相承。如肾之本虚，可影响肝木之体用，致成肝郁而肝失疏泄，子病及母而盗其精气，终发肾虚，使肝肾失调，经行紊乱，发为无子之疾。肝藏血，肾藏精，精血互生。肾气不足，精血互化失常；或失血过多，损及精气，使肝肾不足，冲任虚乏，致经不调而不受孕。

（2）心肾阳虚：心主血脉而离火寓焉，肾主精气而真阳藏焉，胞脉属心络于胞中，督脉通于心，心血旺盛，心阳之气入通胞宫，助肾阳以煦血室，使精血不凝，生机长存；胞络系于肾，督脉通于肾，肾精充裕，肾阳之气，由下而上，助心火以振奋阳气，胞宫居心肾之间，得二者之阳气以煦，则生化不息，如先天肾气不足，或久病伤肾，使底火渐灭，在上之心火无助，或伤心坠阳，离火渐衰，如日失其所，使在下之肾阳式微，心肾阳虚，冲任胞宫俱寒，犹寒冰之地，不生草木，是发为不孕矣。

（3）脾肾阳虚：脾与肾，先天与后天也，二者相互滋养，前者居中，如釜底之薪。如肾阳不足，脾失温煦，或脾阳久虚，进而累及肾阳。脾肾阳虚，冲任虚寒，而为不孕之证。

3. 兼杂证

（1）肾虚血瘀：无论是肾阴虚还是肾阳虚都会发生因虚致瘀的病理改变。如肾阳不足，则不能温煦五脏六腑和推动血液在脉管内的正常运行，最终导致血液瘀阻脉络。又如肾阴虚损，精津不足则五脏失养，气虚而统血无力血流迟缓，导致血液黏稠度增高，外周阻力增大，出现血液流变学的异常改变，致使血流减慢而血液凝滞。

西医学研究表明，子宫内膜异位症与不孕症关系密切。现代医家认为，子宫内膜异位症的病机多属肾虚血瘀。其形成多因先天禀赋薄弱，肾中阳气不足，加之经期、产后生活不节等，导致冲任损伤及胞宫的藏泻功能异常。月经期部分经血不循常道排出体外而逆行，形成离经之血，流注经脉脏腑，阻碍正常血行则形成了异位病灶。异位内膜组织和正常内膜组织均接受下丘脑－垂体－卵巢所分泌的性激素的调节，形成增殖、分泌和出血的周期性变化，这种异位内膜周期性的反复出血，刺激局部组织引起充血、水肿、纤维组织增生及包块形成，即形成了"瘀血"的病理改变。瘀血内阻，有碍肾阳的温煦和气化，天癸、脏腑、气血、经络的功能不能得以正常发挥，卵泡的发育、排出障碍，引起内分泌的失调，冲任精血不足，胞宫藏泻失常则难以受孕；瘀血在脏腑经络之间凝聚日久，渐成癥瘕，阻于胞脉，冲任气血瘀滞，两精不能相搏，亦可致不孕。可见肾阳不足可形成瘀血，瘀血阻滞又可使肾阳更虚，两者互为因果，是造成不孕症的重要原因。

（2）肾虚痰湿：中医学认为，肾为先天之本，协调全身脏腑阴阳，又称为"五脏阴阳之本"。《素问·逆调论》："肾者水藏，主津液，主卧与喘也。"肾气及肾阴、肾阳对水液代谢过程中各脏腑之气的功能均具有促进和调节作用，且主司和调节机体水液代谢的各个环节。无论是脾的运化，还是肺的宣降，悉依赖于肾气。一旦气化失职，开阖不利，水液的输布调节失常，清津不能运化，浊液不得排泄，水湿停积，便酿为痰浊。

肾虚痰湿型不孕症的病因病机，其本在肾，其标为痰湿。肾虚则气化失常，水失运化则为痰为饮，溢于肌体而致肥胖，阻于胞脉而致闭经、不孕。

综上所述，经孕之本在肾，肾虚则经不调，经不调则无子。生理上，肾与心、肝、脾（胃）等脏气相通，病理上，此病可以及彼，彼病可以及此；肾虚日久可产生瘀血、痰湿等病理产物，继而夹杂发病，然最终必损及肾气，使天癸衰少，冲任失调而经行紊乱，发为肾虚不孕症。

（二）肝气郁结学说

肝藏血，主疏泄，喜条达，恶抑郁。脏腑所化生之气血，除营养周身外，则储藏于肝，其有余部分，在女子则下注血海而为月经，月经正常是生殖功能正常的表现。肝的藏血功能与疏泄作用需相互协调，使肝气条达则血脉流畅，冲任通畅，月经正常。抑郁忿怒，肝郁气结，疏泄失常，气血不和，冲任不能相资，则致不孕。反过来，除生理因素外，不孕症患者需承受来自家庭与社会各方面巨大的精神压力，情志不遂，肝失疏泄，人体气机的升降与调节紊乱，气血不和，胞脉胞络失常，冲任不能相资，难以摄精成孕。《傅青主女科》云："妇人有怀抱索恶，不能生子者，人以为天心厌之也，谁知是肝气郁结乎。"其指出，心理失调，肝气郁结，疏泄失常，气血不和，冲任不调，胞脉不畅，则不能摄精成孕。《傅青主女科》还曰："盖子母相依，郁必不喜，喜必不郁也。其郁而不能成胎者，以肝木不舒，必下克脾土而致塞……则胞胎之门必闭，精即到门，亦不得其门而入矣。"说明肝郁下克脾土，脾气壅塞，带脉不通，也难受孕。西医学研究显示，肝郁证患者在不孕症各证型中所占的比例最大。

黄莉萍探讨肝郁型不孕症患者的内分泌系统与自主神经功能的特点，对41例患者进行了检测，其结果显示肝郁组患者的儿茶酚胺、血清雌二醇、催乳素和睾丸酮等值均高于对照组，而对照组均在正常范围。儿茶酚胺升高提示自主神经功能紊乱，交感神经功能偏亢；血清雌二醇、催乳素和睾丸酮升高，则是内分泌紊乱的特征。

李灿东则在总结前人对不孕症病机研究的经验基础上，结合西医学知识，提出了催乳素（PRL）增高，继而干扰下丘脑－垂体－卵巢生殖轴功能，导致排卵障碍是肝郁型不孕症的病理机制。

（三）痰湿内阻学说

素体脾肾阳虚或劳倦思虑过度，饮食不节伤脾或肝木犯脾，或肾阳虚不能温脾，脾虚则健运失司，水湿内停，肾阳虚则不能化气行水，湿聚成痰；或嗜食膏粱厚味，痰湿内生，躯脂满溢，遮隔子宫，不能摄精成孕；或痰阻气机，气滞血瘀，痰瘀互结，不能启动氤氲乐育之气而致不孕。

因恣食肥甘厚味，或禀赋胃强脾弱导致膏脂不能运化而过度积蓄体内，而成肥胖，膏脂积蓄过多过久亦必生"痰湿"，或加重"痰湿"。从西医学来看，湿痰的产生、脂膏的形成和过多积聚与脂质、糖、能量的代谢失调等相关，是形成肥胖人体质特征的主要方面。痰湿型不孕症患者多表现为形体肥胖，临床证候具有高度的相似性。特殊体质与相应病邪之间，存在同气相求的现象。

研究显示，有排卵的痰湿型不孕症患者的 BMI 明显高于对照组，说明该证型患者有共同的肥胖体质特点，验证了"肥人多痰湿"的中医理论。BMI 是影响瘦素水平的重要因素，高 BMI 决定了患者血清高瘦素水平。研究证明，肥胖的不孕症妇女体内确实存在高瘦素，同时也表明患者体内存在瘦素抵抗。瘦素是一种蛋白质激素，主要由脂肪细胞分泌，是体重动态平衡整合的两个原始影响信号之一。它对动物摄食、能量代谢、脂肪存储、生殖活动等有调控作用。研究表明，子宫内膜中有瘦素受体的存在，瘦素可能直接影响受精卵着床过程中子宫内膜的变化，从而干扰受精卵着床。瘦素对青春期的启动、维持下丘脑－垂体－卵巢轴功能、妊娠发生等生理过程可能有一定的作用，故似乎可理解为瘦素是脂肪组织发出的、给生殖系统的一种特殊代谢信号。一定浓度的瘦素是正常妊娠着床和着床前过程所必需的。

西医学中的多囊卵巢综合征是女性严重的内分泌失调疾病，其主要特征为卵巢雄激素过多及卵泡发育障碍，存在生殖功能障碍。中医无多囊卵巢综合征病名，据其症状表现，可属"不孕"范畴。在临床上，肥胖型多囊卵巢综合征患者多兼有胸腹痞满、喉中有痰、脉滑、舌淡胖苔腻等"痰湿"的表现，与王琦所提出的"痰湿体质"具有高度的吻合性；痰湿随气而行，无处不到，留伏在不同的脏腑组织则产生不同的病变。妇人肥胖，痰湿常聚结于胞宫，故多致不孕症的发生。有报道，在体重下降5%～7%以后，一些超重的不孕症患者的排卵可得到恢复。

（四）瘀滞胞宫学说

瘀血既是病理产物，又是致病因素。寒、热、虚、实、外伤均可致瘀滞冲任，胞宫、胞脉阻滞不通导致不孕。或经期、产后余血未净，房事不节亦可致瘀，瘀积日久成癥。

关于癥瘕引起不孕症的原因，历代妇科专著中也早有记载。隋代巢元方《诸病源候论》一书中列有八瘕候，即黄瘕、青瘕、燥瘕、血瘕、脂瘕、蛇瘕、狐瘕、鳖瘕，明确指出凡此八瘕均导致不能生育，指出了"令人无子"、"其人少子"、"终身无子"、"不复生子"、"令人绝子"的说法。宋代陈自明《妇人大全良方》说："妇人癥瘕，由饮食失节，脾胃亏损，邪正相搏，积于腹中，牢固不动，故名曰癥，得冷则作痛，冷入子脏则不孕。"明代《景岳全书·妇人规》曰："妇人久癥宿痞，脾肾必亏，邪正相搏，牢固不动，气连子脏则不孕；气连冲任则脉不通。"《医宗金鉴》云："宿血积于胞中，新血不能成孕。"《叶氏女科证治》曰："妇人血虚经滞，瘀积不行，小腹疼痛，久不成胎。"《医林改错》云："凡肚腹疼痛总不移动是瘀血，若气血运行不畅，瘀血阻遏胞脉，两精不能相搏，而受孕难。"

西医学中的子宫内膜息肉、子宫肌瘤等均属癥瘕范畴。临床症状如为经血块多，伴有腹痛，舌质紫暗或有瘀点瘀斑，确属血瘀无疑。根据临床所见，属气虚血瘀者亦不在少数，瘀血癥瘕居于胞宫，使胞脉受阻，冲任不通，两精不能相搏，故不能摄精成孕。或癥瘕停滞胞中，阻碍气血正常运行，气血失和，冲任不能相资，月经不调，精难摄入，则难以受孕成胎。

随着血瘀学说的深入研究，医学界逐渐认识到血瘀可以从各个方面影响人体的生殖功能。如西医学的输卵管阻塞性不孕症，其病理机制是管壁粘连、充血、水肿，管腔变窄等。这一病理变化和中医学"瘀则不通，瘀不去则水停"的理论相吻合。有学者对输卵管性不孕症的中医分型进行回归分析，结果显示血瘀是不孕症的重要病机，尤其在输卵管阻塞性不孕症中更为突出，其构成比为88.2%。

（五）肝火亢盛学说

肝火是肝阳的表现形式，肝火旺就是肝的阳气亢盛表现出来的热象，多因七情过极、肝阳化火或肝经蕴热所致。

现代医家认为，抗精子抗体阳性引起的免疫性不孕，多与生殖道内损伤出血或炎症时性交有关。精子作为抗原进入女性血液后即出现排异反应，造成不孕或孕则堕胎。该抗原犹似毒邪内侵。肝为血脏，毒邪与血搏结不解，最易引发肝火亢盛。毒邪化热不除，或肝火日久，或肝郁延宕不解，或精神过度紧张，每易导致肝阴内耗，甚则虚火泛滥。肝肾同源，故而影响胞宫冲任，精卵难以结合成孕。

（六）"脾胃为女子之本"学说

妇科从肝肾立论者居多，但现代医家刘光宪认为，女子以血为本，而血之生化在脾胃，"经水虽出诸肾"，而实滋养于脾，故"脾胃为女子之本"。脾为后天之本，气血生化之源；脾又主中气而统血。人出生后，所有的生命活动都有赖于后天脾胃摄入的营养物质。脾胃受纳、运化水谷精微功能旺盛，则机体的消化吸收功能健全，才能为化生精、气、血、津液提供足够原料，才能使脏腑、经络、四肢百骸，以及筋肉、皮、毛等组织得到充分的营养。反之，若脾胃的受纳、运化功能减退，气、血、精、津液生化不足，机体无以充养，则机体的各项功能活动均可致失常，这其中也包括冲任精血不足，以致不能摄养胎元。

（七）湿热学说

湿为阴邪，其性重浊濡滞，易流注下焦，困阻气机，阻碍阳气，影响气血运行。湿易化热，形成湿热，甚者为湿毒，伤及脏腑，影响冲任，而致不孕。

探寻中医病机，湿热之邪是女性生殖器官炎症的主要病邪。或劳倦过度，或不注意经期卫生，或身处湿热环境，或房事不洁，湿热之邪均易乘虚侵入，损伤冲任带脉。最终导致胞脉阻滞不通，两精不能相搏而无子。感受湿热之邪是不孕症早期的根本病机。

（八）"心脑－肾气－天癸－冲任－子宫轴"学说

中医学认为"心藏神，心主神明"。《素问·灵兰秘典论》云"心者，君主之官，神明出焉"，"脑为元神之府"；《灵枢·邪客》云"心者，五脏六腑之大主也，精神之所舍也"。"神明"、"神"是指高级中枢神经机能活动，说明前人对心、脑的理解包括中枢神经系统的功能在内，人体脏腑、气血在心的影响下进行统一协调的生理活动。从上述有关"心、脑"的论述中可看出心、脑在脏腑中居首要地位。

现代医家在前人认识的基础上认为，现代社会竞争日益激烈，工作、生活节奏加快，人际关系复杂，心身应激增加，使得大脑皮层长期处于高度紧张状态，在大脑皮层神经递质控制下的"下丘脑－垂体－卵巢－子宫生殖轴"的调节功能亦受到严重影响，以致卵巢功能失调，性激素分泌功能紊乱，导致卵泡发育迟缓和不排卵，被认为是应激因素导致不孕的主要机制。因而完整的生殖调节轴应该是"大脑皮质－下丘脑－垂体－卵巢－子宫轴"。当代医家罗元恺提出了"肾－天癸－冲任－子宫生殖轴"理论。在此基础上，有医家结合临床研究认为，中医的"肾气－天癸－冲任－子宫轴"可扩展为"心脑－肾气－天癸－冲任－子宫轴"，现代的各种心理、社会因素导致的心脑功能紊乱影响了"心脑－肾气－天癸－冲任－子宫轴"的调节功能，是现代社会不孕症发生的主要病因之一。

综上所述，不孕症的病机错综复杂，各病机之间又是相互联系、相互影响的，临证时，必须"辨证求因"、"审因论治"、"谨守病机，各司其属"，把握病因病机的关键所在，只有这样，才能做出正确的判断，为论治提供可靠的依据。

（袁红霞　黎小斌）

参考文献

［1］莫蕙，郭慧红．免疫性不孕（AsAb 阳性）中医病机探讨［J］．江苏中医，1998，19（12）：8.

［2］刘玉成．肥胖与不孕症的相关性分析［J］．当代医学，2008，14（20）：77.

［3］谢新慧，朱国平．肥胖性不孕症的病因分析［J］．中华综合临床医学杂志，2005，7（1）：42－43.

［4］张子才，黄春华，杨志敏．杨志敏温阳法治疗不孕症经验［J］．中医杂志，2011，52（10）：884－885.

［5］狄文，叶婧．盆腔炎性疾病与不孕不育［J］．医学与哲学（临床决策论坛版），2009，30（8）：20－21.

［6］Chavhan G B, Hirap, Eathodk, et al. Female genitaltuber culosis, hystero salpingographic appearances［J］. The British Journal of

Rediology, 2004, 77: 164 - 169.

[7] 李玉艳, 梁志清, 史常旭. 腹腔镜诊断生殖结核 599 例临床分析 [J]. 重庆医学, 2002, 31: 579 - 580.

[8] 陈晓. 女性生殖器结核与不孕症的关系及临床诊断和治疗 [J]. 医学理论与实践, 2010, 2: 187.

[9] 闫凯麟, 邓中荣, 郭克锋. 不孕症患者对试管婴儿的认识及心理卫生状况 [J]. 中国临床康复, 2002, 6: 708.

[10] 饶玲铭, 左俊. 不孕症患者中医证候与人格特征的关系探讨 [J]. 广东医学, 2008, 29 (9): 1574 - 1575.

[11] 祁秀娟, 吕映频. 女性不孕症患者心理健康状况及其影响因素调查 [J]. 现代预防医学杂志, 2005, 34 (19): 3713 - 3719.

[12] 尚玉敏. 不孕症研究新进展 [J]. 中华临床医学实践杂志, 2006, 5 (5): 476 - 478.

[13] 陶静. 胥受天老中医辨治输卵管阻塞型不孕症浅谈 [J]. 甘肃中医, 2007, 20 (5): 46.

[14] 任青玲, 谈勇. 女性免疫不孕与中医病因病机探讨 [J]. 吉林中医药, 2004, 24 (2): 10 - 11.

[15] 高先存. 微量元素缺乏易致妇女不孕 [J]. 广东微量元素科学, 2006, 13 (5): 43.

[16] 马淑敏. 人工流产后继发不孕症 50 例分析 [J]. 中国医药导报, 2010, 7 (8): 29 - 30.

[17] 韩丽华. 人工流产后继发不孕症的原因及诊治探讨 [J]. 中外医疗, 2011 (80): 46.

[18] 申宝林. 张玉芬主任治疗女性不孕症经验举隅 [J]. 山西中医学院学报, 2007, 8 (1): 3 - 4.

[19] 黎小斌, 胡向丹. 不孕症中医证候与生殖内分泌 6 项相关性的研究 [J]. 辽宁中医药大学学报, 2007, 9 (3): 2, 13 - 14.

［20］林飞卿.医学基础免疫学［M］.上海：上海医科大学出版社，1990.

［21］刘静君，白志军.免疫性不孕症的中医病因病机及治法探讨［J］.中医药学报，2005，33（3）：15-16.

［22］傅应昌，黄维良.补肾活血逐瘀汤治疗肾虚血瘀型不孕症32例疗效观察［J］.新中医，2002，34（3）：32-33.

［23］杨兆容，钱静.不孕症常见病因病机浅析［J］.陕西中医，2010，31（5）：636-637.

［24］林金妹，曾国禄.祛痰补肾法治疗肾虚痰湿型无排卵型不孕症134例［J］.福建中医药，2009，40（5）：38.

［25］李灿东，林雪娟，高碧珍，等.不孕症肝郁病理及症候兼杂规律的临床研究［J］.福建中医学院学报，2004，14（6）：3-5.

［26］黄莉萍.调肝汤治疗肝郁型不孕症42例［J］.湖北中医杂志，1994，16（112）：13-14.

［27］李灿东，高碧珍，黄熙理，等.不孕症肝郁病理与性腺轴功能变化的相关性研究［J］.上海中医药大学学报，2005，19（3）：36-38.

［28］王岩，陈莹，王昕.苍附导痰汤对痰湿型不孕症患者瘦素的影响［J］.中华中医药学刊，2011，29（9）：2144-2146.

［29］Gale SM，Castracane VD，Mantzoros CS. Energy homeostasis，obesity and eating disorders：recent advances in endocrinolgy［J］.Nutr，2004，134（2）：295-298.

［30］Ahima RS，Dushay J，Sarah N. Et al. leptin accelerates theonset of puberty in normale female mice［J］.Clin Invest，1997，99：391-395.

［31］胥玉梅，刘锦云.瘦素对生殖系统的作用［J］.中国计划生育学杂志，2008，2（148）：124-125.

［32］Schneider JE, Zhou D, Blum RM. Leptin and metabolic control of reproduction ［J］. Horm Behav, 2000, 37：306 - 326.

［33］吴林玲. 痰湿体质与肥胖型多囊卵巢综合征相关性探讨［J］. 天津中医药, 2011, 28（1）：46 - 47.

［34］罗锦花, 齐荣义. 子官肌瘤引起不孕症病因病机分析及中西医治疗［J］. 现代中西医结合杂志, 2007, 16（19）：2714 - 2715.

［35］杨晓梅, 张奕, 张淑华. 输卵管阻塞性不孕的中西医治疗进展［J］. 中医学报, 2010, 25（3）：595 - 596.

［36］王忠民. 从肝论治女性免疫性不孕［J］. 贵阳中医学院学报, 1994, 16（4）：43.

［37］颜学桔, 王红影. 刘光宪研究员从脾论治不孕症经验［J］. 湖南中医杂志, 2011, 27（3）：52 - 53.

［38］李祥云. 不孕症中医治疗十法［J］. 上海中医药杂志, 2010, 44（11）：34 - 36.

［39］吴节, 蔡雪梅, 梁静, 等. 安神调经针法为主治疗无排卵性不孕机理探讨及临床运用［J］. 四川中医, 2006, 24（7）：101 - 103.

第三章　不孕症的辨证治疗

第一节　辨证治疗的古代文献研究

由于历代医家对于不孕症的病因病机及辨证方面认识有所不同，其具体治则治法也不尽相同。

一、根据历史源流分类

（一）隋唐时期以前

1.《黄帝内经》

《黄帝内经》首次提出了以经脉论治不孕症。在《素问·骨空论》中关于不孕的治疗表述为"其女子不字，癥痔遗溺嗌干，督脉生病治督脉，治在骨上，甚者在齐下营。"唐代王冰对此曾有注释："任脉者，女子得之以任养也。冲脉者，以其气上冲也。督脉者，以其督领经脉之海也。且此三脉皆由阴中而上行，故其为病如此。"因此，明代张景岳于《类经》中论述："骨上，谓横骨上毛际中曲骨穴也。齐下营，谓脐下一寸阴交穴也。皆任脉之穴而治此督脉之病，正以本篇所发明者，虽分三脉，其所言治则但云督脉而不云任冲，故所用之穴亦以任为督，可见三脉本同一体，督即任冲之纲领，任冲即督之别名耳。"

2.《张氏妇科》

该书依据气血失常、寒热失调的基本病机提出了相应的治则。在其《广嗣论篇》中有云："有气盛而血虚者；气血流通，遍走四肢，使血不得积聚于子宫，子宫枯燥，往来易感阳气，不能成胎。大宜补血，使血与气相配，孕斯成矣。大凡气盛血衰者，其月水多不应期而至，或数月一至，或期年一至。医者慎不作血隔看。大宜补血，慎勿破血。有血盛而气衰者，血不能自行，随气而动，气衰不运，多积于子宫，满则溢也。其月水不月而至，今呼为败。慎勿用养血之剂，盖养血之药又能活血，补之非徒无益，而病反加剧矣。宜重用参术补气，使气能配血，则病可愈而孕可怀也。有热胜者，其月水必先期而至。如大热者，其腹大痛；微热者，其腹微痛。慎勿作寒痛看，虽易入阳气，岂能怀孕乎？当服寒凉之剂以调之。有寒胜者，必月水后期而至，其腹不碍痛，若精气不能易入，岂能久存于腹？宜服温暖之药以调之。气血既平，寒热既和，则无不孕矣！"

（二）宋金元时期

1. 杨士瀛

杨士瀛对于不孕的治疗着重于妇人经脉、气血的调和。其于《仁斋直指方论》中论述："欲求嗣者，先须调其妇之经脉，经脉既调则气血和平，气血和平则百病不生而乐乎有子矣。"

2. 严用和

严用和亦主张气血平和，《严氏济生方》："治疗之法，女子当养血抑气，以减喜怒……依方调治，阴阳和平，则妇人乐有子矣。"力倡调气血在不孕症治法中的主导地位。

3. 朱丹溪

朱丹溪主张依据妇人肥瘦辨证论治，提出行气燥痰、凉血降火两大治法。《丹溪心法》中论述："若是肥盛妇人，禀受甚厚，恣于酒食之人，经水不调，不能成胎，谓之躯脂满溢，闭塞子宫。宜行湿燥痰，用星、夏、苍术、台芎、防风、羌活、滑石，或导痰汤之类。若是怯瘦性急之人，经水不调，不能成胎，谓之子宫干涩无血，不能摄受精气。宜凉血降火，或四物加香附、黄芩、柴胡，养血养阴等药可宜。东垣有六味地黄丸，以补妇人之阴血不足。无子，服之者能使胎孕。"

（三）明清时期

1. 楼英

楼英治疗不孕症以调经养血为主，倡四物汤加减治疗血虚者、气虚者、脉证热者、脉证寒者等，其在《医学纲目》中指出："直至积去、滞行、虚回，然后血气和平，能孕子也。"

2. 万全

万全在治疗不孕方面重在调经，指出调经为"女人种子紧要也。"《万氏女科》中指出："女人无子，多因经候不调，药饵之辅，尤不可缓。若不调其经候而与之合，徒用力于无用之地。"且强调"调经专以理气补心脾为主"，需"平心定气，以养其血"。

其根据不孕症的临床证型，具体治疗方法分为行湿燥痰、凉血降火、补虚涩脱三种。

3. 武之望

武之望提出求子当以养血、顺气、调经为本，三者之中又当以调经为先。其于《济阴纲目》中论："医之上工，因人无子，语男则主于精，语女则主于血，著论立方，男以补肾为要，女以调经为先，而又参之以补气行气之说，察其脉络，究其亏盈，审而治之，夫然后一举可孕，天下之男无不父，女无不母矣。""其调经之法，又当因人而加减之，初无一定之法也。"并强调了养血的重要性，"今妇人之无子者，率由血少不足以摄精也。血之少也，固非一端，然欲得子者，必须调补阴血，使无亏欠，乃可推其有余，以成胎孕。"

4. 王肯堂

王肯堂重视补法的应用。《重订灵兰要览》中曾提出："皆用补法，不随流俗以治标逐瘀为先务……女人无子，当调其经。于月事门求之。"立相应的方药治疗不孕症，如增损地黄丸、艾附当归丸、逍遥散、补中丸、煮附丸、香附散、经验育胎丸、育胎丸、壬子丸等。

5. 张景岳

张景岳治疗不孕着重血气。张氏为温补学派的代表人物，提出血气损伤是不孕症的根本原因，邪盛仅为标实之证，调补气血为不孕症的治疗原则。《景岳全书·妇人规》指出："凡男女胎孕所由，总在血气。若血气和平，壮盛者无不孕育，亦育无不长。其有不能孕者，无非气血薄弱，育而不长者，无非根本不固。即如诸病相加，无非伤损血气。如果邪逆未除，但当以煎剂略为拨正；拨正之后，则必以调服气血为主，斯为万全之策。所以凡用种子丸散，切不可杂以散风消导及败血苦寒峻利等药。盖凡宜久服而加以此类，则久而增气，未有不反伤气血，而难于孕者也。"

他还重视妇科要药香附的应用。张景岳在重视调补气血的基础上，强调了香附于妇科病之功效不可一概而论。《景岳全书·妇人规》中提出："再若香附一物，自王好古曰：乃妇人之仙药，多服亦能走气。而后世不言走气，但相传曰：香附为妇人之要药。由是但治妇人，则不论虚实，无弗用之。不知香附气香味辛性燥，惟开郁散气、行血导滞，乃其所长。若气虚用之，大能泄气；血虚用之，大能耗血。如古方之女金丹，又四制香附丸之类，惟气实血滞者用之为宜。凡今妇人十有九虚，顾可以'要药'二字而一概用之乎？用之不当，则渐耗渐弱，而胎元之气必反将杳然矣。"

6. 王永

王永于《济世珍宝》中言："弱阴不能摄阳，谓女人阴血衰弱，虽投真阳强壮之精，不能摄入子宫，是以交而不孕，孕而不育。或因病后、经后、产后调理失宜，劳动骨节，亏损阴血所致。治宜调经养血之要。"

7. 龚信

龚信提出调经理脾的治疗大法。《古今医鉴》云:"妇人孕育子嗣,全在调经理脾,血气充旺,调其经候,去其嫉妒,再服孕子方,自然成孕。肥盛妇人不能孕育者,以其身中脂膜,闭塞子宫,而致经事不能行,可用导痰之剂。瘦怯妇人不孕育者,以其子宫无血,精气不聚故也!可用四物汤、养血气等药。"

8. 孙志宏

(1)孙志宏同样提到了调经的重要性。《简明医彀》:"是故欲求子者,必先审其妇之月经调否。"

(2)调经之前应先治疗三因之杂症。孙志宏在《简明医彀》中云:"更有三因之杂证,必宜调之。若六淫外侵,七情内扰,及不内外因,则起居作劳、饮食失节诸证,尤当疗于经血之前。"

(3)提出滋阴养血之法。孙志宏认为:"妇人不孕,不可概谓子宫虚寒冷闭,而通用温热之药。有体瘦而多气郁,全是内火煎熬,阴血津液枯涸,但宜滋阴养血,兼以清热乃效。若全用温热之药,则阴血愈亏,非惟无孕,变生他病,祸不旋踵矣。"

9. 傅青主

傅青主著有《傅青主女科》一书,是一部颇有建树的妇科专著。其内将不孕分为十型,并提出相应的治法。

(1)因阴虚火旺而病,需"大补肾水而平肝病,水旺则血旺,血旺则火消"。

(2)因肾气不足而致脾胃之虚,宜补肾气为主,兼而补脾胃之气。

（3）因心肾火衰致胞胎寒凉，需补心肾二火而后可。

（4）因心肾之虚寒致脾胃之虚寒，需补心肾二经之火，方可温补脾胃，"盖母旺子必不弱，母热子必不寒，此子病治母之病也"。

（5）因带脉之疾者，宜大补脾胃之气血，而利腰脐之气，宽带脉之急。

（6）因肝木不舒，下克脾土，致腰脐不利，任带失畅，则需解四经之郁，以开胞胎之门。

（7）因脾土之病，则泄水化痰，亦需补脾胃之气，否则"阳气不旺，湿痰不去"。

（8）因骨髓过热无以成胎者，宜补肾之阴，清骨中之热，即取"壮水之主，以制阳光"之义。

（9）因任督之困而生癥瘕之症者，"必须先去其癥瘕之病，而补其任督之脉"。

（10）因膀胱之气不化，虑及肾与膀胱相表里，"须壮肾气以分消胞胎之湿，益肾火以达化膀胱之水"。

10. 王清源

王清源认为，奇经八脉与孕育关系密切，调经之法有二，一为"治奇"，一为调补气血。正如《医方简义》中所言："血盛则补气，气盛则补血，使血气无偏胜，阴阳无盛衰，何患乎难孕，何患乎难育哉。"

11. 冯兆张

冯兆张认为，"风寒乘袭子宫，则绝孕无子"，故应重视辛温之剂在治疗不孕症中的作用。《冯氏锦囊秘录》中云："非得温暖药，则无以去风寒而资化育之妙，宜用辛温之剂，必加引经至下焦，走肾及心胞，散风寒，暖子宫为要。"

冯光张还认为，辛温之剂中"宜兼以补养气血之药"，否则阳盛阴虚，内热血枯，不能摄精成胎。

12. 张璐

清初三大医家之一张璐亦根据妇人形体之肥瘦拟定不同的治法。《张氏医通》言："大率妇人肥盛者，多不能孕，以中有脂膜闭塞子宫也，虽经事不调，当予越鞠、二陈抑气养胃之类。有热，随证加黄连、枳实。瘦弱不能孕者，以子宫无血，精气不聚故也，当予四君、六味加蕲艾、香附调之。"

13. 叶天士

清代名医叶天士从奇经八脉论治不孕。"女人肝为先天，月事虽准而少，里乏储蓄，无以交会冲脉，此从不孕育之由也。凡生气及阴血，皆根于阳，阳浮为热，阴弱不主恋阳，脊背常痛，当从督、任脉治。"

14. 魏之琇

魏之琇，提出不孕的治疗当以"调气为主，佐以养血"，并提出两者"治法不同，病源则一"。因气有余便是火，病于气郁，治当解郁，郁气一舒，则火邪自退，且气为血之帅，气顺则血行，经期可依时而至，追根溯源之后方可助孕。

15. 陈修园

《女科要旨》："种子之法，即在于调经之中……若经水既调，身无他病，而亦不孕者，一则身体过于肥盛，脂满子宫而不纳精也，前人有启宫丸一方颇超然。修园最厌女科书，排列许多方名，徒乱人意，究竟是二陈汤加苍术、川芎、六神曲、香附之类，不如直说出来更妙。一则身体过于羸瘦，子宫无血而精不聚也，景岳有育麟珠极效，然亦是八珍汤加菟丝子、鹿茸霜、川椒、杜仲四味，似亦不必另立名色也。"

此外，《金匮要略浅注》中用温经汤治疗不孕，旨以补气养血为主，并通过诸药使瘀血得温而行。

16. 郑玉坛

郑玉坛于《彤园医书》中将不孕归因为宿血积于胞中、胞寒、胞热、体肥痰多，并对其"分别治之"。

17. 王泰林

王泰林曾总结出治肝之法三十种。对于女科不孕，其在《环溪草堂医案》中指出："肝为藏血之脏，脾为生血之源。肝气郁则营血失藏，脾气弱则生源不足……气弱血虚，宜乎不孕矣。调补肝脾，则冲任充足，自然有孕。"此即其中之培土泻木法。

18. 陈士铎

《外经微言》："胞胎冷者，温其胞胎乎；脾胃冷者，暖其脾胃乎；带脉急者，缓其带脉乎；肝气郁者，开其肝气乎；痰气盛者，消其痰气乎；相火旺者，平其相火乎；肾水衰者，滋其肾水乎；任督病者，理其任督乎；膀胱气化不行者，助其肾气以益膀胱乎；气血不能摄胎者，益其气血以摄胎乎，则女子无子而可以有子矣，不可徒治其胞胎也。"

19. 柏鹤亭

柏鹤亭于《神仙济世良方》中指出"女子不能生者，有十病"，据其详细分类提出相应的治法，所用之法与陈士铎类似。

20. 罗国纲

罗国纲治疗不孕重在滋补肾阴，"世之多欲而无子者，不知肾虚，只谓女之血冷，男之精寒，遂用一切燥热之药，岂知水亏不能制火，而真精益耗，嗣育之音杳然矣。是知欲种子者……须清心收敛，复补真阴，则得矣。但肾中有阴阳，补得其宜，则有益无损。"

21. 何梦瑶

何梦瑶以汗、吐、下三法治疗不孕症。《医碥》有论："人身气血，贵通而不贵塞，非三法何由通乎？又去邪即所以补正，邪去则正复，但以平淡之饮食调之，不数日而精神勃发矣。故妇人不孕者，此法行后即孕，阴阳和畅也。"

可见，历代诸医家治疗不孕症，概以调经、补益气血、燥湿化痰等治法为主，又有医者从奇经八脉论治，虽各有不同的见解，但均为因人而异、辨证施治。

二、根据症候、脉象分类

历代医家中还有其他关于不孕症的论治原则，其中有根据症候确定诊断治疗法则的，也有根据症候确定治疗法则的，亦有单纯根据脉象确定治法治则的。现分列如下。

（一）根据症候确定治法治则

《丹溪心法》："若是肥盛妇人，禀受甚厚，恣于酒食之人，经水不调，不能成胎，谓之躯脂满溢，闭塞子宫。宜行湿燥痰，用星、夏、苍术、台芎、防风、羌活、滑石，或导痰汤之类。若是怯瘦性急之人，经水不调，不能成胎，谓之子宫干涩无血，不能摄受精气。宜凉血降火，或四物加香附、黄芩、柴胡，养血养阴等药可宜。"

《古今医统大全》："妇肥盛而无子者，由痰多脂膜闭塞子宫。宜行湿燥痰之剂，更服顺坤丹、降生丹之类即孕。瘦人无子，因血虚子宫干涩，不能配取精气。宜养血滋阴。人多不审寒热，悉谓子宫虚冷，概以乌附辛热之药煎熬，气血愈亏，祸不旋踵，孕安得乎？"

《万氏女科》："如肥盛妇人，禀受甚厚，及恣于酒食之人，经水不调，不能成胎，谓之躯脂满溢，闭塞子宫。宜行湿燥痰，用前苍莎导痰丸、四制香附丸。如瘦怯性急之人，经水不调，不能成胎，谓之子宫干涩无血，不能摄受精气。宜凉血降火，用地黄、三补丸调之。如素有浊漏带下之人，经水不调，不能成胎，谓之下元虚惫，不能聚血受精。宜补虚涩脱，用前乌鸡丸、补宫丸调之。"

《重订灵兰要览》："女人无子，当调其经。于月事门求之，（调经首在治肝滋水，肝气为患，妇女尤甚，往往左胁下痞积胀满，呕逆，皆先天肝血不足，治从滋养则平。若误投疏伐则殆。若血亏肝旺，上犯胃脘，下侵两足，纳食则吐，两足挛痛，遂发痉厥，乃肝病入络，因血少不能流通，慎勿执肝无补法，妄用克伐，宜滋水生肝，乙癸同源之治）。

《简明医彀》："是故欲求子者，必先审其妇之月经调否。经者，常也。如月月应期而来，按期而止，无易常也，故曰月经。经或不调，先后、频闭、紫淡、多少，而致赤白带下，崩漏淋沥，兼以夜热诸证，断不成孕。虽得成孕，半产堕胎，坐蓐不育，或儿致疾苦，常有之矣。此所以论经血之病也。更有三因之杂证，必宜调之。若六淫外侵，七情内扰，及不内外因，则起居作劳，饮食失节诸证，尤当疗于经血之前。如气体不充，荣卫虚弱，则风冷乘虚而干之。或受于经络，或循于肠腹。或致脾胃不和，则不能司消运之令，饮食必减，生化之道有亏，则四脏百骸失养。故荣卫凝滞，肌肤黄燥，面不光泽。或兼大肠气虚，则为泄泻、不利。若流入关元，致绝子嗣。随有所伤，脏腑悉能致疾，此举一外感风冷而言也。其如暑湿燥火，内伤诸患，皆类此而推之矣。经曰：妇人三十六病，皆因六邪外伤，七情内郁，加以劳役等因。是故冲任之脉，为十二经之会海。故妇人之病，皆见于少阴、太阳之经而致焉。能先愈其病，将摄顺理，则荣卫充足，腠理固密，何六邪之袭乎？气血和畅，性静神怡，何七情之扰乎？若此则阴阳冲叶而经调，经既调而服以肇妊之丸，引以种子之法，则自然受孕无惑矣。"

《妇科百辨》："妇人经水准信，宜乎有子，而反不受胎者何？曰：有气多而不受胎者，有血浊瘀郁而不受胎者，有湿痰留滞胞宫而不受胎者，有肥盛妇人躯脂闭塞子宫而不受胎者，审其实，多服归附丸自愈。妇人有生一胎而后不再得孕者何？曰：此必产后调养失宜，或气血痿弱，潮热往来，以致子脏无血，不复成胎，宜大补气血。妇人身肥而不成胎者何？曰：禀受厚恣于饮食，躯脂满溢，闭塞子宫。治宜燥湿，用南星、半夏、苍术、川芎、防风、羌活等药。妇人身瘦而不成胎者何？曰：身瘦性急之妇，子宫干涩少血，不能摄受精气，治宜凉血降火，或四物汤加芩、柴、香附诸药。"

《医学纲目》："胎前之道，始于求子。求子之法，莫先调经。每见妇人之无子者，其经必或前或后，或多或少，或将行作痛，或行后作痛，或紫，或黑，或淡，或凝而不调，不调则血气乖争，不能成孕矣。详夫不调之由，其或前或后，及行后作痛者，虚也。其少而淡者，血虚也。多者，气虚也。其将行作痛，及凝块不散者，滞也。紫黑色者，滞而夹热也。治法：血虚者四物，气虚者四物加参、芪，滞者香附、缩砂、木香、槟榔、桃仁、玄胡，滞久而沉痼者吐之下之，脉证热者四物加芩、连，脉证寒者四物加桂、附及紫石英之类是也。直至积去、滞行、虚回，然后血气和平，能孕子也。予每治经不调者，只一味香附末，醋为丸服之，亦百发百中也。"

《傅青主女科》"妇人有瘦怯身躯，久不孕育，一交男子，即卧病终朝。人以为气虚之故，谁知是血虚之故乎……治法必以补肾气为主，但补肾而不兼补脾胃之品，则肾之水火二气，不能提于至阳之上也。""妇人有下身冰冷，非火不暖。交感之际，阴中绝无温热之气。人以为天分之薄也，谁知是胞胎寒之极乎……故治胞胎者，必须补心肾二火而后可。""妇人有素性恬淡，饮食少则平和，多则难受，或作呕泄，胸膈胀满，久不受孕。人以为赋禀之薄也，谁知是脾胃虚寒乎……治法可不急温补其脾胃乎？然脾之母原在肾之命门，胃之母，原在心之包络。欲温补脾胃，必须补二经之火。盖母旺子必不弱，母热子必不寒，此子病治母之义也。""妇人有少腹之间，自觉有紧迫之状，急而不舒，不能生育。此人人之所不识也，谁知是带脉之拘急乎……治法宜宽其带脉之急，而带脉之急，不能遽宽也，宜利其腰脐之气。而腰脐之气，不能遽利也，必须大补其脾胃之气与血，而腰脐可利，带脉可宽，自不难于孕育矣。""妇人有怀抱素恶，不能生育者。人以为天心厌之也，谁知是肝气郁结乎……治法必解四经之郁，以开胞胎之门，则庶几矣。""妇人有身体肥胖，痰涎甚多，不能受孕者，人以为气虚之故，谁知是湿盛之故乎……治法必须以水化痰为主。然徒泄水化痰，而不急补脾胃之气，则阳气不旺，湿痰不去，人先病矣，乌望其茹而不吐乎？""妇人有骨蒸夜热，遍体火焦，口干舌燥，咳嗽吐沫，难于生子者。人以为阴虚火动也，谁知是骨髓内热乎……治法必须清骨中之热，然骨热由于水亏，必补肾之阴，则骨热除，珠露有滴濡之喜矣。壮水之主，以制阳光，此之谓也。""妇人有腰酸背楚，胸满腹胀，倦怠欲卧，百计求嗣不能如愿。人以为腰肾之虚也，谁知是任督之困乎……治法必须先去其疝瘕之病，而补其任督之脉，则提挈天地，把握阴阳，呼吸精气，包裹成形，力足以胜任而无虞矣。外无所障，内有所容，安有不能生育之理。""妇人有经水艰涩，腹胀脚肿不能受孕者，人以为小肠之热也，谁知是膀胱之气不化乎……治法必须壮肾气以分消胞胎之湿，益肾火以达化膀胱之水，使先天之本壮，则膀胱之气化，胞胎之湿除，而汪洋之田，化成雨露之阶矣。水化则膀胱利，火旺则胞胎暖，安有布种而不发生者哉？"

《女科切要》："医之上工，因人无子，着论立方，男以补肾为要，女以调经为先，而又参之补气行气之说……设或用药，不可混治，必察实男子所亏，女人经候，或有崩漏带下，必难受孕，男子不育，必有阳脱痿弱，精冷而清淡，或阳痿不射，故女以调经为先，男以补肾为主也。服药之后，又宜清心寡欲，使我之本原先壮，然后识日之奇偶，施之而不孕者，未之有也。"

《医学刍言》："妇人肥而不孕，乃子宫脂满，宜芎、归、芍、香附、半夏、贝母、益母膏为丸。如瘦而不孕，乃气血两虚，宜八珍汤加菟丝、杜仲、鹿茸、川椒。"

《医方简义》："冲为血海，隶属阳明。任为负荷，会于两阴之间。督为奇脉之总领。带为一身之束带，属少阳足经。八脉失司，诸病丛生，经候不调，孕育难矣。冲任为病，崩漏瘕聚之患迭出。督脉为病，则偻废冲疝，从小腹上冲作痛，不得前后。带脉为病，则带下绵绵。又冲脉为病，气逆而里急。任脉为病，男子内结七疝，女子带下瘕聚。督脉为病，主女子不孕癃闭，遗溺嗌干之症。带脉为病，腹满腰溶溶如坐水中。二跷为病，《难经》云：阴络者阴跷之络，阳络者阳跷之络。阴跷为病，阳缓而阴急。阳跷为病，阴缓而阳急。二维为病，阳维为病苦寒热，阴维为病苦心痛。此八脉者，于孕育大有关系，欲治孕育，必先调经，欲调其经，必先治奇。"

《冯氏锦囊秘录》："妇人无子者，或经不匀，或血不足，或有疾病，或交不时，四者而已。调其经而补其血，去其病而节其欲，无疾病而交有时，岂有不妊娠者乎。"

《彤园医书》："女子不孕，因伤其冲任也。《经》曰：二七而天癸至，任脉通，太冲脉盛，月事以时下，故能有子。若为三因之邪伤其冲任之脉，则有月水不调、带下、崩漏等症。或因宿血积于胞中，新血不能成孕。或因胞寒、胞热，不能采精成孕。或因体肥痰多，脂膜壅塞胞中而不孕，当分别治之。"

《叶天士医案》："症见失血咳嗽，继而暮热不止，经水仍来，六七年已不孕育，乃肝肾冲任皆损，二气不交，延为劳怯。治以摄固，包举其泄越。"

《寿世编》："生人之道，始于求子；求子之法，莫先调经。每见妇人之无子者，其经必或前或后，或多或少，或将行作痛，或行后亦痛，或紫或黑，或淡或凝，种种不调。不调则气血乖争，不能成孕。"

（二）根据脉象确定治法治则

《仁斋直指方论》："《内经》曰：阴搏阳别，谓之有子。（谓阴脉搏手，其中别有阳脉也。）是为血气和平，阳施而阴化也。盖为人之夫妇，犹天地然。天地之道，阴阳和而后万物育；夫妇之道，阴阳和而后男女生。是故欲求嗣者，先须调其妇之经脉，经脉既调则气血和平，气血和平则百病不生而乐乎有子矣。"

《冯氏锦囊秘录》："妇人不孕……又当审其男女尺脉，若有尺脉细或虚大无力，用八味丸。左尺洪大，按之无力，用六味丸。两尺俱微细，或浮大，用十补丸。若徒用辛热燥血，不惟无益，反受其害矣。"

《女科要旨》："门人问曰：妇人不能得孕，或易于得孕，可以诊脉而预知之否乎？曰：陈楚良云：人身血气，各有虚实寒热之异，惟察脉可以知，舍脉而独言药者，妄也。脉不宜太过而数，数则为热；不宜不及而迟，迟则为寒；不宜太有力而实，实者正气虚，火邪乘之以实也。治法当散郁，以伐其邪，邪去而后正可补。不宜太无力而虚，虚乃血气虚也；治法当补其气血。又有女子气多血少，寒热不调，月水违期，皆当诊脉，而以活法治之。务使夫妇之脉，和平有力，交合有期，不妄用药，乃能生子也。"

《知医必辨》："总之妇科首重调经，缩则为热，过则为寒，如果月事愆期，脉来迟濡，实属虚寒，寒体不能受胎，温经亦可，但此等脉象最少。盖今之妇人，十有九肝气，脉多弦数，再服温热，必致肝火盛而血妄行，其患岂独不受胎乎？"

（三）证候结合脉象确定治法治则

《丹溪治法心要》："肥者不孕，因躯脂闭塞子宫而致，经事不行，用导痰之类；瘦者不孕，因子宫无血，精气不聚故也，用四物养血、养阴等药。予侄女形气俱实，得子之迟，服神仙聚宝丹，背发痈疽，证候甚危。诊其脉数大而涩，急以四物汤加减，百余剂补其阴血，幸其质厚，易于收救，质之薄者，悔将何及！"

《万病回春》："脉：求嗣之脉，专责于尺，右尺偏旺，火动好色；左尺偏旺，阴虚非福。唯沉滑匀，易为生息。微涩精清，兼迟冷极。若见微涩，入房无力。女不好生，亦尺脉涩……肥人痰多，躯脂满溢，闭塞子宫，治消痰养血顺气，四物汤加白术、茯苓、陈皮、枳实、半夏、砂仁、香附、甘草、竹沥；瘦人火多，子宫干燥无血，治宜清热补血，四物汤加人参、茯苓、黄芩、山栀、香附、生地、甘草、陈皮。"

《简明医彀》："妇人不孕，不可概谓子宫虚寒冷闭，而通用温热之药。有体瘦而多气郁，全是内火煎熬，阴血津液枯涸，但宜滋阴养血，兼以清热乃效。若全用温热之药，则阴血愈亏，非惟无孕，变生他病，祸不旋踵矣。脉法沉涩，气郁；洪数，内火；微迟，虚寒。微弱细涩，气血两虚，少年无孕，中年绝产。六脉相停，滑而和乃成孕。"

《济阴纲目》："医之上工，因人无子，语男则主于精，语女则主于血，着论立方，男以补肾为要，女以调经为先，而又参之以补气行气之说，察其脉络，究其亏盈，审而治之，夫然后一举可孕，天下之男无不父，女无不母矣"。"又有女人气多血少，寒热不调，月水违期，或后或先，白带频下而无子者，皆当诊脉而以活法治之，务欲使其夫妇之脉，皆和平有力，不热不寒，交合有期，不妄用精，必能生子，子不殇夭。故欲得子者，必须对脉立方，因病用药。""楼氏曰：求子之法，莫先调经（理妇人者，先须熟此症治）。治法，血虚者，四物；气虚者，四物加参；滞者，香附、缩砂、木香、槟榔、桃仁、玄胡；滞久而沉痼者，吐之下之（涌泄调经，惟子和可法）；脉证热者，四物加芩连；脉证寒者，四物加桂附及紫石英之类是也。直至积去滞行虚回，然后气血和平，能孕子也。"

《资生集》："严用和曰（《圣惠元方》皆云：）妇人带下，由劳伤冲任，风冷据于胞络，盖妇人平居血欲常多，气欲常少，百疾不生，或气倍于血，气倍生寒，血不化赤，遂成白带。若气平血少，血少生热，血不化红，遂成赤带，寒热交并，则赤白俱下，其脉右尺浮。浮为阳，阳绝者无子。若足冷带下，轻则漏下，其则崩中，皆心不荣血、肝不藏血所致。杨仁斋曰：由于风冷宿停，官桂、干姜、细辛、白芷先散其寒，然后为封固。用二术人参以补气。"

《脉义简摩》："妇人肺脉盛，肝脉软而虚、或微而动，心脉芤。肺气有余，相刑克肝，木受金伤，不能生血，月候多少、迟速不定，多下不节，以致无子，偶然怀之，又无故坠下，当减其肺，益其肝。"

《医方简义》："故诊妇人病，必当问天癸何如，血分多寡否，腰腹有痛否，经色紫黑黄赤否，有瘀否，或经先腹痛，经后腹痛，经先腹痛属气滞，经后腹痛属血虚。更当究其脉之虚实而合病之盛衰，如内热者脉必数，内寒者脉必迟，血虚者脉必涩而少神。气虚者脉必沉而兼微，腹痛者脉紧，血瘀者脉革，血脱者脉芤。古人之言女尺恒盛者，指平脉也。近时妇女，两尺沉滞涩小者居多。因吾乡地属东南，湿热为胜，气虚血滞者为多。北方风寒为胜，地属西北，血虚气旺者为多。故西北之人，病带下者十之一二，以寒盛故也。东南之人，病带下者十常八九，以湿胜故也。又肥人血多滞为寒，瘦人血多滑为热，肥者难孕而易育，瘦者易孕而难育也。调经之道，血盛则补气，气盛则补血，使血气无偏胜，阴阳无盛衰，何患乎难孕，何患乎难育哉。"

（任晋洪　黄健玲　徐珉　蔡蔚）

第二节　辨证治疗的现代文献研究

一、不孕症辨证分型的现代文献研究

不孕症辨证治疗现代文献研究主要选取 1989～2011 年维普、CBM、CNKI 三个数据库资料，以"不孕"、"排卵障碍"、"输卵管阻塞"、"输卵管梗阻"、"输卵管不通"、"抗精子抗体"等作为关键词或主题词检索，共检索到文章 3548 篇，将动物实验、个案报道或仅有摘要发表的文献、重复发表文献、其他非中医药疗法治疗子宫肌瘤的文献排除后，剩余 2111 篇。6 名专科研究生经过文献管理相关培训，通过阅读文献全文或摘要筛选以上关键词、主题词检索到的文献，选出关于辨证分型的文献，按照排卵障碍性不孕、输卵管阻塞性不孕、子宫内膜异位症性不孕、免疫性不孕进行归纳整理并合并分类，对于未明确提出证型的文献，则根据以方测证、病因病机不同归类整理，并根据每个病种中各个证型在各篇文献中出现频率进行统计，由高到低依次排序，分别阐述。

（一）不孕症的常见证候分布规律

辨证是在中医学理论的指导下，对病人的各种临床资料进行分析、综合，从而对疾病当前的病位与病因病性等本质做出判断，并概括为完整证名的诊断思维过程。证候是指疾病（泛指非健康，不是单指西医学的疾病单元）过程中某一阶段（时点）机体对内外致病因素做出的综合反应是病因、病理、病位、病势的综合表现。辨证论治是中医诊疗的基础，而证候是辨证论治的核心。

经阅读文献发现，肾虚、肝郁、痰湿、血瘀、血虚、血瘀是不孕症的常见证型，贯穿于不孕症疾病始终。

朱传湘等对 115 例不孕症患者进行辨证分型，其中肾阳虚损 35 例、血瘀胞宫 32 例、肝气郁结 12 例、湿毒带下 6 例、痰湿内阻 8 例，其他 22 例无明显病证，在其排卵期间给以科学的性交指导，亦取得了较好的疗效。薛俊宏等对 120 例不孕症患者进行辨证分型，肾虚型 44 例，其中肾阳虚证 21 例、肾阴虚证 23 例、气血亏虚证 22 例、肝郁气滞证 24 例、痰阻胞宫证 10 例、无明显病证者 20 例。张立营等对 120 例不孕症患者进行辨证分型，其中肾虚型 53 例、肝郁血瘀 41 例、痰湿兼气血亏虚 12 例、痰湿 6 例、湿热 8 例、寒凝 31 例。周榕对 120 例不孕症患者进行辨证分型，属肝肾亏虚型 87 例、肝郁气滞型 33 例、痰湿阻滞型 18 例、寒凝胞宫型 18 例。王静对 186 例患者进行辨证分型，属肾虚型 60 例、肝郁型 83 例、痰湿型 43 例。

（二）辨病结合辨证

近十几年来，随着中西医结合步伐的加快，中医越来越多地借鉴和采用了西医的诊断技术和检测方法，并在此基础上辨证施治，使不孕症治疗效果显著提高。临床实践中采用中西医结合的方法，西医的诊断弥补中医望、闻、问、切四诊辨证之不足，将辨证与辨病有机结合，逐步形成了一系列在辨病基础上对于不孕症辨证的深入研究。引起不孕症的主要病因现代研究多集中在排卵障碍性不孕（包括无排卵、黄体功能不健等）、输卵管阻塞性不孕、免疫性不孕及子宫内膜异位症引起的不孕。现就以上病因导致的不孕症中医辨证思路进展综述如下。

1. 排卵障碍性不孕

排卵障碍性不孕辨证分型相关的文献共 1701 篇，根据各个证型在各篇文献中出现频率统计，按高到低依次排序如下：其中肾虚证 604 次，肾虚血瘀证 215 次，气滞血瘀证 198 次，肝肾虚损证 154 次，血瘀证 141 次，痰湿证 129 次，气血两虚证 66 次，寒凝血瘀证 48 次，湿热瘀阻证 48 次，脾肾两虚证 35 次，肾虚痰瘀证 30 次，痰湿瘀阻证 16 次，阴虚火旺证 7 次，气血两虚血瘀证 5 次，肝郁脾虚证 3 次，血热证 2 次。

排卵障碍性不孕占女性不孕症的 25% ~ 30%，患者除不孕之外，常同时伴发月经失调、闭经、多毛、肥胖等症状。西医学认为，下丘脑 - 垂体 - 卵巢生殖轴的任何部位发生功能或器质性改变，均可导致暂时或长期的排卵障碍，临床常见的疾病有闭经、高催乳素血症、多囊卵巢综合征、未破裂卵泡综合征、黄体功能不足等。

经燕等认为，无排卵或排卵障碍导致的不孕症应属中医学"肾虚"范畴。因肾藏精，为生殖之本，它主宰着脑、天癸、冲任、胞宫间的功能调节，肾气旺盛，肾精充实，气血调和，任通充盛，男女适时交合，两精相搏，胎孕乃成。若肾虚，冲任失调，则胞宫不能摄精成孕。但在临床辨证应用时，尚需结合患者的症状、体征及病情特点，辨别阴虚、阳虚、夹痰夹瘀，各有所偏重。王利平等认为肾虚是导致排卵障碍性不孕的主要原因，故采用补肾丸并结合中医 9 种不同体质（正常质、气虚质、阳虚质、阴虚质、瘀血质、痰湿质、湿热质、气郁质、特禀质）加入相应药物治疗排卵障碍性不孕症 184 例。结果：治疗后排卵率为 90.7%。

李淑玲等认为，排卵障碍性不孕症病机虚实错杂，以肾虚为本，血瘀为标，常伴肝气郁滞。治疗当以补肾活血为主，佐以疏肝。将 90 例患者随机分为益肾活血汤治疗组 60 例和克罗米芬对照组 30 例，观察治疗前后两组患者性激素水平、子宫内膜厚度、排卵率及妊娠率。结果：治疗组妊娠率明显优于对照组（$P < 0.05$），益肾活血汤能促进卵泡及子宫内膜生长发育，改善卵巢的分泌功能，从而达到助孕的目的。

黄佩芬认为，排卵障碍性不孕大致分为肾虚、肝郁、痰湿和血瘀四种证型。但以肾虚为主，兼有肝郁及血瘀、痰湿等证。其认为肾精亏虚，卵子难以发育成熟是排卵功能障碍的根本原因；而肾阳亏虚，排卵缺乏内在动力；肝气郁结，肝失疏泄，不能疏泄卵子排出；冲任气血瘀滞，阻碍卵子排出；痰湿内盛，阻塞气机，冲任失司，湿壅胞脉，影响卵子的成熟和排出，躯脂满溢，闭阻胞宫而致不孕。潘意坚运用温补肾阳法治疗肾虚型稀发排卵性不孕110例，治疗组63例，口服自拟温肾助孕方，有效率93.17%；对照组47例，口服艾附暖宫丸，有效率68.15%。两组差异有显著性（$P < 0.05$）。

张铨妹认为，排卵障碍性不孕分以下6种证型：肝郁肾虚型（33%）、肝郁血瘀型（24%）、肾虚血瘀型（15%）、肝郁型（12%）、痰湿型（11%）、肾虚型（5%），肝郁肾虚型是临床常见证型。

西医学研究表明，多囊卵巢综合征（PCOS）是一组复杂的多系统疾病，其主要病理特征表现在胰岛素抵抗、高胰岛素血症和高雄激素血症。这些因素可刺激卵巢引起被膜纤维化增厚，造成卵巢增大，使卵巢血流量供应不足，形成生殖内环境缺陷，抑制卵泡发育和排卵而造成不孕。闫和平等认为，卵巢增大，卵泡增多，内膜增厚均属于痰浊、血瘀范畴，多囊卵巢综合征性不孕所表现出的闭经、形体肥胖、舌质紫暗、脉弦涩等均是痰浊血瘀之故，辨证属痰浊血瘀证。夏阳认为，痰湿脂膜壅塞胞宫，冲任阻滞，可致月经稀发、闭经、不孕。陈利生等认为，多囊卵巢综合征病人肾虚与痰湿互相夹杂，肾虚引发痰火、痰湿损伤肾阳。张蔚丽等也认为，PCOS与痰湿和肾虚有关，选用燥湿化痰、健脾益肾、理气活血之益坤丸治疗60例，总有效率达90%。陈军等对58例PCOS患者运用补肾化痰法进行治疗，总有效率达96.6%；张帆选择PCOS患者35例，以补肾填精、化痰祛瘀、调冲任为治法，采用补肾化痰祛瘀方治疗，总有效率达到80%。倪玲对36例多囊卵巢综合征患者采用中药补肾化痰燥湿治疗，总有效率达80.6%。陈玲等按脾肾虚弱、痰湿内停证论治，采用健脾益肾、化痰调经之法治疗PCOS 30例，治愈24例，好转4例。

高催乳素血症（Hyperpmlactinemia，HPRL）是下丘脑-垂体-性腺轴功能失调的疾病，"肾主生殖，乳头属肝，乳房属肾"，若肾虚、肝郁，则可导致气血瘀阻，出现经乳分泌失常、不孕等各种症状。张灵芳认为，该病多由情志内伤、肝气郁结所致，属肾虚肝郁证。若肝气逆乱，气血失和，血不能下注胞宫为月经，反上逆为乳汁，必致闭经、溢乳和不孕。

于晓妹认为，HPRL病在冲任，变化在气血，根在肝。纵观各医家观点，本病的主要病因病机以肝气郁滞为主，无论肾虚、脾虚均可影响肝的疏泄功能，使肾-天癸-冲任生殖轴发生紊乱。王翠平以疏肝、补肾、化瘀为主，方用柴胡疏肝散为主方并随症加减治疗48例，与溴隐亭治疗32例作对照，结果：两组疗效无显著差异，中药组无不良反应，停药后复发率较对照组低。

黄体功能不全（LPD）是造成不孕与流产的重要原因之一。文献报道，LPD约占女性不孕症的41%，在反复性自然流产中LPD约占35%，LPD好发于18～24岁和45～50岁的妇女。黄体功能不全是引起不孕的主要因素之一，由于黄体分泌孕酮不足，或黄体过早萎缩，卵泡发育不良，

子宫内膜分泌欠佳，而影响受精卵着床，其重要因素是 LH
分泌受到干扰而影响黄体合成和分泌孕酮的作用。毛志中
认为，本病主要由于肾虚肝郁而导致，如肾阴亏损精血不
足，冲任失养，则行经量少，胎失所养则流产、滑胎。若
阴虚内热，热迫冲任，血海不宁则经行量多、先期，或淋
沥不断。如肾虚弱，命门火衰，胞宫失于温煦，冲任失于
温养，则月经后期、不孕、流产，或滑胎，辨证属肾虚肝
郁证。杨红等认为，黄体功能不健引起的不孕患者，中医
辨证以肾虚为主，有时兼肝郁。毕焕英等应用补肾养肝法
治疗黄体功能不健性不孕 36 例。结果：治疗组总有效率
83.33%，治愈率 55.56%；西药对照组总有效率 81.25%，
治愈率 37.5%。

2. 输卵管阻塞性不孕

与输卵管性不孕辨证分型相关的文献共 1258 篇，根据
各个证型在各篇文献中出现频率统计，按高到低依次排序
如下：气滞血瘀证 380 次，湿热瘀阻证 360 次，寒凝血瘀
证 126 次，血瘀证 120 次，肾虚血瘀证 72 次，湿热下注证
37 次，气虚血瘀证 37 次，痰湿阻遏证 30 次，肝肾不足证
30 次，肾虚证 23 次，脾虚湿瘀证 21 次，气血虚弱证 12
次，虚热壅滞证 9 次，脾肾阳虚证 2 次，血热证 2 次。

输卵管阻塞多因急、慢性输卵管炎、盆腔炎或输卵管
结核、盆腔手术后附件粘连、盆腔子宫内膜异位症等引起，
是不孕症的主要原因，为妇科疑难症之一。中医学认为，
输卵管阻塞的病因为感受外邪或情志所伤致使邪客胞宫，
冲任损伤，经络气血瘀阻。赵小鸟在临床上将输卵管阻塞

性不孕症中医证型分为四型，即气滞血瘀型、湿热瘀滞型、寒湿凝滞型、气虚血瘀型，强调各型离不开瘀滞的存在。张凤蝉等将输卵管阻塞性不孕分为气滞血瘀、湿热瘀阻、寒凝血瘀、寒湿瘀结4型。王忠名等辨证治疗输卵管阻塞性不孕症145例，其中肝郁血阻（78例），占53.8%，痰浊壅塞（29例），占20.0%，肾虚夹瘀（27例），占18.6%，湿热闭遏（11例），占7.6%。赵素蕊等也认为，血瘀是输卵管阻塞性不孕症的主要证型，但在血瘀证的基础上又按中医辨证分为气滞血瘀（13例）、寒湿瘀滞（14例）、湿热瘀阻（6例），气虚血瘀（7例）4型。治疗在活血化瘀的基础上随症加减，疗效为：痊愈30例（75%），妊娠23例，好转7例（17.5%），无效3例（7.5%），总有效率为92.5%。李朝莲等认为，输卵管炎性不孕以瘀血为主证，采用活血化瘀法治疗输卵管炎性不孕62例。治愈20例，占32.26%；好转35例；无效7例。输卵管复通率为64.52%。

3. 子宫内膜异位症不孕

检索子宫内膜异位性不孕辨证分型相关文献共计71篇，根据各个证型在各篇文献中出现频率统计，按高到低依次排序如下：其中血瘀证22次，肾虚血瘀证10次，肾虚证10次，气滞血瘀证9次，寒凝血瘀证6次，肝郁肾虚血瘀证5次，气虚血瘀证3次，湿热瘀结证3次，脾肾阳虚证2次，痰湿阻滞证1次。

子宫内膜异位症是指子宫内膜腺体及间质生长在子宫腔以外的部分，由于异位的子宫内膜在女性激素周期性作用下，产生出血、坏死、脱落，中医学称为"离经之血"，离经之血蓄积下焦导致瘀血阻滞，故中医辨证以气滞血瘀为主。瘀久成癥，久病及肾，正虚邪实。按照中医"肾主生殖"、"胞系于肾"的理论，中医辨证多属肾虚血瘀，肾虚为本，血瘀为标。文晓红等认为，本病患者在血瘀的基础上，常兼有气滞等证候。

4. 免疫性不孕

检索免疫性不孕辨证分型相关文献共 346 篇，根据各个证型在各篇文献中出现频率统计，按高到低依次排序如下：其中肾虚血瘀证 86 次，湿热内蕴证 73 次，肝郁血瘀证 66 次，肾虚证 51 次，湿热瘀阻证 13 次，阴虚火旺证 12 次，痰湿证 9 次，脾肾两虚血瘀证 8 次，肝肾阴虚兼湿瘀互结证 7 次，肝肾不足证 7 次，肾虚湿热瘀结证 5 次，气虚血瘀证 3 次，气虚湿热证 2 次，寒凝血瘀 2 次，脾肾阳虚 1 次，气虚证 1 次。

导致免疫性不孕症的因素很多，包括精子、卵子、性激素、促性腺激素等可产生抗体导致的免疫反应，阻碍精子与卵子结合及受精，而致不孕。有同种免疫、局部免疫及自身免疫三种。免疫性不孕属于本虚邪恋、虚实夹杂的病变，治疗上多采用扶正祛邪，以补肾贯穿治疗始终，针对病情施以疏肝、健脾、清热、解毒、利湿、化瘀等法标本兼顾。肾为先天之本，主生殖、藏精、生髓。西医学认为，骨髓是免疫系统的中枢器官，故肾不仅主生殖，且可能主免疫，免疫功能的失调主要责之于肾。女子胞孕育胎儿与冲任督带直接关联，但影响冲任督带的核心在于肝肾，而调理肝肾不可忘记脾胃之"枢"，且脾胃与免疫系统有内在联系。故治疗中应重视此三脏的调补。免疫性不孕的中医证型主要有阴虚火旺、脾肾阳虚、肝胆湿热、痰凝血瘀、湿毒内蕴等。

杨灵君等将免疫性不孕中医证型分阴虚火旺型、湿热蕴积型、瘀血内阻型三型，分别用知柏地黄丸、消抗汤（自拟）、桃红四物汤加减治疗抗精子抗体阳性的免疫性不孕 56 例，有效率为 87.40%。陶佩君辨证治疗免疫性不孕 62 例，辨证分型为 3 型，以气滞血瘀型较多，占 56.4%。痊愈 37 例，占 59.60%；显效 22 例，占 37.10%；有效 3 例，占 3.30%，总有效率 100%。朱惠云等将免疫性不孕症分为四型论治：肾阴虚型治宜滋阴养血、调补冲任，方用杞菊地黄汤加减；肾阳虚型治宜温补肾气、调补冲任，方用寿胎饮合右归饮加减；肝郁型治宜疏肝解郁、养血健脾，方用逍遥散加减；血瘀型治宜活血化瘀调经，方用血府逐瘀汤加减。刘卓等认为，本病临床上以实证或虚实夹杂多见，肾阳虚或肾阴不足是病之本，热灼精血，精血凝聚，精失常道，瘀痰内结胞中是病之标。中医通过辨证论治该病，取得显著疗效，妊娠率为 25%～56.7%。王忠民从肝论治女性免疫性不孕，认为精子作为抗原进入女性血液后即出现排异反应，造成不孕或孕则堕胎。该抗原犹似毒邪内侵，肝为血脏，毒邪与血搏结不解，最易引发肝火亢盛。毒邪化热不除，肝火日久，每易导致肝阴内耗，甚则虚火泛滥，或瘀久肝郁气滞。莫蕙等对临床 78 例免疫性不孕的患者进行分析，辨证属于肾阴不足型者 10 例，辨证为瘀血型者 8 例，辨证为湿热型者 3 例，肾阴不足夹有瘀血、湿热者 55 例，肾阴阳两虚者 2 例。其认为，不孕以肾虚为本，免疫功能的失调主要责之于肾，且本病多因肾阴不足引起，故而本病的病机是以肾阴不足为本，瘀血、湿热为标。刘琦将免疫性不孕患者辨证分为肝肾阴虚型（43 例）、肾阳虚兼血瘀脾胃虚弱型（36 例）、湿热型（31 例），内服中药"消抗孕育汤"随症加减，总有效率为 94.5%，妊娠率为 66.8%。康幼雯认为，产生免疫性不孕的原因首先是机体正气虚弱，其中尤以肝肾阴虚或脾肾阳虚为主。而肾主生殖而藏精，为孕育之本，肝藏血，肝肾同源，肝阴（血）与肾阴关系密切，精血充盛才能孕育，故肝肾两虚是导致本病的主要病机。部分病人亦有湿热、瘀血、痰浊等病机，往往与肝肾两虚并见，成为虚实夹杂证。主要证型有 3 型即肾阳不足、肝肾阴虚、湿热内蕴。

二、不孕症治则治法的现代文献研究

中医对于女性不孕症的治疗原则包括治病求本，扶正祛邪，调整阴阳，调理气血，调理脏腑、冲任。治病求本是指治疗女性不孕症是要针对其主要病因采取治疗措施，只有抓住疾病的根本，才能进行有效治疗。扶正即扶助正气，通过补益等法，以增强机体抗病力。祛邪即清除致病因素以达到治疗目的。临证时应考虑正邪的盛衰情况，或扶正或祛邪或两者兼施。不孕症患者大多存在阴阳平衡失调，损其不足或补其有余是恢复和重建不孕症患者机体阴阳平衡的重要方法。女性机体常处于血常不足，气常有余的状态,气血相对不平衡则产生不孕诸疾。调理气血是针对不孕症气血失调病机而确立的治疗原则。女性不孕症多由肾虚、肝郁、痰湿、血瘀等原因引起肾气不足,冲任失调,病变往往涉及多个脏腑,在调理冲任的同时,要注意顾护肾气,以利于女性不孕症的治疗和疾病的恢复。

不孕症中医治疗的现代研究认为,种子必先调经,经水调和而能受孕。因此,学者们提出"补肾调周"法及中药人工周期疗法用以治疗不孕症,从临床研究的成果来看,此法疗效显著。而辨病结合辨证,则是先用西医诊断确定疾病类别,后用中医辨证确定疾病治法。女性不孕从现代科学来说,不是一个独立的疾病,可由多种妇科疾病或全身疾病引起,用辨病结合辨证的方法,有利于明确不孕症发生的病因,从根本上解决症结所在,对症下药。

(一)补肾调周法

《素问·上古天真论》曰:"女子七岁,肾气盛,齿更发长。二七而天癸至,任脉通,太冲脉盛,月事以时下,故有子。三七,肾气平均,故真牙生而长极。四七,筋骨坚,发长极,身体盛壮。五七,阳明脉衰,面始焦、发始堕。阳明之脉气荣于面,故其衰也,发堕面焦。六七,三阳脉衰于上,面皆焦,发始白。七七,任脉虚,太冲脉衰少,天癸竭,地道不通,故形坏而无子也。"由此可见肾－天癸－冲任－胞宫为中医学的女性生殖轴,且肾为根本,有子的根本条件为肾气盛。现代中医妇科学认为,中医肾－天癸－冲任－胞宫轴与西医学的下丘脑－垂体－卵巢－子宫生殖轴有共同之处。由此提出"补肾调周"的观点以治疗女性不孕。

郭氏以补肾调周法治疗不孕症 78 例，将符合纳入标准的 78 例患者采用补肾调周法分别在经后、经间、经前、经期辨证用药施治。治疗 3 个月经周期为 1 个疗程。分 4 期论治，经后期（阴长期）以滋阴养血为法，兼顾肾气，以促使卵泡发育。经间期（排卵期）滋阴补阳，兼调气血以促转化。经前期（阳长期）补肾助阳疏肝，以维持黄体功能。月经期（行经期）理气活血调经，促使正常行经。治疗 3 个月经周期，结果有 56 例怀孕，妊娠率为 71.8%。

吴氏等以补肾调周法治疗无排卵性不孕 38 例。将符合纳入标准的 68 例患者随机分为两组，治疗组 38 例，对照组 30 例。治疗组以六味地黄汤为基本方，按月经周期及症状特点酌情加减：经后期（增殖期）加菟丝子、续断、当归、赤芍、白芍；经间期（排卵前期及排卵期）加紫河车、五灵脂、桃仁、红花等；经前期（分泌期）加续断、覆盆子、鹿角、丹参；月经期以温肾助阳、活血化瘀为大法，去熟地黄、山茱萸，加丹参、赤芍、白芍、益母草、艾叶、香附。中药水煎剂，每日 1 剂，分 2 次服，连用 3 个月经周期为 1 疗程。对照组于月经期第 5 天起，每天口服克罗米芬 50mg，共 5 天，3 个月经周期为 1 个疗程，治疗期间或治疗后至少随访 3 个月。治疗组 38 例，治愈 22 例，有效 9 例，无效 7 例，总有效率为 81.6%；对照组 30 例，治愈 9 例，有效 16 例，无效 5 例，总有效率为 80.0%。

佘氏以补肾调周法治疗无排卵性不孕症。将符合纳入标准的 80 例患者平均随机分为 2 组，每组 40 人。对照组

40 例以克罗米芬治疗，治疗组 40 例予中药补肾调周疗法。按照卵巢周期性变化规律，结合辨证论治。在经后期（月经周期 5 ~ 10 天）拟滋阴补肾、调养冲任，予促卵泡方。经间期（月经周期 11 ~ 14 天）拟补肾活血、促排卵为主，予促排卵方。经前期（月经周期 15 ~ 24 天）拟补肾阳、调冲任为主，予促黄体方。月经期（月经周期 25 ~ 28 天）拟活血调经为主，予调经方。

《圣济总录》云："妇人所以无子者，冲任不足，肾气虚寒故也。"《景岳全书·妇人规》提出治疗不孕的两个理论："凡此摄育之权，总在命门……是以调经种子之法，亦惟以填补命门，然精血之都在命门，精血之源又在二阳心脾之间。使不知本末先后而妄为之治，则又不足以言调经种子之法。"及"经调则子嗣"，"妇人之病，当以经血为先"的理论。从上述文献中可见，古代医家认为不孕最主要病机为肾虚。上述病因病机表明肾气对天癸、冲任、胞宫起着直接或间接的影响，现代药理学研究证明：补肾中药具有类激素样作用，可促使下丘脑－垂体－卵巢轴的调节功能得以改善，在补肾的基础上加活血药又可改善循环，增加卵巢血流量，从而诱发排卵及促黄体发育，故临床上常以补肾为大法，并配合调周法治疗无排卵性不孕。

（二）中药人工周期法

中药人工周期疗法是根据月经行经期、经后期、经间期和经前期阴阳气血消长的生理特点，以理血调经、补肾养血、补肾活血为法，序贯用药，周而复始，使月经处于正常状态的方法。月经周期是在复杂的神经和内分泌双重调节下进行的，还受到免疫－神经－内分泌的调控。如发生月经不调、功能性子宫出血、闭经等，都可影响排卵，使受孕困难。中药人工周期疗法就是依"肾藏精"、"肾主生殖"、"冲为血海"、"任主胞胎"等中医理论，结合西医学月经周期卵巢功能变化的规律，模仿妇女月经周期，采用补肾法和活血调经法结合及交替治疗，来调整肾－冲任－胞宫之间功能的平衡，从而达到调经种子的目的。现代研究证明，补肾中药对生殖功能有多水平、多靶器官的调节作用，能显著提高发育不良子宫内膜雌激素受体的含量，提高雌激素对子宫的效应，促进子宫发育，改善内膜功能。补肾活血药还可促进下丘脑促性腺激素的释放和分泌，提高垂体的反应性和卵巢内激素受体水平。调节卵巢的卵泡发育和促进排卵，可使排卵功能障碍恢复正常。有研究表明，助阳补肾中药可增强下丘脑－垂体－卵巢促黄体功能，提高垂体对黄体生成素释放激素的反应性及卵巢的黄体生成激素的反应性，从而使下丘脑－垂体－卵巢轴的调节功能得以改善，达到治疗黄体功能不足和调理女性生殖内分泌功能紊乱的目的。

贾氏等以中药人工周期疗法治疗无排卵型不孕症，对60例无排卵型不孕症患者采用分期治疗。卵泡发育期，即经后期，治以补肾滋阴法，给予自拟促卵泡汤治疗。排卵期，即经间期，治以行气活血法，采用自拟通络促排卵汤治疗。黄体期，即经前期，治以温补肾阳法，采用自拟补肾促黄体汤治疗。结果：本组60例中，痊愈36例，好转20例，总有效率为93.3%。

李氏等运用中药人工周期疗法治疗排卵功能障碍性不孕症 48 例，治疗组用中药自拟方助孕Ⅰ、Ⅱ、Ⅲ、Ⅳ号方治疗，在月经周期不同阶段煎汤内服。根据月经周期子宫内膜变化分为：月经后期，即增殖期，以补肾疏肝、活血化瘀为法，服助孕Ⅰ号方。经间期，即排卵期，以行气活血为法，服助孕Ⅱ号方。月经前期，即分泌期，以补肾滋阴为法，服助孕Ⅲ号方。月经期以活血通经为法，服用助孕Ⅳ号方。对照组 12 例，均采用克罗米芬促排卵治疗。治疗后，治疗组 48 例中，治愈 35 例，占 72.92%；对照组 12 例，治愈 5 例，占 41.67%。

于氏等用中药人工周期治疗肾虚性不孕 70 例，于月经周期第 5 天开始服药，行中药人工周期疗法，分别服助孕Ⅰ号方（补肾滋阴）6 剂；助孕Ⅱ号方（温补肾阳、活血化瘀）4 剂；助孕Ⅲ号方（健脾补肾）10 剂，此为 1 个周期。治疗后，治愈（受孕）56 例，占 80%；好转（月经恢复正常，症状、体征减轻，但未受孕）14 例，占 20%。疗程最短者 1 个周期，最长者 4 个周期。

李氏等用中医药人工周期疗法治疗女性不孕症。卵泡发育期（月经周期第 6~10 天）治以益肾补血或温肾补血之法，使肾气充，阴血逐渐恢复，从而促进卵泡发育与卵子成熟。排卵前期（月经周期第 11~14 天）治宜补肾阳，并酌加活血药，以扩张血管促进血液循环，消散瘀血，促进排卵。黄体形成期（月经周期第 15~22 天）治宜益气补冲任或益气养血补肾，使任脉通，太冲脉盛，促使黄体分泌足量的黄体素，使子宫内膜呈分泌期变化，为孕卵着床做好准备。行经前期（月经周期第 23～25 天）治宜活血通经，以增强子宫的血液循环，促进子宫收缩，使子宫内膜正常脱落，月经如期而至。

不孕症是妇科常见病、多发病。病因也较为复杂。中医学认为，在月经周期中，妇女的气血阴阳都在发生变化。中药人工周期疗法即是根据月经周期的阴阳消长转化规律，以及卵泡的发育、成熟、排卵及黄体形成不同阶段，分别施予中药调控，使子宫内膜恢复生理性的周期变化。根据中医肾气－天癸－冲任－胞宫理论，以补肾为基本法则，采用补肾－活血化瘀、补肾－活血调经的方法治疗。经后期因血海空虚、阴血不足，故治以滋补肾阴、填精养血、调冲为主；月经前期需气血充盈、肾气健旺，故经前期以养血、活血、疏肝为主；行经期以活血化瘀为主，此时胞宫处于"泄而不藏"的状态，借机因势利导，祛瘀生新，使气血运行、胞宫排泄通畅。中药人工周期疗法把握了女性生殖系统在月经周期各个时期中气血的生理变化规律，符合不孕症特点，适合临床应用。结合具体临床疗效分析，中药人工周期疗法适用于治疗各种不同病因的不孕症，特别是对黄体功能不健性不孕症具有更明显的疗效。

（三）辨病与辨证结合

中医在诊治上着重于整体，西医在诊治上着重于局部，整体辨证与局部辨病各有其优缺点。随着临床经验的积累，越来越多的学者主张将西医辨病与中医辨证相结合，取长补短，使中西医的长处均得到充分发挥。女性不孕不是独立的疾病，常由多种妇科或其他疾病所引起，常见的有排卵障碍性不孕、输卵管阻塞性不孕、多囊卵巢综合征不孕、高催乳素血症不孕、免疫性不孕、黄体功能不全性不孕、子宫内膜异位症不孕、子宫肌瘤不孕、未破裂卵泡黄体化综合征不孕、生殖器官畸形不孕、席汗综合征不孕、精神性厌食症不孕等。下面选取发病率较高且中医治疗有代表性的几种病因引起的不孕症进行综述。

1. 排卵障碍性不孕

女性调整月经的内分泌系统为下丘脑－垂体－卵巢轴（HPOA），当该轴功能失常时，可出现月经失调、排卵障碍。排卵障碍是导致女性不孕的主要原因之一，占不孕症的21%～40%。中医学认为，排卵障碍主要由肾虚引起。肾主生殖，为天癸之源，冲任之本。肾气盛，则天癸至，任通冲盛，血溢胞宫，月事以时下。肾气充盛，天癸成熟，冲任正常，男女两精相合，便可成孕。因此在排卵障碍性不孕的治疗中，首当补肾。

王氏用调经种子汤（菟丝子、枸杞子、紫河车、黄精、当归、熟地黄、党参、柴胡、女贞子、旱莲草、砂仁）治疗排卵障碍性不孕症 132 例，结果：半年内妊娠率为 67.43%，1 年内妊娠率为 78.03%。

张氏用排卵汤（基本方：附子、鹿角片、当归、山萸肉各 10g，熟地黄、巴戟天、菟丝子、枸杞子、淫羊藿、覆盆子各 15g）治疗排卵性不孕症 213 例。结果：治愈 168 例，好转 23 例，未愈 14 例，总有效率为 93%。

徐氏等对 56 例患者采用补肾调经助孕之补肾助孕方治疗。同时根据月经周期的不同时期，采用中药循期治疗方法。连服 3 个月经周期为 1 疗程，进行 1 ～ 4 个疗程观察，结果妊娠率为 55.35%，总有效率为 58.54%。

高氏等用温肾调经助孕汤治疗排卵障碍性不孕症肾虚宫寒型患者 54 例，每日 1 剂，水煎服。连续治疗 1 个月为 1 个疗程，6 个疗程后观察结果，总有效率为 87.04%。

2. 输卵管阻塞性不孕

由各种原因导致输卵管管壁肌肉收缩功能减弱、上皮纤毛蠕动减退、输卵管炎症、输卵管粘连、积水或阻塞、输卵管结合等，引起输卵管拾卵功能障碍，无法及时运送受精卵进入宫腔着床，从而引起的不孕症，称为输卵管阻塞性不孕，占不孕原因的 20% ～ 40%。

中医学认为，输卵管阻塞性不孕有以下原因：或素有湿热内蕴，或感受湿热之邪，湿热与血相搏，瘀阻脉络，治以清热利湿、活血化瘀；或平素抑郁，或忿怒过度，肝失疏泄，气滞血瘀，治以行气通络、活血化瘀；或久居湿地，复感受寒邪，寒凝经脉，治以温经化湿为法；或素体肥胖，痰湿内盛，阻遏气机，治以健脾渗湿、化痰化瘀；或素体气虚，气虚无力推动血行，血行不畅，治以益气活血化瘀；或先天肾气不足，或后天失养，治以补肾活血化瘀之法。

周氏等以中药治疗输卵管阻塞性不孕症 97 例，以活血化瘀、行气通络为主，辅以温肾养肝、调补冲任。经治疗后，痊愈 49 例（怀孕），显效 1 例（3 个疗程后复查，显示双侧输卵管通畅），好转 25 例（3 个疗程后复查，显示双侧输卵管通畅情况较前有进步），无效 7 例（治疗 3 个疗程复查，显示双侧输卵管较前无改变，随访半年未怀孕）。

陈氏总结胥受天老中医治疗本病经验，辨证分为气滞血瘀型、湿毒瘀阻型，分别采用行气活血、化瘀通络、清热利湿、化瘀通络之法，取得较好疗效。

梅氏将本病辨证分为湿热内蕴型、气滞血瘀型、寒湿阻滞型等，分别治以清热利湿、理气通络，活血化瘀、理气通络，温阳散寒、利湿通络，结果总有效率达 84.4%。

赵氏将 75 例本病患者分为气滞血瘀型、湿热瘀滞型、寒湿凝滞型、气虚血瘀型等进行辨证论治，结果经治疗后妊娠 53 例，妊娠率 70.7%。

3. 多囊卵巢综合征不孕

多囊卵巢综合征（PCOS）不孕是由于多囊卵巢综合征引起排卵障碍而导致不孕。PCOS 是一种发病多因性，临床表现呈多态性的内分泌综合征。其病理变化涉及范围广。PCOS 的临床主要表现是月经失调、多毛、肥胖及不育。文献提示 PCOS 不育发生率为 35% ~94%，平均为 74%。

本病中医无此病名，但根据多囊卵巢综合征的症状，可归于"月经过少"、"闭经"、"不孕"、"崩漏"等范畴。《丹溪心法》曰："肥盛妇人，禀受甚厚，恣于浊食，经水不调，不能成孕，以躯脂满溢，痰湿闭塞子宫故也。"《傅青主女科》曰："妇人有身体肥胖，痰涎甚多，不能受孕者，人以为气虚之故，谁知是湿盛之故乎！夫湿从下受，乃言外邪之湿也。而肥胖之湿，实非外邪，乃脾土之内病也……然徒泄水化痰，而不急补脾胃之气，则阳气不旺，湿痰不去，人先病矣，乌望其茹而不吐乎？"当论及闭经时，则有"此经之所以闭塞，有似乎血枯，而实非血枯耳。治法必须散心肝脾之郁，而大补肾水，仍乃大补其心肝脾之气，则精溢而经水自通矣。"由此可见，中医对于多囊卵巢综合征引起的不孕症，治以补肾为本、心肝脾兼治而痰湿较盛者，则以化痰祛湿为主。现代中医对于 PCOS 的治疗，多分为脾肾两虚、肝肾阴虚、痰湿阻滞、肝郁化火等证。对于脾肾两虚者，治以健脾补肾、活血化瘀；对肝肾阴虚者，治以养肝滋肾养阴；对于痰湿阻滞者，治以祛湿化痰；对于肝郁化火者，治以疏肝行气。

王氏等以中药人工周期疗法治疗多囊卵巢综合征 48 例，经后期（月经周期第 4～10 天）给予促卵泡汤，补肾滋阴。经间期（月经周期第 11～14 天）予促排卵汤，补肾通络，促发排卵。经前期（月经周期第 15 天至月经来潮）予黄体汤补肾温阳。月经期（月经来潮第 1～3 天）予活血调经汤。3 个月为 1 个疗程。治疗后，总治愈率为 56.4%，总有效率为 91.7%。

侯氏等采用益肾活血的天癸方治疗 PCOS 40 例，患者血 T、INS 水平下降，恢复排卵率为 59.7%，妊娠率为 41.2%。

卢氏认为，肾虚致痰阻是多囊卵巢综合征的基本病机，以补肾化痰立法，自拟化痰通经方（巴戟天、续断、淫羊藿、石菖蒲、半夏、胆南星、夏枯草、当归、丹参、川芎等）治疗 PCOS 患者 31 例。治疗 3 个月为 1 个疗程，总有效率为 100%，排卵率为 96.7%。

多囊卵巢综合征患者多有月经不调，可用中药人工周期调经助孕，亦可通过脏腑辨证治疗。目前研究结果显示，中药治疗多囊卵巢综合征不孕症均取得令人满意的疗效。采用中药人工周期疗法治疗 PCOS 时，还应按照辨证施治的要求，考虑患者不同的体质、天时、地理、气候、年龄及并发症等情况，综合治疗。

4. 高催乳素血症不孕

高催乳素血症（HPRL）不孕是指各种原因所致外周血中催乳素（PRL）水平异常升高，过高的催乳素可抑制垂体促性腺激素的分泌而引起不排卵及闭经，从而导致不孕。若合并闭经及溢乳，则称为"闭经溢乳综合征"。

在中医学文献的论述中，月经和乳汁有密切的关联。《女科精要》曰："女子月水，本于四经，二者冲任，二者手太阳小肠、手少阴心经。然冲为血海，任主胞胎，二者相资，故令有子。小肠经属腑主表为阳，少阴经为脏主里属阴，此二经在上为乳汁，在下为月水。"《环溪草堂医案》曰："乳房属胃，乳汁血之所化，无孩子而乳房膨胀，下亦乳汁，非血之所有余，乃不循其道谓月水，反随肝气上入乳房，变为乳汁。"由此可看出，溢乳者，为经血不循其经，随肝气而上入乳房，变为乳汁而溢出，涉及心、肝、肾、胃、肠等，病情错杂与整体功能失调有关。中医学认为，闭经溢乳所致之不孕，多由肝肾不足，肝气郁滞，脾虚痰阻所致。肝郁气滞者，治以疏肝行气；肝肾不足者，治以补肾养肝；脾虚痰阻者，治以健脾化痰。

张氏等将 65 例高催乳素血症不孕患者随机分为中西医结合治疗组（简称治疗组），总计 35 例，和单纯以西药为治疗方案的治疗组（简称对照组），总计 30 例。治疗组中药按证治分型治疗。肝郁气滞型治以疏肝理气、活血调经，方选柴胡疏肝散加减；肝肾不足型治以补肝益肾、活血通络，方选右归丸合丹栀逍遥散加减；脾虚痰阻型治以健脾益气，燥湿化痰，方用苍附导痰汤加减。治疗组患者同时服用溴隐亭，而对照组则只用溴隐亭治疗。1 个月为 1 个疗程，共 3 个疗程。治疗后，治疗组总有效率为 94.28%，对照组总有效率为 83.33%。

叶氏以疏肝养血为法，自拟抑乳调经方，结合月经周期用药治疗高催乳素血症不孕。月经后期加肉苁蓉、巴戟天、赤芍；月经前期加淫羊藿、川牛膝、泽兰、茺蔚子；月经期则以调经为主，偏肾阳虚者加附子、肉桂；偏肾阴虚者加龟甲、石斛；痰湿为主者加陈皮、法半夏、胆南星；气血两虚者加黄芪、熟地黄；有性器官萎缩者加黄精、鹿角胶、紫河车粉；乳汁清稀者加芡实、五味子、牡蛎，总有效率为 94.7%。

王氏以补肾健脾、调理冲任为法，内服自拟方加减治疗高催乳素血症之不孕症，总有效率为 87.2%。

中医学认为，本病病因病机复杂，肝肾不足是 HPRL不孕的主要病机，故治疗 HPRL 不孕当以补肾养肝为先。情志郁结、痰瘀阻滞与 HPRL 互为因果，肝气郁滞是 HPRL发病的关键。中医辨证治疗应从肝肾论治，以调补肝肾为基本大法，疏肝解郁，补益肝肾，应尤重疏肝养肝，佐以健脾化湿，使月水循经通调则易于种子。

5. 免疫性不孕

免疫性不孕症是指机体对下丘脑－垂体－卵巢轴组织抗原产生免疫，女性可表现为无排卵、闭经。免疫性不孕在既往研究中多被归类为不明原因不孕。随着现代研究的不断深入，既往无法明确诊断出病因的不孕症越来越多被发现与免疫因素相关。免疫性不孕在不孕症病因中占 5% ~ 7%，其相关免疫抗体包括抗精子抗体、抗透明带抗体、抗卵巢抗体、抗子宫内膜抗体、抗绒毛膜促性腺激素抗体、抗心磷脂抗体等。

目前西医对于免疫性不孕症尚无重大突破，因此从中医方面寻求治疗免疫性不孕变得尤其重要。肾为先天之本，肾藏精，主生殖。中医学认为，本病的病因病机主要责之于肾虚，并与天癸、冲任、子宫功能失调或脏腑功能失调、气血虚弱或气血不和影响了胞脉、胞络的功能有关。临床上以实证或虚实夹杂多见，肾阳虚或肾阴不足是病之本，热灼精血、精血凝聚、精失常道、瘀痰内结胞中是病之标。中医学认为，"邪之所凑，其气必虚"，免疫性不孕的发病既与肾虚阴阳气血失调有关，又与湿热、血瘀等因素相关。肾虚者，治以补肾为法；血瘀者，治以活血化瘀；湿热者，治以清热化湿。

章氏以补肾活血化瘀为法，自拟纯中药制剂抑抗汤，并可根据月经周期肾中阴阳转化规律及临床脉证加减用药。经后期以肾阴滋长为主，治以滋肾调气血为法。经间期（排卵期）重阴转阳，治以温经通络、行气活血为法。月经期阴阳俱虚，治以益气养血调经。2 ~ 3 个月后 AsAb 转阴性 22 例，有效率为 88％；AcAb 转阴性 21 例，有效率为 87.5％，总有效率为 87.8％；转阴并妊娠 27 例，有效率为 79.4％。

陈氏等以补肾活血为法，自拟滋阴消抗汤加减治疗抗精子抗体阳性之不孕症。于月经干净后服用，连用 3 周为 1 个疗程，一般用 2～4 个疗程。服药期间均采用安全套隔绝疗法。共 35 例，妊娠率、AsAb 转阴率分别为 37.1％、74.29％。

王氏运用养肝滋肾、清热解毒法内外合治内服方，自拟养肝滋肾汤。每次月经过后连服 10 剂为 1 个疗程，共治 4 个疗程；另予自拟坐浴之清热解毒汤，每次月经过后 3 天坐浴。10 次为 1 个疗程，共治疗 4 个疗程。结果 ASAb 转阴率为 96.08％，EMAb 转阴率为 88.65％。

免疫性不孕的病因病机多与行经、产后感染邪毒，或房事不节有密切关系，邪毒内侵胞宫冲任，则邪毒内蕴于血络，以致血络受损，进而瘀血内生，瘀毒内阻，影响冲任、胞脉、胞络的通畅条达。其病位首在肝肾，以肝肾阴虚为主，肾虚为本，瘀血湿热为标，属虚实夹杂之证。在治疗上中医主要为辨病施治，以补肾为主，配合活血化瘀、益气养血、清利湿热等。

6. 黄体功能不全性不孕

黄体功能不全，亦称黄体不健（LPD）是指因黄体发育不良或过早退化使孕酮分泌不足或子宫内膜对孕酮反应性降低而引起的分泌期子宫内膜发育迟缓或停滞，或基质和腺体发育不同步，不利于受精卵种植和早期发育，而致不孕、流产及月经紊乱等现象，是造成女性不孕的主要原因之一。10%～40%的不孕症和反复流产患者是由黄体功能不足所致。

中医学认为，"肾为先天之本"、"生殖之源"，肾中精气是人体生长发育的根本，任何因素干扰了肾、天癸、冲任、脏腑的气血阴阳消长，使胞宫藏泻失常，影响了月经周期性、节律性的变化，均可导致不孕，而在阴阳转化的过程中如果肾失温煦，肝失疏泄，导致阴转阳迟缓，阳气不及，不能达到正常的阴阳平衡状态，以致黄体不健而不孕。因此，其主要病因为肾虚，主要病机是肾虚肝郁脾虚，治以补肾疏肝健脾为主。

陈氏从多年的临床实践中总结出治疗本病当以调经为先，在调经时应结合月经周期采用人工周期治疗。具体方法：月经周期第1～5天为黄体退化－子宫内膜剥落期，治以活血化瘀调经，方用桃红四物汤加减；月经周期第6～12天为卵泡发育期，治以滋养肾阴、培补气血，方用促卵泡发育合剂；月经周期第12～19天即卵泡渐趋成熟至排卵，除治以继续培补肾元外，尚需加入活血调气之药，以达胞脉通畅，方用促排卵汤；月经周期第20～28天为黄体形成期，治以温补肾阳为主，佐以滋肾阴之药，以达到阴阳平衡，方用促黄体汤。此法治疗数百例患者，疗效显著。

钟氏在卵泡期治疗以温肾健脾为主，黄体期治以补肾疏肝为主，治疗48例，总有效率为93.7%。

胥氏基于金哲教授的经验以补肾健脾法治疗黄体功能不全性不孕脾肾两虚型20例，治疗3个月经周期，治疗期间妊娠 1 例；基础体温高温相≥12 天 7 例，主要临床症状消失；基础体温高温相≥12 天 10 例，主要临床症状明显改善，总有效率为 90.0%。

中医学认为，黄体功能不全不孕症的病机为各种原因致肾 - 天癸 - 冲任 - 胞宫轴功能失调，与西医的下丘脑 - 垂体 - 卵巢 - 子宫轴功能失调有相似之处。近年来中医药治疗本病取得了良好的疗效，但还存在很多不足，如辨证分型不能统一，中医疗效和西医疗效没有达到统一标准，中医药治 LPD 不孕的作用机制缺乏深入研究等，随着现代科技的发展和学科之间的相互渗透，这些问题都有望得到解决。

7. 子宫内膜异位症不孕

由于子宫内膜异位症（EMT）所导致的不孕症，称为子宫内膜异位症不孕。子宫内膜异位症是指子宫内膜腺体及间质生长于子宫腔以外的部位。本病多发于育龄期女性，临床表现主要为痛经、性交痛、月经失调，与不孕症的发生关系密切。子宫内膜异位不孕症患者中发生不孕的比例高达 40% 左右。

子宫内膜异位不孕症中医辨证多属于血瘀，其病机为瘀血阻滞胞宫络脉冲任，阻碍气血运行，"不通则痛"，瘀积日久，发为癥瘕；血瘀胞宫，精卵不能相遇，导致不孕。因此，本病治疗关键在于活血化瘀。肾虚血瘀者，治以补肾活血化瘀；气滞血瘀者，治以行气活血化瘀；寒凝血瘀者，治以温经活血化瘀；湿热瘀结者，治以清热利湿，活血化瘀；气虚血瘀者，治以益气活血化瘀。

　　司徒仪教授采用经期活血化瘀止血止痛法，以蒲田胶囊（院内制剂）为主，经期服用，每次6粒，每日3次；在经净至排卵期以活血理气、化瘀消瘕散结法改善血瘀病机，以莪棱胶囊（院内制剂）为主，每次6粒，每日3次；并配合中药保留灌肠等外治法协同治疗，令盆腔血流改善，有利于粘连松解及癥瘕的吸收，并可调整患者的免疫功能。既往临床观察中发现，莪棱胶囊对EMT患者抗子宫内膜抗体（EMAb）的转阴率为51.85%，与丹那唑治疗比较差异无统计学意义，提示莪棱胶囊对抗子宫内膜抗体（EMAb）引起的免疫性不孕有较好的疗效。

　　杨氏将EMT分为气滞血瘀、寒凝血瘀、肾虚血瘀、瘀热内阻四型，用红藤方（红藤、败酱草、牡丹皮、丹参、桃仁等）加减口服，有效率在85%以上。

　　方氏用血府逐瘀汤加减治疗气滞血瘀型子宫内膜异位症42例，有效率为95.2%。

　　郑氏将EMT分为四型。气滞血瘀者治以理气活血止痛，用少腹逐瘀汤加减；瘀热互结者治以清热化瘀止痛，用清热调血汤加减；血虚夹瘀者治宜养血祛瘀，用四物汤加味；肾虚夹瘀者治以补肾活血化瘀，用二仙汤加味。

　　中医辨病结合辨证治疗子宫内膜异位症不孕，主要以活血化瘀为主，兼调气血阴阳，对痛经的缓解疗效显著，且在调经助孕方面较西医有明显优势。中药副作用小，无明显不良反应，易于被患者接受，有光明的研究前景。但就目前发表的文献来看，由于子宫内膜异位不孕症的中医分型较多，缺乏统一指标，疗效评定也缺少量化标准，缺乏大样本及前瞻性的研究，因此，如何规范治疗子宫内膜异位症所引起的不孕症，是今后临床研究的方向。

女性不孕症在其疾病发生发展过程中病理变化较为复杂，其表现的临床证候也多种多样，且病情变化有轻重缓急之分，同时患者体质、季节、气候、生活条件等对病情变化也会产生不同影响，因此在对疾病治疗中要注意了解疾病规律，把握疾病本质，并注意结合女性独特的生理、病理因素，只有这样，才能获得较为满意的疗效。

（徐珉　黄健玲　蔡蒨　唐薇）

参考文献

[1] 李灿，高碧珍，兰启防，等. 原发性不孕症中医辨证分型与性激素水平的相关性研究 [J]. 中医杂志，2005，46（3）：216.

[2] 冯美英. 浅谈女性不孕症的辨证治疗 [J]. 中华临床医学研究杂志，2005，11（17）：2502-2503.

[3] 朱传湘.115 例不孕症的分型论治 [J]. 现代中西医结合杂志，2009，18（11）：1273.

[4] 薛俊宏，王光辉. 辨证分型治疗不孕症 120 例疗效观察 [J]. 中华临床新医学，2004，4（8）：724.

[5] 张立营，刘淑云，靳建华. 辨证分型治疗不孕症 150 例临床观察 [J]. 新中医，1993，1：40-42.

[6] 周榕. 辨证分型治疗不孕症 156 例 [J]. 江苏中医，2000，21（1）：22.

[7] 王静. 辨证施治不孕症 186 例临床观察 [J]. 浙江中医杂志，2010，45（7）：504.

[8] 经燕，赵红. 辨证与辨病治疗不孕症的思路与方法 [J].

中日友好医院学报，2001，15（6）：364－365.

[9] 王利平，王焕焕．补肾丸结合中医体质辨识治疗排卵障碍性不孕症临床观察［J］．中医学报，2011，7（26）：877－878.

[10] 李淑玲，王玖玲，李育竹．益肾活血汤治疗排卵障碍性不孕症60例［J］．上海中医药杂志，2008，42（4）：41－43.

[11] 黄佩芬．排卵障碍性不孕的中医证治规律与疗效评价［D］．广州中医药大学，2010：23－24.

[12] 潘意坚．温补肾阳法治疗稀发排卵性不孕110例［J］．中国中医药科技，2011，18（1）：86.

[13] 张铨妹．排卵障碍性不孕症的中医证型分布与性激素的相关性研究［D］．福建中医药大学，2011：10.

[14] 叶一萍．辨病与辨证结合治疗多囊卵巢综合征［J］．辽宁中医学院学报，2004，6（4）：310.

[15] 闫和平．多囊卵巢综合征性不孕中医病机及治疗思路探析［J］．吉林中医药，2009，29（8）：658－659.

[16] 吴茂林，闫和平．多囊卵巢综合征性不孕中医药论治思路初探［J］．中国民间疗法，2006，14（11）：9－10.

[17] 夏阳．苍附导痰汤加减治疗肥胖型多囊卵巢综合征30例［J］．天津中医药，2004，21（2）：169.

[18] 陈利生，陈守信．自拟"导痰助孕丸"治疗多囊卵巢综合征58例分析［J］．铁道医学，1997，25（6）：374－375.

[19] 张蔚莉，衣秀娟．益坤丸治疗多囊卵巢综合征60例［J］．四川中医，2003，21（7）：64.

[20] 陈军．补肾化痰法治疗多囊卵巢综合征［J］．浙江中医学院学报，2004，28（2）：36.

[21] 张帆．补肾化痰祛瘀方治疗多囊卵巢综合征35例［J］．中医药学刊，2004，22（2）：336－337.

[22] 倪玲，高红. 补肾燥湿化痰治疗多囊卵巢综合征 [J]. 中医药学报，2002，30 (2)：28-29.

[23] 陈玲，王丽英，王珺. 健脾益肾化痰汤治疗多囊卵巢综合征 30 例 [J]. 江苏中医，1999，20 (7)：31.

[24] 张灵芳. 疏肝解郁法治疗高催乳素血症性不孕疗效观察 [J]. 现代中西医结合杂志，2005，14 (24)：3236.

[25] 于晓妹. 对高催乳素血症"病在冲任、变化在气血、根在肝"的认识 [J]. 中华临床医学杂志，2007，8 (2)：58-59.

[26] 王翠平. 柴胡疏肝散加减治疗高催乳素血症的疗效观察 [J]. 药物与临床，2007，4 (2)：110-112.

[27] 毛志中. 黄体功能不全引起不孕的中西医结合治疗 [J]. 黑龙江中医药，2006，6：19.

[28] 杨红. 调周法治疗黄体功能不健型不孕症临床观察 [J]. 中日友好医院学报，2008，22，(4)：245-246.

[29] 李丹. 补肾疏郁法治疗黄体不健不孕症的体会 [J]. 山西中医，1992，8 (5)：32-33.

[30] 毕焕英. 补肾养肝法治疗黄体功能不健性不孕临床观察 [J]. 北京中医药大学学报（中医临床版），2003，10 (1)：11-12.

[31] 赵小鸟. 输卵管梗阻性不孕的中医辨证治疗 [J]. 河南中医，2003，23 (4)：37.

[32] 张凤蝉，薛耀，单志群. 中医辨证分型治疗输卵管阻塞性不孕 106 例 [J]. 中医药临床杂志，2007，19 (6)：569-570.

[33] 王忠名，刘茜. 辨证治疗输卵管阻塞性不孕症 145 例 [J]. 北京中医，1989，2：15-16.

[34] 赵素蕊. 活血益肾法治疗输卵管阻塞临床观察 [J]. 北京中医杂志，2003，22 (3)：33-34.

［35］李朝莲，夏敏．活血化瘀法治疗输卵管炎性不孕62例
［J］．实用中医药杂志，2002，18（6）：15.

［36］薛秀华，廉晓露．中西医结合治疗子宫内膜异位症41例
［J］．陕西中医，2007，28（9）：1194－1195.

［37］刘新军．三联法综合治疗子宫内膜异位症性不孕症50例
［J］．陕西中医，2008，29（7）：775－776.

［38］文晓红，韩云霞．中药治疗子宫内膜异位症不孕［J］．
湖北中医杂志，2011，33（9）：58.

［39］杨灵君，赵兴无，史巧英．辨证分型治疗抗精子抗体阳性
56例［J］．河南中医，2005，（25）10：50－51.

［40］陶佩君．中医辨证治疗女性免疫性不孕62例［J］．淮海
医药，2006，24（3）：213－214.

［41］朱惠云．辨证分型治疗女性抗精子抗体异常所致不孕与流
产88例［J］．广西中医，1997，20（1）：15－16.

［42］刘卓，周英惠．免疫不孕症的病因病机与治疗近况［J］.
山西中医学院学报，2008，9（1）：53－55.

［43］王忠民．从肝论治女性免疫性不孕［J］．贵阳中医学院
学报，1994，16（4）：43.

［44］莫蕙，郭慧虹．免疫性不孕（AsAb阳性）中医病机探讨
［J］．江苏中医，1998，19（12）：8－9.

［45］刘琦．免疫性不孕不育的中西医治疗［J］．社区中医药，
2007，10（9）：92.

［46］康幼雯，任亚萍．免疫性不孕的中西医结合治疗［J］.
光明中医，2011，26（9）：1879－1880.

［47］黄健玲，李丽芸．不孕症中西医结合治疗［M］．北京：
人民卫生出版社，2006.

［48］郭真．补肾调周法治疗不孕症78例体会［J］．四川中医，

2006, 4（8）：92.

［49］吴晓华, 张翠兰. 补肾调周法治疗无排卵性不孕 38 例
［J］. 吉林中医药, 2006, 26（9）：33.

［50］佘序华. 补肾调周法治疗无排卵性不孕症疗效观察［J］.
四川中医, 2010, 28（8）：86－88.

［51］冯婷, 付金荣. 补肾调周法治疗无排卵性不孕症研究进展
［J］. 内蒙古中医药, 2010, 23：82－84.

［52］赵树森, 吴绪祥, 梁光宇. 中药人工周期疗法治疗不孕症
概况［J］. 湖北中医杂志, 2004, 26（8）：56.

［53］邓高丕. 中西医妇科新理论新技术［M］. 北京：人民军
医出版社, 2002：17.

［54］林至君. 简化中药人工周期三联法治疗排卵功能障碍不孕
的临床观察［J］. 中西医结合杂志, 1986,（12）：717－719.

［55］贾桂芝, 赵梅, 耿金凤. 中药人工周期疗法在无排卵性不
孕症中的应用［J］. 湖南中医杂志, 2007, 23（5）：59.

［56］李艳秀, 张艳玲. 中药人工周期疗法治疗排卵功能障碍性
不孕症 48 例疗效观察［J］. 黑龙江中医药, 2004（1）：19－20.

［57］于燕, 张立凤, 梁军. 中药人工周期治疗肾虚性不孕 70
例［J］. 哈尔滨医药, 2008. 28（6）：42.

［58］李官英, 王正康. 中药人工周期疗法治疗女性不孕症
［J］. 实用医院临床杂志, 2007, 4（4）：115.

［59］吴贵娥, 谢鸣. 中医周期疗法治疗不孕症用药规律分析
［J］. 北京中医药大学学报（中医临床版）, 2008, 15（3）：35－36.

［60］王秋凤. 调经种子汤治疗排卵功能障碍性不孕症 132 例
［J］. 现代中西医结合杂志, 2003, 7（12）：697－698.

［61］张鲜桃. 排卵汤治疗无排卵性不孕症 213 例［J］. 陕西中
医, 2002, 23（5）：420.

［62］徐惠群，胡争艳．补肾助孕方治疗排卵障碍性不孕症疗效观察［J］．上海中医药杂志，2005，39（5）：29-30.

［63］高娅娟，李晓．温肾调经助孕汤治疗排卵障碍性不孕症临床研究［J］．吉林中医药，2008，28（6）：428-429.

［64］周剑虹，王端英，赵媛媛．输卵管不孕症的中医疗法［J］．实用预防医学，2007，14（2）：518.

［65］陶静．胥受天老中医辨治输卵管阻塞性不孕症浅谈［J］．甘肃中医，2007，20（5）：46.

［66］梅玉华．辨证论治配合通液术治疗输卵管阻塞性不孕症84例观察［J］．甘肃中医，2003，6（6）：29-30.

［67］王娜，薛秀伟．多囊卵巢综合征不孕的中医治疗［J］．中国实用乡村医生杂志，2004，11（4）：35-36.

［68］侯景文，俞瑾，魏美娟．中药天癸方治疗多囊卵巢综合征中高雄激素高胰岛素血症的研究［J］．中国中西医结合杂志，2000，20（8）：589-592.

［69］卢晔，王采文．化痰通经方治疗多囊卵巢综合征31例［J］．天津中医药，2007，24（1）：43.

［70］张晓红，胡令辉．中西医结合治疗高催乳素血症致不孕的临床疗效［J］．中医临床研究，2011，3（14）：31-32.

［71］叶春娟．抑乳调经方治疗高催乳素血症38例疗效观察［J］．河北中医，2003，25（4）：263-264.

［72］王欣．补肾健脾法治疗高催乳素血症39例［J］．江西中医药，2006，37（2）：35.

［73］章国静．中医治疗免疫性不孕40例［J］．现代中医药，2006，6（1）：291.

［74］陈梅，杨援朝，杨鉴冰．滋阴消抗汤治疗肝肾阴虚型免疫性不孕的临床观察［J］．现代中医药，2006，126（3）：211.

［75］王振卿.养肝滋肾、清热解毒法治疗免疫性不孕症486例疗效观察［J］.新中医，2003，35（8）：23-24.

［76］陈培媛，赵玉清，郝明珠，等.用中药人工周期疗法治疗黄体功能不全性不孕症［J］.中华实用中西医杂志，2005，18（20）：1373.

［77］钟伟兰.补肾为主序贯治疗黄体功能不全性不孕48例［J］.福建中医药，2004，34（8）：16.

［78］胥丽霞.补肾健脾法治疗脾肾两虚型黄体功能不健性不孕的临床观察［D］.北京中医药大学，2006.

［79］吴俊妍，曹佩霞.黄体功能不全性不孕的中医学研究［J］.杏林中医药，2010，30（8）：659-660.

［80］司徒仪，曹立幸.子宫内膜异位症不孕的中西医结合诊治［J］.中国中西医结合杂志，2008，28（11）：969-970.

［81］杨峰，李凤梅.红藤方治疗子宫内膜异位症82例临床观察［J］.山东中医杂志，2006，25（12）：824-825.

［82］方德利.血府逐瘀汤加减治疗子宫内膜异位症临床观察［J］.安徽中医临床杂志，2003，15（4）：297-298.

［83］郑剑薇.浅谈子宫内膜异位症及其治疗［J］.中医药学报，2010，38（1）：78-79.

第四章　不孕症的治疗方药

第一节　方药的古代文献研究

经过古代文献整理，发现治疗不孕症的古方繁多，疗效参差不齐。通过筛选，发现下列古方适用性强，至今仍为广大医家所用。故举以下方剂，以便临床参考。

一、汉唐时期

1. 温经汤

【出处】《金匮要略》。

【组成】吴茱萸三两，当归、芎䓖、芍药、人参、桂枝、阿胶、牡丹皮（去心）、生姜、甘草各二两，半夏半升，麦门冬（去心）一升。

【功用】温经散寒，祛瘀养血。

【主治】主妇人少腹寒，久不受胎，兼取崩中去血。或月水来过多，及至期不来。

【用法用量】上十二味，以水一斗，煮取三升。

【各家论述】

(1)《金匮要略心典》：妇人年五十所，天癸已断而病下利，似非因经所致矣。不知少腹旧有积血，欲行而未得遽行，欲止而不能竟止，于是下利窘急，至数十日不止。暮即发热者，血结在阳，阳气至暮，不得入于阴，而反浮于外也。少腹里急腹满者，血积不行，亦阴寒在下也。手掌烦热病在阴，掌亦阴也。唇口干燥，血内瘀者，不外荣也。此为瘀血作利，不必治利，但去其瘀而利自止。吴茱萸、桂枝、丹皮入血散寒而行其瘀，芎、归、芍药、麦冬、阿胶以生新血，人参、甘草、姜夏以正脾气。盖瘀久者荣必衰，下多者脾必伤也。

(2)《金匮要略释义》：温经汤中以吴茱萸、生姜、桂枝温经暖宫，阿胶、当归、川芎、芍药、丹皮和营祛瘀，麦冬、半夏润燥降逆，甘草、人参补益中气。此为养正祛邪方剂，适用于老年妇女因瘀下利，日久不愈；及妇人腹寒不孕、月经不调等症。

2. 枸杞子煎方

【出处】《外台秘要》。

【组成】枸杞子三升，杏仁（去皮尖，研）一升，生地黄（研取汁）三升，人参十分，茯苓十分，天门冬（捣汁干者末亦得）半斤，白蜜五升，牛髓一具（无亦得），酥五升。

【主治】主妇人久无子冷病，有能常服大益人，好颜色，年如十五时方。

【用法用量】上九味各别，依法料理。先煎汁等如稀饧，纳诸药煎候如神膏，入水不散即成。一服两匙，酒和服之。忌鲤鱼酢物。当合之时，净洁向善，即得延年。强记益心力，用王相日合。虽此日复须天晴明无风雨，成满日大良。

3. 崔氏地黄酒

【出处】《外台秘要》。

【组成】生地（黄肥大者一石二斗，捣以生布绞取汁）四斗四升，杏仁一斗（去尖皮，双仁熬捣末），大麻子一斗（熬捣末），糯米一石（曝干），上曲一斗五升（曝干，细锉）。

【功用】疗虚羸。

【主治】令人充悦益气力，轻身明目方。令人能食。久饮之，去万病。妇人服之更佳，无子者令人有子。

【用法用量】上五味，先以地黄汁四斗四升，浸曲候发，炊米二斗作饭。冷暖如人肌，酘曲汁中和之。候饭消，更炊米一斗作饭酘如前法。又取杏仁麻子末，各一升二合半，和饭搅之酘曲汁中。待饭消，依前炊米饭一斗。以杏仁麻子末各一升二合半，一如前法酘之。凡如此可八酘讫，待酒发定封泥之。二七日压取清，每温饮一升，渐加至二升，日再服。

【注意】忌芜荑。

4. 承泽丸

【出处】《备急千金要方》。

【组成】梅核仁、辛夷各一升，葛上亭长七枚，溲疏二两，藁本一两，泽兰子五合。

【主治】治妇人下焦三十六疾，不孕绝产方。

【用法用量】上六味为末，蜜丸如大豆，先食服二丸，日三。不知稍增之。若腹中无坚澼积聚者，去亭长，加通草一两。恶甘者，和药先以苦酒搜散，乃纳少蜜和为丸。

【各家论述】《千金方衍义》：承泽丸专破子脏积血。子脏属冲脉，紧附厥阴而主风木。故取梅仁之酸平以泄厥阴风热，则亭长方得振破血之威；辛夷、藁本、溲疏三味，《本经》：一治寒热风头脑痛，一主妇人阴中寒肿痛，一止遗溺利水道；更用泽兰子统理妇人三十六病，一举而内外风气悉除，胞户积血尽扫。

5. 吉祥丸

【出处】《备急千金要方》。

【组成】天麻、柳絮、牡丹、茯苓、干地黄、桂心各一两，五味子、桃花、白术、芎劳各二两，覆盆子一升，桃仁一百枚，菟丝子、楮实子各一升。

【主治】治女人积年不孕方。

【用法用量】上十四味为末，蜜和丸如豆大，每服空心，饮苦酒下五丸，日中一服，晚一服。

6. 柏子仁丸

【出处】《备急千金要方》。

【组成】柏子仁、黄芪、干姜、白石英、钟乳各二两，川椒一两半，杜仲、当归、甘草、芎劳各四十二铢，厚朴、桂心、桔梗、赤石脂、苁蓉、五味子、白术、细辛、独活、人参、石斛、白芷、芍药各一两，泽兰二两六铢，藁本、芜荑各十八铢，紫石英二两，干地黄、乌头（一方作牛膝）、防风各三十铢。

【主治】治妇人五劳七伤，羸冷瘦削，面无颜色，饮食减少，貌失光泽，及产后断绪无子，能久服，令人肥白补益方。

【用法用量】上三十味为末蜜和，酒服二十丸如梧子，不知加至三十丸。

7. 大泽兰丸

【出处】《备急千金要方》。

【组成】泽兰二两六铢，藁本、当归、甘草各一两十八铢，紫石英三两，川芎、干地黄、柏子仁、五味子各一两半，桂心、石斛、白术各一两六铢，白芷、苁蓉、厚朴、防风、薯蓣、茯苓、干姜、禹余粮、细辛、卷柏各一两，川椒、人参、杜仲、牛膝、蛇床子、续断、蕲艾叶、芜荑各十八铢，赤石脂、石膏各二两。

【主治】治妇人虚损及中风余病疝瘕，阴中冷痛；或头风入脑，寒痹筋挛缓急，血闭无子，面上游风去来，目泪出多涕唾，忽忽如醉；或胃中冷逆胸中呕不止，及泄痢淋沥；或五脏六腑寒热不调，心下痞急，邪气咳逆；或漏下赤白，阴中肿痛，胸胁支满；或身体皮肤中涩如麻豆，苦痒，痰澼结气；或四肢拘挛，风行周身，骨节疼痛，目眩无所见；或上气恶寒洒淅如疟；或喉痹鼻𪖱，风痫癫疾；或月水不通，魂魄不定，饮食无味，并产后内衄，无所不治，服之令人有子方。

【用法用量】上三十二味为末，蜜和丸如梧子大，酒服二十至四十丸。久赤白痢，去干地黄、石膏、麦冬、柏子仁，加大麦、陈曲、龙骨、阿胶、黄连各一两半，有钟乳加三两良。一方有枳实十八铢，麦冬一两半。

8. 白薇丸

【出处】《备急千金要方》。

【组成】白薇、细辛各三十铢，人参、杜蘅（《古今录验》用牡蛎）、牡蒙、厚朴、半夏、白僵蚕、当归、紫菀各十八铢，牛膝、沙参、干姜、秦艽各半两，蜀椒、附子、防风各一两半。

【主治】治月水不利，闭塞绝产十八年，服此药二十八日有子。

【用法用量】上十七味为末，蜜和丸如梧子大，先食服三丸，不知可增至四五丸。此药不可常服，觉有娠即止，用之大验。

9. 秦椒丸

【出处】《备急千金要方》。

【组成】秦椒、天雄各十八铢，人参、玄参、白敛、鼠妇、白芷、黄芪、桔梗、露蜂房、白僵蚕、桃仁、蛴螬、白薇、细辛、芜荑各一两，牡蒙、沙参、防风、甘草、牡丹皮、牛膝、卷柏、五味子、芍药、桂心、大黄、石斛、白术各二十铢，柏子仁、茯苓、当归、干姜各一两半，泽兰、干地黄、芎劳各一两十八铢，干漆、紫石英、白石英、附子各二两，钟乳二两半，水蛭七十枚，虻虫一百枚，麻布叩幞头七寸烧。

【主治】治妇人绝产，生来未产，荡涤腑脏，使玉门受子精方。

【用法用量】上四十四味为末，蜜和丸，如梧子大，酒服十丸，日再，稍加至二十丸。若有所去如豆汁鼻涕，此是病出。觉有异即停。

10. 荡胞汤

【出处】《千金翼方》。

【组成】朴硝、桃仁（去皮尖两仁者，熬）、茯苓、牡丹皮、大黄各三两，人参、桂心、芍药、厚朴（炙）、细辛、牛膝、当归、橘皮各二两，附子（炮去皮）一两半，虻虫（去翅足，熬）、水蛭（熬）各六十枚。

【主治】主妇人断绪二三十年，及生来无子并数数失子，服此皆有子长命无病方。

【用法用量】上一十六味，㕮咀，以酒五升，水六升，合渍一宿，煮取三升。分四服，日三，夜一服，每服相去三时辰，少时更服如常。覆被少取汗，汗不出，冬月著火笼。

【注意】必下积血及冷赤脓如赤小豆汁，本为妇人子宫内有此恶物令然，或天阴脐下痛，或月水不调，为有冷血不受胎。若斟酌下尽，气力弱，大困，不堪更服，亦一日二三服即止；如大闷不堪。可食酢饭冷浆，一口即止，然恐去恶物不尽，不大得药力，若能忍服尽大好，一日后仍著导药《千金》更有桔梗甘草各二两。

二、宋金元时期

1. 白芷暖宫丸

【出处】《妇人大全良方》。

【组成】禹余粮（制）一两，白姜（炮）、芍药、白芷、川椒（制）、阿胶粉（炒）、艾叶（制）、川芎各三分。

【功用】暖血海，实冲任。

【主治】治子宫虚弱，风寒客滞，因而断绪不成孕育。及数尝堕胎，或带下赤白，漏下五色，头目虚晕，吸吸少气，胸腹苦满，心下烦悸，脐腹刺痛，连引腰背，下血过多，两胁牵急，呕吐不食，面色青黄，肌肤瘦瘁，寝常自汗。

常服温补胞室，和养血气，光泽颜色，消散风冷，退除百病，自成孕育，性平不热。

【用法用量】上为末，炼蜜丸如梧桐子大。每服四十丸，米饮下。或温酒、醋汤亦得。

2. 紫石英丸

【出处】《太平惠民和剂局方》。

【组成】海螵蛸（烧灰）、山药、甘草（炙）各一两半，天冬（去心，焙）、紫石英（研）各三两，紫葳、辛夷仁、熟干地黄、卷柏（去根）、禹余粮（烧，醋淬七遍，研）、肉桂（去粗皮）、石斛（去根）、芎劳、牡蒙各二两，食茱萸、人参、续断、当归（去芦，微炒）、川乌（炮，去皮、脐）、牡丹皮、桑寄生、细辛（去苗）、厚朴（去粗皮，姜汁炙）、干姜（炮）、牛膝（去苗）各一两一分，柏子仁（微炒，别研）一两半。

【功用】除瘀血，温子脏。

【主治】治妇人久冷无子，及数经堕胎，皆因冲任之脉虚损，胞内宿寒疾病，经水不时，暴下不止，月内再行，或月前月后，及子脏积冷，虚羸百病，崩漏带下三十六疾，积聚癥瘕，脐下冷痛，少腹急重，小便白浊。以上疾证，皆令孕育不成，以至绝嗣不孕，此药并能主疗。

【用法用量】上为细末，炼蜜丸，如梧桐子大。每服三十丸，温酒或温米饮下，空心，食前，日二服。

3. 钟乳泽兰丸

【出处】《太平惠民和剂局方》。

【组成】钟乳粉三两，泽兰二两二钱半，芜荑（炒）半两，麦冬（去心，焙）一两半，山茱萸一两二钱半，艾叶（醋炒）七钱半，防风一两七钱半，柏子仁（炒，别捣）、人参（去芦）、石膏（研飞）、石斛（去根）、熟干地黄（酒蒸）各一两半，芎䓖、甘草（微炙赤）、牛膝（去芦，酒浸，焙）、白芷、山药、当归（去芦，炒）、藁本、细辛（去苗，不见火）、肉桂（去粗皮）各一两。

【功用】补虚羸，益血气。

【主治】治冲任虚损，月水不调，脐腹痛，腰腿沉重，四肢倦怠，百节酸痛，心忪恍惚，忧恚不乐，面少光泽，饮食无味。除下脏风冷，治带下三十六疾，崩中漏下五色，子宫久冷无子，及数堕胎，或因产劳损，冲任血气虚羸，肌瘦嗜卧。久服补暖元脏，润泽肌肤，长发去，除头风，令人有子。

【用法用量】上为细末，炼蜜和为丸，如梧桐子大。每服三十丸至五十丸，温酒或米饮下，空心，食前，日二服。

4. 白薇丸

【出处】《太平惠民和剂局方》。

【组成】秦椒（去目及闭口者，微炒出汗）半两，白薇（去苗）、熟干地黄、当归（去芦，锉，微炒）、姜黄各一两七钱半，牡蒙、藁本（去苗及土）各一两二钱半，禹余粮（火煅、酒淬七遍，研）二两，人参、柏子仁（微炒）、桑寄生、附子（炮，去皮、脐）、肉桂（去粗皮）、五味子（去梗）、吴茱萸（汤浸，微炒）、石斛（去根）、甘草（炙，微赤）、牛膝（去苗，酒浸一宿，焙干）、防风（去苗、叉）、芎藭各一两半。

【功用】补调冲任，温暖子宫。

【主治】治胞络伤损，宿受风寒，久无子息，或受胎不牢，多致损堕。久服去下脏风冷，令人有子。

【用法用量】上为细末，入研药匀，炼蜜为丸，如梧桐子大。每服三十丸至五十丸，温酒或米饮下。空心食前服，才觉妊娠即住服，已怀孕者尤不宜服之。

5. 威喜丸

【出处】《太平惠民和剂局方》。

【组成】黄蜡四两，白茯苓（去皮）四两，作块，用猪苓一分，同于瓷器内煮二十余沸，出，晒干，不用猪苓。

【主治】治精气不固，遗沥常流，小便白浊，梦中频泄。及治妇人血海冷，白带，白浊，白淫，下身常湿，小便如泔，或无子息。

【用法用量】上以茯苓为末，熔黄蜡搜为丸，如弹子大。空心细嚼，满口生津，徐徐咽服，以小便清为度。

【注意】忌米醋，只吃糠醋，切忌使性气。

6. 桃花丸

【出处】《太平圣惠方》。

【组成】桃花、苏合香、安息香、木香、槟榔、川芒硝以上各三分，水蛭半两（炒令微黄），虻虫半两（炒令微黄去翅足），鳖甲（涂醋炙令黄去裙襕）、麒麟竭、附子（炮裂去皮脐）、柴胡（去苗）、卷柏、当归（锉微炒）、辛夷、白芷、紫石英（细研水飞过）、禹余粮（炒醋拌七遍）、芎䓖、牡丹、细辛、麦冬（去心焙）、羌活、桂心、肉豆蔻（去壳）以上各一两。

【功用】补调冲任，温暖子宫。

【主治】治妇人月水不通，无子。由子宫风冷，积血滞于膀胱，故致腰胯疼痛、手脚心热、背膊妨闷、经络不调、腹内多气、四肢乏力、面无血色，及多无子。

【用法用量】上件药，捣罗为末，炼蜜和捣三二百杵，丸如梧桐子大。每日空心及晚食前，煎茅香汤下三十丸。

7. 熟干地黄丸

【出处】《太平圣惠方》。

【组成】熟干地黄二（一）两，牡丹一两，柏子仁（微炒）一两，白芍药半两，当归（锉，微炒）半两，人参（去芦头）三分，紫石英（细研，水飞过）一两，白茯苓三分，桂心半两，附子（炮裂去皮脐）半两，泽兰三分，白薇半两，草薢（锉）半两，牛膝（去苗）三分，石斛（去根节）二（三）分，白术半两，细辛半两，芎䓖半两，吴茱萸（汤浸七遍，焙干，微炒）半两，木香半两，槟榔半两。

【主治】治妇人月水不利、四肢羸瘦、吃食减少、渐觉虚乏，故令无子。

【用法用量】上件药，捣罗为末，炼蜜和捣五七百杵，丸如梧桐子大。每于空心及晚食前，以温酒下三十丸。

8. 柏子仁丸

【出处】《太平圣惠方》。

【组成】柏子仁一两，泽兰一两，川椒（去目及闭口者，微炒出汗）三分，甘草（炙微赤，锉），三分桂心半两，芎䓖一两，防风（去芦头）一两，钟乳粉二两，白术半两，紫石英（细研，水飞过）一两，白石英（细研，水飞过）一两，芜荑半两，人参（去芦头）半两，石斛（去根锉）半两，白芷半两，肉苁蓉（酒浸一宿，刮去皱皮，炙令干）半两，厚朴（去粗皮，涂生姜汁，炙令香熟）一两，赤石脂（细研）半两，白芍药半两，桔梗（去芦头）半两，五味子半两，当归（锉碎，微炒）一两，秦艽（去苗）半两，熟干地黄一两，龙骨半两，防葵半两，白茯苓半两，杜仲（去粗皮，炙微黄，锉）一两，藁本半两，细辛半两，黄芪（锉）二两，干姜（炮裂，锉）一两，独活半两，牛膝（去苗）一两。

【主治】治妇人子脏虚冷，及五劳七伤、羸瘦、面无颜色、不能饮食、产后断绪无子多时。

【用法用量】上件药，捣罗为末，入研药匀，炼蜜和捣五七百杵，丸如梧桐子大。每于空心及晚食前，以温酒下三十丸。

9. 熟干地黄散

【出处】《太平圣惠方》。

【组成】熟干地黄一两，牛膝一两去苗，当归（锉细，微炒）一两，芎䓖三分，卷柏三分，防风（去芦头）三分，桂心半两，柏子仁一两，白薇一两。

【主治】治妇人久无子断绪者，是子脏积冷，血气不调。

【用法用量】上件药，捣罗为散、每服三钱，以水一中盏，煎至六分，去滓。每日空心温服。

10. 白薇丸

【出处】《圣济总录》。

【组成】白薇去（土锉）、当归（锉炒）、附子（炮裂去皮脐）、芎䓖、藁本（去苗土）、人参、禹余粮（烧醋淬）各一两，石斛（去根）、熟干地黄（焙）、桂（去粗皮）、姜黄（切炒）、紫参、柏子仁（炒）、蜀椒（去合口并目，炒出汗）、五味子（炒）、防风（去叉）、吴茱萸（浸半日，炒）、甘草（炙）、牛膝（锉，酒浸一宿，焙）、桑寄生（炙，锉）各半两。

【主治】治妇人久无子。

【用法用量】上二十味，捣罗为末，炼蜜杵丸，如梧桐子大，温酒下二十丸，加至三十丸，空心食前服。

11. 白薇人参丸

【出处】《圣济总录》。

【组成】白薇（去土）一两半，人参、紫菀（去苗土）、紫参（锉）、防风（去叉）、牛膝（切，酒浸焙）、细辛（去苗叶）、半夏（汤浸去滑七遍，切）、厚朴（去粗皮，生姜汁炙）、沙参（去芦头）、白僵蚕（微炒）、干姜（炮，锉）、秦艽（去苗土）、蜀椒（去目并合口，炒出汗）、当归（微炒）各一两，附子（炮裂去皮脐）二两，杜蘅半两。

【主治】治妇人月水不利，闭塞绝产。

【用法用量】上一十七味，捣罗为末，炼蜜和捣，丸如梧桐子大，每服三十丸，温酒下，食前，日再服。

12. 钟乳丸

【出处】《圣济总录》。

【组成】钟乳（研一复时）、白矾（烧令汁尽）各一两，阿胶（炙令燥）、紫石英（研细）、蜀椒（去目及闭口者，炒出汗）、生干地黄（焙）、五味子（炒）、蛇床子（炒）、原蚕蛾（炒）、石亭脂（研极细）各半两。

【主治】治妇人断绪无子。

【用法用量】上一十味，除石药别研外，余药捣罗为末，同和匀，炼蜜和捣，丸如梧桐子大，每日空心暖酒下二十丸，渐加至三十丸。

13. 泽兰丸

【出处】《圣济总录》。

【组成】泽兰（去根）、陈橘皮（去白，焙）、白龙骨（碎研）、禹余粮（烧，赤醋淬七遍）、紫石英（研细）、远志（去心）、当归（锉，炒）、芎藭、蒲黄（炒）、桃仁（浸去皮尖双仁，炒）、藁本（去苗土）、卷柏（微炙，锉）、白芷各一两，覆盆子（去梗）、庵䕡子（炒）、麦门冬（去心，焙）、人参、桂（去粗皮）、蛇床子（炒）、细辛（去苗叶）、干姜（炮）、熟干地黄（焙）、蜀椒（去目及闭口者，炒出汗）、白茯苓（去黑皮）、石膏（碎研）、车前子、白薇、赤石脂（研）各半两。

【主治】治妇人久无子。

【用法用量】上二十八味，捣罗为末，炼蜜和匀，丸如梧桐子大，每服二十丸，温酒下。

14. 大黄汤

【出处】《圣济总录》。

【组成】大黄（锉，炒）一两，桃仁（汤浸，去皮尖双仁）四十九枚，虻虫（去翅足，微炒）三十枚，水蛭（糯米内炒，候米黄即止）三十枚。

【主治】治妇人月水不利，结积无子。

【用法用量】上四味，锉如麻豆，每服一钱匕，酒一盏，煎至七分，去滓空腹温服，如无结积，不可服。

15. 陈橘皮煎丸

【出处】《圣济总录》。

【组成】陈橘皮（汤浸去白，焙）十五两（别捣罗为末），巴戟天（去心）、石斛（去根）、牛膝（酒浸，切，焙）、肉苁蓉（酒浸，切，焙）、鹿茸（去毛，酒炙）、菟丝子（酒浸三日，别捣，焙）、杜仲（去粗皮，炙锉）、阳起石（酒浸，研如粉）、厚朴（去粗皮，生姜汁炙）、附子（炮裂，去皮脐）、吴茱萸（汤洗，焙干炒）、当归（切，焙）、干姜（炮）、京三棱（煨，锉）、草薢各三两，甘草（炙，锉）一两。

【主治】治久积冷气，攻心腹疼痛，痰癖呕逆，腹胀不思饮食，肌肤瘦瘁，腰膝倦痛，下痢泄泻，疟疾肠风，并妇人血海久冷无子。

【用法用量】上一十七味，捣罗为末，先以好酒五碗。于银石器内，煎橘皮末令如饧。入诸药搅匀，再捣三五百杵，稍干更入酒少许和丸，如小豆大，每服二十丸，至三十丸，空心温酒下，盐汤亦得。

16. 诜诜丸

【出处】《儒门事亲》。

【组成】当归、熟地黄各二两，玄胡索、泽兰各一两半，川芎、赤芍药、白薇、人参、石斛、牡丹皮各一两。

【主治】疗妇人无子。

【用法用量】上为末，醋糊为丸。每服五十丸，桐子大，空心酒下。

17. 橘皮煎丸

【出处】《世医得效方》。

【组成】京三棱（煨熟，乘热捣碎）三两，陈橘红（净洗，焙）十五两，当归（洗，去芦，焙）、萆薢、厚朴（去皮，姜汁炒）、肉苁蓉（酒浸，焙干）、肉桂、附子（炮，去皮脐）、阳起石（酒浸，研焙如粉）、巴戟（去心）、石斛（去根）、鹿茸（茄子者，燎去毛，劈开，酒浸，炙干）、牛膝（去苗，酒浸，焙）、菟丝子（酒浸，焙干，炒）、杜仲（姜汁炒）、吴茱萸（洗，焙）、干姜（泡）各三两，甘草（炙）一两。

【主治】治久虚积冷，心腹疼痛，呕吐痰水，饮食减少，胁肋虚满，脐腹弦急，大肠虚滑，小便利数，肌肤瘦瘁，面色痿黄，肢体怠惰，腰膝缓弱。及治痃癖积聚，上气咳嗽，久疟久痢，肠风痔瘘。妇人血海虚冷，赤白带下，久无子息，并宜服。

【用法用量】上为末，用酒五升，于银、石器内将橘皮末熬如饧，却入诸药末，搅和均匀，仍以臼内捣五百杵，丸如梧子大。每服二十丸，空心，温酒或盐汤吞下。

18. 大圣散

【出处】《世医得效方》。

【组成】泽兰叶、石膏（研）各二两，白茯苓（去皮）、卷柏（去根）、柏子仁（炒）、防风（去芦）、厚朴（去粗皮，姜汁炙）、细辛（去苗）、人参（去苗）、藁本（去苗）、干姜（炮）、五味子、白芷、川椒（去目及闭口者，炒出汗）、白术各三分，当归（去芦）、芜荑（炒）、甘草（炙）、川芎各一两三分，生干地黄一两半，官桂（去皮）一两一分，黄芪（去苗）三分，芍药一两三分，白薇半两，桔梗一两，川乌三分，阿胶半两，丹参三分，吴茱萸（汤洗七次，焙炒）一两。

【功用】暖子宫，和血气，悦颜色，退风冷，消除万病。

【主治】治血海虚冷，久无子息，及产后败血冲心，中风口噤，子死腹中，掰开口灌药，须臾生下，无恙。并治堕胎，腹中攻刺疼痛，横生逆产，胎衣不下，血运，血澼，血滞，血崩，血入四肢，应血脏有患，及诸种风气。或伤寒吐逆，咳嗽，寒热往来，遍身生疮，头痛恶心，经脉不调，赤白带下，乳生恶气，胎脏虚冷，数曾堕胎，崩中不定，因兹成疾，及室女经脉不通，并宜服之。

【用法用量】上为末。每服二钱，空心，热酒调服。若急有患，不拘时候，日三服。

19. 暖宫丸

【出处】《世医得效方》。

【组成】附子（炮，去皮脐）一枚，杜仲（炒断丝）、地榆、桔梗、白薇（去土）、川牛膝（去苗）、川白芷、黄芪、沙参、厚朴（去粗皮，姜汁炒）各四钱，北细辛（去叶）、干姜、蜀椒各二钱半。

【功用】暖宫散寒。

【主治】治妇人无子。

【用法用量】上为末，炼蜜丸，梧桐子大。每服二十丸，盐酒下。服之一月，自然有孕。《局方》四物汤、羊肉丸多服亦效。

20. 抑气散

【出处】《世医得效方》。

【组成】香附子（炒，杵净）四两，茯神（去木）一两，橘红二两，甘草（炙）一两。

【功用】疏肝理气助孕。

【主治】治气盛于血，所以无子，寻常头晕，膈满体痛，怔忡，皆可服之。

【用法用量】上为末。每服二钱，食前，沸汤调服。仍兼进紫石英丸炙用。

21. 大硝石丸

【出处】《世医得效方》。

【组成】硝石三两，大黄四两，人参、甘草各一两半重。

【主治】治七癥八瘕，聚结痞块，及妇人带下绝产，并欲服丹药。腹中有癥瘕者，当先下此药，但去癥瘕，不令人困。

【用法用量】上为末，以三年苦酒三升，置铜石器中，以竹作准。每一升作一刻，注器中。先纳大黄，常搅不息，使微沸，尽一刻，乃内余药，又尽一刻，极微火熬，使可丸，则丸如梧桐子大。每服三十丸，米汤下，四日一服。

妇人服之，或下如鸡肝，或如米泔，正赤黑等三二升。后，忌风冷如产妇。

三、明清时期

1. 无名丹

【出处】《普济方》。

【组成】茅山苍术（不浸入药臼，以面杵舂令稍滑，净筛去粗皮，亦不须过当）一斤，龙骨（另研如粉）一两，赤石脂（研）二两，破故纸（微炒）三两，川楝子（去核，微炒用）三两，川乌头大者（炮裂，削去皮脐）一两，茴香（舶上并京者，微炒用）各一两半。

其作用非至神不能处之，遂无名可称其效，故以无名。一方加远志、莲肉，并去心，白茯苓三味各一两，用苏合香丸酒下。一方无赤石脂。

【功用】补虚守神，涩精固阳。

【主治】女人无子服益子。

【用法用量】上为细末，合和令匀，酒煮糊为丸，如桐子大，朱砂为衣。多可百丸，少止三十丸，食前温酒或米饮盐汤下。如欲持药力，冷酒下五十丸。

2. 固本丹

【出处】《普济方》。

【组成】牡蛎白者（生为细末，别用好醋和为丸子，入火烧令通赤，放冷秤）四两，白石脂二两，硫黄一两半，阳起石一两。

【主治】治男子一切虚损衰弱、夜梦颠倒、遗精失溺、小便白浊，妇人血海久冷、崩中带下、久无子息，皆可治之。

【用法用量】上件同研为末，煮汤和丸如桐子大，阴干入合子内，以赤石脂封口，外用盐泥固济，候干，煅令鬼焰绝，埋黄土内，出火毒三时辰取出。每服五十丸，温酒或米饮空心送下。

3. 逍遥散

【出处】《普济方》。

【组成】白茯苓、白术、白芍药、当归（去芦，酒浸半日，微炒）、北柴胡（去苗）各一两，甘草（炙）一两半。

【主治】治血虚劳倦、五心烦热、肢体疼痛、头目昏重、心忡颊赤、口燥咽干、发热盗汗、减食嗜卧，及血热相搏、月水不调、脐腹胀痛、寒热如疟，或久无子息者服之数月，其效特异，又主室女血弱阴虚、荣卫不和、痰嗽潮热、肌体羸瘦、渐成骨蒸。

【用法用量】上锉散，每服三钱，水一盏半，姜三片，麦冬三十粒去心，煎服不拘时候。

【注意】一方加知母、地骨皮；一方薄荷汤下，无麦冬；一方名人参散，治妇人血热虚劳骨蒸，兼治邪热客于经络、胸膈痰嗽、五心躁烦、头目昏痛、夜多盗汗，补真气、解劳倦，用人参、白术、茯苓、柴胡、半夏、当归、赤芍药、甘葛、甘草、黄芩各等分。㕮咀。每服四钱，水一盏半，生姜五片，枣二个，煎至六分。不拘时候服。应有劳热之症，皆可服之，热退即止。但妇人寒热，亦有因经血节闭者，遂致五心烦热，及骨节间热，或作虚劳治之，反以为害。积日既久，乃成真病，法当行其经血。若月事以时，自然平治。

4. 暖宫万灵丸

【出处】《普济方》。

【组成】川芎、当归、芍药、熟地黄、生地黄各三两，白茯苓、牡丹皮、肉桂、玄胡索、黄芪、泽兰、卷柏、牛膝（酒浸）、香附子（炒）、白术、甘草、没药（另研）、吴茱萸（炒）各二两，加木香一两，山药、山茱萸、桂心各一两，石斛（去根）一两半，钟乳粉三分，藁本、五味子各一两。

【主治】治冲任虚损，下元久冷，脐腹痛；月水不调，或前或后，或多或少，过期不来，或来时崩下，或月内再行，淋沥不止；带下五色；经脉时至，肢体倦怠，饮食不进，渐至羸瘦。又治子宫久寒，不成孕。

【用法用量】上为末，炼蜜和捣三五百杵，丸如梧桐子大。每服空心及晚食前，以温酒服三十丸。

5. 暖宫丸

【出处】《普济方》。

【组成】当归（洗，焙）二两，续断、藁本（去土）、吴茱萸（汤浸焙干七遍）、五味子、人参（去芦头）、白茯苓、白术、绵黄芪（蜜炙）、川芎、香白芷、缩砂仁、干姜、萆薢（酒浸一宿）以上十三味各一两，石斛三两（去根称），牡蛎（煅通红，研细称）、香附子（炒）、熟干地黄（洗，焙）、山药、菟丝子（好酒煮软，焙七分干，砂盆研，焙干称）、羌活（去芦头）、白龙骨（细研）以上七味各二两，茴香一两半（炒研），山茱萸（去核）半两，延胡索、川椒（炒）半两。

【主治】治冲任脉弱，经候不调，因成带下，妊娠不牢，久无子息，日渐羸瘦，手足烦热，变骨蒸并宜服之。常服大益气血。

【用法用量】上为细末，炼蜜为丸，如梧桐子大，每服五十丸。温酒或醋汤送下，空心食前服。

6. 卷柏丸

【出处】《普济方》。

【组成】卷柏、牡蒙、藁本、当归（锉碎，微炒）、熟干地黄、柏子仁、干姜（炮裂，锉）、禹余粮（烧醋淬七遍）、白薇以上各一两，芎䓖（酒洗）、人参（去芦头）、五味子、石斛（去根锉）、桂心、附子（炮裂去皮脐）、防风（去芦头）、吴茱萸（汤浸七遍焙干微炒）、甘草（炙微赤，锉）、牛膝（去苗）、桑寄生、川椒（去目及闭口者微炒去汗）以上各三分。

【主治】治妇人子脏冷久无子，由风寒邪气客于经络。

【用法用量】上为末，炼蜜和丸如梧桐子大。空心及晚食前，以温酒下三十丸。

7. 紫石英丸

【出处】《普济方》。

【组成】紫石英（细研水飞过）二两，细辛、桔梗（去芦头）、厚朴（去粗皮，涂生姜汁炙香熟）、防风（去芦头）、川大黄（锉碎，微炒）、川椒（去目及闭口者，微炒去汗）、附子（炮裂去皮脐）、硫黄（细研）、白薇、当归（锉碎，微炒）、桂心各一两，鳖甲（生用）二两半，牡蒙、人参（去芦头）、桑寄生各三分，半夏（汤洗七遍去滑用）、白僵蚕（微炒）、续断、紫菀（洗去苗土）、杜蘅、牛膝（去苗）各两半。

【主治】治妇人久无子，由子脏久积风冷，阴阳不能施化。

【用法用量】上为末，炼蜜和丸如梧桐子大。每服三十丸，空心及晚食前温酒下。

8. 养真丸

【出处】《普济方》。

【组成】鹿茸、当归、肉苁蓉、禹余粮、菟丝子、覆盆子、熟地黄、紫石英、海螵蛸各二两，五味子（炙）、真琥珀、白芍药、川芎、桑寄生、卷柏、艾叶、川姜、坚白茯苓、人参、牡蛎、酸枣仁各一两，钟乳粉四两。

【主治】治妇人血虚气惫，阴阳不升降，久不成妊娠者。

【用法用量】上为末，酒煮面糊丸如梧桐子大。食前温酒吞下五十丸，日三服，吃后用粥饭压之。

9. 续嗣降生丹

【出处】《普济方》。

【组成】当归、桂心、龙齿、乌药（真天台者佳）、益智、杜仲、石菖蒲、吴茱萸各一两半，茯神、川牛膝、秦艽、细辛、苦桔梗、半夏、防风、白芍药各三分，干姜一两（半生半炒），川椒三两（汤泡半日，焙），附子一只（重八钱者去脐心作一窍如皂子大，入朱砂一钱重，湿面裹煨），牡蛎一大片（要取漳泉二州者，却用童子小便浸四十九日，五日一换，取出用硫黄末一两、米醋涂遍，却用皮纸裹又用米醋浸令纸湿，次盐泥厚固济，俟干用炭五斤煅，每遇合药入二两，余者留后次合药用）。

【主治】治妇人禀受气弱，胎脏虚损，子宫冷惫，血寒痼冷，难成子息。

此药及疗男子精气不固，阳事衰弱，白浊梦泄。及治妇人血虚带下，肌瘦寒热。但是男女诸虚百损，客热盗汗，气短乏力，面无颜色，饮食少味，并皆治之，更有奇效，难以俱述。受持君子，宜预行善，自调服此药，无不感应。

【用法用量】上为细末，取附子入内，朱砂别研为细末，糯米糊为丸如梧桐子大。每服三十丸至百丸，空心吞下，淡醋温酒盐汤亦可，一日二服。

10. 调经散

【出处】《普济方》。

【组成】吴茱萸（去目闭口，沸汤洗通三次）一两半，半夏（汤泡七次）一两，当归（去芦，酒洗）一两，人参、麦冬（去皮）一两半，白芍药（京南者）、川芎（色如腊者）、牡丹皮、厚朴（去皮不见火）、阿胶（蚌粉炒如珠子）、甘草（炙）一两。

【主治】疗月候不调，或在月前，或在月后，或多或少，或逾月不至，或一月两来，此是病主不孕。

【用法用量】上㕮咀。每服三钱，水一盏半，生姜五片，煎至八分去滓。食前稍热服。

【注意】月候既调，月月如期而来，按时而止，则当有孕。如欲娠，月候调匀，颜色肌肤如常，但苦沉重烦闷，不欲饮食。又不知患之所在，脉又平和，是欲妊也。如此两月后，经忽不通，则结胎矣。既娠之后，多病恶阻，妇人怯弱，有风气痰饮，则其病状沉重，昏眩，恶闻食气，喜啖咸酸，甚则寒热，心烦呕痰，恍惚不能支持。轻者不服药亦不妨，重者需服药。

11. 乌鸡煎

【出处】《普济方》。

【组成】鹿茸（酒炙）、肉苁蓉（酒浸一宿，切，焙干）各三两，牛膝（酒浸一宿）、杜仲（去粗皮，生姜汁浸炒）、山茱萸、川芎、覆盆子各一两，肉桂一两，续断、当归、熟地黄、五味子各二两，白芍药、黄芪、五加皮各一两。

【主治】治产后将成劳伤，气血脏腑不和，消瘦，人无子息，月水不调，并宜服之。

【用法用量】上件为细末，用乌鸡肉一斤，酒煮烂，研为丸如桐子大。如硬，入少酒糊和搜。每服三十丸，温酒或米饮送下。空心食前服。

12. 续嗣降生丹

【出处】《景岳全书》。

【组成】当归（酒洗）、杜仲（酒炒）、茯神、益智仁、龙骨（煅）、桂心、吴茱萸（制）、干姜（半生半熟）、川椒（去目）、台乌药各一两，白芍药（酒炒）、川牛膝（酒浸）、半夏（制）、防风、秦艽、石菖蒲（去毛）、北细辛、桔梗各五钱，附子一枚（重一两者，脐下作一窍，入朱砂一钱，面裹煨熟，取出朱砂，留为衣），牡蛎大片者（以童便浸四十九日，每五日一换，取出，用硫黄一两为末，酒和涂遍，用皮纸糊实，米醋浸湿，外以盐泥厚固之，候干，用炭五斤煅过为末。每料止用二两，余可收贮再用）。

【主治】治妇人五脏虚损，子宫冷惫，不能成孕。并治男子精寒不固，阳事衰弱，白浊梦泄，妇人带下寒热，诸虚百损，盗汗短气，无不感应。

【用法用量】上为末，以酒煮糯米糊为丸，梧子大，以前朱砂为衣。每服三五十丸，渐至七八十丸，空心滚白汤，或盐汤，温酒下。

【注意】此方无怪诞克伐之品，且温且固，凡血海虚寒者，服之必佳。但温力有余，补力不足，倘益以人参、白术、熟地黄、川芎、炙甘草各一两，则八珍全而温补赞育之功当非浅也，因命名曰加味续嗣降生丹。

13. 八珍益母丸

【出处】《景岳全书》。

【组成】人参、白术（土炒）、茯苓、川芎各一两，当归（酒洗）、熟地（酒洗）各二两，炙甘草五钱，芍药（醋炒）一两，益母草四两（五六月采取，止用上半截带叶者，不见铁器，晒，杵为末）。

【主治】治血气两虚，脾胃并弱，饮食少思，四肢无力，月经不调，或腰酸腹胀，或断或续，赤白带下，身作寒热，罔不获效。服一月之后即可受胎；虚甚者，用药一觔，必能受子。

【用法用量】上为末，炼蜜丸，弹子大。空心蜜汤，或酒下一丸。或为小丸亦可。

【注意】脾胃虚寒多滞者，加砂仁一两，姜汁炒；腹中胀闷者，加山楂肉一两，饭上蒸熟；多郁者，加香附一两，酒制。此徐思鹤《医统》方。又一方名八珍益母十全丸，于前方内用益母草八两，外加沉香四钱。思鹤曰：资益坤元，补养气血，除淋带，壮形体，胎前和气，产后补虚，真妇人之圣剂，超古今之神方，有室家者不可不知也。予哂斯世之医，惟集古方香附胜金丹为女人开郁调经之要药，殊不审古今虚实之异。古人气实，故可用香附开导，香附味辛性燥，但能开破而已，多用之大耗气血，虚者愈甚，病者愈甚，而于滋补何有哉？今世十妇九虚，非补不可，再用香附以耗之，寝成怯弱之证，是辨之不早，则危殆而难痊矣。妇人经脉不调，或气血两虚而身体素弱者，宜服此以调养之。经不通者，服一料即通；不调者，一月即调。素不孕者，服一月即孕。胎前间用一服，则胎固而安。产后用一服，以童便、酒化开调下，则无壅滞血运之候。多服之补虚活血，凡治产后诸病极稳。若急欲取效，以酒调化服。

14. 乌鸡丸

【出处】《景岳全书》。

【组成】乌骨白毛公鸡一只（重二斤半许者，闭杀之，去毛杂。外用艾叶四两，青蒿四两，切碎，纳一半在鸡肚内。以小酒坛一个，入鸡并所剩蒿艾，用童便和水灌令没鸡二寸许，煮绝干，取出去骨。余俱同捣如薄饼，焙干为细末听用），南香附（去毛净，一斤，分四份，用米泔、童便、酒、醋各浸一份，春秋一二日，夏一日，冬四日。取出晒干，略炒），人参、熟地、当归（酒浸洗）、生地、川芎、白芍各三两，黄芪、白术、川牛膝、柴胡、知母、丹皮各二两，鳖甲（醋浸炙黄）三两，白茯苓二两半，秦艽一两半，黄连（炒）、地骨皮、贝母、玄胡索、干姜（炮焦）各一两。

【主治】治妇人羸弱，血虚有热，经水不调，崩漏带下，骨蒸不能成胎等疾。

【用法用量】上俱为末，用酒、醋各半煮糊为丸，桐子大。每服五六十丸，渐加至百丸，温酒、米饮任下。

【注意】忌煎炒辛辣等物及苋菜。

15. 右归丸

【出处】《景岳全书》。

【组成】大怀熟八两，山药（炒），四两，山茱萸（微炒）三两，枸杞（微炒）四两，鹿角胶（炒珠）四两，菟丝子（制）四两，杜仲（姜汤炒）四两，当归三两（便溏勿用），肉桂二两（渐可加至四两），制附子二两（渐可加至五六两）。

【主治】治元阳不足，或先天禀衰，或劳伤过度，以致命门火衰，不能生土，而为脾胃虚寒，饮食少进，或呕恶膨胀，或翻胃噎膈，或怯寒畏冷，或脐腹多痛，或大便不实，泻痢频作，或小水自遗，虚淋寒疝，或寒侵溪谷而肢节痹痛，或寒在下焦而水邪浮肿。总之，真阳不足者，必神疲气怯，或心跳不宁，或四体不收，或眼见邪祟，或阳衰无子等证，俱速宜益火之源，以培右肾之元阳，而神气自强矣，此方主之。

【用法用量】上丸法如前，或丸如弹子大。每嚼服二三丸。以滚白汤送下，其效尤速。

【注意】如阳衰气虚，必加人参以为之主，或二三两，或五六两，随人虚实，以为增减。盖人参之功，随阳药则入阳分，随阴药则入阴分，欲补命门之阳，非加人参不能捷效。如阳虚精滑，或带浊便溏，加补骨脂酒炒三两；如飧泄肾泄不止，加北五味子三两，肉豆蔻三两，面炒去油用；如饮食减少，或不易化，或呕恶吞酸，皆脾胃虚寒之证，加干姜三四两，炒黄用；如腹痛不止，加吴茱萸二两，汤泡半日，炒用；如腰膝酸痛，加胡桃肉连皮四两；如阴虚阳痿，加巴戟肉四两，肉苁蓉三两，或加黄狗外肾一二剂，以酒煮烂捣入之。

16. 毓麟珠

【出处】《景岳全书》。

【组成】人参、白术（炒）、茯苓、芍药（酒炒）各二钱，川芎、炙草各三两，当归、熟地、菟丝子各四两，杜仲（酒炒）、鹿角霜、川椒（炒出汗）各二两。

【主治】治妇人气血俱虚，经脉不调，或断续，或带浊，或腹痛，或腰酸，或饮食不甘，瘦弱不孕，服一二斤即可受胎。

【用法用量】炼蜜丸，如弹子大，每空心嚼服一二丸，用酒或白汤送下，或为小丸吞服亦可。

【注意】如男子制服，宜加枸杞、胡桃肉、鹿角胶、山药、山茱萸、巴戟肉各二两；如女人经迟腹痛，宜加酒炒破故纸、肉桂各一两，甚者再加吴茱萸五钱，汤泡一宿炒用；如带多腹痛，加破故纸一两，北五味五钱，或加龙骨一两，醋煅用；如子宫寒甚，或泄或痛，加制附子、炮干姜随宜；如多郁怒，气有不顺，而为胀为滞者，宜加酒炒香附二两，或甚者再加沉香五钱；如血热多火，经早内热者，加川续断、地骨皮各二两，或另以汤剂暂清其火，而后服此，或以汤引酌宜送下亦可。

17. 河车种玉丸

【出处】《景岳全书》。

【组成】紫河车一具（只要母气壮盛、厚大新鲜者，但去胞内瘀血，不必挑去鲜红血脉，以米泔水洗净，用布绞干，石臼内生杵如糊，用山药末四五两收干，捻为薄饼八九个，于砂锅内焙干，以香如肉脯为妙），大熟地（酒洗烘干）八两，枸杞（烘干）五两，白茯苓（人乳拌晒三次）、归身（酒洗）、人参、菟丝（制）、阿胶（炒珠）各四两，丹皮（酒洗）、白薇（酒洗）各二两，沉香一两，桂心、山茱萸、香附米（用酒、醋、水三件各半碗，浸三日，晒干略烘）各三两，大川芎（酒浸，切片晒干）二两。

【功用】补肾助孕。

【用法用量】上炼蜜和丸，桐子大。每服百余丸，空心或酒，或白汤、盐汤任下。如带浊多者，加赤、白石脂各二两，需以清米泔飞过用。

【注意】服药后忌生萝卜、生藕、葱、蒜、绿豆粉之类。

18. 调经种玉汤

【出处】《古今医鉴》。

【组成】归身（酒洗）四钱，南芎四钱，白芍二钱，熟地黄（酒洗）六钱，白茯（去皮）三钱，陈皮三钱，香附（炒）三钱，吴茱萸（炒）四钱，官桂二钱，干姜（炮）三钱，丹皮三钱，玄胡索三钱，熟艾二钱。

【主治】凡妇人无子，多因七情所伤，致使血衰气盛，经水不调，或前或后，或多或少，或色淡如水，或紫如血块，或崩漏带下，或肚腹疼痛，或子宫虚冷，不能受孕，宜进此药而效可通神。

【用法用量】上锉四剂，生姜三片，水一碗半，煎一碗，空心温服。渣再煎，待经至之日服起，一日一剂，药尽则当交媾，必成孕矣。

19. 琥珀调经丸

【出处】《妇科玉尺》。

【组成】香附一斤（分各半，童便醋各浸九日，和净熟艾四两，再加醋五碗，砂锅内炒干），琥珀一两，川芎、当归、熟地、白芍、生地、没药各二钱。

【主治】治妇人胞冷无子，能令经调。

【用法用量】醋糊丸。每百丸，空心艾醋汤下。

20. 养精种玉汤

【出处】《傅青主女科》。

【组成】大熟地（九蒸）一两，当归（酒洗）五钱，白芍（酒炒）五钱，山萸肉（蒸熟）五钱。

【功用】补肾水而平肝木。

【主治】治妇人身瘦不孕。

【用法用量】水煎服。

【注意】三月便可身健受孕，才可种子。此方之用，不特补血而纯于填精。精满则子宫易于摄精，血足则子宫易于容物，皆有子之道也。惟是贪欲者多，节欲者少，往往不验。服此者果能节欲三月，心精神清，自无不孕之理。否则，不过身体健壮而已，勿咎方之不灵也。

21. 并提汤

【出处】《傅青主女科》。

【组成】大熟地（九蒸）一两，巴戟（盐水浸）一两，白术（土炒）一两，人参五钱，黄芪（生用）五钱，山萸肉（蒸）三钱，枸杞二钱，柴胡五分。

【功用】补肾气并补脾胃。

【主治】治妇人胸满不思食，不孕。

【用法用量】水煎服。

【注意】三月而肾气大旺，再服一月，未有不能受孕者。此方补气之药，多于补精，似乎以补脾胃为主矣。孰知脾胃健而生精自易，是补脾胃之气与血，正所以补肾之精与水也。又益以补精之味，则阴气自足，阳气易升，自尔升腾于上焦矣。阳气不下临，则无非大地阳春，随遇皆是化生之机，安有不受孕之理与？

22. 温胞饮

【出处】《傅青主女科》。

【组成】白术（土炒）一两，巴戟（盐水浸）一两，人参三钱，杜仲（炒黑）三钱，菟丝子（酒浸炒）三钱，山药（炒）三钱，芡实（炒）三钱，肉桂（去粗，研）二钱，附子（制）三分，补骨脂（盐水炒）二钱。

【功用】补心肾二火。

【主治】治妇人下部冰冷不孕。

【用法用量】水煎服。

【注意】一月而胞胎热。此方之妙，补心而即补肾，温肾而即温心。心肾之气旺，则心肾之火自生。心肾之火生，则胞胎之寒自散。原因胞胎之寒以至茹而即吐，而今胞胎自热矣，尚有施而不受者乎！若改汤为丸，朝夕吞服，尤能摄精，断不至有伯道无儿之叹也。

23. 温土毓麟汤

【出处】《傅青主女科》。

【组成】巴戟（去心酒浸）一两，覆盆子（酒浸蒸）

一两，白术（土炒）五钱，人参三钱，怀山药（炒）五钱，神曲（炒）一钱。

【功用】温补脾胃。

【主治】治妇人胸满少食、不孕。

【用法用量】水煎服。

【注意】一月可以种子矣。此方之妙，温补脾胃而又兼补命门与心包络之火。药味不多而四经并治。命门心包之火旺，则脾与胃无寒冷之虞，子母相顾，一家和合，自然饮食多而善化，气血旺而能任，带脉有力，不虞落胎，安有不玉麟之有哉！

24. 宽带汤

【出处】《傅青主女科》。

【组成】白术（土炒）一两，巴戟肉（酒浸）五钱，补骨脂（盐水炒）一钱，人参三钱，麦冬（去心）三钱，杜仲（炒黑）三钱，大熟地（九蒸）五钱，肉苁蓉（洗净）三钱，白芍（酒炒）三钱，当归（酒洗）一钱，五味（炒）三分，建莲子（不去心）二十粒。

【功用】温补脾胃。

【主治】治妇人少腹急迫不孕。

【用法用量】水煎服。

【注意】四剂少腹无紧迫之状，服一月即受胎。此方之妙，脾胃两补，而又利其腰脐之气，自然带脉宽舒，可以载物而胜任矣。或疑方中用五味、白芍之酸收，不增带脉之急，而反得带脉之宽，殊不可解。岂知带脉之急，由于气血之虚。盖血虚，则缩而不伸；气虚，则挛而不达。用芍药之酸以平肝木，则肝不克脾。用五味之酸以生肾水，则肾能益带，似相碍而实相济也，何疑之有？

25. 开郁种玉汤

【出处】《傅青主女科》。

【组成】白芍（酒洗）一两，香附（酒炒）三钱，当归（酒洗）五钱，白术（土炒）五钱，丹皮（酒洗）三钱，茯苓（去皮）三钱，花粉三钱。

【功用】疏肝解郁助孕。

【主治】治妇人嫉妒不孕。

【用法用量】水煎服。

【注意】一月则郁结之气开，郁开则无非喜气之盈腹，而嫉妒之心亦可以易，自然两相合好，结胎于顷刻之间矣。此方之妙，解肝气之郁，宣脾气之困，而心肾之气亦因之俱舒，所以腰脐利而带任通达，不必启胞胎之门，而胞胎自启，不特治嫉妒者也。

26. 加味补中益气汤

【出处】《傅青主女科》。

【组成】人参三钱，黄芪（生用）三钱，柴胡一钱，甘草一钱，当归（酒洗）三钱，白术（土炒）一两，升麻四分，陈皮五分，茯苓五钱，半夏（制）三钱。

【功用】健脾化痰。

【主治】治妇人肥胖不孕。

【用法用量】水煎服。

【注意】八剂痰涎尽消，再十剂水湿利，子宫涸出，易于受精而成孕矣。其在于昔，则如望洋观海，而至于今，则是马到成功也。快哉！此方之妙，妙在提脾气而升于上，作云作雨，则水湿反利于下行；助胃气而消于下，为津为液，则痰涎转易于上化。不必用消化之品以损其肥，而肥自无碍；不必用浚决之味以开其窍，而窍自能通。阳气充足，自能摄精，湿邪散除，自可受种，何肥胖不孕之足虑乎？

27. 清骨滋肾汤

【出处】《傅青主女科》。

【组成】地骨皮（酒洗）一两，丹皮五钱，沙参五钱，麦冬（去心）五钱，玄参（酒洗）五钱，五味子（炒研）五分，白术（土炒）三钱，石斛二钱。

【功用】健脾化痰。

【主治】治妇人骨蒸夜热不孕。

【用法用量】水煎服。

【注意】连服三十剂而骨热解，再服六十剂自受孕。此方之妙，补肾中之精，凉骨中之热，不清胞胎，而胞胎自无大热之患。然阴虚内热之人，原易受孕，今因骨髓过热，所以受精而变燥，以致难于育子，本非胞胎之不能受精，所以稍补其肾，以杀其火之有余，而益其水之不足，便易种子耳。

28. 升带汤

【出处】《傅青主女科》。

【组成】白术（土炒）一两，人参三钱，沙参五钱，肉桂（去粗，研）一钱，荸荠粉三钱，鳖甲（炒）三钱，茯苓三钱，半夏（制）一钱，神曲（炒）一钱。

【功用】去疝瘕，补任督。

【主治】治妇人腰酸腹胀不孕。

【用法用量】水煎服。

【注意】连服三十剂，而任督之气旺。再服三十剂，而疝瘕之症除。此方利腰脐之气，正升补任督之气也。任督之气升而疝瘕自有难容之势，况方中有肉桂以散寒，荸荠以去积，鳖甲之攻坚，茯苓之利湿，有形自化于无形，而满腹皆升腾之气矣，何至受精而再坠乎哉？

29. 化水种子汤

【出处】《傅青主女科》。

【组成】巴戟天（盐水浸）一两，白术（土炒）一两，茯苓五钱，人参三钱，菟丝子（酒炒）五钱，芡实（炒）五钱，车前（酒炒）二钱，肉桂（去粗研）一钱。

【功用】壮肾气以分消胞胎之湿，益肾火以达化膀胱之水。

【主治】治妇人便涩腹胀足浮肿不孕。

【用法用量】水煎服。

【注意】二剂而膀胱之气化；四剂而艰涩之症除；又十剂而虚胀脚肿之形消；再服六十剂肾气大旺，胞胎温暖，易于受胎而生育矣。此方利膀胱之水，全在补肾中之气；暖胞胎之气，全在壮肾中之火。至于补肾之药，多是濡润之品，不以湿而易助其湿乎？然方中之药，妙于补肾之火，而非补肾之水。尤妙于补火而无燥烈之虞，利水而非荡涤之猛。所以膀胱气化，胞胎不湿，而发荣长养无穷与。

30. *少腹逐瘀汤*

【出处】《医林改错》。

【组成】小茴香（炒）七粒，干姜（炒）二分，玄胡索一钱，没药（研）二钱，当归三钱，川芎一钱，官桂一钱，赤芍二钱，蒲黄（生）三钱，灵脂（炒）二钱。

【功用】行气化瘀，消癥助孕。

【主治】此方治少腹积块疼痛，或有积块不疼痛，或疼痛而无积块，或少腹胀满，或经血见时，先腰酸少腹胀，或经血一月见三五次，接连不断，断而又来，其色或暗，或黑，或块，或崩漏，兼少腹疼痛，或粉红兼白带，皆能治之，效不可尽述。

【用法用量】水煎服。

【注意】此方种子如神，每经初见之日吃起，一连吃五剂，不过四月必成胎。必须男女年岁与月合成阳数方生子。如男女两人，一单岁，一双岁，必择双月方生子。如两单岁，或两双岁，必择单月方生子。择月不可以初一为定准，以交节为定准。要知偶有经过二十日结胎者，切记准日期。倘月份不对生女，莫谓余方不验。余用此方，效不可以指屈。道光癸未年，直隶布政司素纳公，年六十，因无子甚忧，商之于余。余曰：此易事耳。至六月，令其如君服此方，每月五剂，至九月怀孕，至次年甲申六月二十二日生少君，今七岁矣。此方更有险而不险之妙。孕妇体壮气足，饮食不减，并无伤损，三个月前后，无故小产，常有连伤数胎者，医书颇多，仍然议论滋阴养血、健脾养胃、安胎保胎，效方甚少。不知子宫内，先有瘀血占其地，胎至三月再长，其内无容身之地，胎病靠挤，血不能入胎胞，从旁流而下，故先见血。血既不入胎胞，胎无血养，故小产。如曾经三月前后小产，或连伤三五胎，今又怀胎，至两个月前后，将此方服三五剂，或七八剂，将子宫内瘀血化净，小儿身长有容身之地，断不至再小产。若已经小产，将此方服三五剂，以后存胎，可保无事。此方去疾、种子、安胎，尽善尽美，真良善之方也。

31. 温冲汤

【出处】《医学衷中参西录》。

【组成】生山药八钱，当归身四钱，乌附子二钱，肉桂（去粗皮后入）二钱，补骨脂（炒捣）三钱，小茴香（炒）二钱，核桃仁二钱，紫石英（煅研）八钱，真鹿角胶二钱（另炖，同服，若恐其伪可代以鹿角霜三钱）。

【主治】治妇人血海虚寒不育。

【用法用量】水煎服。

【注意】人之血海，其名曰冲。在血室之两旁，与血室相通。上隶于胃阳明经，下连于肾少阴经。有任脉以为之担任，督脉为之督摄，带脉为之约束。阳维、阴维、阳跷、阴跷，为之拥护，共为奇经八脉。此八脉与血室，男女皆有。在男子则冲与血室为化精之所，在女子则冲与血室实为受胎之处。《素问·上古通天论》所谓"太冲脉盛，月事以时下，故有子"者是也。是以女子不育，多责之冲脉。郁者理之，虚者补之，风袭者祛之，湿胜者渗之，气化不固者固摄之，阴阳偏胜者调剂之。冲脉无病，未有不生育者。而愚临证实验以来，凡其人素无他病，而竟不育者，大抵因相火虚衰，以致冲不温暖者居多。因为制温冲汤一方。其人若平素畏坐凉处，畏食凉物，经脉调和，而艰于生育者，即与以此汤服之。或十剂或数十剂，遂能生育者多矣。

（朱静妍　徐珉　蔡蔚）

第二节　方药的现代文献研究

不孕症中医方药现代文献研究主要选取 1989～2011 年维普、CBM、CNKI3 个数据库资料，采用"不孕症"、"输卵管阻塞"、"输卵管不通"作为关键词或主题词检索。3 个数据库共检索到 3548 篇文献，按照文献纳入及排除标准对文献进行筛选后，剩余 2111 篇文献。在此基础上，10 名经过文献管理、检索培训的医师阅读所有文献的摘要，必要时阅读全文，阅读过程中，按照"病因病机"、"辨证"、"治疗"、"治则治法"进行分类，后根据治疗再次分类为"汤剂"、"胶囊"、"丸剂"、"膏剂"、"颗粒"等。经检索、筛选到文章 503 篇，治疗药物中又可分为机制基础研究和临床应用研究。临床应用研究 485 篇，机制基础研究共搜索到文献 18 篇。所检索治疗不孕症的方药以自拟方药居多，其次为古方今用、中成药类。

一、中药汤剂现代文献研究

（一）古方今用研究

1. 少腹逐瘀汤

少腹逐瘀汤乃清代王清任为治少腹瘀血积块而设，治以逐瘀活血、温阳理气为法，为调经种子第一方。我们所检索到少腹逐瘀汤加味用于临床治疗不孕症的文献共 12 篇，均为临床观察性研究，综述如下。

郭玉刚等运用少腹逐瘀汤化裁治疗气滞血瘀型不孕症 40 例，治疗结果：40 例中经治一个月后怀孕者 8 例，治疗 2 个月后怀孕者 10 例，治疗 3 个月后怀孕者 9 例，治疗 4 ~ 6 个月怀孕者 9 例，无效 4 例。汪艳玲运用少腹逐瘀汤加减治疗不孕症 93 例，治疗结果：治愈 64 例，占 68.8%；好转 22 例，占 23.7%；未愈 7 例，占 7.5%；总有效率 92.5%。刘宗明用少腹逐瘀汤加减治疗不孕症 85 例，结果：治愈 59 例，占 69.4%；好转 19 例，占 22.4%；未愈 7 例，占 8.2%，总有效率 91.8%。张衍德等运用少腹逐瘀汤加味治疗不孕症 70 例，治疗 1 个疗程而孕者 5 人，2 个疗程而孕者 19 人，3 个疗程而孕者 28 人，4 个疗程而孕者 13 人，5 个疗程而孕者 5 人。服用本方后痛经明显好转。第一周期下血块量多，第二周期瘀血症状明显改善。即使以往月经过多者，瘀血下后经量反而减少。血寒伴有血虚患者，应用本方后，血量增多，色转鲜红。井永强运用少腹逐瘀汤为主治疗子宫内膜异位症不孕症 94 例，结果：①EM-Ab 转阴情况：转阴 81 例，占 86.2%；未转阴 13 例，占 13.8%。②痛经及伴随症状改善情况：痛经消失 62 例，占 65.9%；减轻 11 例，占 11.6%，总有效率 77.7%。③妊娠情况：治疗结束后跟踪 6 个月经周期，共有 57 例妊娠，3 例自然流产，妊娠率为 61.7%。杜竹枝等运用少腹逐瘀汤治疗输卵管性不孕 86 例，结果：服用中药治疗 1 个疗程显效 65 例、有效 10 例（87.20%），2 个疗程显效 6 例、有效 1 例（81.14%），无效 4 例（4.76%），总有效 82 例（95.34%）。治疗后妊娠情况：86 例随访中，54 例妊娠（62.7%）。杨海魁等用加味少腹逐瘀汤内外结合治疗输卵管阻塞性不孕 300 例，内服治疗为对照组 50 例，治疗 1~2 个疗程后行输卵管造影检查，治愈者跟踪随访半年，统计妊娠率。结果：观察组与对照组治愈率、有效率、总有效率分别为 78.7%、8.3%、87% 和 52%、24%、76%；两组妊娠率分别为 57% 和 36%。两组间治愈率和妊娠率比较，差异性均具有非常显著性意义（$P < 0.01$），总有效率比较，差异性具有显著性意义（$P < 0.05$）；两组治疗后病变输卵管积分变化比较，均较治疗前明显降低（$P < 0.01$）；但两组间治疗后比较，观察组较对照组积分变化差异性具有非常显著性意义（$P < 0.01$）。结论：加味少腹逐瘀汤内外结合治疗输卵管阻塞性不孕具有良好的输卵管复通作用和较高的临床妊娠率。

2. 温经汤

温经汤是东汉张仲景《金匮要略》方，全方具有温经通脉，养血祛瘀之功。适用于冲任虚寒、瘀血久滞及虚寒为本，实热为标之不孕症。共检索到临床研究文献 5 篇。

宋明英用温经汤加减治疗不孕症 292 例，经治疗 258 例受孕，总有效率为 88%。治疗 1 个月经周期受孕者 64 例；治疗 2 个月经周期受孕者 88 例；治疗 2~4 个月经周期受孕者 94 例；治疗 3~5 个月经周期受孕者 12 例。服药无效者 34 例，其中原发性不孕 30 例，继发性不孕 4 例。

赵益霞用温经汤加减治疗排卵障碍性不孕，结果：两组经治疗，对照组在成熟卵泡生成方面稍好于治疗组，但无统计学意义（$P > 0.05$）；卵泡是否顺利排出与是否受孕两方面，前者优于后者，差异有统计学意义（$P < 0.05$）。范林等运用温经汤治疗不孕症 50 例，50 例患者中，经治疗怀孕 38 例。其中婚龄 10 年以内组 36 例，10 年以上组 2 例。肾阳虚组孕 22 例，肾阴虚组孕 4 例，肝郁组孕 2 例，血瘀组孕 8 例，痰湿组孕 2 例。未孕 12 例。陈平运用温经汤治疗宫寒血瘀型不孕 90 例，在治疗的 90 例病例中，有效 81 例，占总数的 90%。其中，怀孕病例为 22 例，占总数的 24.44%；无效病例为 9 例，占总数的 10%。宋占营用加味温经汤治疗不孕症 42 例，采用加味温经汤汤剂口服治疗，连续服药 2 个月经周期为 1 个疗程。2 个疗程后评价疗效，22 例治愈（基础体温恢复正常并妊娠者）；13 例有效（基础体温已正常但未受孕者）；7 例无效（基础体温未恢复正常者）。总有效率为 83.33%，妊娠率为 52.38%，服药 1 个疗程痊愈者 7 例，服药 2 个疗程痊愈者 15 例。

3. 四物汤

四物汤出自《仙授理伤续断秘方》，由熟地黄、当归、白芍、川芎四味药物组成，本方功能养血和血，可使营血调和，因此，血虚者可用之补血、血瘀者可用之以行血，构成既能补血，又能活血调经之方剂，四物汤可用于治疗妇人诸疾，故亦用于治疗不孕症，检索相关文献共 3 篇，综述如下。

李永琼运用四物汤加味治疗不孕症 68 例，结果：68 例病例中，女性 61 例经用药后，月经（经期、周期、色、泽、量）正常 53 例，男性 7 例服药后精液常规正常 5 例。经治疗后，已孕 58 例，有效率 85.3%。无效 10 例（占 14.7%）。疗程最短者 2 个月，最长者为 5 年。滕桂珍等用四物汤联合枸橼酸氯米芬片治疗不孕症，将 100 例患者随机分为两组。治疗组 50 例，对照组 50 例，结果：①2 组疗效比较：治疗组 50 例，治愈 29 例（58%），好转 20 例（40%），未愈 1 例（2%），总有效率 98%。对照组 50 例，治愈 19 例（38%），好转 22 例（44%），未愈 9 例（18%），总有效率 82%。两组治愈率、总有效率比较差异均有统计学意义（$P < 0.05$），治疗组疗效优于对照组。②两组受孕时间比较：治疗组治愈 29 例，受孕时间（127.75 ± 72.12）天，对照组治愈 19 例，受孕时间（206.11 ± 98.52）天，2 组受孕时间比较差异有统计学意义（$P < 0.05$），治疗组受孕时间短于对照组。叶晓云运用四物汤治疗不孕症 50 例，其中原发性不孕患者 18 例，继发性不孕患者 32 例。辨证分为肾虚、肝郁、痰湿及血瘀型，予四物汤加减治疗，10 天为 1 个疗程，每月月经来潮时始服药，每月 1 个疗程。如不怀孕，下月再开始服药，服药时间同上述方法。最少服 1 个疗程，最多服 3 个疗程。结果：痊愈 40 例，显效 8 例，无效 2 例。总有效率 96%。

4. 桃红四物汤

桃红四物汤出自《医宗金鉴》，即四物汤加桃仁、红花而成，功能养血活血。检索到关于桃红四物汤治疗不孕症的文献共 4 篇，均为临床性研究，现综述如下。

刘伯平以桃红四物汤加减治疗输卵管阻塞 85 例，汤药每日 1 剂，分 2 次服。经期停药，每月 20 剂为 1 个疗程。结果治愈 48 例，有效 25 例，无效 12 例。总有效率为 85.9%。王光东等以桃红四物汤口服加阴道局部用药治疗输卵管阻塞性不孕症。随机分为两组：治疗组 45 例，对照组 45 例，对照组应用桃红四物汤加减口服，治疗组口服药物及方法与对照组相同，另加冲洗阴道后坐浴。结果：治疗组 45 例中治愈 33 例（73.33%），有效 8 例（17.78%），无效 4 例（8.89%），总有效率为 91.11%；对照组 45 例中治愈 23 例（51.11%），有效 12 例（26.67%），无效 10 例（22.22%），总有效率为 77.78%；两组疗效比较，治疗组较对照组有明显优势。韩明华运用桃红四物汤治疗药物流产后继发不孕 187 例。结果：本组治愈 156 例，其中服用 5 剂即受孕者 16 例，服用 6～20 剂受孕者 91 例，在 2～3 个月经周期内受孕者 49 例，无效 31 例，总有效率为 83.4%。李顺景用加味桃红四物汤治疗流产后继发不孕 60 例，全部病例均以加味桃红四物汤治疗，每日 1 剂，分早晚 2 次服用，同时配合药渣外敷小腹部，每次 30 分钟，1 个月为 1 个疗程。结果：60 例病例中，治愈 51 例，占 85%；有效 4 例，占 6.7%。其中确诊为弓形虫感染的 2 例；染色体异常者 1 例；输卵管妊娠 1 例；无效 5 例，占 8.3%。

5. 桂枝茯苓丸（汤剂）

桂枝茯苓丸最早见于东汉张仲景《金匮要略》一书，本方是活血化瘀消癥的名方，药物组成有桂枝、桃仁、牡丹皮、赤芍、茯苓。古方今用，如今中医临床上应用此方汤剂治疗不孕症取得了满意的疗效。我们检索到使用桂枝茯苓汤剂治疗不孕症的文献共 6 篇，均为临床应用研究，下面就桂枝茯苓汤治疗不孕症研究综述如下。

杨英等用桂枝茯苓汤治疗输卵管阻塞致继发性不孕症，将 72 例患者随机分为两组，治疗组 36 例，以桂枝茯苓汤加减治疗，月经干净 3 天后，开始服用，每天 1 剂，分 2 次服用，7 天为 1 个疗程，一般治疗 1 ~ 4 个疗程。对照组 36 例，月经干净 3 天后，予输卵管通液术治疗，隔日 1 次，至排卵前停止治疗，连续治疗 2 ~ 3 个月经周期。结果：治疗输卵管阻塞性不孕症的有效率，治疗组为 83.3%，对照组为 52.8%，治疗组疗效明显优于对照组，差异有统计学意义（$P < 0.05$）。张妙兰观察桂枝茯苓丸加减治疗慢性盆腔炎继发不孕症的疗效。将 100 例患者随机分为两组各 50 例，对照组以头孢曲松钠、奥硝唑静脉滴注治疗；治疗组在对照组治疗的基础上加用桂枝茯苓丸加减，每疗程 7 天，一般 1 ~ 4 个疗程观察受孕率。结果：治疗组受孕率为 72%，对照组为 18%，认为桂枝茯苓丸加减治疗该病疗效显著。张旭等用加味桂枝茯苓汤内服灌肠治疗输卵管阻塞性不孕，随机分为两组。治疗组 60 例，采用加味桂枝茯苓汤内服与灌肠治疗。对照组 40 例，用庆大霉素 8 万单位，地塞米松 5mg，α - 糜蛋白酶 4000 单位，2% 普鲁卡因 4mL，0.9% 氯化钠溶液 30mL 通液治疗。结果：治疗组有 51 例受孕或输卵管完全通畅，对照组有 25 例受孕或输卵管完全通畅，两组比较，有显著性差异（$P < 0.05$），认为加味桂枝茯苓汤内服灌肠治疗输卵管阻塞性不孕效果显著，

其疗效明显优于对照组。陈建荣观察加味桂枝茯苓汤内服灌肠对输卵管阻塞性不孕患者甲襞微循环的影响。将100例输卵管阻塞性不孕患者随机分为两组。治疗组60例，采用加味桂枝茯苓汤内服灌肠治疗；对照组40例，用庆大霉素8万单位、地塞米松5mg、α－糜蛋白酶4000单位、2%普鲁卡因4mL、0.9%生理盐水30mL通液治疗。研究认为，加味桂枝茯苓汤内服灌肠能改善患者微循环，加速局部的血液流通，纠正炎症所致的血液"浓、黏、凝、聚"状态，促进受损组织修复和输卵管再通。宋瑞香等运用加味桂枝茯苓丸治疗继发性输卵管炎性不孕，将患者随机分为治疗组和对照组各64例，治疗后，治疗组治愈率为60.9%，有效率为84.3%，对照组治愈率为40.6%，有效率为59.3%，两组的治愈率、总有效率经统计学处理，差异有显著性，$P < 0.05$。

6. 四逆散

四逆散出自于《伤寒论》，由甘草、枳实、柴胡、芍药四味药组成，全方具有疏肝解郁、行气散结、缓急止痛之功。共检索到四逆散治疗不孕症的相关文献3篇，综述如下。

庞玉琴以四逆散为基础方，临证加减治疗不孕症60例，结果：经上方治疗1个疗程妊娠者2例，2个疗程妊娠者6例，3个疗程妊娠者12例，4个疗程妊娠者5例，5个疗程妊娠者4例，6个疗程妊娠者2例，6个疗程以内妊娠者共31例，痊愈率为51.7%；其余29例，虽未妊娠，但月经周期已基本正常，月经不调与全身症状均有较显著的改善。妊娠 31 例中，肾虚者 9 例，肝郁气滞者 16 例，痰湿者 3 例，气滞血瘀者 3 例，其中肝郁气滞者效果最佳，肾虚兼气滞效果较差。段爱英等用四逆散加减治疗不孕症，于月经来潮开始服中药，每日 1 剂，分早、晚各 1 次，连服 5 剂，于月经干净后 3～7 天行输卵管通液，并在排卵期 B 超监测排卵情况，药用柴胡、枳实、当归、郁金、泽兰叶、栀子各 10g，白芍、路路通各 15g，甘草、穿山甲各 6g，紫石英、香附、益母草各 30g，丹参 12g。治疗结果：76 例病人经治疗有 62 例受孕，14 例无效，总有效率为 84%。赵红运用四逆散加味治疗输卵管阻塞性不孕症 246 例，治疗后予输卵管通畅检查。结果：显效 136 例，有效 42 例，无效 68 例，总有效率为 72.36%。观察还发现，不孕症年限越短，疗效越好；无结核病史较有结核病史者疗效好；本法治疗肝郁型疗效最好，血瘀型次之，瘀湿互结型较差。

7. 六味地黄丸

六味地黄丸系宋代钱乙将《金匮要略》肾气丸减去桂、附而成，用治肾虚诸证。本方为治疗肾阴虚证的基本方。通过检索共查到六味地黄丸治疗不孕症的文献 4 篇，其中临床应用研究 3 篇，基础研究 1 篇，综述如下。

贺清珍以六味地黄丸加减辨证治疗不孕症 252 例，治疗 1～3 个月而有孕者 138 人，占治疗人数的 56%；治疗 3～6 个月而有孕者 68 人，占治疗人数的 27%；治疗 6 月～1 年而有孕者 25 人，占治疗人数的 10%；治疗 1 年以上而有孕者 11 人，占治疗人数的 4%。以上 4 种情况总有效率为 93%。

王春霞等用六味地黄丸加减治疗免疫性不孕，将患者随机分为两组，治疗组153例，治疗组口服六味地黄丸加减；对照组136例，对照组口服地塞米松，每次0.75mg，每天2次，2月为1个疗程。两组患者治疗期间均用避孕套避孕，1个疗程结束后复查血清抗体。两组临床疗效比较，治疗组有效率为89.5%，对照组为77.2%，治疗组疗效明显优于对照组。苏小军用六味地黄丸加鱼腥草熏洗治疗抗精子抗体阳性不孕症，将120例患者随机分为治疗组90例和对照组30例，分别予六味地黄丸加鱼腥草熏洗法治疗及醋酸泼尼松治疗，治疗前后查AsAb，观察治疗后妊娠、AsAb转阴等情况。结果：治疗组90例中妊娠20例，AsAb转阴57例，有效率达87.8%，明显高于对照组，差异有显著性意义（$P < 0.01$）。岳雯通过研究六味地黄丸对排卵障碍性不孕卵巢颗粒细胞核仁组成区蛋白的影响，得出结论：六味地黄丸能够使卵巢颗粒细胞增殖、促进卵泡发育，其作用机制是通过调节下丘脑－垂体性腺功能而促使颗粒细胞增殖，卵泡发育，促进排卵，并有利于黄体功能与形态的改善。

8. 知柏地黄汤

知柏地黄汤又名知柏八味丸，出自《医宗金鉴》，即六味地黄丸加知母、黄柏而成，功用以滋阴降火为主。检索到运用知柏地黄汤加减治疗不孕症的相关临床应用研究文献共3篇，综述如下。

徐淑琴用知柏地黄汤治疗抗精子抗体阳性不孕症184例，治疗组150例，转阴110例，转阴率73.33%，对照组34例，转阴14例，转阴率41.17%，两组比较，差异有统计学意义（$P < 0.05$）。张灵芳运用知柏地黄汤治疗免疫性不孕，将 100 例患者随机分为治疗组 54 例和对照组 46 例，结果：治疗组治愈 38 例，显效 6 例，无效 10 例，总有效率为 81%；对照组治愈 21 例，显效 5 例，无效 20 例，总有效率为 57%，两组比较，差异有统计学意义（$P < 0.05$）。陈华兴以知柏地黄汤为主治疗无排卵性不孕症。治疗结果：治愈 27 例（32.9%），有效 5 例（6%），无效 50 例（61%）。1 个疗程治愈者 23 例，2 个疗程治愈者 4 例。其中单服知柏地黄汤受孕者 11 例，配合当归丸治疗受孕者 14 例，配合中药汤剂内服怀孕者 2 例。治疗 1 个月受孕者 8 例，治疗 3 个月受孕者 15 例，治疗 4 个月受孕者 3 例，治疗半年受孕者 1 例。原发性不孕者受孕 25 例，继发性不孕者受孕 2 例。

除以上常见方剂以外，亦有学者将膈下逐瘀汤、补中益气汤、玉屏风散、归肾丸、左归丸、五子衍宗丸、芍药甘草汤、艾附暖宫汤等古方用于治疗不孕症，虽选方不同，但总以中医学整体观察、辨证论治理论为前提，因人而异，同病异治，通过对古方灵活加减运用均取得了较好的临床疗效。

（二）自拟汤剂研究

临床上许多学者治疗不孕症采用中医辨证论治理论，通过学习前人经验，结合自己临床体会，自拟经验方加减治疗，取得了较为满意的疗效。搜索到应用于治疗不孕症自拟方临床研究文献共 207 篇。根据导致不孕的病因将自拟汤剂大致分为三类进行概述：一是用于治疗排卵障碍所致不孕的自拟汤剂；二是用于治疗输卵管因素所致不孕的自拟汤剂；三是用于治疗免疫性不孕的自拟汤剂。

1. 治疗排卵障碍所致不孕的自拟汤剂

文献检索到治疗排卵障碍性不孕的自拟方如促排卵汤、助孕汤、促卵助孕汤、调经助孕汤、调经种子汤、调经种玉汤、补肾暖宫汤、补肾摄血汤、补肾疏肝汤、补肾养肝汤、补肾助孕汤、调经毓麟汤、调经孕育汤、益肾活血汤、益肾助阳汤等。

王正峰观察中药促排卵汤在卵巢性不孕治疗中的效果。将 80 例卵巢性不孕的妇女随机分成两组，对照组 40 例采用克罗米芬（CC）和绒毛膜促性腺激素（hCG）行促排卵治疗；观察组 40 例在同样促排卵治疗的基础上加用促排卵汤治疗。结果：观察组的总有效率为 67.50%，妊娠率为57.50%；对照组的总有效率为 42.50%，妊娠率为32.50%。两组两项指标的差异均具有显著性（$P < 0.05$）。两组患者用药期间均出现轻微的恶心、乳房胀痛、潮热等不良反应，其中观察组 2 例、对照组 1 例出现一过性卵巢肿大，停药 2 周后消失。结论：应用中药促排卵汤辅助促排卵西药治疗卵巢性不孕具有较好的治疗效果。

周惠芳采用补肾调肝的助孕汤治疗黄体功能不全性不孕 202 例，其中原发性不孕 99 例，继发性不孕 103 例。通过对症状和子宫内膜分泌反应的改善情况、基础体温的改善情况及治疗前后内分泌激素水平的变化等方面的观察，得出如下结果：202 例病人中，痊愈 78 例，占 38.6%；好转 113 例，占 5.94%；无效 11 例，占 5.45%；总有效率为

94.51%。疗程最短者 2 个月，最长者 12 个月，平均治疗时间为 6 个月。

陈秋梅运用调经孕育汤治疗排卵障碍性不孕症，调经孕育汤以《傅青主女科》养精种玉汤为基础重加补肾药。治疗结果：调经孕育汤有良好的临床疗效，两组痊愈率分别为 65.63% 和 56.25%，排卵率为 73.33% 和 68.75%。

陈瑞英运用调经种子汤治疗不孕症，基本方：酒当归 15g，酒川芎 10g，炒白芍 15g，熟地黄 15g，炒白术 15g，茯苓 15g，党参 15g，杜仲 10g，菟丝子 15g，丹参 10g，香附 15g，阿胶 15g，炙甘草 10g。随症加减化裁，气虚加黄芪；阳虚加补骨脂、仙茅；血虚加何首乌；阴虚加旱莲草、女贞子；痰浊者加苍术、清半夏。水煎内服，每次 250mL，每日 2 次，月经第 5 天开始服，连服 20 天。3 个月为 1 个疗程。经过 2～6 个疗程治疗，200 例中 160 例先后受孕。治愈 160 例，占 80%；显效 38 例，占 19%；无效 2 例，占 1%。总有效率为 99%。

2. 治疗输卵管阻塞所致不孕的自拟汤剂

检索文献关于治疗输卵管阻塞性不孕的自拟汤剂有化瘀疏肝种子汤、化瘀通管汤、化瘀通络种子汤、活血调经助孕汤、活血通管汤、通管汤、通任种子汤、助孕疏通汤、疏通化瘀汤等。

陈建荣等观察化瘀疏肝种子汤内服灌肠对输卵管阻塞性不孕患者 T 细胞亚群含量的影响。将 140 例输卵管阻塞性不孕患者随机分为两组。治疗组 80 例，采用化瘀疏肝种子汤内服灌肠治疗；对照组 60 例，用西药通液治疗。结果：

治疗组与对照组治疗后 CD_3^+、CD_4^+、CD_8^+ 及 CD_4^+/CD_8^+ 均上升，但治疗组上升幅度更显著（$P<0.05$）。表明治疗组在改善输卵管阻塞性不孕患者的免疫功能方面比对照组作用明显。

薛瑞秀等观察化瘀疏肝种子汤内服加灌肠治疗输卵管阻塞性不孕前后 B 超的结果。将 140 例输卵管阻塞性不孕患者随机分为治疗组 80 例，对照组 60 例。治疗组采用化瘀疏肝种子汤内服加灌肠治疗；对照组用西药通液治疗。结果：治疗组附件增粗减少，包块明显缩小或消失，有 68 例完全恢复正常，与对照组各项指标比较有显著性差异（$P<0.05$）。

刘成藏等用自拟活血通瘀汤治疗输卵管阻塞性不孕症，166 例患者全部内服自拟活血通瘀汤。治疗结果：166 例中治愈 121 例，占 72.9%；显效 27 例，占 16.3%；无效 18 例，占 10.8%。总有效率为 89.2%。

王芝敏化瘀通络汤保留灌肠治疗输卵管阻塞 239 例，均运用化瘀通络汤治疗。治疗结果：痊愈 194 例，好转 21 例，无效 24 例，痊愈率为 81.2%，总有效率为 89.9%。其中，治疗 1 个疗程即受孕者 69 人。治疗后经随访，怀孕者 173 例。

3. 治疗免疫性不孕的自拟汤剂

检索文献总结关于治疗免疫性不孕的自拟汤剂，如抑抗汤、抗阳助孕方、补肾活血消抗汤、消抗汤、抑抗促孕汤、抑抗汤、种子转阴汤、消抗体汤、补肾活血汤等。

叶脉延等用消抗汤治疗抗精子抗体所致免疫性不孕，

115 例患者均内服中药消抗汤。治疗结果：46 例治愈（治疗后 1 年内受孕）；42 例好转（治疗后虽未受孕，但与本病有关症状、体征及实验室检查有改善）；27 例无效（治疗后症状、体征及实验室检查均无改善）。总有效率为 76.5%。

姚伊等观察补肾活血汤治疗女性血清抗精子抗体阳性不孕的临床疗效。对 56 例（治疗组）患者，运用有补肾活血散结作用的组方补肾活血汤进行治疗，并与综合治疗的 34 例（对照组）做疗效对比观察。结果：治疗组血清 AsAb 转阴率达 94.16%，受孕率达 53.16%，与对照组相比较，差异具有非常显著意义（$P < 0.01$）。

张迎春等运用消抗汤治疗免疫性不孕症，150 例中随机选择 30 例为对照组，治疗组采用自拟消抗汤治疗。治疗结果：1 疗程结束，治疗组 AsAb 转阴 87 例，未转阴 33 例，转阴率为 72.5%；对照组 AsAb 转阴 16 例，未转阴 14 例，转阴率为 53.3%。两组转阴率比较，差异有显著意义（$P < 0.05$），治疗组转阴率高于对照组。在随后观察的 3 月内，治疗组痊愈 22 例，好转 82 例，无效 16 例，总有效率为 86.7%；对照组痊愈 4 例，好转 16 例，无效 10 例，总有效率 66.7%；两组总有效率比较，差异有显著意义（$P < 0.05$）。治疗组疗效优于对照组。

三、中成药现代文献研究

中成药主要是指由中药材按一定配方制成、随时可以取用的中药制品，如各种胶囊、丸剂、颗粒、片剂等，具有存贮、服用方便等优点，既可以治疗疾病，又可以提高患者依从性，便于临床推广应用。临床上治疗不孕症的中成药种类较多，有的已经获准上市，有的作为医院制剂使用。现列举其中一部分，供同道参考。

1. 调经促孕丸

调经促孕丸由鹿茸（去毛）5g，淫羊藿（炙）、仙茅、续断、桑寄生、枸杞子、覆盆子、莲子（去心）、黄芪、酸枣仁（炒）、钩藤各10g，菟丝子、茯苓、白芍、丹参、赤芍各15g，鸡血藤、山药各30g组成。具有滋阴补肾，温肾助阳的作用，用于脾肾阳虚引起的经血不调、经期不准、月经过少，继发性闭经、黄体功能欠佳、不孕症等属脾肾阳虚证候者。具有促进卵泡发育成熟、排卵和"健黄体"作用。

王伟等将不孕症患者126例用双盲随机方法分为三组，A组、B组为对照组，C组为研究组，对照组（A组）42例，用调经促孕丸，对照组（B组）38例，用克罗米芬治疗；C组用调经促孕丸配伍克罗米芬治疗。结果：C组22例获妊娠，妊娠率为47.83%，与A、B组相比较，妊娠率明显增高，有显著性差异（$P<0.05$）。邱奋莲等观察调经促孕丸治疗无排卵型不孕症临床疗效。观察组25例，对照组21例。结果：观察组排卵率为88.0%，对照组排卵率为80.95%，两组无显著性差异（$P>0.05$）。观察组妊娠率为76.0%，对照组妊娠率为38.1%，两组有显著性差异（$P<0.05$）。黄青兰研究调经促孕丸在不孕症治疗中的临床应用价值。研究对象为确诊为不孕的患者278例，均予

调经促孕丸每次5g，每天2次治疗。来月经第5天开始服用，连服20天，并进行疗效判断。结果：大部分患者经过治疗后效果满意。怀孕158例，占56.18%；好转86例，占30.19%；无效34例，占12.13%。总有效率87.17%。278例患者服药时间最长为8个月，最短为2个月，所有病例无明显药物不良反应。

2. 散结镇痛胶囊

散结镇痛胶囊功能软坚散结、化瘀定痛。适用于子宫内膜异位症（痰瘀互结兼气滞证）所致的继发性痛经、月经不调、盆腔包块、不孕等。临床前动物试验结果提示：本品具有一定的镇痛、抗感染和解痉作用；能降低血浆$PGF1a$、TXB_2及血清雌二醇的浓度，升高血清孕酮含量；提高小鼠机体免疫功能并改善微循环。对子宫内膜异位模型动物，本品能抑制异位子宫内膜生长。

王莉云等将56例患者随机分为两组，治疗组给予散结镇痛胶囊口服3～6个月，对照组给予孕三烯酮口服6个月。结果：治疗组与对照组总有效率分别为75%和71%，抗子宫内膜抗体转阴率均为39%。随访妊娠率分别为54%和36%，无显著性差异（$P > 0.05$）。王河青等对36例子宫腺肌症并不孕患者采用散结镇痛胶囊治疗，评估患者治疗前及治疗后3个月的痛经程度、测定血清$CA125$和生殖激素。结果经过3个月的治疗，患者的痛经程度明显降低，$CA125$、LH、FSH、E_2水平明显下降，与治疗前比较差异均有统计学意义（$P < 0.01$），总妊娠率为63.9%。张琴芬等将90例子宫内膜异位症伴不孕患者分为三组，单纯手术

组，术后口服散结镇痛胶囊每次 4 粒，每日 3 次，术后孕三烯酮口服 2.5mg，2 次/周，均连服 3 个月。观察并比较三组的 3、6、12 个月的妊娠率及复发率。结果：治疗后 3 个月散结镇痛组和单纯手术组妊娠率均为 20%（6/30），高于孕三烯酮组的 3.3%（1/30）（$P < 0.05$）；治疗后 6 个月散结镇痛组与孕三烯酮组总妊娠率分别为 70%（21/30）、63.3%（19/30），明显高于单纯手术组 33.3（10/30）；治疗后 12 个月未孕患者散结镇痛组复发率为 11.1%（1/9），孕三烯酮组复发率为 9.1（1/11）。单纯手术组复发率 50%（10/20），散结镇痛组与孕三烯酮组复发率无显著性差异（$P > 0.05$），散结镇痛组和单纯手术组复发率具有显著差异（$P < 0.05$）。

3. 桂枝茯苓胶囊

通过文献检索发现，桂枝茯苓胶囊临床上常用于治疗一些器质性病变所致的不孕症，共检索到桂枝茯苓胶囊治疗不孕症的临床应用文献 4 篇，以及关于桂枝茯苓胶囊的药理机制研究文献 2 篇，综述如下。

近年来，国内外对桂枝茯苓丸的药理作用进行不少研究，其作用机制主要为：明显降低血液黏稠度、调节女性内分泌、提高机体免疫力、调节机体免疫功能，改善肾功能等。在对桂枝茯苓丸抗肿瘤的现代研究中发现，桂枝茯苓丸对免疫系统的调节可能通过促进细胞免疫，改善机体免疫紊乱状态，抑制 T 淋巴细胞凋亡的发生，从而使 T 细胞有效地发挥抗肿瘤作用，同时诱导肿瘤细胞凋亡等途径实现。

方玮等研究将不孕症患者 117 例作为观察对象，分别服用桂枝茯苓胶囊 3~6 个月，平均服用时间为 4.57 ± 1.86 个月，服用方法为 3 次/天，3 粒/次。追踪停药半年内的妊娠率。结果：慢性盆腔炎、子宫内膜异位症、子宫肌瘤和多囊卵巢综合征的妊娠率分别为 40.47%（17/42），34.78%（8/23），41.12%（14/34），33.34%（6/18）。其中慢性盆腔炎和子宫肌瘤的妊娠率高于子宫内膜异位症和多囊卵巢综合征（$P < 0.05$）。张荣生等将 76 例输卵管性不孕患者分为对照组（21 例），口服氟哌酸胶囊及灭滴灵片；治疗 I 组（28 例）所服西药同对照组，另加服桂枝茯苓胶囊；治疗 II 组（27 例）仅口服桂枝茯苓胶囊。结果：口服桂枝茯苓胶囊的两组病例，输卵管通畅率显著较对照组高（$P < 0.01$），而且在第 2 个疗程效果更加明显；中西药结合治疗效果远较单一用西药氟哌酸及中药桂枝茯苓效果显著（$P < 0.01$）。

4. 金刚藤胶囊

金刚藤胶囊是以金刚藤的根茎为原料提取精制而成的天然制剂，具有清热解毒、消肿散结、活血化瘀的功效，金刚藤含薯蓣皂苷元、菝葜皂苷和生物碱等成分，对金黄色葡萄球菌、大肠杆菌、绿脓杆菌有抑制作用，具有抗病毒作用，可促进附件表面细胞的增长和分泌，能增强免疫力，对各种原因引起的炎症有显著疗效。

连芳等观察金刚藤胶囊联合理疗治疗输卵管性不孕的临床疗效。方法：患者 HSG 检查，证实为输卵管部分通畅、炎症、周边轻度粘连者 168 例，随机分为治疗组 85

例，对照组 83 例，治疗组给予金刚藤胶囊联合理疗治疗，对照组单纯理疗，观察两组的症状、体征改善情况及妊娠情况。结果：金刚藤胶囊联合理疗治疗后，85 例患者治愈 37 例，显效 24 例，好转 17 例，总有效率达 91.76%，较对照组有显著性意义（$P < 0.05$）。85 例患者妊娠 56 例，妊娠率 65.88%；妊娠 56 例中异位妊娠 5 例，异位妊娠率 8.93%，较对照组有显著性意义（$P < 0.05$）。结论：金刚藤胶囊联合理疗治疗输卵管性不孕，价格低廉、痛苦性小、可操作性好，值得在基层医院推广。

张国红等将 75 例输卵管不孕患者随机分成 A 组 35 例，行输卵管通液治疗，B 组 40 例，行输卵管通液联合金刚藤胶囊治疗。治疗结果：A 组 35 例中 6 例患者疏通 7 条输卵管，妊娠 4 例，妊娠率为 11.4%；B 组 40 例中 10 例患者疏通了 15 条输卵管，妊娠率为 22.5%，差异有显著意义（$P < 0.05$）。

5. 复方毛冬青液

复方毛冬青液是广东省中医院内部制剂，一直应用于慢性盆腔炎长期难愈患者，总有效率达 88.46%，药物组成有毛冬青、莪术、大黄、北芪。其中，毛冬青具有活血通络的功效，大黄具有逐瘀通络之功，莪术功能行气活血，黄芪具有补气活血、扶正固本之功。现代药理研究显示四味中药均具有抗菌作用。而通过直肠给药，使盆腔血药浓度增高，促进药物发挥各方面作用。药液温度适宜，起局部热疗作用，"血得热则行"，可促进盆腔局部卵巢与输卵管部位的血液循环，使局部血管扩张，增加血流量，改善微循环，加强局部的新陈代谢，另一方面刺激机体内皮网质系统，提高机体免疫力。

叶润英等运用复方毛冬青液治疗广东省中医院妇科门诊的 8 例不孕症患者，保留灌肠治疗每日 1 次，从月经干净 3 天开始治疗，持续 2 周为 1 个疗程，共治疗 2 个疗程，月经期停用，治疗期间监测 BBT，无需避孕。结果：8 例患者经过 1 个疗程于当月受孕者 1 例，占 12.5%；经过 2 个疗程于治疗期间受孕的有 2 例，占 25%；于停药后 3 个月自然怀孕者 1 例，占 12.5%；停药后至今 1 年仍未受孕的 4 例，总妊娠率达 50%。所有患者在治疗期间监测 BBT 无异常。经过追踪观察，在灌肠治疗期间怀孕的 3 例患者及停药后怀孕的 1 例患者，均达足月，3 例剖宫产，1 例顺产，均为正常婴儿。

6. 二紫胶囊

二紫胶囊为河南省名老中医褚玉霞教授经验方，为河南省中医院内部制剂，药物组成为紫河车、紫石英、菟丝子、枸杞子、熟地黄、淫羊藿、丹参、香附、砂仁和川牛膝。全方共奏滋肾补肾、理气活血、调经助孕之功。动物实验表明，二紫胶囊具有高质量的诱发排卵作用，且对下丘脑–垂体–卵巢轴具有多源性的调整作用。

褚玉霞等将 120 例无排卵型不孕症患者随机分为治疗组（二紫胶囊）、对照组（克罗米芬胶囊）各 60 例。按规定的方法及标准服药，以 3 个月经周期为 1 个疗程。观察两组治疗前后基础体温、血清雌孕激素水平、临床症状、卵泡发育及有无妊娠等指标。结果：治疗组在妊娠情况方面与对照组对比，有显著性差异（$P < 0.01$）；在中医症候改善、卵泡直径变化、不良反应方面对比，有显著性差异（$P < 0.05$）；在排卵情况、血清雌孕激素水平、妊娠情况、基础体温曲线变化、安全性指标等方面对比，无显著性差异（$P > 0.05$）。

7. 调经助孕胶囊

赵可新等观察调经助孕胶囊治疗肾阳虚型不孕症的临床疗效及不良反应，以探讨补肾中药对不孕症患者性腺轴变化的调节作用。调经助孕胶囊由中国石油天然气集团公司中心医院制剂中心制备，方药组成为当归、熟地黄、菟丝子、黄芪、党参、怀山药、枸杞子、女贞子、淫羊藿、覆盆子、山茱萸、紫河车、仙茅、杜仲、鹿角霜、香附、桂枝、龟甲胶、续断、巴戟天、肉苁蓉、桑螵蛸、何首乌。筛选肾阳虚型不孕症患者200例，随机分为治疗组120例（口服调经助孕胶囊），对照组80例（口服克罗米芬）。结果：治疗组有效率93.3%，妊娠率70.8%，未破裂卵泡黄素化（LUF）率1.6%，卵泡过度生长率0，致畸率0，自然流产率0；对照组有效率80.0%，妊娠率43.8%，LUF率31.7%，卵泡过度生长率12.5%，致畸率8.5%，自然流产率17.1%。两组比较均存在显著性差异（$P < 0.05$）。治疗组血清FSH、LH、E_2变化治疗前后存在显著性差异（$P < 0.05$）。

8. 归甲疏通胶囊

归甲疏通胶囊以当归补血活血、调经止痛；穿山甲通经消肿排脓；蒲公英清热解毒、消肿散结；枳壳理气宽中、行滞消胀；红藤、桃仁活血祛瘀；麦芽行气消胀；桂枝性温。诸药合用，共奏疏肝理气、祛痰活血、调理冲任、益肾助孕之功。

潘文等观察归甲疏通胶囊治疗输卵管阻塞性不孕症。将125例不孕症患者随机分为两组。治疗组82例，以归甲疏通胶囊治疗；对照组43例，以抗生素治疗。结果：治疗组治愈37例，好转34例，未愈11例，治愈率为45.12%，总有效率为86.59%；对照组治愈6例，好转22例，未愈15例，治愈率为13.95%，总有效率为65.12%。两组总有效率比较，差异有显著意义（$P<0.05$）。潘文等观察归甲疏通胶囊治疗输卵管阻塞性不孕症，按2：1比例随机单盲法分为两组。治疗组283例，予归甲疏通胶囊；对照组141例，予抗生素治疗。结果：治疗组治愈134例，好转125例，未愈24例，治愈率为47.34%，总有效率为91.52%；对照组治愈36例，好转71例，未愈34例，治愈率为25.53%，总有效率为75.88%，疗效明显优于西药治疗。

综上所述，中医药治疗不孕症疗效肯定，通过汤剂、中成药、外敷、灌肠等多种方法配合治疗，可提高疗效，缩短病程，减轻患者的痛苦，应在临床中大力推广。但由于中医临床研究在方法学这一关键领域还很薄弱，如纳入标准和排除标准不明确、疗效判定标准不统一、严格随机对照临床研究文献较少等，故关于不孕症中医药研究尚需更多高质量的随机双盲对照试验加以验证。

（朱敏　黄健玲　徐珉　陈蓉）

参考文献

[1] 郭玉刚，代雅池．少腹逐瘀汤化裁治疗不孕症 40 例临床体会 [J]．陕西中医学院学报，2001，24（4）：21 - 22.

[2] 汪艳玲．少腹逐瘀汤加减治疗不孕症的临床体会 [J]．医学理论与实践，2010，23（12）：1491.

[3] 刘宗明．少腹逐瘀汤加减治疗不孕症 85 例 [J]．河北中医，2007，29（1）：75.

[4] 张衍德，张宏亮．少腹逐瘀汤加味治疗不孕症 70 例 [J]．光明中医，1998，13（78）：25 - 26.

[5] 井永强，井建波．少腹逐瘀汤为主治疗子宫内膜异位免疫不孕症 94 例 [J]．中国医学研究与临床，2004，2（2）：71 - 72.

[6] 杜竹枝，常会变．少腹逐瘀汤治疗输卵管性不孕 86 例疗效观察 [J]．中华新医学，2004，5（14）：1333 - 1334.

[7] 杨海魁，石莹，张晓明，等．加味少腹逐瘀汤内外结合治疗输卵管阻塞性不孕 300 例临床观察 [J]．Chinese Journal of the Practical Chinese with Modern Medicine，2003，3（16）：870 - 871.

[8] 宋明英．温经汤加减治疗不孕症 292 例 [J]．陕西中医，1996，17（6）：250.

[9] 赵益霞．温经汤加减治疗排卵障碍性不孕疗效观察 [J]．中国乡村医药杂志，2008，15（6）：41 - 42.

[10] 范林，王长滚．温经汤治疗不孕症 50 例 [J]．河南中医药学刊，1998，13（1）：42.

[11] 陈平．温经汤治疗宫寒血瘀型不孕 90 例疗效观察 [J]．中医药信息，2005，22（3）：5.

[12] 宋占营．加味温经汤治疗不孕症 42 例 [J]．新疆中医药，2006，24（4）：28.

[13] 李永琼. 四物汤加味治疗不孕症 68 例疗效观察 [J]. 四川中医, 2011, 29 (3): 99 – 100.

[14] 滕桂珍, 杨耀文, 李志鹏, 等. 四物汤联合枸橼酸氯米芬片治疗不孕症 50 例临床观察 [J]. 河北中医, 2010, 32 (12): 1830 – 1831.

[15] 叶晓云. 四物汤治疗女性不孕症 50 例 [J]. 中国中医药现代远程教育, 2010, 8 (11): 37 – 38.

[16] 刘伯平. 桃红四物汤加减治疗输卵管阻塞 85 例 [J]. 辽宁中医杂志, 1994, 21 (3): 126.

[17] 王光东, 王敏. 桃红四物汤口服加阴道局部用药治疗输卵管阻塞性不孕症 45 例报告 [J]. 山东医药, 2005, 45 (9): 78.

[18] 韩明华. 桃红四物汤治疗药物流产后继发不孕 187 例疗效观察 [J]. 中国社区医师, 2003, 5 (10): 37.

[19] 李顺景. 加味桃红四物汤治疗流产后继发不孕 [J]. 国药论坛杂志, 2009, 30 (9): 82 – 83.

[20] 杨英, 徐香叶, 殷秀琴. 桂枝茯苓汤治疗输卵管阻塞致继发性不孕症临床观察 [J]. 山西职工医学院学报, 2011, 21 (1): 53 – 54.

[21] 张妙兰. 桂枝茯苓丸加减治疗慢性盆腔炎继发不孕症的疗效 [J]. 中国中医药资讯, 2010, 2 (36): 197.

[22] 张旭, 秦丹华, 陈建荣, 等. 加味桂枝茯苓汤内服灌肠对输卵管阻塞性不孕患者治疗前后子宫输卵管造影的影响 [J]. 中国美容医学, 2011, 20 (1): 346.

[23] 陈建荣. 加味桂枝茯苓汤内服灌肠对输卵管阻塞性不孕患者甲襞微循环的影响 [J]. 中华当代医学, 2007, 5 (6): 80 – 81.

[24] 宋瑞香, 施丽洁. 加味桂枝茯苓丸治疗继发性输卵管炎性不孕 64 例 [J]. 吉林中医药, 2000, 5 (24): 31.

［25］庞玉琴. 四逆散加味治疗不孕症60例 ［J］. 陕西中医,
2003, 24 （5）: 416 - 417.

［26］段爱英, 王碧侠. 四逆散加味治疗不孕症76例 ［J］. 陕
西中医, 2006, 27 （6）: 664 - 665.

［27］赵红. 四逆散加味治疗输卵管阻塞性不孕症246例临床观
察 ［J］. 中国中医药科技, 1995, 2 （6）: 42 - 43.

［28］贺清珍. 六味地黄汤化裁治疗不孕症252例 ［J］. 陕西中
医, 2003, 24 （11）: 967 - 968.

［29］王春霞, 李永伟. 六味地黄汤加减治疗免疫性不孕症153
例疗效观察 ［J］. 新中医, 2008, 40 （2）: 24 - 25.

［30］苏小军. 六味地黄汤加鱼腥草熏洗治疗抗精子抗体阳性不
孕症 ［J］. 深圳中西医结合杂志, 2006, 1 （16）: 42 - 43.

［31］岳雯. 六味地黄丸对排卵障碍性不孕卵巢颗粒细胞核仁组
成区蛋白的影响 ［J］. 陕西中医, 2009, 30 （9）: 1253 - 1254.

［32］徐淑琴. 知柏地黄汤加味治疗抗精子抗体阳性不孕症
［J］. 湖北中医杂志, 2007, 29 （5）: 33.

［33］张灵芳. 知柏地黄汤治疗免疫性不孕54例 ［J］. 现代中
西医结合杂志, 2005, 14 （3）: 293.

［34］陈华兴. 知柏地黄丸为主治疗无排卵不孕症82例临床观
察 ［J］. 中医杂志, 2000, 41 （6）: 355 - 356.

［35］王正峰. 促排卵汤在卵巢性不孕治疗中的应用 ［J］. 现
代实用医学, 2005, 17 （1）: 45, 48.

［36］周惠芳. "助孕汤" 治疗黄体功能不全性不孕202例临床
研究 ［J］. 江苏中医, 2001, 22 （1）: 8 - 9.

［37］陈秋梅. 调经孕育汤治疗排卵障碍性不孕症临床研究
［J］. 中国中医药信息杂志, 2001, 8 （10）: 48 - 49.

［38］陈瑞英. 调经种子汤治疗不孕症200例 ［J］. 中国中医药

现代远程教育，2011，9（14）：42.

［39］陈建荣，李雪琴，饶贞斌，等．化瘀疏肝种子汤内服灌肠对输卵管阻塞性不孕 T 细胞亚群含量的影响［J］．贵阳中医学院学报，2008，30（3）：31－33.

［40］薛瑞秀，陈建荣，栗萍，等．化瘀疏肝种子汤内服加灌肠治疗输卵管阻塞性不孕前后 B 超的结果分析［J］．中国妇幼保健，2008，23（9）：1302－1303.

［41］刘成藏，姚欣．自拟活血通瘀汤治疗输卵管阻塞性不孕症166 例［J］．国医论坛，2004，19（1）：36.

［42］王芝敏．化瘀通络汤保留灌肠治疗输卵管阻塞239 例［J］．上海中医药杂志，2005，39（3）：41.

［43］叶脉延，王红梅，汪江云．消抗汤治疗抗精子抗体所致免疫性不孕 115 例［J］．浙江中医杂志，2008，43（12）：711.

［44］姚伊，王华．补肾活血汤治疗女性血清抗精子抗体阳性不孕 56 例疗效观察［J］．河南中医，2008，28（3）：51－52.

［45］张迎春，徐淑琴．消抗汤治疗免疫性不孕症120 例［J］．新中医，2003，35（10）：49－50.

［46］王伟，程明青，梁培芳．调经促孕丸配伍克罗米芬治疗不孕症的疗效观察［J］．中成药，2002，24（3）：189－190.

［47］邱奋莲，王娟．调经促孕丸治疗无排卵型不孕的临床观察［J］．国际医药卫生导报，2004，10（22）：66－67.

［48］黄青兰．调经促孕丸治疗不孕症278 例疗效观察［J］．中国医药指南，2011，9（16）：325.

［49］王莉云，党小红．散结镇痛胶囊治疗子宫内膜异位症合并不孕［J］．现代中西医结合杂志，2009，18（35）：4347－4348.

［50］王河清，杨超梅．散结镇痛胶囊治疗子宫腺肌症并不孕 36 例效果观察［J］．广东医学院学报，2010，28（6）：669－670.

［51］张琴芬，郑瑛．散结镇痛胶囊对子宫内膜异位症伴不孕症患者腹腔镜术后妊娠率及复发率的影响［J］．中华中医药学刊，2009，27（4）：886－887．

［52］周小祝，莫志贤．桂枝茯苓丸的药理作用研究进展［J］．医药导报，2006，25（2）：142－143．

［53］张亮亮．桂枝茯苓丸抗肿瘤实验研究进展［J］．实用中医内科杂志，2009，23（5）：10－12．

［54］方玮，殷凤宜，藏新军，等．桂枝茯苓胶囊在不孕症治疗中的应用［J］．吉林医学，2009，30（3）：210－212．

［55］张荣生，罗玉卿，伍丽群．桂枝茯苓胶囊治疗输卵管阻塞疗效观察［J］．中华现代妇产科杂志，2004，1（1）：23－24．

［56］连芳，张婷，刘馨，等．金刚藤胶囊联合理疗治疗输卵管性不孕的临床观察［J］．中外妇儿健康，2011，19（3）：64－65．

［57］张国红，刘翠珍，张惠，等．金刚藤胶囊联合输卵管通液术治疗输卵管性不孕临床分析［J］．中国社区医师，2009，25（379）：39．

［58］刘小玉，李丽芸．复方毛冬青液保留灌肠治疗慢性盆腔炎的临床研究．广州中医药大学学报，1996，13（1）：14－15．

［59］叶润英，邓雪梅，黄健玲．复方毛冬青液治疗不明原因性不孕的临床观察［J］．中华临床医学研究杂志，2006，12（14）：1931．

［60］褚玉霞，姬爱冬．二紫赞育浓缩丸促排卵作用的机制研究［J］．河南中医学院学报，2004，19（2）：30－32．

［61］褚玉霞，王瑞杰．二紫胶囊治疗无排卵性不孕症60例［J］．中医研究，2006，19（12）：27－28．

［62］赵可新，宋旭霞，赵大爽，等．调经助孕胶囊治疗不孕症临床研究［J］．中国中医药信息杂志，2005，12（2）：18－20．

[63] 潘文，张锁庆．归甲疏通胶囊治疗输卵管阻塞性不孕症82例疗效观察［J］．新中医，2005，37（2）：46-47.

[64] 潘文，张锁庆，王宁香，等．归甲疏通胶囊治疗输卵管阻塞性不孕症283例［J］．中国中医药信息杂志，2009，16（3）：64-65.

第五章 不孕症的针灸疗法及其他疗法

针灸疗法是中医学的一部分，也是我国特有的医疗方法。应用针灸治疗不孕症由来已久，在古籍中，针灸治疗与药物治疗有着同等重要的地位。现代文献研究发现，针灸治疗包括针刺治疗、艾灸治疗及电针、耳针、穴位埋线、穴位注射等对不孕症有较好的临床疗效，尤其是排卵障碍性不孕。针灸对卵泡发育具有良好的调节作用，并可促进排卵，对于提高排卵率和受孕率均有较好的疗效。

第一节 针灸治疗的古代文献研究

古籍中关于不孕症的针灸治疗虽然所述不多，但其不失为一种重要的治疗方法。《针灸甲乙经》《针灸资生经》等针灸专著还专门针对不孕症进行了详细的记载。针灸治疗主要是根据脏腑、经络学说，运用四诊诊察病情，进行八纲辨证，明确疾病的病因病机，制定相应的配穴处方，依方施术。

一、隋唐时期以前

汉代的《黄帝内经》全面论述妇女生理、解剖、病理、诊断和治疗。为后世针灸治疗妇科疾病奠定了理论基础。隋唐以前，这一时期是妇科针灸治疗不孕症逐渐向专科发展的时期。

1. 《脉经》

最早记录了不孕症的针刺治疗。"右手关后尺中阳绝者，无子户脉也。苦足逆寒，绝产，带下，无子，阴中寒。刺足少阴经，治阴。"

2. 《针灸甲乙经》

"妇人无子，及少腹痛，刺气冲主之。女子疝瘕，按之如以汤沃两股中，少腹肿，阴挺出痛，经水来下，阴中肿或痒，漉青汁若葵羹，血闭无子，不嗜食，曲泉主之。妇人绝产，若未曾生产，阴廉主之。刺入八分，羊矢下一寸是也。妇人无子，涌泉主之。女子不字，阴暴出，经水漏，然谷主之。"

3. 《黄帝明堂灸经》

"石关二穴，在阴都下一寸宛宛中。灸三壮。主多唾呕沫，大便难，妇人无子，脏有恶血，腹厥痛，绞刺不可忍者。""气冲二穴，在归来下一寸，鼠鼷上一动脉宛宛中。灸五壮。主腹有大气，腹胀脐下坚，癫疝阴肿，亦主妇人月水不通，无子。"

4. 《备急千金要方》

"妇人绝嗣不生，胞门闭塞，灸关元三十壮。""妇人绝嗣不生，灸气门穴，在关元旁三寸，各百壮。""妇人子脏闭塞，不受精，疼，灸胞门五十壮。""妇人绝嗣不生，漏赤白，灸泉门十壮，三报之，穴在横骨当阴上际。""月水不利，奔豚上下并无子，灸四满三十壮，穴在丹田两边，相去各开寸半。丹田在脐下二寸是也。"

5.《千金翼方》

"石门穴在气海下一寸，针入一分，留三呼，得气即泻，主妇人气痛坚硬，产后恶露不止。遂成结块，崩中断绪，日灸二七至一百止。""中极穴在关元下一寸，妇人断绪最要穴，四度针即有子。"

二、宋金元时期

宋金元时期，针灸治疗妇科疾病向着更加成熟、更加丰富、更加系统的方向发展。

1.《西方子明堂灸经》

"阴都，灸三壮。主多唾、呕沫，大便难，及妇人无子。""上窌二穴，灸三壮。主呕逆，寒热腰痛，妇人绝子。"

2.《太平圣惠方》

"右关二穴，灸三壮。主多唾呕沫，大便难，妇人无子。""昆仑二穴，灸三壮。主寒热癫疾，目晾晾，鼻衄多涕，腰尻重，不欲起，俯仰难，恶闻人音，女子绝产也。"

3.《圣济总录》

"中髎二穴。治妇人绝子带下，月事不调，针入二分，留十呼，可灸三壮。""商丘二穴，治绝子厌梦，可灸三壮，针入三分。""绝子，灸脐中，令人有子。"

4.《针灸资生经》

提出针灸次髎、水原、阴跷、上髎、阴交、筑宾均可治疗无子。

三、明清时期

明清时期，妇科针灸学趋于成熟、系统。清代积累了许多宝贵经验，使妇科针灸学发展更加完善而科学。

1.《普济方》

"治绝子，穴漏泉。""若绝子，灸脐下二寸五分间动脉中，三壮。""治大疝绝子，穴华宾。""治妇人无子；及已经生子，久不任孕；及怀孕不成者。以女人右手中指中节一寸，及指向上量之，用草一条，量九寸。舒足仰卧，以所量草，自齐心直垂下至草尽处，以笔点定。此不是穴，却以原草平折处，横按前点处，其草两头是穴，按之有动脉，各灸三壮，如筋杪大，神效。"

2.《针灸聚英》

"妇人不孕，月不调匀，赤白带下，气转连背引痛不可忍，灸带脉二穴。"

3.《古今医鉴》

"如妇人子宫冷甚，灸丹田七壮，神效，穴在脐下三寸。"

4.《针灸大成》

"子宫二穴，在中极两旁各开三寸。针二寸，灸二七壮。治妇人久无子嗣。""妇女无子，子宫、中极。"

5.《寿世保元》

"益府秘传太乙真人熏脐法，能补诸虚百病，益寿延年。麝香、龙骨、虎骨、蛇骨、附子、南木香、雄黄、朱砂、乳香、没药、丁香、胡椒、夜明砂、五灵脂、小茴香、两头尖、青盐各等分，共为末，入脐中，用艾灸之……治妇人赤白带下，子宫冷极无子。"

6.《针灸集成》

"子户一穴在关元右旁二寸'治妇人无子'灸五十壮。"

（任晋洪　黄健玲　徐珉）

第二节　针灸治疗的现代文献研究

针灸是中医治疗特色之一，近年应用针灸治疗不孕症取得了长足的进展。现代文献研究主要选取 1989～2011 年维普、CBM、CNKI 三个数据库资料，以"不孕"、"排卵障碍"、"输卵管阻塞"、"输卵管梗阻"、"输卵管不通"、"抗精子抗体"、"针灸治疗"、"针刺"、"灸法"等作为关键词或主题词检索，共检索到文章 147 篇，将个案报道或仅有摘要发表的文献、重复发表文献等剔除后，剩余 104 篇文献，根据治疗方法与所治疾病不同进行分类整理，综述如下。

一、针刺治疗

1. 排卵障碍性不孕的针刺治疗

张红等用针刺补气法治疗排卵障碍性不孕症 35 例，取穴关元、中极及双侧三阴交、肾俞穴，并随证配穴，肾精亏损加刺腰阳关、太溪穴（双）；肝气郁结加刺太冲（双）、肝俞（双）；气滞血瘀加刺膈俞、血海（双）；脾虚湿浊加刺丰隆（双）、脾俞（双）。于月经周期第 10 ~ 15 天行宫颈黏液评分，当评分达 8 分，以阴道 B 超监测卵泡发育情况，当最大卵泡直径为 18mm 时行针刺，共针刺 4 次，B 超监测已排卵 31 例，占 88.6% 。

庞保珍等用针刺治疗排卵障碍性不孕症，月经第 5 ~ 9 天针刺脾俞、肾俞、气海、三阴交、足三里、内关、期门。月经先期加刺太冲、太溪，月经后期甚至闭经加刺血海、归来，月经先后无定期加刺交信。月经第 12 ~ 15 天针刺肾俞、命门、中极、血海、行间、子宫。每个月经周期为 1 个疗程。治疗无排卵所致不孕症 106 例，怀孕者 41 例，未怀孕者 65 例。

李刚等用针刺治疗排卵障碍性不孕症 236 例，经 1 ~ 2 个月经周期的治疗，排卵 197 例，成功率 83% 。

杨越红等观察针刺治疗多囊卵巢综合征（PCOS）所致不孕的临床疗效。选择符合 PCOS 诊断标准 126 例患者，共计治疗 303 个周期。分为两组，治疗组 66 例 146 个治疗周期，采用针刺治疗促排卵；对照组 60 例 157 个治疗周期，采用克罗米芬（CC）＋绒毛膜促性腺激素（hCG）诱发排卵。结果：治疗组与对照组的周期排卵率分别为 83.2% 、70.5% （$P < 0.05$）；妊娠率分别为 60.6% 、31.7% （$P < 0.01$）；对照组与治疗组黄素化未破裂卵泡（LUF）周期发生率分别为 22.9% 、4.8% （$P < 0.01$）。两组均未发生卵

巢过度刺激综合征。

杨继若将不孕症患者 240 例随机分为针刺组（160 例）和西药组（80 例），针刺组针刺归来、关元、子宫、中极等穴，西药组选用克罗米芬治疗，两组进行比较。针刺组受孕率为 65.0%，西药组受孕率为 45.0%，针刺组与西药组比较，差异有显著性意义（$P < 0.05$）。

郑土立等用针灸治疗排卵障碍性不孕 40 例，取穴：神阙、中极、关元、子宫、足三里、三阴交。操作：针刺前嘱患者排空小便，分别选中极、关元、子宫、足三里、三阴交，用 0.3mm × 40mm 不锈钢毫针常规消毒后直刺 30mm 左右，得气后大幅度提插捻转九数，中极、关元、子宫的针感向会阴放射为佳。每隔 10 分钟捻针 1 次，留针 30 分钟。神阙、三阴交分别用艾条悬灸 30 分钟，以局部潮红为度。针灸治疗从月经周期的第 5 天开始，每天 1 次，连续治疗 10 天。结果：妊娠率为 68.4%。

王山等用针刺治疗排卵障碍性不孕症 34 例，取穴：主穴为关元、中极、子宫、卵巢。肾虚者配肾俞、命门；肝郁者配内关、太冲；痰湿者配足三里、丰隆；血瘀者配三阴交；阳虚者加灸。有效 28 例，无效 6 例。排卵有效率为 82.4%；妊娠 16 例，妊娠率为 47.1%。

徐珉等用针灸治疗排卵障碍性不孕 70 例。取穴：照海、大杼、上下巨虚、后溪等穴调理冲脉、任脉、督脉、带脉等经络。从月经周期的第 1~12 天始，每日 1 次，治疗 2 周。排卵期通过阴道 B 超监测排卵。有效 67 例，其中 22 例怀孕；无效 3 例，有效率 95.71%。

汤海霞等用针刺治疗排卵障碍性不孕症，取穴关元、气海、三阴交（双）、足三里（双），施平补平泻法，得气后留针 30 分钟。留针期间，每 10 分钟行针 1 次。从基础体温上升第 2 天开始，连续针刺 8 ~ 10 天，3 个月经周期为 1 个疗程，一般控制在 1 ~ 4 个疗程。85 例患者中，痊愈 31 例，占 36.47%；好转 46 例，占 54.11%；无效 8 例，占 9.4%。总有效率为 90.58%。

杨洪伟等将 50 例患者随机分为针刺组 30 例和药物组 20 例，观察两组患者治疗前后黄体 HPS 评分，血清 E_2、P 及卵泡和子宫内膜的改变情况。结果：针刺组总有效率为 93.4%，药物组总有效率为 70.0%，两组差异有统计学意义（$P < 0.05$）。

杜欣泽等选择排卵功能障碍性不孕患者 132 例，随机分为观察组（针灸组）和对照组（药物组）各 66 例。观察组针刺中极、关元、子宫、足三里、三阴交。对照组口服克罗米芬 50mg。评定两组治疗 3 个月经周期后受孕率、基础体温、B 超检查及排卵的情况。结果：两组排卵效果比较差异无统计学意义（$P > 0.05$）；观察组的受孕率高于对照组的受孕率，差异有显著性意义（$P < 0.05$），且观察组的流产率低，差异有统计学意义（$P < 0.05$）。

以上文献表明，针刺治疗排卵障碍性不孕，主穴为神阙、中极、关元、气海、子宫、足三里、三阴交等。纪峰对近十年来针灸治疗排卵障碍性不孕症的研究进行分析，认为针灸治疗排卵障碍性不孕具有以下特点：①传统方法与现代方法并见。方法中既有传统的针刺、药灸、挑针、针灸并用、针药并用，也有现代的穴位注射、电针等，但以传统方法为主。②具有操作简便、副作用小、疗效显著的特点。③所选穴位有规律。以任脉、胃经、脾经、肾经为主，三阴交、关元、经外奇穴子宫为常用首选。④择时治疗。各位医家根据临床经验的不同，选择不同时间为切入点。有学者在月经周期第 14 天开始治疗，也有在月经第 6 天开始治疗。⑤临床报道多，机理研究少。虽然研究评价的疗效标准尚未统一，但是研究证明针灸治疗对卵泡发育具有良好的调节作用，针灸对于提高排卵率和受孕率均有较好的疗效。

2. 输卵管阻塞性不孕的针刺治疗

丁会军等用针灸治疗输卵管阻塞性不孕症 31 例，主穴取中极、子宫、归来、三阴交、公孙，肝气郁滞加太冲、内关，气血亏虚、胞脉瘀阻加足三里、隐白，寒湿阻滞加关元、足三里，湿热郁阻加阴陵泉、行间，肝肾亏损加关元、太溪，皆取双侧穴位，关元、足三里加灸，结果总有效率为 90.3%。

沙桂娥等采用针灸治疗输卵管炎性不孕 78 例，取穴关元、归来、中极、子宫、大赫、足三里、三阴交、肾俞，气滞血瘀者配血海、肝俞，下焦湿热配曲骨、次髎，同时艾灸腹部穴位，妊娠率为 72.72%。

王芳采用针灸为主治疗输卵管阻塞性不孕症 82 例，取得良好的效果。选太溪、气海、关元透中极为主穴。湿热者加委中、阴陵泉，气滞血瘀者加足三里、太冲，阴虚者加三阴交，阳虚者加关元、气海。用当归注射液加生理盐水宫腔注射以辅助治疗，每次经净后 3 ~ 7 天宫腔注射 1 ~ 3 次，注射后无出血者隔日 1 次，注入量视阻力大小而定。痊愈 61 例（74.4%），总有效率为 79.3%。其中已生育 31 例，占 47.7%。

冀萍等采用针灸治疗输卵管炎性阻塞性不孕 48 例，取穴关元、归来、子宫、足三里、三阴交。气滞血瘀型配血海、中极；下焦湿热型配曲骨。用艾条灸 30 分钟，每日 1 次，10 次为 1 疗程。治疗组妊娠 48 例，妊娠率为 75%。

梁氏运用针刺和穴位注射治疗输卵管阻塞性不孕症 85 例，针刺选用子宫、关元与阴陵泉、三阴交两组穴位交替运用；并予鱼腥草注射液、当归注射液、胎盘组织液，每次选用两种药物，双侧子宫及次髎穴交替注射，经期暂停，结果妊娠 48 例，妊娠率为 56.5%。

以上文献表明，针刺治疗输卵管阻塞性不孕，主穴为中极、关元、气海、子宫、足三里、三阴交等，针灸治疗能有效提高输卵管阻塞性不孕的妊娠率。

3. 子宫内膜异位症不孕的针灸治疗

陈琼等对针灸治疗子宫内膜异位症所致不孕症进行了临床观察，取关元、中极、子宫（双）、血海（双）、八髎、三阴交（双），操作方法：关元、中极、子宫均直刺 1.5 ~ 2.5 寸，施捻转泻法，留针 15 ~ 20 分钟。每隔 5 分钟运针 1 分钟。出针后用大号温灸盒罩在关元、中极、子宫穴区上，用清艾条施行温和灸 20 ~ 30 分钟，热力以患者能耐受为度。血海向上斜刺 1.5 ~ 2 寸，行提插捻转泻，得气后摇针柄使针孔扩大，疾除针，不按针孔。八髎，先用温灸盒罩在穴区上施灸 20～30 分钟，然后用梅花针中等力度叩穴区，使局部皮肤针孔有少量出血。三阴交直刺 1.5～2.5 寸，行平补平泻针法，留针 15～20 分钟，每隔 5 分钟运针 1 分钟。于月经干净后，每日选取一组穴位针灸，两组穴位交替使用，连续针灸 10 日，间歇 5 日再行针灸，至月经来潮为止，经期不针灸。结果：72 例患者中，妊娠 42 例，妊娠率为 58.35%。

4. 免疫性不孕的针刺治疗

孙兴亮等用针灸治疗免疫性不孕症 57 例，治疗组根据补益肝肾、清热利湿、活血通络的治疗大法，选取肝俞、肾俞、太溪、合谷、血海、太冲、阳陵泉、三阴交、足三里等穴。患者取俯卧位，常规消毒后，用 50mm 毫针，常规刺入上述双侧穴位 1.0～1.5 寸后，施行平补平泻手法，得气后接电针仪，用中等强度连续波，每次针 30 分钟，每日 1 次，30 次为 1 个疗程，治疗 3 个疗程后统计疗效。治疗结果显示，治疗组 57 例，治愈 14 例，显效 16 例，有效 20 例，无效 7 例，总有效率为 87.7%；对照组 49 例，治愈、显效、有效、无效及总有效率分别为 9 例、10 例、16 例、14 例、71.5%。两组比较，治疗组疗效明显优于对照组（$P < 0.05$）。

根据上述文献，针灸疗法治疗不同类型的不孕症均具有较好的临床疗效。由于针灸治疗简便易行、副作用小，费用低廉，因此值得推广。

二、艾灸治疗

现代文献中检索到灸法在不孕症应用的文献数目较少，应用范围包括排卵障碍性不孕、输卵管阻塞性不孕。

1. 排卵障碍性不孕的艾灸治疗

灸法治疗排卵障碍性不孕的文献共 8 篇，灸法包括温灸、神阙灸、隔药灸法，灸的部位主要为神阙、关元、子宫、三阴交、肾俞、肝俞、脾俞等穴位。

许淑琴用温针灸"子宫穴"治疗女性不孕症 48 例，于月经干净后针刺，操作方法：取两侧"子宫穴"，直刺进针。平补平泻，待得气后（针感到达阴部为最佳效果）将事前准备好的艾条，用镊子或直接用手插在针柄上，用火柴点燃施灸。第一柱燃尽之后，用同样手法点燃第二炷、第三炷（阳虚宫冷、阴寒证盛者可至五炷），待艾条燃尽后除去灰烬。将针取出，每日 1 次，3 天为 1 疗程，第 1 疗程后观察 3~6 个月，有效率为 71%，受孕率 61%。

庞保玲等自拟真机散填脐灸法治疗无排卵性不孕 109 例，结果受孕 31 例，虽未受孕但经基础体温测定证实已排卵者 34 例，仍不排卵者 42 例。其妊娠率为 30.3%，排卵有效率为 61.5%。研究提示该法对阳虚型无排卵性不孕疗效较好。

陈立怀等自 1989~1993 年采取灸疗神阙穴方法治疗排卵障碍性不孕，180 例病人，随机分为单纯灸疗组 68 例、配合药物外敷灸疗组 46 例、中西药物综合治疗组 66 例。光斑直径 10mm，温度 42℃±1℃，于月经周期或子宫撤药性出血的第 5 天开始，照射时间 25 分钟，每天 1 次，连续 10 天为 1 疗程。对照组（药灸组）以川椒、细辛糊敷脐孔，复以经穴灸疗仪照射 25 分钟，用药时间亦同治疗组。对照组（药物综合治疗组）根据辨证分类，补肾为主，辅以疏肝健脾化痰等法，分别投以中药汤剂及中成药，必要时配合诱发排卵药及甲状腺素、维生素。三组临床疗效基本一致。

李晓清等艾灸治疗排卵障碍性不孕 42 例，主穴取关元、子宫、三阴交，配穴肾虚加肾俞，肝郁加肝俞，痰湿内阻加脾俞、丰隆。操作：用艾条灸所选穴位，以局部温热为度，主穴每穴灸 20 分钟，配穴每穴灸 15 分钟，每日或隔日 1 次，月经周期的第 12 ~ 16 天需每日灸 1 次，经期停灸。结果有效 31 例，其中 12 例已怀孕，无效 11 例，有效率为 73.8%。

黄进淑将 88 例排卵障碍性不孕患者分为艾灸组 46 例，中药组 42 例。艾灸组治疗以艾灸关元、子宫、三阴交、肾俞、肝俞、脾俞、丰隆等穴，每日或隔日 1 次；中药组辨证治疗，内服中药。结果：艾灸组 46 例，有效 35 例，其中 15 例已怀孕，有效率为 76.08%；中药组 42 例，有效 32 例，有效率为 76.19%，两组比较，差异无统计学意义。

郭闰萍用隔药灸脐法治疗排卵障碍性不孕症，药物组成为五灵脂、白芷、川椒、熟附子、食盐、冰片等，将药物超微粉碎混合，密封备用。操作方法：患者取仰卧位，暴露脐部，用 75% 乙醇常规消毒脐部，以温开水调和面粉制成面圈（长约 10cm、直径 1.5cm），将面圈绕脐 1 周，先取少量冰片置于脐部，再将上述制好的药末填满脐部，将大艾炷（艾炷大小与面圈内径相同，直径约 2.0cm、高 1.5cm 左右，根据患者肚脐的大小可有所不同）置于药末上，连续施灸 20 壮，约 3 小时，灸后用医用胶布固封脐部，2 天后自行揭下，并用温开水清洗脐部；对照组口服克罗米芬，于月经第 5 天开始，每日服 50mg，连用 5 天，每周治疗 1 次，连续治疗 3 月为 1 疗程。结果：隔药灸脐组较口服克罗米芬组受孕率高，两组比较差异具有统计学意义（$P < 0.01$）。

柳刚等通过中药加艾灸的方法治疗排卵障碍性不孕症 45 例，取得了满意的疗效。中药组有效 30 例，其中 7 例已怀孕。B 超显示 10 例无效患者中，有 4 例卵泡发育较前增大。中药加艾灸组有效 41 例中，15 例已怀孕；4 例无效患者中，3 例经 B 超显示其卵泡发育较治疗前也有程度不同的增大。两组有效率经统计学分析有显著性差异，表明中药与艾灸有协同作用，二者合用可显著提高疗效。

以上文献表明，艾灸治疗能有效提高排卵障碍性不孕的妊娠率，同时，中药与艾灸有协同作用，二者合用可显著提高疗效。

2. 输卵管阻塞性不孕的艾灸治疗

庞氏等用通管散填脐灸法治疗输卵管阻塞性不孕 89 例；3 日灸 1 次，7 次为 1 疗程。结果：1 ~ 8 个疗程后，妊娠 27 例，妊娠率为 33.8%；输卵管通畅者 42 例，输卵管通而不畅者 11 例；无效 9 例。总有效率为 89.9%。

从上述文献可以看出，灸法在治疗排卵障碍性不孕症

及输卵管性不孕症方面具有较好的治疗效果，但是，由于
文献少、样本量小，尚需进一步研究。

三、其他针灸疗法

现代文献研究其他针灸疗法主要包括电针、耳针（或
耳穴压豆）、针挑、穴位埋线、穴位注射、He－Ne 激光穴
位照射、经络循按、激光、微波穴位照射治疗等。

1. 电针

电针主要用于治疗排卵障碍性不孕，文献检索共 9 篇，
电针的部位主要为关元、中极、子宫等穴位。电针刺激可
直接影响内分泌并诱导排卵，减少促性腺激素的用量，降
低药物副反应的发生率。

严明等运用电针治疗原发性不孕症卵泡成熟（＞18mm）
但不破裂排卵者 83 例。结果有效 65 例，占 78.31%；无效
18 例，占 21.69%。

韦伟使用电针治疗排卵障碍性不孕 106 例，主穴取关
元、中极、子宫，配穴取三阴交，肥胖加次髎，肾虚加肾
俞，结果排卵 96 例，排卵率为 90.6%。

费义娟等用电针治疗多囊卵巢综合征排卵障碍 30 例，
选取肝俞、肾俞、脾俞、关元、中极、子宫、三阴交。于
月经周期第 5 天开始行针刺治疗，1 次/天，得气后接电针
仪，强度以患者能耐受为原则，连续 15 天，3 个月经周期
为 1 疗程，结果有效率达 86.67%。

詹明洁等用电针治疗肥胖型多囊卵巢综合征 22 例，取
穴天枢、大横、支沟、子宫、气海、三阴交、丰隆、肾俞、

地机，按补肝肾健脾调冲任原则加减选穴。脾肾阳虚加肾俞、命门、脾俞、足三里；痰湿阻滞加阴陵泉；气滞血瘀加太冲、血海。针刺得气后在天枢和大横穴位组使用KWD‐808脉冲治疗仪连续波治疗，强度大小以患者能忍受为宜，1次/天，每次30分钟，10次为1个疗程，休息5天后再行第2个疗程，共治疗3~5个疗程。结果：治疗后肥胖指标和血清LH明显下降，差异具有统计学意义（$P < 0.05$）。

董纪翠以电针治疗卵泡发育不良，结果显示电针能从整体及局部调节患者的内分泌状况，改善卵巢动脉血流供应，增加舒张期血流灌注量，能显著提高受孕率。

金丽华等选黄素化未破裂卵泡综合征病例共65例，随机分为两组：A组为CC + hCG治疗组，共30例；B组为CC + hCG + 电针治疗组共35例，针刺关元、中极、子宫（主卵泡侧）、卵巢（主卵泡侧）、足三里（双侧）、三阴交（双侧）、合谷（双侧）。针刺关元、中极时针尖朝向会阴部，使会阴部有蚁行感。子宫、卵巢穴强刺激，使下腹部有坠胀感。在关元、中极、子宫、卵巢穴（子宫穴上1.5寸）接上电针（中极、关元为一对正负极，子宫、卵巢穴为一对正负极），以疏密波刺激，电流强度以患者能耐受为度。足三里、三阴交、合谷均采用平补平泻法，不用电针刺激。穴位加减：血瘀甚者加内关，痰湿明显者加丰隆。A组、B组周期排卵率分别为55%、93.57%，电针治疗促排卵周期中黄素化未破裂卵泡综合征有显著疗效。

王彤等将符合PCOS诊断标准的不孕已婚患者38例随

机分为治疗组 20 例和对照组 18 例。治疗组于月经周期第 5
天开始取肝俞、肾俞、脾俞、关元穴、中极穴、子宫穴、
三阴交穴进行针刺治疗，每日 1 次，每次 30 分钟，电针仪
刺激，刺激频率维持 3Hz，强度以患者能忍受，不过度为
原则，一般在 5mA 以内，连续 15 天，电针促排卵同时服
用补肾活血中药。对照组于月经第 5～9 天口服克罗米芬，
首次 50mg/d，无排卵者于下一周期增加至 100mg/d，最多
用至 150mg/d，3 个月经周期为 1 个疗程。治疗组 20 例患
者共接受 56 个月经周期的治疗，其中 41 个周期有排卵，
排卵率为 73.2%；11 例妊娠均为单胎妊娠，妊娠率为
55.0%。对照组 18 例患者共接受 51 个月经周期的治疗，
其中 28 个周期有排卵，排卵率为 54.9%；5 例妊娠，其中
有 1 例双胎妊娠，妊娠率为 27.8%。两组间在排卵率和妊
娠率上差异有显著性。

尹德辉以电针刺激排卵障碍性不孕患者的命门、关元、
三阴交、子宫、足三里等穴位，比较排卵障碍性不孕患者
治疗前后临床疗效、排卵率、治疗后一年的妊娠率、血清
促性腺激素（LH、FSH）、性激素（E_2、P）水平的变化、
B 超主卵泡发育及子宫内膜生长情况，结果：排卵障碍性
不孕症患者经电针干预后治疗的总有效率为 77.5%，排卵
率为 45%，1 年后妊娠率为 22.5%，血清 LH、FSH、E_2、
P 水平治疗前后差异有统计学意义（$P < 0.05$），子宫内膜
和卵泡发育生长的情况治疗前后差异均有统计学意义。

腾辉等采用针刺治疗排卵障碍性不孕症，选用关元、
中极，双侧子宫穴、足三里、三阴交穴，卵泡直径大于

16mm 时加双侧肾俞、次髎。其中足三里、三阴交、关元、中极、双子宫穴用长 50mm 毫针直刺 1.5 寸，以得气为度，并加用电针，留针 30 分钟。留针期间以 TDP 照射下腹部。治疗第 10 天始以 B 超监测卵泡，当卵泡直径大于 16mm 时加针刺双侧肾俞、次髎，并快速提插捻转得气，不留针。对照组口服枸橼酸氯米芬片 50mg，每天 1 次。治疗组 38 例，对照组 27 例，结果治疗组治愈率为 76.3%，对照组为 48.1%。

糜小英运用电针治疗排卵功能障碍性不孕 24 例，并设肌注 hCG 组 24 例作对照，取得较好疗效。

2. 耳针

高飞雁将 60 例多囊卵巢综合征引起无排卵性不孕症的患者随机分为治疗组（30 例）和对照组（30 例），治疗组采用王不留行籽进行耳穴贴压治疗，对照组口服中药，观察治疗前后基础体温（BBT），监测治疗前后排卵情况及 1 年内受孕率情况。结果：治疗组总有效率为 53.3%，对照组总有效率为 46.7%，两组比较无显著性差异（$P > 0.05$）。

吴浈婷等将 80 例 LUFS 不孕症患者随机分为治疗组和对照组，治疗组以磁珠耳穴贴压治疗；对照组采取 hCG 肌注，两组均治疗 3 个月经周期后进行疗效比较。结果：治疗组总有效率为 88.9%，对照组总有效率为 74.3%，两组总有效率比较治疗组疗效优于对照组，有显著性差异，$P < 0.05$。

以上文献表明，耳针或耳穴压豆能提高多囊卵巢综合征及 LUFS 患者的排卵率和妊娠率。

3. 穴位埋线

埋线选用的穴位主要有关元、中极、子宫、三阴交，穴位埋线能改善患者的脂肪代谢，减轻胰岛素抵抗，增强其对于促排卵药物的敏感性，有良好的促卵泡破裂作用。

陈德永取三阴交穴位埋羊肠线治疗 24 例不排卵患者，取双侧三阴交，用带针芯的穿刺针拍出针芯约 2cm，用 0 号羊肠线 2cm 插入穿刺针内从针尖推入。穿刺针直刺三阴交，深约 1 寸，得气后推针芯将羊肠线埋入其内，取出穿刺针。随访 22 例，其中 18 例排卵，16 例妊娠，4 例无效。认为三阴交穴位埋线是一种较理想的促排卵方法，临床观察到一次埋线可长期调节卵巢功能；除能调整月经，促排卵外，对多囊卵巢综合征也有疗效。

李辉霞将排卵障碍性不孕 96 例患者随机分为治疗组和对照组各 48 例，治疗组给予穴位埋线及肌注绒毛膜促性腺激素，月经干净 3 ~ 5 天行穴位埋线治疗，选穴：关元、中极、子宫（双侧）、三阴交（双侧）；对照组单纯肌注绒毛膜促性腺激素，治疗 1 ~ 2 个疗程后观察患者排卵、妊娠和卵泡黄素化不破裂情况。结果：治疗组的卵泡排出率及妊娠率均优于对照组（$P < 0.05$），卵泡黄素化不破裂发生率明显降低。结论：穴位埋线联合绒毛膜促性腺激素具有良好的促卵泡破裂作用。

何颖姚等为观察穴位埋线疗法治疗肥胖型多囊卵巢综合征（PCOS）的疗效，选取 36 例肥胖型 PCOS 患者，对其进行穴位埋线治疗，并分别收集治疗前后血清激素及生化测定指标数据，测量治疗前后的体重变化，同时观察埋线治疗期间月经的变化。结果：治疗前后患者 BMI、T、LH、FSH、PRL、E_2 等指标改善方面，差异有显著性；部分患者月经周期恢复正常（达 80.6%）。结论：穴位埋线疗法能有效地降低肥胖型 PCOS 患者的体重指数，从而改善患者的脂肪代谢，减轻胰岛素抵抗，增强其对于促排卵药物的敏感性。

4. 穴位注射

穴位注射主要用于排卵障碍性不孕及输卵管阻塞性不孕。

屠国春应用促性腺激素（HMG）穴位注射治疗排卵障碍性不孕症 36 例、64 个周期，并与以前用传统给药方法治疗的 26 例、39 个周期比较。通过基础体温测定、B 超监测卵泡发育及排卵现象统计受孕率进行比较。结果：两组疗效相近（$P > 0.05$），用药量与副反应差异有显著性（$P < 0.01$）。提示用 HMG 穴位注射用药量少，费用低，副反应轻，明显优于传统给药方法。

赵彦等探讨穴位注射尿促性素（HMG）对多囊卵巢综合征（PCOS）患者子宫内膜、卵泡及内分泌的影响。将 175 例 PCOS 患者随机分为穴位注射组 112 例及传统肌肉注射组 63 例。应用阴道超声、放免法对两组 HMG 促排卵周期的不孕症患者子宫内膜厚度、分型、成熟卵泡数、血浆雌二醇及孕酮浓度进行测定比较。结果：穴位注射组围排卵期子宫内膜厚度大于肌肉注射组（$P < 0.05$）；成熟卵泡数多于肌肉注射组（$P < 0.05$）；子宫内膜 A、B 型回声比

例高于肌肉注射组（$P < 0.05$）；穴位注射组围排卵期血浆雌二醇、孕酮浓度明显高于肌注对照组（$P < 0.05$）。结论：穴位注射 HMG 可使促排卵周期成熟卵泡数增加，子宫内膜分型改善，血浆 E_2 浓度升高，有利于妊娠。

温清霞等在月经周期的第 12～16 天，采用不同剂量的绒毛膜促性腺激素（hCG）穴位注射，通过 B 超观察卵巢卵泡成熟及排卵情况。方法：以近 2 年因卵巢卵泡因素致不孕的患者作为观察组，以既往门诊不孕症患者的回顾性分析为随机组，观察组在患者月经周期第 12～16 天，分别用绒毛膜促性腺激素 2000、4000、6000、8000、10000U，在两髂前上棘连线上、左右髂前上棘内旁开 2cm 处行穴位注射，B 超下动态观察卵泡发育成熟及排卵情况。结果：观察组用 1～6 个疗程，穴位注射治疗的卵巢卵泡因素所致的不孕症治愈率达 72.0%，而随机组只有 29.7%，两组比较差异有显著性（$P < 0.05$）。结论：用不同剂量绒毛膜促性腺激素分别在穴位注射，比常用剂量和肌肉注射的促卵泡成熟和排卵效果显著，治愈率高。

药玲等采用短期穴位封闭配合长期音频电治疗输卵管堵塞性不孕症 30 例，以丁胺卡那霉素、地塞米松、利多卡因，注入双侧归来穴封闭，音频电疗机板分别置于小腹及腰骶部，结果总有效率 92.5%。

王迪华等运用穴位注射配合针灸治疗输卵管性不孕症 64 例，穴位注射取子宫、次髎，炎症为主选用鱼腥草注射液、庆大霉素、α-糜蛋白酶，盆腔粘连为主选用丹参注射液、人胎盘组织液，针刺取气冲、归来、冲门、大赫穴，配穴足三里、三阴交、阴陵泉，并隔姜灸下腹部，结果总有效率92.19%。

柯德明等采用穴位注射治疗输卵管阻塞性不孕150例，取穴胞门、子户、关元，予胎盘组织液、维生素B鱼腥草注射液，针刺得气后注药，并予以隔姜灸，总有效率为93.33%。

5. 针挑

有关针挑治疗不孕症的文献很少，仅2篇，均为陈栋等人应用于治疗排卵障碍性不孕的临床研究。

陈栋等将257例排卵障碍性不孕的患者随机分为治疗组134例，对照组123例。治疗组用针挑法，主点：大椎点、骶丛神经点、第2腰椎旁点；配点：气冲（双）、第1腰椎旁点。若伴有性欲淡漠者，酌加骶2点。皮肤常规消毒，于处方挑点（穴）处局麻，再用特制不锈钢挑针刺入该点达皮下，手持挑针有节律地牵拉运针，刺激频率采用中等频率（80~120次/分钟），强度因人而异。可根据神经分布方向，改变针挑角度，调节强度，患者局部乃至全身有舒适感觉以示气血运行通畅。若感到局部酸、麻、胀、下坠感，甚至放射至下肢，为"针感"最佳表现。手法上，一般月经后期（滤泡期）手法宜轻，经前期（黄体期）稍重，排卵期平补平泻。于月经净后（滤泡期）第1天开始针挑，3~5天针挑1次，月经中期（排卵期）隔天针挑1次，共治疗8~10次，9次为1个疗程，治疗3个周期，可结合排卵情况酌定针挑次数与疗程。对照组于月经周期第5天开始用枸橼酸克罗米芬每天50mg，连服5天。治疗组

134 例，显效 63 例，有效 47 例，无效 24 例，总有效率为 82.1%；对照组 123 例，显效 38 例，有效 42 例，无效 43 例，总有效率为 65.0%，两组比较，差异有显著性。

6. He – Ne 激光穴位照射

李玉杰等应用 He – Ne 激光治疗无排卵性不孕 50 例，采用的 He – Ne 激光器波长 32.8nm，输出功率 10mW，用光导纤维传输垂直照射，光斑直径 2mm。患者取仰卧位；取主穴为中极、关元，配穴取子宫（双），每次照射 10 分钟，每日 1 次，于月经周期第 5 天开始连续照射 10 天，附加照射子宫颈，隔日 1 次，共照 5 次，3 个月经周期为 1 个疗程。对照组以周期第 5 天开始，每天口服克罗米芬 50mg，共服 5 天，3 个月为 1 个疗程。结果：激光与药物两组恢复排卵有效率十分接近，而妊娠率分别为 76% 和 34%，两组比较差异有显著性。

7. 经络循按

赵荣运用针灸配合经络循按的方法从 2005 年至 2008 年治疗多囊卵巢综合征不孕症 20 例，在治疗后 1 年内怀孕者 10 例，2 年内怀孕 3 例，3 例 B 超监测连续 2 个月有优质卵泡排出，4 例无排卵。治愈率为 80.0%。

8. 激光、微波穴位照射治疗

魏喜兰等运用超短波和 He – Ne 激光照射穴位治疗输卵管阻塞性不孕 42 例，取八髎、子宫、天癸、冲任等，两种疗法交替使用，结果治愈 20 例，有效 18 例。

张学玲等采用微波治疗慢性附件炎并发不孕症 40 例，将多功能微波治疗仪的圆形电极板置于病变输卵管部位，总有效率为95%。

以上文献表明，电针、耳针、穴位埋线、穴位注射、针挑等其他针灸治疗方法，对不孕症均提示有较好的临床疗效，尤其对排卵障碍性不孕和输卵管阻塞性不孕有效，但由于文献少，研究欠规范，今后尚需进一步研究。

四、针灸配合其他中西医联合疗法

1. 针灸中药联合治疗

（1）针灸中药联合治疗排卵障碍性不孕：宋鸿雁等运用口服中药（六味地黄汤合五子衍宗汤）配合针灸治疗排卵障碍性不孕77例，总有效率达80.5%。研究提示中医补肾益精法针药配合治疗排卵障碍性不孕有较好疗效。

蔡恒等自1996年1月至2003年3月间共收治排卵障碍不孕90例，随机分为治疗组（中药针灸结合组）56例和对照组（克罗米芬组）34例，以3个月为1个疗程，以1～2个疗程为限。治疗组56例，排卵40例，排卵率71.42%，妊娠30例，占53.57%；对照组34例，排卵23例，排卵率67.64%，妊娠10例，占29.41%，提示治疗组妊娠率优于对照组（$P < 0.05$）。

林芬选择符合入选条件的排卵障碍性不孕症患者60例，随机分为2组，每组各30例。治疗组采用中药人工周期疗法，结合针灸治疗，观察6个月经周期。对照组单用克罗米芬治疗6个月经周期。观察两组患者的排卵率和妊娠率。结果治疗组排卵率和妊娠率分别为93.3%和66.7%，均显著优于对照组的70.0%和33.3%（$P < 0.05$

或 $P < 0.01$）。

常惠等将 80 例排卵障碍性不孕症患者随机分为 2 组，治疗组 40 例用中药补肾调周法配合针灸治疗，对照组 40 例单用中药补肾调周法治疗。1 个月为 1 个疗程，3～6 个疗程后观察疗效，并进行统计学分析。结果：治疗组总有效率为 77.50%，对照组总有效率为 50.00%，二者比较有显著性差异。

魏凌霄采用针刺关元穴搓柄提插法配合口服枸橼酸氯米芬片治疗排卵障碍性不孕症，取得了较好的疗效。

以上文献表明，针灸联合中药对排卵障碍性不孕有较好的疗效。

（2）针灸中药联合治疗免疫性不孕：张继红等用中药方剂（菟丝子、枸杞子、淫羊藿、泽泻、金银花、紫花地丁、牡丹皮、牛膝各 10g，薏苡仁 20g，车前子 30g，黄柏 5g）结合针灸（肾俞、关元、命门、三阴交、足三里、丰隆、阴陵泉）治疗免疫性不孕症 23 例，总有效率为 91.3%，显著优于西药组（口服泼尼松和维生素 C）。

张继红等将 80 例免疫性不孕症患者随机分成药针组和中药组。药针组 40 例采用中药菟丝子、枸杞子、淫羊藿、泽泻、金银花、紫花地丁、牡丹皮、牛膝、薏苡仁、车前子、黄柏及针刺肾俞、关元、命门、三阴交、足三里、丰隆、阴陵泉治疗，中药组 40 例所用中药同药针组。结果：药针组总有效率为 92.5%，中药组总有效率为 80.0%。经统计学处理，两组总有效率比较，差异有显著性意义（$P < 0.05$），药针组疗效优于中药组。结论：药针并用治疗免疫性不孕优于

单独用中药治疗。

唐晔等以针灸中药并用治疗抗精子抗体阳性不孕症40例，治疗组服用"玉宫宝"，药物组成：黄芪18g，熟地15g，菟丝子12g，枸杞子12g，白花蛇舌草10g，牡丹皮10g，鸡血藤15g，丹参10g，郁金10g，红花10g，山药12g，益母草30g，徐长卿12g，甘草6g。上方经加工制成片剂，每片0.25g，每次6片，每日3次，3个月为1个疗程，最长治疗不超过4个疗程。患者治疗期间以工具避孕，同时配合针灸治疗，取穴关元、气海、三阴交、足三里、血海、肾俞、行间，中强刺激。对照组用强的松，每次5mg，每日3次，3个月为1个疗程，最长不超过12个月。结果发现：治疗组比对照组所需疗程短，疗效优于对照组。治疗组与对照组治愈率分别为30%、16.7%，总有效率分别为90%、56.7%。两组比较差异非常显著。

以上文献表明，针灸中药并用治疗免疫性不孕症优于单独使用中药或单纯使用西药治疗。

2. 针灸配合其他综合治疗

（1）腹针加穴位注射：赖毛华等探讨腹针配合穴位注射未破裂卵泡黄素化综合征的临床疗效。方法：对照组使用西药hCG促排卵，治疗组使用腹针，主穴为引气归原（中脘、下脘、气海、关元）；辅穴为商曲、气穴、滑肉门、外陵、上风湿点，于子宫（双）、三阴交（双）、足三里（双）穴位进行穴位注射，每穴位注射hCG药液1mL左右促排卵。连续观察6个月，进行疗效比较。结果：治疗组总有效率为93.31%，对照组有效率为73.3%，二者比较差异有显著性（$P < 0.05$）。结论：腹针配合穴位注射能明显提高未破裂卵泡黄素化综合征患者妊娠率。

（2）针灸联合超声波：王翠云等采用针灸与超声波治疗输卵管炎性不孕症 62 例，电极分别放于耻骨联合上部和骶部，针刺取穴关元、归来、中极、子宫、大赫、足三里、三阴、肾俞，气滞血瘀者配血海、肝俞，下焦湿热者配曲骨、次髎，同时用艾灸。3 年后随访，妊娠率为 76.78%。

（3）针刺配合音频电治疗：药玲等采用针刺配合音频电治疗女性输卵管堵塞性不孕 200 例，穴取归来、中极、水道、子宫、三阴交，起针后音频电疗小腹两侧，总有效率为 96%。

3. 针灸配合中西医结合治疗

张凤祥用中西药联合针灸治疗免疫性不孕症，治疗组 66 例，单纯西药治疗对照组 58 例，两组临床资料有可比性。治疗组采用中西药联合针灸治疗。中药组成：山茱萸、菟丝子、枸杞子、黄芪、红花、桃仁、红藤、茯苓各 12g，牡丹皮、熟地黄各 9g，香附、柴胡、甘草各 6g。水煎服，每日 1 剂，早晚空腹各服 1 次，每次 150mL。西药：强的松片，服用方法与对照组相同。针灸：主穴：三阴交、中极、关元。配穴：肝肾阴虚配气海、肾俞，平补手法；气血亏虚配气海、血海，平补中刺激；肝经湿热配足三里、太溪、天枢，平补平泻，中刺激。隔天 1 次，15 次为 1 个疗程。所选针灸穴位，多有强壮、调整生殖功能和治疗不孕不育疾病的作用。在上述治疗期间，每 30 天复查抗体 1 次。对照组采用单纯西药治疗，强的松片 5mg。每天 3 次，口服，连续服用 3 ~ 6 个月，抗体转阴后每 10 天递减 5mg 至停药。服药期间每 30 天复查抗体 1 次。结果显示，中西药联合针灸治疗组痊愈率及总有效率均显著高于单纯西药治疗组（$P < 0.01$），可见中西药联合针灸治疗免疫性不孕症效果优于单纯西药治疗。

免疫性不孕的治疗在临床上较为棘手，西医主要采用免疫抑制剂法，但副作用较大。针灸以三阴交、中极、关元为主穴，结合中药辨证论证。以中药为主，辅以少量西药治疗免疫性不孕症的方法，不但可以使抗体滴度下降、转阴，并且具有整体调节机体的作用，同时可减轻西药的副作用。

（陆杉　陈秋霞　卢兴宏　倪运萍　董燕）

第三节　外治法的古代文献研究

古代治疗不孕症，除了传统的内服汤药及膏丹丸散、针灸等治疗方法外，外用之坐导药等方法也很常用，中医外治法与口服药物共用可起到内外兼治的作用，是一种非常有效的辅助治疗措施。具有简便易廉的特点，现将古代关于不孕症的一些外治法简述如下。

一、隋唐时期以前

随唐以前，妇科外治法经历了从萌牙到规范化、多样化的发展时期。

《华佗神方》：华佗治妇人血瘕神方：治妇人血瘕内生，

月水不时，无子。用大黄、当归各半分、山茱萸、皂荚
（去皮子，炙）各一两，细辛、戎盐各二十六铢，上捣散，
以香脂为丸如指大，以绵裹纳阴中。

二、宋金元时期

此期是妇科外治法的传承期。儒家思想的束缚使大量
有实用价值的妇科药物治疗应用受到一定限制，但政府重
视医学，为妇科中医外治传承做出了巨大贡献。

1.《御药院方》

麝香丸：妇人阴中久冷，或成白带淋沥不断，久无子
息。零陵香、藿香、蛇床子、吴茱萸、枯白矾、木香、麝
香、丁香、韶脑、不灰木、白芷、龙骨，诸药研为细末，
炼蜜和丸，每两作四十丸，每用一丸，绵裹内阴中。

2.《太平圣惠方》

内灸丸：治妇人无子脏冷。麝香、皂荚、川椒捣罗为
末，炼蜜和丸，如酸枣大，以绵裹纳产门中。受子导散方：
治妇人绝产不复生，及未曾生。皂荚、吴茱萸、当归、干
姜、川椒、白矾、细辛、五味子、川大黄、戎盐，诸药捣
罗为末，以轻绢缝作袋子，如指大，长三寸，盛药纳阴中。

3.《妇人大全良方》

坐导药：妇人子脏偏僻，冷结无子。蛇床子、芫花二
味为末，取枣大纱囊盛，如小指长，内阴中。茱萸丸：治
妇人阴寒，十年无子者。吴茱萸、川椒为末，炼蜜丸如弹
子大，绵裹内阴中。

4.《三因极一病证方论》

坐导药：治全不产及断绪，服荡胞汤，恶物不尽，用此方。皂角、吴茱萸、当归、细辛、五味子、干姜、大黄、矾石、戎盐、蜀椒，上为细末，以绢袋盛，大如指，长三寸余，盛药令满，缚定，纳妇人阴中。

三、明清时期

此期是妇科中医外治法发展的鼎盛时期，考据风气兴起后，出现了药物外治法专著，理论体系不断完善并趋于成熟。

1.《古今医统大全》

保真种子膏：能锁玉池，固精不泄，养灵龟不死，壮阳保真，百战不竭。贴肾俞，暖丹田，子午既济，百病自除。一膏能贴六十日，金水生时，用功即孕，大有奇效。下元虚冷，不成胎息，贴一月育孕。

2.《济阴纲目》

如圣丹：枯矾、川乌各等分，炼蜜丸，如弹子大，绵裹纳阴户中，治带下绝产。

3.《太医院秘藏膏丹丸散方剂》

神效龟龄益寿膏：妇人贴脐上，充实血海，能暖子宫，易得孕育，并治崩漏不止。

（任晋洪　徐珉　黄健玲）

第四节 外治法的现代文献研究

对于不孕症外治法的现代文献研究较多，我们主要选取 1989～2011 年维普、CBM、CNKI 三个数据库资料，以"不孕"、"输卵管阻塞"、"输卵管梗阻"、"子宫内膜异位症"、"灌肠"、"中药外敷"、"中医药综合疗法"、"物理治疗"等为关键词或主题词检索，共检索到文章 476 篇，将个案报道或仅有摘要发表的文献、重复发表文献剔除，剩余文献根据治疗方法不同大致分为：单纯中药保留灌肠 16 篇、中医多种方法综合治疗 207 篇（包括中药内服＋灌肠、灌肠＋敷药、灌肠＋理疗、灌肠＋宫腔入药等）、输卵管介入再通后综合治疗 34 篇、宫腹腔镜（包括单纯腹腔镜）术后综合治疗 24 篇、其他外治法（包括中药内服＋宫腔灌注、单纯中药局部外敷、手术治疗＋中药综合治疗等）共 42 篇。

通过阅读文献我们发现，现代文献研究中对不孕症的中医外治法主要包括中药保留灌肠、中药外敷、中药宫腔注入、中药阴道纳药、中药离子导入等，或配合中药内服，或几种外治法合用，或配合物理治疗，或配合手术治疗，或中西医结合治疗，而绝大多数是手术以后配合中医内外合治综合治疗，主要用于输卵管阻塞性不孕的治疗，以及子宫内膜异位症导致不孕的治疗，均为难治的不孕症，提示有优于西医的临床疗效。现综述如下。

一、输卵管阻塞性不孕的外治疗法

1. 中药保留灌肠

中药保留灌肠追其溯源，早在《金匮要略·妇人杂病脉证并治》就有关于谷道导入法的论述："胃气下泄，阴吹而正失，此谷气之实也。膏发煎导之。"近年来治疗输卵管阻塞性不孕多采用活血化瘀、清热利湿的中药保留灌肠，一是通过灌肠可以利用盆腔与直肠在解剖上的关系，使药物的有效成分通过直肠壁的渗透吸收，直接作用于盆腔，改善血液循环，促进增生粘连的结缔组织软化，起到消除局部充血水肿，促进抗感染药物局部吸收，达到消炎、防止粘连产生的目的；二是通过灌肠起到热敷的理疗作用，使血管扩张，血流增快，加速淋巴液的回流，既可以改善盆腔局部循环，又可减少中药口服吸收时肝脏及消化道黏膜的首过效应，增加药物的吸收利用度，从而加速炎症的吸收。

杜立玲采用中药保留灌肠治疗输卵管阻塞性不孕，方药组成为黄连15g，黄柏15g，黄芪15g，赤芍15g，当归尾15g，穿山甲15g，皂角刺15g，煎成汤剂100mL。中药通管汤保留灌肠。从月经干净后3~5天开始用药，10~14天为一个疗程。一个疗程未愈者，续行下一疗程，治疗6个月后总治愈率66.67%。

顾华等采用妇炎汤保留灌肠治疗输卵管阻塞性不孕，妇炎汤组成及用法：三棱10g，莪术15g，丹参25g，延胡索20g，枳壳15g，川楝子15g，怀牛膝20g，土茯苓20g，

鱼腥草 20g，连翘 20g。用法：将以上药物煎汤浓煎成
100～150mL，灌肠药应保留 2 小时以上，1 次/天，10 次为
1 疗程，每疗程后可休息 2 天，再用第 2 个疗程，月经期停
药。共用 2～3 个疗程，治疗 50 例，妊娠 18 例。西药组单
纯通液（宫腔注射生理盐水 + 庆大霉素 + 地塞米松 + α －
糜蛋白酶），治疗 32 例，妊娠 4 例。两组疗效差异有统计
学意义（$P < 0.01$）。

文献表明，中药保留灌肠在治疗输卵管阻塞性不孕方
面具有较好的疗效。

2. 中药外敷

中药外敷下腹部可通过药物温热的良性刺激，使药物
发散走窜及穿透肌肤，刺激经络，促进局部血液循环，有
利于加速盆腔组织血液循环，使局部组织营养得到改善，
有利于炎症的吸收和消退，提高局部的新陈代谢。中药外
用法可以加速局部血液循环，增强宫腔黏膜上皮纤毛的功
能，溶解输卵管内梗阻和管外粘连，促使阻塞的输卵管
畅通。

史淑荣选用中药外敷热疗法治疗输卵管阻塞性不孕。
药物组成：透骨草 100g，伸筋草 100g，红藤 150g，赤芍
150g，路路通 150g，三棱 150g，莪术 150g，牡丹皮 100g，
水蛭 100g，虻虫 100g，皂刺 200g，没药 150g，乳香 150g，
艾叶 300g，当归 300g。将上药研细末，取 250g 装入布袋
中，淋洒白酒 30mL 置锅内蒸 20 分钟，取出后待湿温适度
后敷于少腹部，药袋上加敷热水袋保温，使温度维持在
40℃左右。每晚 1 次，每次 50 分钟，5 天更换药袋 1 次。

行经期间停用，15 天为 1 个疗程。治疗结果显示，17 例患者，经过 4 个疗程治疗，月经规律，小腹转暖，腰酸、腰痛症状消失，带下量减少 17 例；输卵管已经通畅 9 例。5～8个疗程后输卵管通畅 8 例。总有效率为 100%。

高娜用逐瘀通络膏治疗输卵管阻塞性不孕 85 例，所有病例治疗前均选择在月经干净后 3～7 天行子宫输卵管造影证实为输卵管阻塞，然后给予逐瘀通络膏（药物由虎杖 60g，当归 30g，皂角刺 60g，王不留行 60g，石菖蒲 60g，山慈菇 30g，穿山甲 30g，乳香 30g，没药 30g，琥珀 30g 等组成。将上述药粉5g 加入白酒、蜂蜜适量，麝香少许，再加入风油精 3～4 滴调匀成膏备用），嘱患者用肥皂水洗净脐眼，酒精消毒，将药膏放入脐眼铺开，消毒纱布敷盖，红外线照射 20 分钟。嘱患者每日用热水袋外敷 1～2 小时，增强药物吸收力，如出现局部发热起泡瘙痒，停药数日再进行治疗。隔日 1 次，7 次为 1 个疗程。疗程结束后再行子宫输卵管造影检查，未愈者再做第二个疗程治疗。疗效观察显示，所有病例治疗后治愈 66 例，有效 13 例，无效 6 例，总有效率93.9%。

3. 中医内外合治综合疗法

为提高治疗效果，临床上中医治疗输卵管阻塞性不孕绝大多数采用的是中医内外合治的综合疗法，如中药保留灌肠加中药内服、中药外敷加中药内服、中药保留灌肠加宫腔入药、中药保留灌肠加理疗，或上述几种方法的综合治疗。现分述如下。

（1）中药保留灌肠加中药内服：张素等使用辨证中药

内服结合灌肠治疗输卵管阻塞性不孕症。辨证分型：共分为四型：①气滞血瘀型：用理气祛瘀峻竣煎（李祥云教授自拟方，下同），主要药物有三棱、莪术、赤芍、䗪虫、丹参、当归、香附、穿山甲、柴胡、路路通、郁金、延胡索。②寒凝瘀滞型：用温经祛瘀峻竣煎，主要药物有附子、桂枝、小茴香、紫石英、三棱、莪术、赤芍、䗪虫、香附、路路通、丹参、淫羊藿、肉苁蓉、穿山甲、锁阳。③气虚血瘀型：用益气祛瘀峻竣煎，主要药物有党参、黄芪、怀山药、黄精、三棱、莪术、䗪虫、丹参、当归、香附、路路通、赤芍、穿山甲、菟丝子。④热盛瘀阻型：用清热祛瘀峻竣煎，主要药物有红藤、败酱草、蒲公英、紫花地丁、夏枯草、三棱、莪术、䗪虫、路路通、牡丹皮、丹参、赤芍、黄芩、穿山甲、黄柏。除上述辨证分四型，另根据患者所出现的不同症状再随症加减：黄体功能不全或 BBT 单相者酌加淫羊藿、菟丝子、肉苁蓉；痛经者酌加延胡索、川楝子、白芷、生蒲黄、五灵脂等；抗精子抗体阳性者酌加忍冬藤等；伞端粘连或盆腔粘连者酌加皂角刺、夏枯草等；畏寒肢冷者酌加附子、桂枝等。上方每日 1 剂，水煎 2 次，分 2 次内服，同时多煎出 150mL，用于排便后保留灌肠。每次月经干净后即开始用药，月经期停用。3 个月经周期为 1 个疗程。与单纯输卵管通液组相比，疗效更好。结果：治疗 4 个疗程后观察比较疗效，治疗 69 例，治愈（治疗后 1 年内妊娠）40 例，未愈（治疗后 1 年内未妊娠）29 例，治愈率为 58%；对照组 23 例，治愈 7 例，未愈 16 例，治愈率为 30.4%。两组临床疗效比较有显著性差异

（$P < 0.05$）。

（2）中药外敷加中药内服：库玉花用内服外敷法治疗输卵管阻塞68例，中药煎剂药用：桂枝、桃仁各10g，茯苓、丹参、穿山甲各15g，牡丹皮、赤芍、玄胡各12g，路路通15g，每日1剂，空腹服2次；外敷法用消癥汤，药用透骨草30g，羌活、独活各35g，肉桂、艾叶15g，乳香、没药、当归、红花各20g，丹参、赤芍各25g，防风10g，上药粉碎，装入布袋内，加水煮沸后，热敷小腹或两侧少腹，每日敷2次，时间为15～20分钟。每剂药连续使用3日后更换。以上方药均需月经期停用。治疗1～2月输卵管通，怀孕者13例；治疗3～4月输卵管通，怀孕者24例；治疗5～6月输卵管通、怀孕者18例；治疗7～9月输卵管通、怀孕者7例；治疗1年怀孕者1例；无效者5例。有效率为92.7%。

李玉芹采用双重法治疗输卵管阻塞性不孕80例，运用中药辨证分型治疗加通管外敷散（自拟）局部热敷，内外并治双重法治疗80例，配合通管外敷散，药用透骨草100g，白花蛇舌草30g，忍冬藤30g，红藤30g，石见穿15g，威灵仙15g，地鳖虫12g，路路通15g，鸡血藤20g，白芷12g，川椒10g，生艾叶100g，千年健15g。将药纳入布袋中，蒸30分钟置于两侧输卵管部位热敷，每次40分钟，每日2次，15天为1个疗程，经期停用。治疗结果80例患者中，治愈52例，显效20例，无效8例。

邱方采用中药内服外敷治疗输卵管阻塞性不孕82例，内服方药物组成：蒲公英30g，紫花地丁15g，丹参10g，赤芍 10g，乳香 10g，没药 10g，三棱 10g，莪术 10g，桃仁 10g。每日 1 剂，水煎分 2 次口服，经期停服。外敷方药物组成：五加皮 20g，千年健 10g，防风 20g，透骨草 50g，赤芍 20g，独活 15g，艾叶 20g，桑寄生 20g，乳香 10g，红花 15g，当归 20g，没药 20g，川断 10g，羌活 20g，血竭 10g。将药喷湿后装入袋缝好，隔水蒸半小时，趁热敷于患处，待冷却后移去，每剂药可用 8 天，连用 2 剂为 1 个疗程，经期停药，下次月经后，重复应用。治疗结果：82 例中治愈 47 例，占 57.32%；好转 24 例，占 29.27%；无效 11 例，占 13.41%。总有效率为 86.59%。

（3）中药保留灌肠加宫腔入药：李秀然等对输卵管阻塞性不孕症患者在宫腔镜插管通液术后配以中药高位保留灌肠治疗。方法：每次术后第 1 天开始，每晚 1 次，连续 10 天为 1 个疗程。处方：莪术 10g，三棱 10g，败酱草 20g，红藤 15g，丹参 20g，赤芍 20g，香附 15g，路路通 20g，延胡索 15g。上方浓煎 2 次，取汁 100mL，睡前保留灌肠。治疗后 2 年内妊娠率：治疗组为 72.5%（87/120 例），对照组（单纯宫腔镜插管通液组）为 39.2%（47/120 例）。

苗曼华将输卵管阻塞性不孕患者分为 2 组，治疗组采用输卵管通液术和中药灌肠治疗；对照组采用输卵管通液术和口服广谱抗生素治疗。中药保留灌肠方药组成：红藤、败酱草、蒲公英、紫花地丁各 30g，皂角刺、三棱、莪术各 15g，露蜂房 9g，大黄 5g。每日 1 剂，每晚浓煎 100mL，睡前保留灌肠，每日 1 次，连续 10 次为 1 个疗程。对照组 30 例，受孕 10 例，受孕率 33.3%；治疗组 31 例，受孕 19

例，受孕率63.3%。

伊琴华对输卵管性不孕患者应用自拟方（丹参30g，蒲公英30g，桃仁10g，生大黄15g，紫花地丁15g，蒲公英30g，败酱草30g）在通液治疗同时每晚中药灌肠。水煎汁至100mL，睡前保留灌肠，每日1次，经净后2天使用，10～15天为1个疗程，连用3个疗程。治疗组治愈157例，有效43例，无效11例，治愈率为74.4%，总有效率为94.8%。对照组（单纯通液组）治愈84例，有效56例，无效70例，治愈率为40.0%，总有效率为66.7%。两组疗效比较有显著性差异（$P < 0.05$），治疗组总有效率优于对照组。

姜静等对输卵管性不孕患者在宫腔注药（药物为0.9%生理盐水10ml×2支，地塞米松5mg×1支，丁胺卡那0.2×2支，α-糜蛋白酶4000单位×1支，利多卡因3mL，共计液体25mL左右）的基础上，加用附件炎二号方保留灌肛。药用醋三棱、莪术、当归、赤白芍、丹参、败酱草、荔枝核、鸡内金、泽兰、鸡血藤、蚤休、金银花、蒲公英。将上述药物倒入同一杯中，先加温水10mL浸润15分钟，然后倒入开水100mL冲化，搅拌至溶解，待药温38～40℃使用。每天1剂，连用15天。同时小腹局部微波理疗，30分钟/次，2次/日，1月为1个治疗周期。对照组单纯宫腔注药23例，妊娠6例，未妊娠17例，妊娠率为26.08%；治疗组注药+理疗23例，妊娠13例，未妊娠10例，妊娠率为56.52%。

饶梅冬等对输卵管性不孕患者行宫腔镜下通液术后即

给予中药消癥散方 150mL 保留灌肠，保持 40 分钟以上，消癥散方：续断 12g，川椒 6g，五加皮 12g，白芷 12g，桑寄生 15g，艾叶 9g，透骨草 30g，羌活 9g，独活 9g，赤芍 12g，当归尾 9g，血竭 9g，乳香 12g，没药 12g，红藤 30g，丹参 30g，每日 1 次，20 次/月，1 个月经周期为 1 个疗程。治疗 30 例，妊娠 19 例（63.3%）。

敖瀚文等对输卵管性不孕患者在子宫输卵管通液术（硫酸庆大霉素注射液 8 万单位 + α - 糜蛋白酶 4000 单位 + 地塞米松 5mg + 35℃ 温生理盐水适量）同时配合红藤汤（红藤 30g，败酱草 30g，紫花地丁 30g），浓煎成 100mL 加温至（40±1）℃ 保留灌肠，每日 1 剂。10 剂为 1 个疗程。随访 50 例治疗后患者，共 20 例妊娠，占 40%。

（4）中药离子导入加中药内服：夏敏等用川芎嗪离子导入配合内服中药治疗输卵管阻塞 118 例。治疗方法：中药组采用盆腔炎方（协定方，主要药物有柴胡、枳壳、赤芍、忍冬藤等）口服，每日 1 剂，连续服用 3 个月。离子导入组：盆腔炎方（药物同上）口服，每日 1 剂，连续服用 3 个月，同时配合磷酸川芎嗪注射液 80mg 归来穴离子导入，每日 1 次，每次 20 分钟，连续治疗 3 个月（月经期停止）。治疗结果：中药组 65 例，痊愈 19 例，有效 20 例，无效 26 例，总有效率为 60%；离子导入组 53 例，痊愈 26 例，有效 16 例，无效 11 例，总有效率为 79.2%，两组比较，离子导入组疗效明显为优（$P < 0.05$）。中药组 1 年内妊娠者 14 例，妊娠率 21.54%；离子导入组 1 年内妊娠者 20 例，妊娠率 37.74%。离子导入组中无一例出现皮肤损

伤及过敏反应。

武俊采用中药内服与离子导入配合灌肠治疗输卵管阻塞不孕症 58 例，治疗时内服中药基本方：苍术 15g，香附 15g，浙贝母 15g，夏枯草 30g，鸡内金 9g，皂角刺 15g，路路通 30g，王不留行 30g，鸡血藤 30g，炙甘草 10g。随症加减，每日 1 剂，7～10 天为 1 疗程，2 个疗程为 1 周期，连续治疗到月经期停止。丹参注射液离子导入：丹参注射液 10mL 离子导入输卵管部位，每日 1 次，每次 20 分钟，7～10 天为 1 个疗程，2 个疗程为 1 周期，连续治疗到经期时停止。中药灌肠协定处方：毛冬青 30g，穿破石 30g，三棱 12g，川芎 10g，莪术 12g，赤芍 15g，丹参 20g。加水浸过药面，煎煮药液至 60mL，温度 45℃，每次月经净后，侧卧缓慢进行直肠保留灌肠，每晚 1 次，7～10 天为 1 个疗程，2 个疗程为 1 周期，连续治疗到月经期结束。治疗结果：离子导入与中药保留灌肠联用组 58 例，总有效率为 93.10%，无效率为 6.90%，受孕率为 48.29%。离子导入和保留灌肠联用，吸取两种方法特长，效果显著，操作简单，无副作用，并可避免手术，减轻病人的经济负担，容易被患者接受。

付桂芩等用疏通种育方离子导入并中频电全科治疗仪治疗输卵管不完全梗阻性不孕症 102 例，痊愈 94 例（92.16%），有效 6 例（5.88%），总有效率为 98.04%；对照组 102 例，痊愈 32 例（31.4%），有效 44 例（43.1%），总有效率为 74.5%，两者有效率、治愈率比较有非常显著性差异（$P < 0.01$）。

（5）中药保留灌肠加理疗：高慧等采用中药保留灌肠（自拟抗炎通管汤）治疗输卵管阻塞性不孕症。抗炎通管汤基本方药用薏苡仁 20g，败酱草 10g，红藤 20g，丹参 15g，赤芍 15g，三棱 10g，莪术 10g，肉桂 20g，水蛭 10g，穿山甲 10g，皂刺 10g，海藻 12g，连翘 12g，鱼腥草 10g，路路通 12g，鸡血藤 30g。加减：腹疼痛、下坠，带下量多色黄，舌红苔黄腻脉滑数，属湿热下注者加黄柏 10g，苦参 10g，土茯苓 20g；小腹冷痛，带下清冷，舌淡苔白脉细，属寒湿凝滞者加桂枝 10g，茯苓 10g，细辛 10g；乳房胀痛，烦躁易怒，属气滞者加乳香 10g，没药 10g；若附件区增厚或有炎性包块者加王不留行 15g，夏枯草 12g。用法：每日 1 剂，水煎 2 次，将药汁合并后，再浓煎至 100mL 药液，每晚临睡前嘱患者排净二便，将药液加温至 42℃ 左右，保留灌肠。配合理疗，在双侧附件区的体表投影处理疗和照射，隔日 1 次，每次 30 分钟。腰骶疼痛者加八髎穴区理疗。1 个月为 1 个疗程，共观察 3 个疗程。经期停药。治疗 213 例，痊愈 153 例（71.83%），其中妊娠者 119 例，有 34 例患者输卵管通畅后要求择期妊娠而避孕，在痊愈患者中无输卵管再阻塞的发生。

韩雪梅应用中药保留灌肠配合盆腔炎治疗仪治疗输卵管阻塞性不孕取得良好效果。中药保留灌肠（自拟抗炎通管汤）基本方：丹参 15g，赤芍 15g，三棱 10g，莪术 10g，穿山甲 10g，细辛 10g，海藻 12g，连翘 12g，鸡血藤 30g，路路通 12g。加减：小腹疼痛、下坠、带下量多色黄，舌红苔黄腻，脉滑数，属湿热下注者，基本方加黄柏 10g，苦参

10g，土茯苓 20g；小腹冷痛，带下清冷，舌淡苔白，脉细，属寒湿凝滞者加桂枝 10g，茯苓 10g，细辛加至 12g；乳房胀痛，烦躁易怒，属气滞者加乳香 10g，没药 10g；附件增厚或有炎性包块者加皂角刺 10g，夏枯草 12g。用法：每日 1 剂，水煎 2 次，将药汁合并后，再浓煎至 100mL，每晚临睡前保留灌肠。并配合理疗，采用盆腔炎治疗仪。每天治疗 1 次，每次 30 分钟，8 天 1 个疗程。经期停药，1 个月为 1 个疗程。连续治疗 3 个疗程。治疗 124 例，痊愈 90 例，其中妊娠者 78 例，有 12 例在输卵管通畅后要求择期妊娠而避孕。

（6）中医综合疗法：中医综合疗法通常采用多种治疗方法，包括中药内服、中药保留灌肠、中药外敷、宫腔入药、物理治疗等，利于输卵管的尽早畅通，提高妊娠率。

黄健萍等用三联外治法治疗输卵管阻塞性不孕，将 120 例输卵管阻塞性不孕患者随机分为治疗组（60 例）和对照组（60 例），治疗组全部使用失笑散脐敷 + 毛冬青灌肠 + 盆腔治疗仪腰骶部理疗，对照组使用金刚藤胶囊口服 + 丹参粉针注射液静滴 + 毛冬青灌肠 + 盆腔治疗仪腹部理疗。结果：治疗组 60 例，治愈 34 例（56.67%），显效 19 例（31.67%），无效 7 例，总有效率为 88.33%；对照组 60 例，治愈 20 例（33.33%），有效 18 例（24.32%），无效 12 例，总有效率为 63.33%。两组总有效率比较，差异有显著性意义（$P < 0.05$）。

孙红等对输卵管炎性不孕症患者采用口服中药、中药保留灌肠及中药宫腔内注射治疗，效果良好。内服方：三棱、莪术、茯苓、怀牛膝各 15g，炮穿山甲、皂刺各 10g，桂枝 9g，水蛭 6g，丹参、黄芪、生薏苡仁、败酱草各 30g，每日 1 剂，月经后第 5 天始服，经期停服用，配合宫腔灌注，用复方丹参注射液 4mL 加生理盐水 20mL 于月经干净第 3 天开始宫腔灌注，隔日 1 次，连续 2～3 次。保留灌肠方：三棱、莪术、刘寄奴各 15g，败酱草、红藤各 30g，皂角刺 12g，浓煎至 100mL，每隔 1 晚保留灌肠 1 次，月经干净第 7 天始用，经期停用。治疗组 60 例，受孕 33 例；对照组用氧氟沙星注射液＋甲硝唑注射液静脉点滴，每日 1 次，月经周期第 1 天开始，连用 5 天；月经干净第 3 天开始用庆大霉素注射液 8 万单位、地塞米松注射液 5mg、透明质酸酶 1500 单位加生理盐水 20mL 行宫腔灌注，隔日 1 次，连续 2～3 次。治疗 30 例，受孕 6 例。

　　戴海青将 166 例输卵管阻塞性不孕症患者随机分为两组，治疗组于经后用中药灌肠，药用紫花地丁 20g，败酱草 20g，蛇床子 15g，络石藤 20g，丹参 30g，川芎 15g，穿山甲 20g，鸡血藤 15g。腰骶部疼痛者加杜仲、川断；痰湿瘀阻者加薏苡仁、三棱、莪术；病程日久者加黄芪、云苓。上药浓煎去渣取汁 150mL，日 1 剂保留灌肠，同时予以蜜水调和金黄散约 30g 敷于下腹部，再加 TDP 下腹部照射治疗 40 分钟，10 天为 1 疗程。对照组于经期用青霉素钠 800 万单位＋0.9% NaCl 250mL，0.5% 甲硝唑 200mL 静脉滴注，每日 1 次，连续 3 天，经后 3～7 天行宫腔通液，0.9% NaCl 20mL＋2% 利多卡因 5mL＋地塞米松 5mg＋庆大霉素 8 万单位，隔天 1 次，共 2 次。术后口服氟哌酸 3 天，0.2g，每日 3 次。治疗组 90 例，妊娠 52 例；对照组 76 例，妊娠 7 例。

陈文英等采用中药煎汤保留灌肠配合穴位贴敷治疗输卵管阻塞性不孕，与单纯通液组比较疗效显著。中药灌肠方药用桃仁 12g，红花 8g，生地黄 12g，川芎 10g，牛膝 10g，当归 8g，赤芍 15g，枳壳 10g，桔梗 8g，柴胡 10g，甘草 6g，浓煎 100mL，每晚睡前保留灌肠，共 10 次。配合以川椒、细辛 2 : 1 研末，用酒或醋调成糊状放入脐窝，用艾条灸神阙穴，每次 30 分钟，每日 1 次，10 次为 1 个疗程，同时在月经干净 3~7 天内常规行输卵管通液治疗。与单纯输卵管通液对照组比较，治疗组 98 例，宫内妊娠 77 例占 78.6%，异位妊娠 1 例占 1.0%，自然流产 9 例占 9.2%；对照组 82 例，宫内妊娠 43 例占 52.4%，异位妊娠 3 例占 3.7%，自然流产 13 例占 15.9%。

刘小纯等在应用输卵管通液基础上（庆大霉素 8 万单位＋地塞米松 5mg＋2%利多卡因 3mL＋生理盐水注射液 20mL）行保留灌肠治疗，灌肠方为自拟方，药用王不留行 10g，路路通 10g，皂刺 15g，制乳香 10g，制没药 10g，川芎 15g，赤芍 15g，桃仁 15g，三棱 10g，莪术 10g，天仙藤 20g，金银花 15g，连翘 20g 浓煎成 100mL，温度在 37~40℃为宜，保留灌肠。灌肠结束后取平卧位行妇炎散外敷及微波理疗，妇炎散用温热水调匀，放置在两层纱布间，外敷下腹部，同时配以微波理疗。保留灌肠治疗、中药外敷及微波理疗每日 1 次，连用 10 天。和单纯输卵管通液治疗西医组疗效比较：西医组总有效率为 46.9%，其中妊娠有 7 例，妊娠率为 21.9%，中西结合组总有效率为 78.1%，其中妊娠 13 人，妊娠率为 40.6%，可见治疗后中西结合组有效率、妊娠率均明显高于西医对照组，两组比较有显著性差异（$P < 0.05$）。

岳桂英将输卵管炎性不孕患者随机分为两组，治疗组于每次月经干净后 3～7 天在常规消毒下行宫腔内注射，注射药物为生理盐水 20mL、青霉素 80 万单位、庆大霉素 8 万单位、糜蛋白酶 4000 单位、地塞米松 5mg，每月 2～3 次。宫腔注药完毕、阴道出血停止后，采用恒频磁共振治疗仪进行理疗。将两磁振头放于下腹部两侧，每次治疗 40 分钟，每天 1 次。同时采用中药保留灌肠，主要成分为红藤、败酱草、紫花地丁、蒲公英、鸭跖草各 30g，加热浓煎成 100mL 灌肠，每天 1 次，连续 10 天为 1 疗程。对照组单用宫腔内注射疗法，其用药及疗程同治疗组。治疗组治疗 3 个疗程内妊娠 60 例，4～6 疗程 72 例，7～9 疗程 68 例，总妊娠率为 81%；对照组分别为 41、38、36 例，总妊娠率为 47%。

3. 输卵管介入复通术后中医综合治疗

经 X 线的输卵管介入复通术是通过 X 光机医生直视下利用同轴导管系统经阴道、宫颈、子宫、子宫角向输卵管插入输卵管导管进行输卵管选择性造影，再依据输卵管的具体堵塞部位和具体情况经输卵管导管向输卵管插入输卵管导丝，通过导管丝对堵塞的输卵管进行复通分离，适用于输卵管近段阻塞。术后应用中医内外合治的综合治疗以减少术后粘连，维持输卵管通畅，提高受孕率。

邓雷厉将输卵管介入复通术后患者随机分为两组，治疗组用中药外敷下腹部，药用盆炎散（组成：白花蛇舌草、两面针、蒲公英各 30g，大黄、黄柏、赤芍各 15g，白芷 10g）加水调和后煮热外敷下腹部，每天 1 次。另用盆炎灌肠液（组成：毛冬青、大黄、白花蛇舌草、两面针各 30g，枳壳、丹参各 15g，三棱、莪术各 10g，制成 500mL 瓶装液备用），每天 1 次，每次 150mL，38～40℃保留灌肠。以上两方均于介入术后开始治疗，至经期停药，术后第 1、2 月则于经后至排卵前治疗，排卵后停药，3 个月为 1 个疗程。介入术后随访 6 月仍未怀孕者再次造影，若输卵管通畅度 I～Ⅳ度者再行介入性输卵管再通术，术后按原方案治疗 3 月。对照组输卵管介入术后予常规通液治疗。两组妊娠率比较，治疗组 30 例，治愈 16 例，未愈 14 例，妊娠率为 53.3%。对照组 22 例，治愈 6 例，未愈 16 例，妊娠率为 27.2%。

蒋建文将输卵管介入再通术后患者随机分为两组，治疗组采用口服中药、中药保留灌肠及下腹部热敷疗法。口服中药自拟处方：金银花 15g，蒲公英 15g，野菊花 12g，丹参 15g，赤芍 12g，当归 12g，郁金 12g，香附 10g，薏苡仁 10g，甘草 3g，延胡索 12g，水煎 100mL，每日 2 次，经期停药，下次月经后重复使用。灌肠用中药自拟处方：蒲公英 15g，紫花地丁 15g，野菊花 15g，金银花 15g，丹参 20g，苍术 10g，郁金 12g，黄柏 6g，水煎 100mL 灌肠，每日 1 剂，经期停药，下次经后重复使用。同时配合下腹部热水袋热敷，每晚 1 次。对照组采用单纯通液。1 年内单纯再通术组中，宫内妊娠 27 例，宫内妊娠率为 33.8%（27/80），异位妊娠 5 例，配合中医治疗组中，宫内妊娠 68 例，宫内妊娠率为 56.7%（68/120），异位妊娠 6 例；无妊娠 94 例，占 47%。

郑瑞芹对输卵管阻塞性不孕介入术后患者采用中药保留灌肠同时配合理疗，取得了良好的效果。保留灌肠用"通任种子汤"加味，药物组成为丹参 30g，香附 9g，连翘 15g，当归 12g，川芎 12g，小茴香 18g，络石藤 12g，红花 9g，炙甘草 6g，穿山甲 6g，王不留行 30g，路路通 18g，皂刺 18g，莪术 18g，水煎 300mL 保留灌肠，每日 1 次，18 天为 1 个疗程。理疗：①电磁理疗：将 2 块 10cm×10cm 的方形药垫用蒸馏水浸湿，放于小腹两侧，同时将 2 个磁共振治疗头放于药垫上。②微波理疗：将方型辐射器置于小腹正中，功率设定在 20W 左右，以患者感到温热舒适为宜。每次均 30 分钟，每日 1 次，18 天为 1 疗程。灌肠配合理疗组治疗 50 例，妊娠 16 例（32%），异位妊娠 0 例；单纯介入治疗组 48 例，妊娠 6 例（12.5%），异位妊娠 2 例（33.33%），两组疗效差异有统计学意义。

邹立波等对输卵管介入复通术后患者介入治疗 1 周后内服中药，同时给予中药保留灌肠。自拟内服方药用蒲公英 20g，苦参 15g，红花 6g，桃仁、当归、赤芍、三棱、莪术、柴胡各 10g，丹参、路路通、皂角刺各 15g，炮山甲、红藤、牛膝各 10g，每日 1 剂，水煎 100mL 分次服，月经期停服；保留灌肠方用败酱草、蒲公英各 15g，黄柏、红藤、皂角刺、莪术、香附各 10g，加水 1000mL，煎成 100

~150mL。嘱患者每天晚上睡前排空小便，保留灌肠，月经期停药。1年妊娠率：治疗组50例中妊娠31例，妊娠率62%；单纯介入对照组45例中妊娠18例，妊娠率40%。

邓兆旭等将输卵管介入复通术后患者随机分为两组，治疗组：介入再通术后采用口服中药及中药保留灌肠，10天为1个疗程，经期停用，连用5个疗程。口服中药自拟处方：山甲片10g，天仙藤15g，苏木9g，炒当归12g，赤芍12g，白芍12g，路路通6g，丝瓜络6g，鸡血藤15g，川续10g，炒柴胡6g，水煎100mL，口服每日2次，直至经期停药，下次月经后重复使用。灌肠用中药自拟处方：红藤30g，败酱草30g，丹参20g，赤芍20g，白芍20g，五灵脂15g，延胡索15g，蒲公英35g，土茯苓20g，山楂15g，水煎100mL灌肠，每日1剂，直至经期停药下次月经后重复使用。观察组介入术后不予特殊治疗。再通成功者6个月后复查。观察组妊娠39例，宫内妊娠37例，妊娠率为48.68%，宫外妊娠2例，输卵管术后再粘连23支，再粘连率为16.79%（23/137）；对照组妊娠23例，宫内妊娠20例，妊娠率为28.57%，宫外妊娠3例，输卵管术后再粘连37支，再粘连率为29.37%（37/126）。

4. 腹腔镜或宫腹腔镜输卵管复通术后中医综合治疗

腹腔镜诊治输卵管性不孕具有独特优越性。腹腔镜不仅可以直观地了解输卵管的通畅情况及梗阻部位，明确输卵管性不孕的诊断，还可以了解盆腔情况，可以在腹腔镜下行输卵管造口术或输卵管伞扩张术、盆腔粘连松解术。在腹腔镜直视下，利用手术器械能松解盆腔及输卵管周围的粘连，使输卵管恢复自然弯曲和活动，能电凝和切除病灶，进行输卵管的整形，恢复输卵管的通畅度。宫腔镜和腹腔镜联合下手术是近年来对输卵管阻塞治疗的新方法，可复通输卵管从间质部至伞端的每一段输卵管。但由于术后输卵管的再粘连阻塞发生率较高，可影响妊娠率。术后应用中医综合治疗，可以降低毛细血管壁和细胞膜的通透性，减少炎症渗出，改善盆腔微循环，促使炎症吸收，抑制局部渗出及结缔组织增生，从而阻止输卵管机械性通畅后的再粘连，并抑制纤维母细胞生长，防止输卵管切口形成瘢痕，恢复正常的蠕动，可明显地提高输卵管通畅率，提高妊娠机会。

姜玉婵等对输卵管伞端粘连不孕腹腔镜复通术后患者采用中频治疗联合中西药保留灌肠取得很好的疗效。灌肠药物组方：红藤 30g，败酱草 15g，皂角刺 15g，金银花 30g，鱼腥草 30g，白花蛇舌草 30g，白蔹 12g，三棱 10g，莪术 10g，路路通 18g，丹参 15g，当归 12g，川芎 12g，泽兰 15g，穿山甲 6g，水煎至 200mL，合并糜蛋白酶 4000U 溶化后推入肛门。观察 1 年妊娠率为 75.51%（37/49），1 例异位妊娠。对照组（单纯行腹腔镜治疗）则为 48.48%（16/33），2 例发生异位妊娠。说明中频理疗配合中西药灌肠疗效优于单纯行腹腔镜治疗。

高丽萍等对腹腔镜输卵管复通术后患者采用中药口服通气汤 3 天，术后第 3 天加用中药通管灌肠汤保留灌肠 7 天。口服药用大黄、木香（后下）、砂仁（后下）各 6g，枳实、厚朴、陈皮各 10g。保留灌肠方药用半枝莲、败酱草、蒲公英、紫花地丁、泽兰、益母草各 15g，川芎、三棱、莪术、乳香、没药各 10g，加水 500mL 煎煮浓缩至 150mL 灌肠治疗，灌肠后患者卧床半小时以上以利药物吸收，每日 1 次，连用 7 天。治疗 38 例，正常妊娠 24 例（63.16%），异位妊娠 2 例（5.26%），未孕 12 例（31.58%）。

谭迎春等对腹腔镜输卵管复通术后患者采用中药内服兼保留灌肠治疗取得了很好的临床效果，与单纯腹腔镜手术相比，两组疗效差异有统计学意义。①中药汤剂治疗拟方：党参 12g，白术 12g，当归 12g，川芎 6g，赤芍 12g，乳香 6g，没药 6g，茺蔚子 12g，蒲公英 15g，香附 12g，田七 3g，穿山甲 6g，路路通 10g，石见穿 30g。1 剂/天，分 2 次煎服，经期停药。1 个月为 1 个疗程，共治疗 3 个疗程。②中药保留灌肠方（自拟）：三棱 10g，莪术 10g，蒲公英 15g，紫花地丁 15g，红藤 15g，鸭跖草 15g，浓煎 100mL，1 次/天，保留灌肠，10 天为 1 疗程，共观察 3 个疗程。术后 1 年，通过门诊和电话随访 67 例，对照组失访 1 例，随访率 98.5%；对照组受孕 17 例，受孕率 51%；治疗组受孕 23 例，受孕率 67%。

罗志娟等对腹腔镜下输卵管复通成功术后患者随机分为两组，治疗组术后第 2 天口服道地通管一号方，第 10 天用道地通管二号方保留灌肠。道地通管一号方组成：蒲公英 18g，苎麻根 18g，黄芪 10g，茯苓 10g，甘草 3g，1 剂/天，水冲服，2 次/天，连服 10 剂为 1 个疗程，共用 3 个疗程，后两个疗程于月经干净后第二天始用，若已怀孕，则停用。道地通管二号方：蒲黄 30g，土茯苓 20g，千斤拔 15g，紫花地丁 15g，黄芪 10g，皂角刺 15g，三七 6g，桂枝 10g，1 剂/天，用温水（37～38℃）冲至 100mL 药液，晚睡前用保留灌肠，1 次/天，15 天为 1 个疗程，共用 3 个疗程，后两个疗程于月经干净后第二天使用，若已怀孕，则停用。对照组术后在第 1 次月经干净 2～7 天行常规输卵管通液术 1 次。治疗后 2 年内，治疗组 80 例中受孕 55 例，未受孕 25 例，受孕率为 68.8%；对照组 80 例中受孕 35 例，未受孕 45 例，受孕率为 43.5%。

王璐璐等将腹腔镜下输卵管复通成功术后患者随机分为两组，治疗组术后第二天予中药通阻汤Ⅰ号，药用红藤、败酱草、蒲公英、丹参各 20g，桃仁、川芎、穿山甲、广木香、路路通、三棱、莪术各 10g。每天 1 剂，水煎服，分 2 次口服，疗程为 7 天。术后第 3 天行中药通阻汤Ⅱ号保留灌肠，药用三棱、莪术各 10g，蒲公英、紫花地丁、红藤各 15g，桃仁、红花、黄芩、黄连、黄柏各 20g，每天 1 剂，水煎后取汁 100mL，要求患者将药液尽量保留 4 小时以上，每天 1 次，疗程为 7 天。对照组按照术后常规行子宫输卵管通液术。治疗组 40 例，宫内受孕 27 例（67.5%），异位妊娠 4 例（10.0%），未孕 9 例（22.5%）；对照组 40 例，宫内受孕 9 例（22.5%），异位妊娠 5 例（12.5%），未孕 26 例（65.0%）。

邬素珍等对输卵管阻塞性不孕腹腔镜术后患者加用中药口服和灌肠治疗，连续治疗 3 个月，疗效优于单纯手术治疗组。口服中药以活血化瘀通络为主，在主方（桃仁

10g，丹参25g，莪术10g，皂刺15g，王不留行15g，路路通30g，香附10g，牛膝10g，水蛭10g，茜根10g，海螵蛸10g）基础上加减用药，每天1剂，配合院内制剂妇炎灌肠液（丹参30g，血竭3g，桃仁15g，莪术30g，赤芍20g，虎杖30g，煎成100mL，每天1次）保留灌肠，连续治疗3个月，月经期停药。治疗42例，术后3个月内妊娠5例，4~6个月内妊娠8例，6~12个月内妊娠12例，共25例，占59.5%；对照组（单纯手术治疗）26例，术后3个月内妊娠3例，4~6个月内妊娠2例，6~12个月内妊娠1例，共6例，占23.1%。

输卵管阻塞西医学认为多由炎症所致，由于下生殖道炎症上行扩散感染，如慢性子宫颈炎、子宫内膜炎、宫旁组织炎等，引起输卵管黏膜充血、肿胀、渗出、粘连、导致管腔堵塞不通。西医通过输卵管介入术、腹腔镜下盆腔粘连松解术、输卵管造口术、宫腹腔镜联合手术，使输卵管畅通，解决不利于妊娠的盆腔解剖因素。中医学认为，输卵管阻塞性不孕主要是湿瘀互结、夹热夹虚，致冲任、胞宫阻滞，不能摄精成孕，临床治疗当以理气通络、化瘀散结、清热祛湿为主。总结文献主要运用健脾益气、疏肝理气、活血行气、活血通络、化瘀散结、清热解毒利湿等中药。中药内服加上保留灌肠、中药外敷、宫腔入药等，内外合治，达到增强输卵管软化、蠕动、拾卵、通畅功能的作用。西医学研究也认为，活血化瘀药有改善盆腔血液流变学和微循环、增强纤溶作用，对盆腔粘连松解和吸收、输卵管软化、输卵管蠕动增强等方面有较好疗效。因此，手术加上中药内服外治，能提高妊娠率，取得较好的临床疗效。

二、子宫内膜异位症不孕的外治疗法

1. 中药保留灌肠

吴红野等应用中药保留灌肠治疗子宫内膜异位症所致不孕 33 例，3 个月为 1 个疗程，多用 2 ~ 3 个疗程，最长用 5 个疗程。中药灌肠方：三棱 10g，莪术 10g，红藤 15g，皂角刺 15g，蜂房 10g，赤芍 15g，桃仁 10g。用法：水煎至 100mL，保留灌肠，15 分钟灌完后卧床 30 分钟，保留时间越长效果越好，每日 1 次，月经期停用。共 14 例妊娠，妊娠率为 42.4%，纠正妊娠率为 43.9%。

徐红香应用中药保留灌肠治疗腹腔镜术后子宫内膜异位症不孕 23 例，中药灌肠用少腹逐瘀汤加减，药用川芎 20g，当归 20g，延胡索 15g，肉桂 10g，干姜 15g，没药 15g，五灵脂 15g，蒲黄 15g，赤芍 15g，小茴香 10g，皂角刺 10g，甘草 10g。水煎每袋 100mL，温度 39 ~ 41℃，灌肠管插入肛门 16 ~ 18cm，缓慢灌入，15 ~ 20 分钟灌完，保留至少 2 小时，每日 1 次，每次 2 袋。疗程 3 个月，随访 1 年。1 年内累积妊娠率为 14 例（60.9%）。

2. 其他中医综合疗法

蔡沙芒采用中医综合疗法治疗子宫内膜异位症不孕 65 例。口服中药汤剂加中药保留灌肠治疗，口服中药组成为赤芍药 15g，五灵脂、桃仁、当归、牛膝各 10g，川芎、香附各 8g。气滞加枳壳、乌药；寒凝加肉桂、干姜；气虚加党参、山药；瘀热加牡丹皮、黄连；肾虚加山茱萸、菟丝子。每日 1 剂，水煎取汁早晚分服，经前 3 天开始服用，连用 20 天为 1 个疗程。保留灌肠处方：红藤 30g，透骨草 20g，三棱、莪术、王不留行、皂角刺、路路通各 15g。气滞者加青皮、川楝子；寒凝者加桂枝、制附子；气虚者加白术、黄芪；瘀热者加紫草、蒲公英；肾虚者加鳖甲、龟甲。水煎取汁 100～150mL，温热保留灌肠药液缓缓注入，保留时间 1 小时以上，使药液能通过肠壁充分吸收而进入病灶起作用。每日 1 次，经前 3 天开始使用，经期无需中断，连续 20 天为 1 个疗程。以上两法在患者有怀孕征兆时，立即停药。20 天 1 个疗程，治疗时间最短 3 个疗程，最长 6 个疗程，平均 5 个疗程。结果：妊娠率达 38.5%。

黄剑美等采用中药口服、外敷、灌肠、物理疗法等综合疗法治疗子宫内膜异位症不孕 25 例。内服中药补肾活血方，药物组成：仙茅 10g，淫羊藿 10g，三棱 10g，莪术 10g，香附 10g，鸡血藤 20g，丹参 15g，山药 20g，熟地黄 15g。水煎服，每日 1 剂，分 2 次服。中药保留灌肠，药物组成：败酱草 20g，三棱 10g，延胡索 10g，牡丹皮 10g，莪术 15g，三棱 10g。将上药浓煎 100mL，每晚睡前保留灌肠。双柏水蜜膏外敷，药物组成：黄柏、侧柏叶、大黄、泽兰、薄荷各等量，水：蜜（1:1）调制成膏，外敷下腹。每次用 100g，每日 1 次，保留 2 小时以上。敷药后用周林频谱仪照射下腹部 30 分钟。上述治法在月经期停用，月经干净后 3 天开始施行，每月连用 14 天为 1 个疗程。共治疗 3 个疗程，随访 1 年。结果：妊娠 16 例，妊娠率为 64%。

　　秦淼等联合腹腔镜手术、内美通口服、中药周期疗法、中药保留灌肠、药渣热敷下腹部等综合治疗方法治疗子宫内膜异位症不孕症 46 例，所选病例均于月经后即在全麻下行腹腔镜检查。术前测血清 CA125，术中取腹腔液检查，确诊为子宫内膜异位症性不孕症并分期。根据异位病变的大小、程度施行不同的手术，包括对可疑病变活检、分离粘连、囊壁剥离、部分或全部切除卵巢等。手术中由预置输卵管通液器注入稀释美蓝液，镜下观察输卵管通畅程度，根据病变情况相应实施输卵管造口术、输卵管伞端成形术，力求恢复盆腔各脏器的正常形态及其相互间的解剖关系。术后常规使用抗生素 3 天。内美通口服治疗：术后或月经第 1 天开始口服，每次 2.5mg，每周 2 次，3 个月为 1 个疗程，中、重度可连服两个疗程。中药周期疗法以补肾、祛瘀为主。排卵前口服促卵泡汤以滋阴补肾、调养冲任，处方：菟丝子、山药各 15g，当归、川芎、白芍、枸杞子、炒白术、鹿角霜、牡丹皮、砂仁各 10g，水煎服，每日 1 剂，于经后第 3 天开始服用，连用 7 天；排卵期及排卵后服补肾活血方，处方：菟丝子、淫羊藿、覆盆子各 20g，续断、桑寄生、淫羊藿各 10g，当归、丹参、白芍各 12g，穿山甲、水蛭各 6g，1 剂/天，连服 10 天，经期停服。3 个月经周期为 1 个疗程，连续治疗 2 个疗程。用基础体温和 B 超检测排卵，指导服药。中药保留灌肠、药渣热敷下腹部。药方：大黄 6g，赤芍、丹参各 30g，三棱 10g，莪术 15g，枳实、皂角刺、延胡索各 15g，制乳香、制没药各 10g，全方活血祛瘀、行气散结、消癥止痛。将上方煎至 100mL，每晚保留灌肠 1 次，连续 7 天，月经期暂停，3 个月为 1 个疗程，连续 2 个疗程。上述药渣用纱布包裹趁热外敷下腹部，每次 30 分钟，时间与疗程同保留灌肠。治疗后随访 6～12个月，受孕 29 例，受孕率高达 63%。

具春花等使用中药内外合治腹腔镜术后内异症伴不孕 20 例，腹腔镜术后月经复潮开始口服中药，从经净第三天开始至排卵期为止服补肾活血方，每日 1 剂，早晚 2 次服用。补肾活血方药用菟丝子、桑寄生、三棱、莪术、淫羊藿、丹参、红花、桃仁、枳壳、皂角刺。3 个月经周期为 1 个疗程，观察 1～2 个疗程。每晚行中药保留灌肠，药用莪棱灌肠液（由三棱、莪术等中药组成）。嘱患者排空大便后保留灌肠，每次 100mL（原液 50mL 加 50mL 温开水），每日 1 次，治疗 10 天。结果：妊娠 14 例，妊娠率为 70%。

由子宫内膜异位症引起的不孕症属于疑难杂症，中医外治法可以直接作用于女性盆腔，改善盆腔状况，提高妊娠率。

三、排卵障碍性不孕的外治疗法

排卵障碍性不孕的外治法主要有中药外敷、中药离子导入治疗等。

1. 中药外敷

庞保珍等用促黄祈嗣丹贴脐治疗黄体不健致不孕症 132 例，痊愈 86 例，无效 46 例。

2. 中药离子导入治疗

覃菁将排卵障碍的患者随机分为治疗组和对照组，治疗组在 B 超监测卵泡生长达到 1.6cm 时，用有养血、活血化瘀作用的加减桃红四物汤水煎剂，用离子导入仪将中药水煎剂导入有优势卵泡一侧的少腹部，连续治疗 4~8 天，同时连续监测卵泡排出情况。对照组在 B 超监测卵泡达到 1.8cm 时予 hCG 10000IU 肌注，连续 B 超监测卵泡排出情况。评价两组排卵率及受孕率，同时在月经周期的第 16~22 天抽血查 FSH、LH、E_2、P。结果：离子导入方法促排卵的作用优于 hCG 肌注促排卵，而且受孕率高，无卵巢过激综合征之虞。

四、免疫性不孕症的外治疗法

有关免疫性不孕症的外治法主要有中药外敷、中药阴道纳药等治疗。

庞保珍等用逐疫种嗣丹贴脐治疗免疫性不孕症 112 例，逐疫种嗣丹（自拟）：炒桃仁 30g，红花 30g，制乳香 30g，制没药 30g，炒穿山甲 30g，川芎 30g，香附 30g，忍冬藤 30g，生黄芪 40g，上药共研为细末，瓶装备用。临用时取药末 10g，以温水调和成团涂以神阙穴，外盖纱布，用胶布固定，3 天换药 1 次，10 次为 1 个疗程。3 个疗程后统计疗效。治疗效果显示痊愈 62 例，无效 50 例。临床观察该方对血瘀型免疫性不孕症确有较好疗效，且未见任何毒副作用，值得临床推广应用。

刘福阳等用纯中药制剂孕宝 1 支浸在无菌带线棉球上（部分药液以棉签浸后涂宫颈管内 2~3 分钟），棉球放宫颈上，8 小时后拉线取出棉球。每日 1 次，10 次为 1 个疗程，对免疫性不孕症患者进行治疗，结果取得了较好的临床疗效。

侯玲玲用活血化瘀中药煎汤冲洗免疫性不孕患者的阴道及宫颈，也取得了较好的临床疗效。

以上文献表明，中药外敷及中药阴道纳药疗法在免疫性不孕症中有较好的治疗效果，应用简便，无明显副作用，值得临床上推广应用。

（陆杉　胡向丹　陈秋霞　卢兴宏　董燕）

参考文献

［1］张红，陈蓉蓉，董若琳，等．针刺补气法促排卵35例观察［J］．浙江中医杂志，2004，（6）：257．

［2］庞保珍，赵焕云．针刺治疗无排卵所致不孕症106例［J］．吉林中医药，2004，24（5）：44．

［3］李刚，王咏梅．浅谈针刺震颤法治疗排卵功能障碍性不孕症［J］．社区医学杂志，2005，3（2）：86－87．

［4］杨越红，洪建云，魏达友．针刺治疗多囊卵巢综合征所致不孕的临床观察［J］．广东医学院学报，2005，23（4）：377－378．

［5］杨继若．马燕燕．刘亚利．针刺治疗内分泌失调性不孕症的对照研究［J］．中国针灸，2005，25（5）：299－300．

［6］郑士立，宋丰军，马大正．针灸治疗排卵障碍性不孕症的临床疗效评价［J］．针灸临床杂志，2007，23（1）：9－10．

［7］王山，张敏尚，王秋景．针刺治疗排卵障碍性不孕症34例［J］．中国民间疗法，2008，（12）：8－9．

［8］徐珉，董燕，庞秋华．切脉针灸治疗排卵障碍性不孕70例［J］．中国中医药现代远程教育，2008，6（7）：738－739．

［9］汤海霞，施亚平．针刺治疗黄体功能不全性不孕症85例［J］．云南中医中药杂志，2009，30（12）：52．

［10］杨洪伟，黄雪颜．针刺治疗黄体功能不全性不孕疗效观察［J］．上海针灸杂志，2010，29（1）：626-628．

［11］杜欣泽，赵凤华，刘玉成.66例排卵功能障碍性不孕针刺治疗临床观察［J］．中国中医药资讯，2011，3（6）：127．

［12］纪峰．针灸治疗卵巢功能失调性不孕症研究进展［J］．吉林中医药，2003，23（12）：52-53．

［13］丁会军．针灸治疗输卵管阻塞性不孕31例［J］．针灸临床杂志，1998，14（10）：30．

［14］沙桂娥，马仁海．针灸治疗输卵管炎性不孕78例临床观察［J］．河北中医，2002，24（12）：960．

［15］王芳．针灸为主治疗输卵管阻塞性不孕症82例［J］．中国民间疗法，1998，（1）：33-34．

［16］翼萍，周莉，王秀香，等．针灸治疗输卵管炎性阻塞性不孕的临床研究［J］．中国针灸，1996，（9）：1-2．

［17］梁雪雯．中医药治疗输卵管阻塞性不孕症85例［J］．贵阳中医学院学报，1996，18（1）：44-46．

［18］陈琼，岳广平，张唯敏．针灸治疗子宫内膜异位症72例临床观察［J］．中国针灸，1996，（2）：25．

［19］孙兴亮，张若申，罗广生．针灸治疗免疫性不孕症57例［J］．中医杂志，2010，51（11）：1009-1010．

［20］许淑琴，李亚菊，李丽俭，等．"子宫穴"治疗女性不孕症48例［J］．针灸临床杂志，1999，3：51-52．

［21］庞保玲，赵焕云，胥庆华．真机散填脐灸法治疗无排卵性不孕109例［J］．陕西中医函授，1993，1：19-20．

［22］陈立怀，张红，赵瑛琦．灸疗神阙穴治疗卵巢功能障碍性

不孕症的临床观察［J］．中医药信息，1997，2：19.

［23］李晓清，史晓林．艾灸治疗排卵障碍临床观察［J］．中国针灸，1999，12：727 – 728.

［24］黄进淑．艾灸治疗排卵障碍性不孕症46例临床观察［J］．中医药导报，2006，12（9）：54 – 55.

［25］郭闰萍．隔药灸脐法治疗排卵障碍性不孕症的临床研究［J］．山东中医药大学学报，2006，30（5）：374 – 376.

［26］柳刚，史晓林．中药加艾灸治疗排卵障碍45例疗效观察［J］．中国针灸，1999，2：91 – 92.

［27］庞保珍，赵焕云．通管散填脐灸法治疗输卵管阻塞性不孕89例［J］．贵阳中医学院学报，1991，（4）：15.

［28］严明，黄耀全．电针促排卵83例临床疗效分析［J］．中国针灸，1997，11：651 – 652.

［29］韦伟．电针促排卵106例临床观察［J］．中国针灸，1998，9：541 – 542.

［30］费义娟，王晓滨，丛惠芳．电针治疗多囊卵巢综合征排卵障碍的临床观察30例［J］．针灸临床杂志，2001，（12）：18.

［31］詹明洁，汪惠敏．电针治疗肥胖型多囊卵巢综合征疗效观察［J］．上海针灸杂志．2008，1（27）：9 – 10.

［32］董纪翠．电针治疗卵泡发育不良临床观察［J］．中国中医药信息杂志，2007，14（9）：68 – 69.

［33］金丽华，王桂香．电针加药物治疗黄素化未破裂卵泡综合征的临床观察［J］．实用中西医结合临床，2005，5（5）：26 – 27.

［34］王彤，丛惠芳．补肾活血药配合电针治疗多囊卵巢综合征不孕症临床观察38例［J］．中华医学研究杂志，2006，6（6）：676 – 677.

［35］尹德辉，朱叶，辜孔进，等．电针治疗排卵障碍性不孕症

40 例临床研究 [J] . 海南医学，2011，22（11）：20 - 21.

[36] 滕辉，刘昱磊，王俊玲，等 . 针刺加电针促排卵治疗不孕症疗效观察 [J] . 上海针灸杂志，2011，30（6）：372 - 373.

[37] 糜小英 . 电针治疗排卵功能障碍性不孕 24 例临床观察 [J] . 江苏中医药，2011，43（4）：68 - 69.

[38] 高飞雁 . 耳穴压豆治疗多囊卵巢综合征引起无排卵性不孕的临床研究 [J] . 中国实用医药，2009，4（2）：214 - 215.

[39] 吴浈婷，王鹭霞，仇华 . 耳穴贴压对 LUFS 不孕患者促排卵的临床观察 [J] . 中医药通报，2008，7（4）：45 - 46.

[40] 陈德永 . 三阴交埋线促排卵初步报告 [J] . 中西医结合杂志，1984，4（9）：521 - 522.

[41] 李辉霞 . 穴位埋线治疗未破裂卵泡黄素化综合征的疗效观察 [J] . 现代中西医结合杂志，2011，20（17）：2122 - 2123.

[42] 何颖姚，曾北蓝，王继宁 . 穴位埋线治疗肥胖型多囊卵巢综合征的临床观察 [J] . 上海针灸杂志，2006，25（12）：9 - 10.

[43] 屠国春 . 穴位注射治疗排卵障碍性不孕症临床观察 [J] . 中国针灸，1999，6：333 - 334.

[44] 赵彦，黄翠立，丁秋蕾 . 穴位注射对多囊卵巢综合征患者官内膜及性激素的影响和治疗作用 [J] . 时珍国医国药，2008，19（1）：2400 - 2401.

[45] 温清霞，戴鹍茹，陆慧燕 . 绒毛膜促性腺激素穴位注射促排卵效果观察 [J] . 中国妇幼保健，2007，22（19）：2678 - 2679.

[46] 药玲，肖冠峰，杨迎建 . 穴封加音频治疗继发性不孕 40 例疗效观察 [J] . 中国民间疗法，1998，（3）：20 - 21.

[47] 王迪华，李元娥 . 穴位注射为主治疗输卵管性不孕症 64 例 [J] . 上海针灸杂志，2001，20（2）：18.

[48] 柯德明，许金森 . 穴位注射治疗输卵管阻塞 150 例疗效观

察 [J]. 中华现代中西医杂志，2005，3（4）：336.

[49] 陈栋，石晓兰，蔡明雪. 针挑治疗功能性不排卵的临床观察 [J]. 中国中西医结合杂志，2004，24（8）：735－736.

[50] 李玉杰，常淑琴，季云娟. He－Ne 激光穴位照射治疗无排卵型不孕症 [J]. 中国激光医学杂志，1995，4（4）：245－246.

[51] 赵荣. 针灸配合经络循按治疗多囊卵巢不孕症 20 例 [J]. 上海针灸杂，2011，30（6）：408－409.

[52] 魏喜兰，黄朝辉. 超短波和氦氖激光穴位照射治疗输卵管不通不孕症 [J]. 中华物理医学与康复杂志，1999，21（4）：222.

[53] 张学玲，高汉义，王燕. 微波治疗慢性附件炎并发不孕症疗效观察 [J]. 潍坊医学院学报，2005，27（4）：318.

[54] 宋鸿雁，薛建堂，曹利萍. 中药配合针灸治疗排卵障碍性不孕 77 例 [J]. 现代中医药，2003，5：41－42.

[55] 蔡恒，王伯章，庄芝兰. 中药针灸并用治疗排卵障碍性不孕疗效观察 [J]. 中医药学刊，2004，22（8）：1446，1536.

[56] 林芬. 针药并用治疗排卵障碍性不孕症的临床观察 [J]. 右江医学，2006，34（4）：383－384.

[57] 常惠，唐文洁，陈章妹. 针药并用治疗排卵障碍性不孕症 40 例临床研究 [J]. 江苏中医药，2010，42（4）：33－34.

[58] 魏凌霄，周剑萍，赵媛. 针刺关元穴搓柄提插法辅助治疗排卵障碍性不孕症临床观察 [J]. 中国中西医结合杂志，2010，30（1）：1331－1332.

[59] 张继红，张慧岭，赵藏朵，等. 补肾化浊法药针并用治疗免疫性不孕 23 例 [J]. 陕西中医，2005，26（10）：1024－1025.

[60] 张继红，张慧岭，赵藏朵. 药针并用治疗免疫性不孕 40 例 [J]. 四川中医，2007，25（6）：88－89.

[61] 唐哗，贾淑华，张庆蔚. 针药并用治疗抗精子抗体阳性不

孕症 40 例 [J]．中国民间疗法，2001，9（9）：9 - 10．

[62] 赖毛华，马红霞，陈玉莲．腹针结合穴位注射治疗未破裂卵泡黄素化综合征临床观察 [J]．光明中医，2011，26（6）：1189 - 1190．

[63] 王翠云，郭其领，王忠文．超声波与针灸治疗输卵管阻塞 62 例报告 [J]．中国临床康复，2002，6（11）：1653．

[64] 药玲．针刺加音频治疗继发性不孕 200 例 [J]．中华实用中西医杂志，2005，18（18）：1057．

[65] 张凤祥．中西医结合治疗免疫性不孕症疗效观察 [J]．中国民间疗法，2008（5）：46 - 47．

[66] 张俊丽．中西医结合治疗免疫性不孕症 60 例 [J]．中国中医药现代远程教育，2009，7（9）：149．

[67] 杜立玲．中药保留灌肠治疗输卵管阻塞或通而不畅的疗效观察 [J]．中医外治杂志，2011，10（3）：49 - 50．

[68] 顾华，辛丽嘉．妇炎汤保留灌肠治疗输卵管阻塞性不孕的临床观察 [J]．中国现代药物应用，2010，4（8）：155 - 156．

[69] 史淑荣．中药外敷热疗法治疗输卵管阻塞 17 例 [J]．中医外治杂志，2007，16（3）：25．

[70] 高娜．逐瘀通络膏治疗输卵管阻塞性不孕 85 例疗效观察 [J]．山西中医学院学报，2009，10（6）：85．

[71] 张素，李晓艳．中药辨证分型内服结合灌肠治疗输卵管阻塞性不孕 92 例 [J]．辽宁中医杂志，2008，35（2）：217 - 219．

[72] 库玉花．内服外敷法治疗输卵管阻塞 68 例 [J]．光明中医，1999，14（5）：31 - 32．

[73] 李玉芹．双重法治疗输卵管阻塞性不孕 80 例 [J]．中医研究，2003，16（3）：40．

[74] 邱方．中西医结合治疗输卵管梗阻性不孕 82 例 [J]．国

医论坛，2005，20（2）：39.

[75] 李秀然，方如丹．官腔镜插管通液联合中药灌肠在输卵管阻塞性不孕症的应用 [J]．中华实用中西医杂志，2004，17（12）：1741-1742.

[76] 苗曼华．中药保留灌肠治疗输卵管阻塞性不孕症 31 例 [J]．安徽中医学院学报，2011，30（3）：35-36.

[77] 伊琴华．中西医结合治疗输卵管性不孕 211 例 [J]．福建中医药，2009，40（4）：34-35.

[78] 姜静，宋丽丽．中西医结合治疗输卵管性不孕 46 例临床分析 [J]．临床研究，2010，22（1）：91-92.

[79] 饶梅冬，严丽．中药保留灌肠联合官腔镜通液治疗输卵管阻塞性不孕 [J]．实用中西医结合临床，2008，8（5）：11-12.

[80] 敖瀚文，陈永锋，杨秋娟．中药保留灌肠配伍输卵管通液治疗不孕症 50 例疗效观察 [J]．中医中药，2008，5（28）：64-65.

[81] 夏敏，李朝莲，蒋荣超．川芎嗪离子导入配合内服中药治疗输卵管阻塞 118 例 [J]．中医杂志，2005，46（5）：366.

[82] 武俊．中药内服与离子导入配合灌肠治疗输卵管阻塞不孕症 58 例 [J]．光明中医，2006，21（10）：59.

[83] 付桂苓，周莹，张立凤，等．疏通种育方离子导入并中频电、全科治疗仪治疗输卵管不完全梗阻性不孕症的临床研究 [J]．中国中医药咨讯，2011，3（3）：143-144.

[84] 高慧，曹秀梅，王玉环，等．中药保留灌肠加理疗治疗输卵管阻塞性不孕症临床研究 [J]．中国医药导刊，2010，12（12）：2062-2063.

[85] 韩雪梅．中药保留灌肠配合理疗治疗输卵管阻塞性不孕症临床观察 [J]．医学创新研究，2008，5（21）：171-172.

［86］黄健萍，陈丽娜，林芳，等．三联外治法治疗输卵管阻塞性不孕60例［J］．光明中医，2011，26（4）：700－702.

［87］孙红，宋红湘，李艳青．中药综合治疗输卵管炎性不孕症60例［J］．中医研究，2005，18（8）：26－27.

［88］戴海青．中医外治法治疗输卵管梗阻性不孕90例疗效观察［J］．光明中医，2007，22（3）：83－84.

［89］陈文英，覃怡．中西医结合治疗输卵管梗阻性不孕［J］．中国中医药信息杂志，2001，8（6）：55.

［90］刘小纯，郑美兰．中西医结合治疗输卵管性不孕症64例的分析［J］．贵阳中医学院学报，2010，32（6）：78－80.

［91］岳桂英．综合疗法治疗输卵管炎症性不孕症［J］．山东医药，2004，44（16）：48－49.

［92］邓雷厉，张帆．综合疗法治疗输卵管阻塞性不孕症30例疗效观察［J］．新中医，2005，37（5）：34－35.

［93］蒋建文，曾祥彬，张玉泉，等．介入性输卵管再通术结合中医治疗输卵管阻塞性不孕症的临床研究［J］．中国医学影像学杂志，2008，16（2）：148－150.

［94］郑瑞芹，刘晓芹．介入加中药灌肠理疗治疗输卵管阻塞疗效分析［J］．中国妇产科临床杂志，2007，8（1）：63－64.

［95］邹立波，费小阳，孙永忠．介入术联合中药治疗输卵管梗阻性不孕症50例［J］．浙江中西医结合杂志，2006，16（12）：767－768.

［96］邓兆旭，黄芳兰．介入再通术结合中医治疗输卵管阻塞不孕症的临床研究［J］．当代医学，2010，16（5）：73－74.

［97］姜玉婵，赵静，徐加成，等．腹腔镜术后综合疗法治疗输卵管伞端粘连不孕49例疗效观察［J］．中国煤炭工业医学杂志，2011，14（3）：348－349.

［98］高丽萍，张季青，陈月玲，等．中药联合宫腹腔镜手术治疗输卵管阻塞性不孕 38 例［J］．福建中医药，2010，41（4）：15－16.

［99］谭迎春，谷春蓉，刘丽莉，等．中药配合腔镜治疗输卵管阻塞性不孕 34 例临床观察［J］．中医药导报，2010，16（5）：60－62.

［100］罗志娟，马钰婷，吴媛媛，等．腹腔镜联合道地通管汤治疗输卵管阻塞性不孕 80 例临床观察［J］．广西医学，2010，32（8）：922－923.

［101］王璐璐，凌王芳．腹腔镜联合中药治疗输卵管炎性阻塞性不孕 40 例［J］．浙江中西医结合杂志，2011，21（8）：561－562.

［102］邬素珍，陈秀廉，栗双禺，等．宫腹腔镜联合手术后中药口服、灌肠治疗输卵管阻塞性不孕的临床观察［J］．辽宁中医杂志，2008，35（2）：221－222.

［103］吴红野．中药灌肠治疗子宫内膜异位症性不孕 33 例观察［J］．中国现代医生，2009，47（13）：77，107.

［104］徐红香．中药灌肠治疗子宫内膜异位症相关不孕临床观察［J］．实用中医药杂志，2011，27（3）：153－154.

［105］蔡沙芒．中医综合疗法治疗子宫内膜异位症致不孕症 65 例［J］．新中医，2007，39（12）：62－63.

［106］黄剑美，林慰欣．中医综合治疗子宫内膜异位症合并不孕 25 例［J］．河南医，2008，28（8）：65－66.

［107］秦淼，刘新军，张振卿．腹腔镜配合中西医综合治疗子宫内膜异位症性不孕症 46 例分析［J］．中国误诊学杂志，2008，8（10）：2441－2442.

［108］具春花，金钟大，司徒仪．中药内外合治腹腔镜术后内异症伴不孕疗效观察［J］．辽宁中医杂志，2007，34（7）：915－916.

［109］庞保珍，赵焕云．促黄祈嗣丹贴脐治疗黄体不健致不孕症 132 例［J］．中医外治杂志，2004，13（6）：54.

［110］覃菁．中药离子导入治疗排卵障碍的临床研究［J］．中华现代中医学杂志，2006，2（8）：154.

［111］庞保珍，赵焕云．逐疫种嗣丹贴脐治疗免疫性不孕症 112 例［J］．中医外治杂志，2005，14（3）：51.

［112］刘福阳，吴强，毕秋梅，等．孕宝治疗免疫性不孕 102 例分析［J］．中国实用妇科与产科杂志，1997，13（3）：168.

［113］侯玲玲．女性免疫性不孕的治疗［J］．中医杂志，1992，（5）：14.

第六章　名医经验综述

不孕症属妇科杂病范畴，其病因病机复杂，古往今来，均属妇科疑难病证。中医妇科专家经过长期的临床实践，积累了丰富的诊治经验，取得了良好的临床疗效，彰显了中医药在不孕症治疗中的独特优势。本章将撷选部分现代中医妇科专家的经验进行简要概述。

第一节　钱伯煊经验综述

钱伯煊教授治疗不孕症强调调经种子，注重心、脾、肝、肾四经及冲、任二脉在月经生理和病理中的作用，认为肝为藏血之脏，若藏血充盈，则血海能满而下溢；肾藏精以施化，与任脉相系，肾强则任脉亦强，若肝肾精血充沛，则冲任二脉得滋，月经也能按期而至。其治疗不孕症的方法可归纳为：肾生精为种子之根本；养血柔肝为种子之源泉；温经散寒为种子之基础；疏肝理气为种子之保证；化痰祛湿为种子之关键；行气化瘀为种子之辅佐。

钱老认为，不孕的原因主要是肾虚、血虚、寒凝、气

滞、痰阻、瘀积等。上述原因往往都能使月经不调而致难
以受孕。

1. 肾虚型

肾脏精血虚少，胞宫失养，致使不能摄精受孕。症见
头晕耳鸣，腰背酸痛，小便频数，月经不调，舌苔薄白，
脉象沉细而弱。治应以强肾补精为法。钱老处方常以毓麟
珠加减：熟地黄 12g，当归 9g，白芍 9g，菟丝子 9g，杜仲
9g，覆盆子 9g，肉苁蓉 9g，鹿角霜 9g，五味子 6g，甘草
6g。本方以熟地黄、菟丝子养阴益精，当归、白芍养血，
杜仲补益肝肾，覆盆子温肾固精，肉苁蓉温补精血，鹿角
霜温阳生精，五味子补涩精气，甘草和中。全方以补肾生
精为主，使精充则肾强，肾强则冲任得养，月经得以正常，
则易于受孕。

2. 血虚型

肝藏血少，冲任失养，遂致胞宫虚弱，未能摄精受孕。
症见面色苍白，头晕目眩，心悸少寐，月经量少，舌质淡，
脉象细软。治法当以养血滋肝为主。钱老立方多以养精种
玉汤加味：熟地黄 12g，当归 9g，白芍 9g，山萸肉 6g，阿
胶 12g，枸杞子 12g，五味子 6g。此方以熟地黄、山萸肉温
补肝肾，当归、白芍养血滋阴，阿胶养血，枸杞子滋肝益
肾，五味子补涩精气。钱老认为，症因血虚，故用滋养肝
肾之法，使营血渐充，则肝有所养，冲任得滋，而自易
怀孕。

3. 寒凝型

患者多因行经期间，当风受寒，风寒客于胞宫，以致

宫寒不孕。症见下腹寒冷，有时作痛，腰部觉冷，月经愆期，舌苔薄白，脉象沉紧。治法当以温经散寒为主。钱老常以艾附暖宫丸加减治疗：艾叶 6g，制香附 6g，当归 9g，熟地黄 12g，赤芍 9g，川芎 6g，肉桂 3g，吴茱萸 3g，细辛 3g。此方以艾叶温经散寒，制香附调气，四物（当归、熟地黄、赤芍、川芎）养血调经，肉桂温阳暖肾，吴茱萸、细辛温散风寒。钱老认为，宫寒不孕者因以祛寒调经为主，使积寒渐解，月经能调，则胞宫温暖，自能受孕。

4. 气滞型

由于肝郁，气机失其疏泄之常，气血失调，冲任不能相资，因而难以摄精受孕。症见少腹胀痛，有时气坠，胸痞胁痛，月经不调，舌苔淡黄，脉象弦涩。治应以疏肝调气为法。钱老喜选逍遥散加减：柴胡 6g，当归 9g，赤芍 9g，茯苓 12g，薄荷 3g，制香附 9g，川楝子 9g，小茴香 3g，延胡索 9g，牛膝 9g。此方以柴胡疏肝解郁，宣畅气血，当归养血和血，赤芍泻肝散瘀，茯苓健脾渗湿，薄荷宣散解郁，制香附理气调经，川楝子通利下焦，小茴香温通调气，延胡索行血中气滞，牛膝补肝肾、引药下行。钱老认为，疏肝解郁，调理气机，使下焦气化通畅，则月经得以自调，而易怀孕。

5. 痰阻型

形体多肥胖，痰湿素重，阻塞胞宫，以致未能受精怀孕。症见平时痰多，神倦嗜卧，带下绵绵，月经量少，舌苔白腻，脉象沉滑。治当以化痰祛湿为法。钱老常以启宫丸加减：制半夏 9g，制南星 6g，苍术 6g，制香附 6g，茯苓

12g，橘皮 6g，神曲 9g。此方以制半夏、制南星祛痰燥湿，苍术健脾燥湿，制香附调气化滞，茯苓健脾渗湿，橘皮理气化痰，神曲行气化滞。钱老认为，痰湿化则胞宫无阻，则能怀孕。

6. 瘀积型

瘀阻胞宫，下焦气化不得通畅，于是难以摄精受孕。症见下腹作痛拒按，月经量少，色紫黑有块，舌尖有瘀点，脉象沉迟。治以行气化瘀为法。钱老以琥珀散加减：三棱 6g，莪术 6g，当归 9g，赤芍 9g，牡丹皮 9g，乌药 6g，延胡索 6g，香附 6g，牛膝 9g。此方以三棱、莪术行气破血，当归养血和血，赤芍泻肝散瘀，丹皮凉血化瘀，乌药调气止痛，延胡索、香附调气，牛膝补肝肾，通下行。钱老认为，血瘀胞络者治使积瘀得化，气道得通，月经正常，则可孕。如患盆腔结核，体质较实者，可以酌用此方。再如输卵管不通，也可采用此方。

（胡晓霞　陈颐）

第二节　王渭川经验综述

王渭川先生认为，不孕症有子宫发育不全、输卵管不通、阴道闭锁等先天原因，也有肾气不足、冲任空虚，导致月经紊乱，甚至无月经等后天原因，临床表现为肾虚、血亏、痰湿阻滞、肝郁气滞型。治疗时应着重调经，并注意监测排卵，适时交合，方可增加受孕机会。

王老论治不孕可分为脾肾阳虚、肝肾阴虚、阴虚阳亢、气血两虚四种证型。

1. 脾肾阳虚证

治则拟温肾运脾，调冲化湿，佐以祛瘀之法。方选河间地黄饮子合理中汤加减。随证选下列药物：温肾选熟附片24g（先煎2小时），肉苁蓉12g；固肾调冲健脾选用桑寄生15g，菟丝子15g，熟地黄12g，白术9g，鸡内金9g，杜仲9g，炮姜9g；祛瘀选地鳖虫9g，炒蒲黄9g；少腹痛兼见癥瘕，选用川楝子9g，山甲珠9g，艾叶9g，玄胡9g，琥珀末6g（布包煎），红藤24g，蒲公英24g。

2. 肝肾阴虚证

治则滋养肝肾，活血调经，佐以清湿之法，方选一贯煎合血府逐瘀汤加减。随证选下列药物：滋养肝肾选用沙参9g，生地黄12g，当归身9g，枸杞子9g，女贞子24g，旱莲草24g；活血调经选用桃仁9g，土红花9g，鸡血藤18g，益母草24g，红泽兰12g；清湿消炎选红藤24g，蒲公英24g，夏枯草60g，琥珀末6g（布包煎）；胸胁痛加夏枯草15g，薤白12g，柴胡9g；肢麻肌肉掣动加蜈蚣2条，乌梢蛇9g。

3. 阴虚阳亢证

选滋水清肝饮加味。随症加减下列药物：养阴生津选石斛9g，白芍9g，川贝母9g；除低热选知母9g，地骨皮9g，银柴胡9g；自汗加金樱子24g；不寐加夜交藤60g，钩藤9g，刺蒺藜18g。

4. 气血两虚证

治则补气血、滋肝肾、调经化瘀之法。选自拟方参芪菟鹿饮。药用党参24g，生黄芪60g，桑寄生15g，菟丝子15g，鹿角胶15g，白术9g，上桂9g，杭巴戟12g，益母草24g，桑螵蛸9g，鸡内金9g，生龟甲30g，地鳖虫9g，炒蒲黄9g，仙鹤草60g，阿胶珠9g，槟榔6g，广木香9g。

（胡晓霞　陈颐）

第三节　朱小南经验综述

朱老认为，不孕症与月经不调关系颇密，月经准则生育机会多。而调经之法不外虚则补之、郁则疏之、寒则温之、热则清之。在经水逐渐准期后，如肾气不足，性欲较淡者，可在排卵期前后服用峻补冲任之品，如鹿角霜、紫河车、巴戟天、淫羊藿等有助孕作用。

妇女在解剖上有胞宫和乳房，经孕产乳受肝肾所统，肝肾协调，则经候如期，胎孕乃成。因此朱老审证时注重诊乳，以察肝气的条达或怫郁；又注重按腹，以辨胎孕或癥痕。朱老认为，经前有胸闷乳胀等症状者，十有六七兼有不孕证。患者治疗不孕者居多，专治经前乳胀者较少，多数为就诊时询问症状才发现具有此症。因乳房属胃，乳头属肝，情绪不欢，肝气郁滞，木横克土，所以经前有胸闷胀不宽，乳部胀痛等症状，同时易影响孕育。治疗上，在经前感到乳胀胁满时，就应用疏肝理气药，使肝气条达，气血运行复常。其临床上喜用香附、合欢皮、苏罗子、路路通、广郁金、焦白术、炒乌药、陈皮、枳壳等药。于经前胸闷乳胀时开始服用，直于经来胀痛消失停止，疗效显著。

（饶玲铭　陈颐）

第四节　韩百灵经验综述

　　韩老认为，不孕之症病变脏腑主要在肝肾，肝与肾关系密切。不孕症的成因或因肾虚者，临床中有之，或因痰湿，临证中少见，唯肝郁致不孕者多之。

　　肝气郁结，疏泄失司，气血失调，冲任不能相资，而致不孕。肝者，魂之处，血之藏，主升，主动。肝的主要生理功能为疏泄、藏血。肝的藏血与疏泄均可影响女子的冲任及排卵功能。肝经循行过阴器，抵小腹，冲任二脉起于胞宫，冲为血海，任为阴脉之海交于三阴之经。肝、气血、冲任密切相关。肝为女子之先天，女子属阴，以血为用。女子"有余于气，不足于血"，如肝的藏血功能正常，则诸经脉旺盛，冲任调达，胎孕易成。反之，肝血不足，冲任血少，则不易摄精成孕。肝主疏泄，能调畅气机，调节情志，促脾运化。韩老认为，肝的疏泄功能正常，则气机通畅，气血和调，冲任相资，月经按月来潮，胎孕易成；情志活动的正常与否，对机体的气血运行有一定影响，古云"百病生于气"，情志活动正常，气机亦畅；肝主疏泄正常，脾胃之升降运化得司，则痰湿之液无以形成，从而胞宫受孕不受阻碍。反之，肝之疏泄失常，气机不畅，导致肝气郁结，可见胸胁、两乳、少腹胀痛不舒；升发太过，则心烦易怒、性情急躁。肝本在志为怒，其病理变化为情志异常，女子素性抑郁，再加社会、家庭等因素，情绪易于波动，从而影响身心健康，使得人体气机紊乱，干扰脏腑气血阴阳而致病，周身经络气机不畅，冲任受阻，焉能受孕，正如《景岳全书·妇人规·子嗣》中提到："产育由于气血，气血由于情怀，情怀不畅，则冲任不充，冲任不充则胎孕不受。"此即因情志异常，肝郁不孕；《傅青主女科》中"嫉妒不孕"云："肝木不舒……腰脐之气不利，必不能通任脉而达带脉，而带脉亦塞……胞胎之门必闭。可见肝气一旦郁结，脾、肾之气不利，任脉难通，冲脉失充，胎孕无成。"

韩老对婚久不孕，月经先后不定期，量或多或少，色暗，经前乳胀，胸胁胀满，善太息，精神抑郁，或性情急躁，舌红苔薄，脉弦，辨证属肝郁不孕者，立疏肝解郁、理血调经之法，此即种子先调经，调经必先疏肝，肝气条达，诸经通畅，胎孕乃成。肝气郁结，经脉不畅，疏泄失司，冲任不调，月经先后不定，经血滞涩难行，甚者婚后不孕；肝经循行乳络，气机不调而致乳房胀痛；经期气血充盛，肝气愈盛，则经脉郁滞，见胸胁胀满，善太息，精神抑郁，或性情急躁。

据数十年临床经验，韩老自拟"百灵调肝汤"治疗肝郁不孕。该方方药组成为当归、白芍、川楝子、枳实、王不留行、通草、皂刺、牛膝等。当归补血活血，调经止痛，"补中有动，动中有补，诚血中之气药，亦血中之圣药也"；白芍养血调经，平肝止痛，主入肝经，既可养肝血以补阴之不足，又可柔肝止痛泻肝之余；川楝子行气止痛，归肝经；枳实破气除热；妙用王不留行以活血通经，行血脉，性走行而不住，通草清热通气下乳；皂刺通气开闭，除乳胀；牛膝活血通经，补肝肾，引血下行。方中当归、白芍、牛膝三药合用，养血活血以和血，调经通络而无阻；川楝子、枳实疏肝理气，通行血运；王不留行、通草、皂刺三药下达血海，走而不守，通郁散结，效果颇佳。

临床中根据症状之变化，本方可有所加减。伴见腰酸膝软、耳鸣、记忆力下降者，属肝肾同病之肝郁，肝肾同源，母子同病，治当调肝益肾，用百灵调肝汤加续断、桑寄生、杜仲、菟丝子等补益肝肾；经行滞涩，夹有血块者，当属肝郁气滞血瘀，当疏肝理气、活血调经，遂加入香附、丹参；伴见胃纳减退、痰涎增多、大便偏溏者，为肝郁克脾，脾胃虚弱，运化失司，可加白术、茯苓健脾燥湿；肝郁化火而见两目红赤、口苦、小便黄赤、便秘者，加牡丹皮、栀子清热除烦，瓜蒌利气通便。纵观百灵调肝汤全方，看似仅为调经所设，却达助孕之功，此即"调经种子"之义。盖调畅周身之气机，疏通脏腑经络，血液运行流利，冲任气血调畅，胎孕可成。古云："求子之心愈切，而得之愈难……乃不期然而然之事。调节情志，放松心情，并施以药物调理，得子并非难事。"

（顾春晓 陈颐）

第五节 刘云鹏经验综述

经过多年的经验总结，刘老提出了治疗不孕症的"不孕四步法"，即祛邪、调经、助孕和保胎。刘老认为，不孕症病因较多，如盆腔炎、癥瘕等，在治疗上首先需寻找病因。刘老认为，治疗不孕症首先以祛邪为主。肾藏精，主生殖，肾为先天之本，若肾受外邪之侵袭，则功能失常而致不孕。祛邪是为肾的生殖排除障碍，邪去则身安，若肾气旺盛，则功能正常而能成孕。而后，刘老认为，求子之道，莫如调经。调经即调冲任，冲脉有调节十二经脉气血之作用，任司人身之阴脉，是精、血、津液的通道。由于冲任上隶阳明胃，下属少阴肾，肝司血海，与任脉交会于曲骨穴，故调冲任实际上是滋肾健脾调肝之法，但重在肝。故刘老认为，调经重在调肝，补肝肾次之。同时提出了调经三部曲：经前以疏肝理气为主，自拟调经I号方（柴胡、当归、白芍、白术、茯苓、香附、甘草、郁金、川芎、益母草、赤芍）；经期以活血祛瘀为主，常予益母生化汤（当归、川芎、桃仁、甘草、炮姜、益母草）治疗；经后以养血补肾为主，常予益母胜金丹（当归、川芎、熟地黄、白芍、丹参、白术、茺蔚子、香附、益母草）治之。排卵是受孕的一个重要环节，月经中期予益肾填精、调补肝肾中药，少佐活血之品促进卵子正常排出以受孕，则胎孕乃成。刘老认为，不孕妇女孕前或有诸症，或见不足，孕后可能发生诸多妊娠病影响胎孕，故孕后保胎不可缺少。因此刘老治疗不孕的学术思想可概括为"治病先祛邪，邪去正自安"、"调经先治肝，疏肝经自调"、"治疗不孕尤重孕后保胎"。临床上辨病与辨证相结合，随病情变化分阶段或一法或多法进行治疗。

（饶玲铭　陈颐）

第六节　刘奉五经验综述

刘老认为，女子不能受孕，主要是由于肾气不足，精亏血少，胞宫虚寒，阴虚血热及肝郁气滞，冲任气血失调所致。肾虚血少者，多见月经量极少，经期正常，行经 1～2 天，血色淡，形体瘦弱，腰酸腿痛，多年不孕，脉虚细，舌质淡。治疗上，多用八珍汤去白术、茯苓，加香附、红花、覆盆子、淫羊藿于每次月经后服 6～7 剂；阴虚血少者，多见有经期正常，经量极少，色暗褐，形体瘦弱，口干，烦热或有低热，脉细虚或细数，舌质红。治疗上常用的方药为：生地黄四钱，白芍四钱，地骨皮三钱，玄参三钱，麦冬三钱，青蒿三钱，枸杞子五钱，丹参二钱，益母草四钱，以滋阴益肾、养血清热；子宫寒冷者，多见有小腹冰冷或冷痛，面色白，舌淡，苔白，脉细缓，治疗上多用艾附暖宫丸，或用黄芪、吴茱萸、川断、荔枝核、益母草、小茴香等药；阴虚血热者，多伴有月经先期，甚或一月二至，色黑紫有大血块，经期烦热，或有痛经，多年不孕，脉滑数。治疗上多用清经汤加车前子、瞿麦等；肝郁气滞者，多伴有月经后错，胸胁胀痛，心烦急，经血色淡，行经腹痛，腰腿疼痛，多年不孕，脉沉弦。治疗上多用得生丹加肉桂、香附。

四二五合方为其代表方剂之一。四二五合方即四物汤、二仙汤、五子衍宗汤的合方。临床应用养血益阴、补肾生精，疗效显著。药物组成：当归三钱，白芍三钱，川芎一钱，熟地黄四钱，覆盆子三钱，菟丝子三钱，五味子三钱，车前子三钱，牛膝四钱，枸杞子五钱，仙茅三钱，淫羊藿四钱。该方原为主治血虚肾亏所引起的闭经、席汉综合征。临床上将其适当加减化裁，应用于不孕症的治疗也收到了良好的临床效果。该方用五子衍宗丸补肾气，其中菟丝子苦平补肾、益精髓；覆盆子甘酸微温、固肾涩精；枸杞子甘酸化阴、补肾阴；五味子五味俱备，入五脏大补五脏之气，因其入肾故补肾之力更强；车前子性寒有下降利窍之功，且能泄肾浊补肾阴而生精液。配合仙茅、淫羊藿以补肾壮阳。五子与二仙合用的目的是既补肾阳又补肾阴。补肾阳能鼓动肾气，补肾阴能增加精液。肾气充实，肾精丰满，则可使毛发生长，阴道分泌物增多，性欲增加，月经复来。临床观察有促进排卵的功效，肾气及精液充足，督脉充盈，脑髓得以濡养，脑健则可使记忆力增强，精力充沛。另外，与四物汤合方以加强养血益阴之效，再加牛膝能补肾通经。本方的功能不在于通而在于补。肾气充、肾精足，经水有源，则月经调生殖旺。

中医学认为，肾主藏精，主生殖，与生殖功能密切相关。现代许多研究结果也表明，肾虚证患者存在下丘脑-垂体-性腺轴各环节不同程度的功能紊乱。而女子以血为本，肾精亏虚则精血不足，反之血亏则可见肾虚，二者相辅相成。故除外输卵管因素及男方因素可从四二五汤加减治疗。如为宫寒不孕者，四二五汤加紫石英15g，菟丝子15g，必要时加肉桂3g，紫河车6g。如为排卵障碍者，四二五汤加活血之品益母草15g，泽兰叶15g，皂刺9g，如排卵障碍因多囊卵巢综合征所致，则四二五汤加健脾利湿活血的白术 12g，苍术 12g，鸡内金 15g，生山楂 9g。如为高泌乳血症所致的不孕症，则四二五汤加炒麦芽 30g，煅牡蛎 15g。如为子宫内膜薄不利于着床的不孕症，则四二五汤减仙茅及淫羊藿，加黄精 15g，旱莲草 15g，制龟甲 9g，制鳖甲 9g 等血肉之品。原因不明的不孕症，则四二五汤可加疏肝的柴胡 9g，郁金 9g，合欢花 9g 等。免疫性不孕的不孕症则四二五汤加半枝莲 15g，山慈菇 15g。

（顾春晓　陈颐）

第七节　哈荔田经验综述

一、病因病机

在不孕症的诊治当中，哈老认为，引起不孕的原因不一，而月经不调是其中最重要的因素。《妇科切要》明确指出："妇人无子，皆由经水不调。"调经在不孕症的治疗中，是关键一环。月经的正常产生，与脏腑气血的盛衰、冲任功能密切相关。《素问·上古天真论》曰："女子七岁，肾气盛，齿更发长，二七而天癸至，任脉通，太冲脉盛，月事以时下，故有子……七七任脉虚，太冲脉衰少，天癸竭，地道不通，故形坏而无子也。"肾藏精，肝藏血，脾主运化，化生气血精微。若肾之精气充沛，肝之疏泄正常，脾胃健旺，化血有源，则天癸旺盛，冲任调和，月事以时下，乃能摄精受孕。因此，孕育的生理病理，实与肝、脾、肾三脏的功能盛衰关系最为密切。

二、辨证论治

不孕症论治，常分为：①肝肾亏损型，治以滋补肝肾、养血和肝为主。②脾肾两虚型，治以补肾健脾、利湿通阳为主。③肾虚肝热型，治以滋养肾阴、清热柔肝为主。④气滞血瘀型，治以疏肝理气、活血化瘀为主。⑤湿热瘀阻型，治以利湿解毒、破瘀通经为主。⑥寒湿凝滞型，治以温经散寒、理气活血为主。

对于输卵管不通者，当审因施药，慎投峻剂。在运用活血祛瘀通络之药郁金、丹参、三棱、莪术、赤芍、山甲、瓦楞子的同时，常配以健脾益气之品，如党参、黄芪、山药、白术、扁豆、薏苡仁等，以扶正培本，促进生理功能的恢复。

对于他证而致不孕产生者，尊《内经》"先病而后逆者，治其本"的原则，先疗始发疾病，再缓缓图功，以冀经调而孕之效。

三、不孕症的临床用药

1. 补肾药常用女贞子、旱莲草、石楠叶、川续断、广寄生、菟丝子、炒杜仲等；其中阴虚有热者，加玄参、生地黄、寸冬、五味子、青蒿、鳖甲、地骨皮等；肾阳不足，性欲衰退者，加仙茅、淫羊藿、金狗脊、鹿角霜。

2. 肝血虚者，常用当归、杭芍、枸杞子、山萸肉、首乌、阿胶等；肝郁气滞者，常用柴胡、香附、木香、川朴等，其中乳房胀痛加青皮、王不留行、穿山甲；经期腹痛用川楝子、玄胡、乳香、没药等。

3. 常用活血化瘀药，如三棱、莪术、赤芍、泽兰、桃仁、红花、刘寄奴、苏木、益母草等。

4. 常用化痰除湿药，湿盛浮肿者，加茯苓皮、五加皮、冬瓜皮、车前子等；体胖痰多者，加半夏、茯苓、橘皮、白术、枳壳等；湿热下注，带下量多者常用红藤、虎杖、败酱、山慈菇、墓头回、鸡冠花、蒲公英等；下元寒湿者，常用吴茱萸、炮姜、小茴香、橘核、荔枝核、鹿角霜等。

哈老临床用药另一特点，善用丸剂配合治疗。如肝肾虚者用二至丸、杞菊地黄丸等；肾气虚者用斑龙丸等；心脾虚者，用人参归脾丸等；肝气郁滞者，用七制香附丸、逍遥丸等；月经不调用八宝坤顺丹、得生丹、妇科调经丸等；带下如脓、臭秽难闻者，用小金丹、一粒珠等。

（黄晋琰　陈颐）

第八节　黄绳武经验综述

在不孕症的治疗中，根据《素问·上古天真论》"女子七岁，肾气盛……二七天癸至，任脉通，太冲脉盛，月事以时下，故有子"的论述，黄老提出辨证治疗重点在肾，旁及肝、脾，首重调经，认为肾是五脏中唯一主生殖的脏器，因而临证治疗不但在有肾虚的症状时必须顾肾，即便没有肾虚症状亦应兼顾肾。《景岳全书·经脉类》曰："女子以血为主，血旺则经调，而子嗣，身体之盛衰，无不肇端于此。故治妇人之病，当以经血为先。"故在制方用药之时，既重视保护精血，又处处固护肾气，一向慎用大辛大热、大苦大寒之药，主张清热不宜过于苦寒，祛寒不宜过于辛热。

其次，在治疗不孕时，亦应重视精血与氤氲之气，常言只有精充血足才能摄精成孕，只有氤氲之气，才有生身之机。经曰："形不足者，温之以气。"傅青主曰："寒冰之地，不生草木，重阴之渊，不长鱼龙。"虽血能构精受胎成孕，但水为造化之源，火为万物之先，阳为发育之首，要有生发之机，畅达生活机能，非少火生气不足为功。黄老认为，注重阳气（即生发之气）是治疗不孕症的关键，由此而创"温润添精"之法，临床以毓麟珠加减，即八珍汤加枸杞子、菟丝子、川椒、香附、鹿角霜、紫河车、淫羊藿等，功能养精血，温阳气，肝、脾、肾三脏同补，以期氤氲的候之时，胎孕乃成。此方临床应用时，对于子宫发育不良而致不孕者最为适宜，对性欲减退者，加仙茅温补命门暖精；如大便干结则重用肉苁蓉温阳通便。

对于由精亏血少所致的不孕，黄老每以傅青主养精种玉汤为基本方，加减应用。阴虚火旺者，酌加枸杞子、龟甲、牡丹皮等味，则滋水制火之力更强，受孕之机尤易。

对于附件炎引起的不孕，黄老认为又不能拘泥于治肾及温润添精之法，而应以治肝、治气、治血，或清热解毒利湿为主，调理气血以治其本。遣方用药不能一味见炎症则使用清热解毒过于寒凉之品，而应应用一些具有温养流动之性的当归、川芎、鸡血藤、鹿角霜等配以活血通络之品，如路路通、丝瓜络等，以利于温通经脉，有利于输卵管的通畅。

（黄晋琰　陈颐）

第九节　罗元恺经验综述

在不孕不育症的治疗中，罗老强调夫妇双方同治。《格致余论》："男不可为父，得阳道之亏者也；妇不可为母，得阴道之塞者也。"因此，对不孕不育症必须夫妇双方进行检查，明确原因所在，结合临床辨病辨证，有针对性地进行调治。对不孕症的治疗用药，强调医无定方，不能妄以一方一药概治之。如明代《景岳全书·妇人规》中指出："种子之方，本无定轨，因人而药，各有所宜。故凡寒者宜温，热者宜凉，滑者宜涩，虚者宜补，去其所偏，则阴阳和而生化著矣，今人不知此理，而但知传方，岂宜于彼者亦宜于此耶？且或见一人偶中，而不论宜否而遍传其神，兢相制服，又岂知张三之帽，非李四所可戴也。"

临床上将不孕症分为五个主要证型。

1. 肾虚型

肾为先天之本，元气之根，主水，藏精气，为生殖发育之源。若先天肾气不充，阳虚不能温煦子宫，子宫虚冷，或精血不足，冲任脉虚，胞脉失养，或阴虚火旺，血海蕴热，均可致不能摄精成孕。此类患者可有月经失调，如月经稀发，量少，色淡，质稀或闭经等，伴有头晕、疲乏、腰酸、膝软、腹冷、面有暗斑、眼眶暗黑、性欲淡漠、舌淡暗苔薄白、脉沉细尺弱，西医多属无排卵型月经不调或黄体功能不全。治疗上宜调补肾阴肾阳，在经后期以养血益阴为主，用佛手散合左归饮加减。到排卵期之前几日，可选加党参、淫羊藿、菟丝子、巴戟天、附子等助阳之品，以促排卵。若黄体不健者，可加菟丝子、红枣、肉苁蓉之类。

在此型不孕中，还可详细分为肾阳虚、肾阴虚、肾阴阳两虚。肾阳虚以右归丸加淫羊藿、艾叶，肾阴虚左归饮加女贞子、金樱子、桑寄生、地骨皮之类；肾阴阳两虚，宜阴阳双补。

2. 气血虚弱型

不孕症首重调经，经调而后子嗣，而气血充盛和调则是月经产生的重要条件。《妇人大全良方》提出："气血者，人之神也，妇人以血为基础。"气血来源于脏腑，肝、脾、肾诸脏功能失调，则气血化生乏源，精血不足，则不能摄精成孕。张景岳提出"调经之要，贵在补脾胃以滋血之源，养肾气以安血之室"，临床上本证治宜大补气血，佐以温肾。方药可选用毓麟珠去花椒加淫羊藿、何首乌。

3. 肝郁型

肝藏血，主疏泄，喜调达。精神因素可以影响生殖功能，如心情紧张，思虑过度、或大惊猝恐、或情绪忧郁，均可导致肝气不舒，气血运行不畅，阻碍摄精成孕。傅青主指出："夫经水出诸肾，而肝为肾之子，肝郁肾亦郁，殊不知子母关切，子病而母必有顾复之情，肝郁而肾不无缱绻之谊。"临证治疗以疏肝解郁，行气养血为要，方可选用开郁种玉汤去天花粉，加郁金、合欢花、白芍、女贞子等。

4. 血瘀型

《素问·调经论》："五脏之道，皆出于经隧，以行气血，血气不和，百病乃变化而生。"血瘀是气血不和的表现之一，有浓、黏、凝、聚的特点，可因外感邪气，内伤七情，脏腑功能不全，跌扑损伤所致。《沈氏尊生书》曰："气运乎血，血本随气以周流，气凝则血亦凝矣。"《医林改错》提出："元气即虚，必不能达于血管，血管无气，必停留而瘀"，"血受热则煎熬成块。"《灵枢·经脉》所载："寒邪客于经脉之中，则血泣而不通。"分别指出血瘀的形成可因气滞、气虚、热灼、寒凝而成。临证治疗，气滞者宜行气养血活血祛瘀，方选开郁种玉汤加减；寒凝者，宜温经散寒以祛瘀，方选少腹逐瘀汤加减；瘀热者，宜清热以散瘀，方选丹栀逍遥散合金铃子散加减。对于输卵管阻塞性不孕，可加用皂角刺、穿山甲、青皮等，以加强祛瘀通络之功。

5. 痰湿内阻型

本类患者形体多肥胖，或肌肉松弛，面色苍白晦黄，多有月经失调，如后期、稀发等，伴有短气、疲倦、多汗、纳呆、口淡、便清等。其病机主要为脾肾气虚，内蕴痰湿，乃虚实夹杂之证。气虚则不能运化水湿，聚液成痰，痰湿内阻，又阻碍气机的运行，形成一种恶性循环，互为因果。治宜理气活血以化痰湿。用苍附导痰丸合佛手散加黄芪、破故纸、桃仁，以攻补兼施。

（黄晋琰　陈颐）

第十节　裘笑梅经验综述

裘教授在诊治不孕症的临床实践中积累了丰富的经验。裘教授认为，不孕症中原发性不孕症可因先天缺陷与后天疾病所引起，继发不孕症均由后天疾病引起。裘教授尤其对女性后天疾病所引起的不孕症之辨治有独到的经验，治不孕辨证与辨病结合，分三步治疗，即"调经"、"疏道"、"化癥"。

一、第一步——"调经"

根据中医"求子之法，莫如调经"，"经调然后子嗣"的理论，裘教授认为病理性不孕者，多伴见月经不调或闭经等，因此不孕的治疗需以调经为先。治法当分虚实，虚者宜温肾填精，实者宜疏肝解郁、祛痰化瘀。

（一）虚证

1. 肾阳虚

治宜温阳暖宫、填精益肾。方用桂仙汤、五子衍宗丸等化裁。根据"精能化气"之旨，温补肾阳则常兼用鹿角胶、紫河车、巴戟天、菟丝子、续断、狗脊等温润填精之品。裘教授自创验方之桂仙汤，药物组成：肉桂、仙茅、淫羊藿、肉苁蓉、巴戟天、紫河车、紫石英、丹参、山茱萸。方用肉桂补火助阳、温通经脉，淫羊藿、仙茅温肾壮阳入命门以强精，巴戟天、肉苁蓉温补肾阳，使任脉通、督脉固，紫河车益精生髓，使血海充盈，紫石英镇心暖宫，山茱萸补益肝肾，丹参养血宁神调经。诸药合用，旨在温肾而温心，心肾气旺而火自生，相火盛，冲任脉充，气血得调，子宫得暖，血海充盈，月事以时下，胞胎受荫。全方具有温肾壮阳暖宫、益肾填精，帮助卵巢功能恢复、促进卵泡发育、调节内分泌的功用。该方对于冲任不足、胞宫虚寒型不孕有显著疗效。若小腹冷痛、畏寒者，加小茴香以温经散寒；若大便溏薄者，加炮姜、补骨脂温中固涩；若性欲淡漠者，加锁阳、补骨脂、胡芦巴以补肾壮阳；若小便频数者，加缩泉丸吞服以固肾缩尿；若月经过多、量多如崩、色淡清稀者，加黄芪、阿胶珠、陈艾炭、煅龙骨、煅牡蛎、陈棕炭、血余炭以益气摄血止崩。

2. 肾阴虚

治宜滋填肾阴。方用养精种玉汤、大补阴丸、左归丸等化裁。因肾主藏精，肾阴亏损，封藏失职，则精易走泄，故又常加五味子、菟丝子、桑寄生、山茱萸之类补肾涩精，以固封藏。

临床上裘教授擅于以温阳暖宫、填精益肾治内分泌疾病之不孕症，根据该类不孕症有各自不同的症状及病理变化，故可在辨证的基础上选择针对性药物加以治疗，使辨证与辨病相结合。如高催乳素血症者，以月经稀发或闭经、肥胖、溢乳、不孕为主症，主要病机为肾虚夹痰或肾虚肝郁、冲任失调。治疗应在补肾的基础上祛痰化湿、疏肝回乳、疏经通络。临床裘教授常用桂仙汤加平地木、荷包草、制南星、赤小豆、大豆卷化湿祛痰，大麦芽回乳，柴胡、薄荷、橘络、橘核、蒺藜疏肝理气，忍冬藤、藤梨根清热解毒散结。如多囊卵巢综合征者以月经稀发或闭经、肥胖、多毛、不孕为主症。根据西医学对其生殖内分泌、卵巢形态及机能改变的认识所提供的微观辨证依据，如内分泌紊乱、卵巢囊性改变、卵巢包膜增厚等，考虑其病机与肾虚、痰凝、血瘀密切相关。治疗上裘教授在桂仙汤补肾的基础上加用化瘀祛痰之药，常配伍忍冬藤、蒲公英、夏枯草以清热解毒散结，胆南星、陈皮、半夏等祛痰除湿，丹参、桃仁、红花、瓦楞子等活血化瘀通络，以促排卵。

（二）实证

1. 肝郁型

多由情志不舒，肝失条达，气血失调，冲任不能相资摄精成孕所致。治宜疏肝解郁调气机，冲任通达易受孕。《济阴纲目》有言："人有隐情曲意，难以舒其衷者，则气郁而不畅，不畅则心气不开，脾气不化，水谷日少，不能变化气血以入二阳之海矣，血海无余，所以不月也。"裘教授非常赞同此言，她认为，女子本身多忧思，加之工作、家庭、社会种种压力难以言表，易肝郁气滞。疏肝理气，犹如开锁，用药不宜重猛，轻启即可。同时，医者要主动关心病人，注重心理调节，耐心细致地进行检查治疗，要解除病人思想上的包袱，增强治疗信心，动员家属多体贴，以提高疗效。裘教授创经典验方蒺麦散，药物组成：白蒺藜、麦芽、八月札、青皮、橘核、橘络、蒲公英。方中白蒺藜、八月札、青皮、橘核、橘络均有疏肝理气、解郁散结之作用，蒲公英软坚散结，配麦芽开胃健脾。若胸胁胀满甚者，加郁金、玫瑰花、绿萼梅以理气宽胸；若梦多而睡眠不安者，加炒枣仁、柏子仁、夜交藤、茯神以养心安神；若小腹胀痛，痛时拒按，加当归、川楝子、延胡索、丹参、小茴香、香附、红花以行气活血化瘀；若胞脉阻滞者，加穿山甲、路路通、荆芥穗、防风以疏理通络；若伴有癥瘕者，加炙鳖甲、生牡蛎、生蛤壳、海藻、昆布、夏枯草以祛痰散结消癥。

2. 血瘀型

多见瘀血阻滞，血气失和，月经紊乱，不能摄精成孕。裘教授常用少腹逐瘀汤加减治疗。若因瘀久化热，症见小腹灼痛、带下量多者，加用裘教授经验方二藤汤清热化瘀，药物组成：忍冬藤、红藤、大黄、大青叶、紫草根、牡丹皮、赤芍、川楝子、延胡索、生甘草。方中忍冬藤、红藤清热解毒，配大青叶、紫草、赤芍、牡丹皮凉血活血，大黄泻血中之热而导秽浊，延胡索、川楝子行气止痛，甘草和中解毒。若因瘀久伤阴症见口干烦热者，酌加沙参、麦冬、五味子、女贞子、旱莲草以养阴清热。

3. 痰湿型

多由于脾失健运，聚湿生痰，痰湿壅阻胞宫，影响受精，不能成孕；或因真阳不足，命火衰微，不能化气行水，寒湿注于胞宫，宫寒不孕。治法宜化痰祛湿治标，运脾温肾固其本。方用启宫丸加减、苍附导痰丸等。在选药上，裘教授常取平地木、荷包草、赤小豆、薏苡仁之类以燥湿利水。若肾阳虚者，合桂仙汤或五子衍宗丸；若兼血虚，配合四物汤；若经闭不行者，加茺蔚子、泽兰、苏木、红花、桃仁以养血活血通经；若心悸少寐头昏者，加远志以祛痰宁心；若腹冷畏寒者，加吴茱萸、巴戟肉、淫羊藿以温阳祛湿；若大便溏薄、腰酸、基础体温双相不典型者，加川椒、炮姜、胡芦巴、补骨脂以温阳健脾补肾；若伴癥瘕者，加生牡蛎、生蛤壳、夏枯草、炙鳖甲、莪术、三棱等活血化痰散结消癥。若带下量多加薏苡仁、扁豆、红枣、芡实以健脾除湿固带。

在不孕症的调经治疗中，裘教授顺应月经周期的气血变化以调经。她认为，女子月经周期变化以经前气血俱盛，经行任通冲盛和经净血海空虚为特点，两次月经中间期是排卵期，乃为阴盛化阳之标。因此根据月经周期中肾阴肾阳的转化机制，采用行经期温阳通络、行气活血，经后期滋阴养血，经前期平调阴阳、双调气血。目的在于改善卵巢的血液循环和功能，疏通生殖系统的通道。故在调整肾之阴阳时，排卵期裘教授善在桂仙汤的基础上加入党参、升麻、川椒、炮姜、胡芦巴、菟丝子等药物。以菟丝子、胡芦巴壮阳补肝肾，有助天癸增益；党参健脾益气，使气旺血盛，为顺利排卵创造良好条件；川椒、炮姜助肉桂通阳化，促进排卵；再以升麻一味总统诸药，振奋肾阳，激活黄体功能，使排卵后础体温明显升高，呈双相型，黄体形成期胞宫温暖待孕，两精交合即成形。在月经将行之时，常加入疏肝理气调血之品，如香附、路路通、苏木、桃仁、鸡血藤、泽兰等，使气血流畅促进肾中阴阳的转化，调整月经周期，以使在下丘脑－垂体－卵巢轴之间的反馈系统功能恢复正常。这是中药人工周期治疗不孕症的理论依据。

二、第二步——"疏道"

精子需要分别通过阴道、宫颈、子宫、输卵管才能与卵子结合后着床成孕。道路不通畅，就会直接影响受孕。在女性不孕症中，输卵管阻塞是常见的原因。"疏道"即疏通管道，指使输卵管畅通的意思。裘教授认为，输卵管阻塞性不孕症的病机是血流瘀滞，胞络受阻，致两精不能相搏而不孕。临床上以湿热瘀阻、气滞血瘀、寒凝血瘀为主。治疗以祛瘀通络为主，根据证型加清热祛湿，或佐以行气，或温经散寒之品。

1. 常用验方

（1）"疏道"的基本方：存用当归，赤芍、川芎、路路通、荆芥穗、防风、延胡索、香附、川楝子、三棱。方中路路通、三棱活血化瘀通络为疏通要药，佐以荆芥穗、防风祛风通络以增强疏理通络作用，加入川楝子、延胡索、香附等疏肝理气之品，以使气机调畅而胞脉胞络得通，隧道复畅，两精相搏成孕。若郁久化热，两侧附件压痛明显者用二藤汤，药用红藤、忍冬藤、大青叶、大黄、紫草根、牡丹皮、赤芍、延胡索、炒川楝子；若带下秽臭，加败酱草、马齿苋；若白带量多质稀者，加炙白鸡冠花、红枣、芡实、椿根皮、党参、附子。

（2）裘教授经验方之补肾固带汤：药用芡实15g，桑螵蛸12g，党参15g，淡附子片3g，煅牡蛎30g，赤石脂12g，煅龙骨12g，炙白鸡冠花12g，以补肾固涩止带；若腰酸者选加桂仙汤，以温肾壮阳；炎症控制后，若输卵管欠通畅者，于经期中加荆芥、防风、路路通；若输卵管不通者，加皂角刺、穿山甲、王不留行等加强破血通络，以达疏通之功；若附件有炎性包块形成者，选加生牡蛎、生蛤壳、炙鳖甲、皂角刺、昆布、马齿苋、广木香。

（3）裘教授验方五梅汤：药用炙甘鳖甲、生牡蛎、生海蛤壳、海藻、昆布以豁痰散结，行气泻水。对于输卵管积水，裘教授认为，多是由于瘀血阻滞，影响胞脉的气机升降、津液的布散，而积为水湿，以致水湿及瘀血互结于胞脉，使两精不能相交而致不孕。此类病人，胞脉闭阻，牢不可破，非一般活血化瘀药所能奏效，宜加入地鳖虫、广地龙、炙鳖甲、穿山甲等虫类灵动之品，并酌情加入平地木、薏苡仁、生黄芪、茯苓、泽泻等利水除湿药物，以入络搜邪，使胞脉通畅，自能受孕。

2. 常用治法

输卵管阻塞病变常迁延日久，缠绵难愈，除内服中药之外，同时可配合中药保留灌肠、理疗、艾条熏穴、针灸疗法、药渣外敷等综合治疗以提高疗效。

（1）中药保留灌肠：裘教授自创中药灌肠方复方红藤灌肠剂，药选忍冬藤 20g，红藤 20g，半枝莲 12g，紫草12g，连翘 12g，制乳香 1.5g，冬瓜子 12g，丹参 12g，薏苡仁 30g，白芷 12g，炒荆芥穗 6g，炒小茴香 6g。浓煎150mL。用法：每晚睡前排空大便，用灌肠器将药液缓缓由肛门注入，每次 150mL，50 分钟左右注完。月经期及前后停用 10 天，20 天一个疗程。此方具有清热化湿、活血化瘀、消肿通络等功效。西医学研究表明，阴道、子宫后方紧邻直肠、直肠子宫凹陷为盆腔最低点，炎性渗出常积聚于此，直肠黏膜血管丰富，黏膜下层组织疏松，温热药液灌肠后，通过直肠黏膜吸收，渗透直达病灶，从而起到消炎止痛、祛瘀通络之作用。此法临床除治疗输卵管阻塞引起的不孕症外，还可用于治疗急慢性盆腔炎、附件炎、子宫内膜异位症、盆腔炎性包块等。

（2）艾条熏穴：将艾绒、半枝莲、荆芥穗等制成艾条，长约20cm，取下腹部两侧输卵管部位阿是穴，用以熏烤，以温热不烫伤皮肤为度，每日1次，每次以每一侧半条艾条为宜，月经期停用。

（3）药渣外敷：按输卵管阻塞辨证治疗，将内服药煎汁服用后的药渣装入布袋，趁热敷于两侧少腹输卵管部位，待药渣凉后再蒸热反复使用，每日2次，早晚各1次。

三、第三步——"化癥"

对卵巢与子宫器质性病变引起的不孕，尤其是有盆腔内膜异位囊肿＜5cm者。裘教授不赞成马上手术，而多先采用保守疗法，以中药调治助孕。待分娩之时剖腹取胎，同时手术切除肿块。裘教授化瘀消癥助孕治疗分两阶段：第一阶段，月经干净后，以行气活血、软坚消积为主，常用药有炙鳖甲、香茶菜、山海螺、生牡蛎、生蛤壳、昆布、海藻、白英，再结合患者素体与病因随症加减。气滞者加香附、炒川楝子、延胡索；寒凝者加乌药、炒小茴香、肉桂末；基础体温不典型者加鹿角霜、巴戟天等。第二阶段，临经时，以治标为主。寒凝血瘀者，用桂枝加桂汤，药物组成：桂枝、肉桂末（冲入）、赤芍、白芍、炒当归、炒川芎、乳香、没药、木香；气滞血瘀者，用调经定痛散，药物组成：炒当归、赤芍、川芎、炒川楝子、延胡索、木香、乌药、乳香、没药，合失笑散加血蝎；血块大者，加花蕊石；对子宫肌瘤引起的出血过多或淋沥难净者，改用清热固摄法，生地龙牡汤合三黄忍冬藤汤加减：炒生地黄、煅龙骨、牡蛎、地骨皮、桑叶、蒲黄炭、旱莲草、山茱萸、赤石脂。

　　子宫内膜异位症的发病率有逐年上升的趋势，其中有半数合并不孕。裘教授集数十年的临床经验，对子宫内膜异位性不孕症的诊治，结合现代药理研究，独辟蹊径，匠心独运，治验颇丰。她认为，本病病因多为七情所伤，气机运行不畅，气滞则血行不畅，经产余血滞于胞脉、胞络；或多次堕胎、小产等手术损伤冲任，离经之血不能及时消散，瘀阻胞脉、胞络，逆流脉外，乃致两精不能相搏而成孕。正如西医学研究证明，异位的子宫内膜受卵巢激素影响，发生周期性出血，血无出路，停留于局部组织中引起炎症反应和周围组织的纤维化，从而使卵巢或输卵管周围紧密粘连而致不孕。瘀血阻滞，气机不畅，日久积而成癥则出现盆腔包块结节；瘀阻胞宫，经血失于固摄，见月经过多、经期延长、淋沥难净等。瘀血阻于胞脉胞络，经血运行不畅，故经行小腹疼痛，胀坠拒按，经血色暗夹血块。裘教授采用清化逐瘀、补肾助阳、通络助孕之法，标本兼顾，于月经周期中动态观察，及时调整，取得了较好的疗效。裘教授经验方药物组成：半枝莲、红藤、忍冬藤、当归、川芎、川断、狗脊、杜仲、苏木、泽兰、延胡索、炒山楂、大麦芽。方中半枝莲、红藤、忍冬藤既能清热解毒，又能活血逐瘀、通络散结；当归、川芎以养血活血、补血而不滞血、行血而不伤血；川断、杜仲、狗脊补益肝肾，通利血脉以助气血之运行，而达通络助孕之功；苏木、泽兰活血祛瘀、通络止痛；延胡索疏理气机、行滞逐瘀；炒山楂、大麦芽行滞散结、逐瘀止痛。此方妙在通补并用，气血两调，是为清化散瘀、通络助孕之良方。若经行不畅、腹痛甚者酌加乳香、没药以行血逐瘀行气止痛。若经前乳胀、胸胁胀痛者，加柴胡、薄荷、香附、八月札以疏肝理气、行滞通络。裘教授在临证中同时予以中药煎剂保留灌肠，效果更佳。药物组成：红藤、忍冬藤、败酱草、紫丹参、制延胡索、川楝子、粉丹皮、炒枳壳、威灵仙。若发热、腹痛甚者加大青叶、制乳没；盆腔包块者加山海螺、生牡蛎。每日1次，7天为一个疗程。月经期暂停。

（谢静华　陈颐）

第十一节　庞泮池经验综述

庞泮池教授对于女性不孕症有独到的见解，治疗上主张辨证与辨病相结合，内服与外治并用，有"通管、促排卵、健黄体"三大法宝，临床疗效显著。

一、通管

庞教授治不孕一大法宝"通管"，即通输卵管。临床上输卵管阻塞引起的不孕占不孕症的 40% 左右，多由输卵管及盆腔炎症，或子宫内膜异位症所引起。庞教授认为，本病肝肾之证为多，因肝肾同源，精血互化，根本病机是气滞血瘀，故治疗以理气活血、化瘀消积通络为主，内外并治，周期给药，即分为卵泡期用药和排卵黄体期用药。3个周期为一个疗程。

1. 卵泡期用药

从经期开始服用通管汤，排卵期前停服。若服药后经量明显增多或淋沥不净，可于月经后期停服一两天，待月经干净后再服。庞教授经验方通管汤，药用当归、熟地黄、赤芍、白芍、川芎、桃仁、薏苡仁、红花、海螵蛸、生茜草、制香附、路路通、石菖蒲、皂角刺、败酱草、红藤。因本病治当理气活血，然而庞教授认为癥积即成，病在血分，且病程较长，女子以血为本，若投以峻剂，欲求速效，难免耗血伤正，故治此病，不能强攻，应选较平和的理气活血软坚之品常服久服，缓图其功。内服选用活血和血的桃红四物汤为基础，取四物汤养血活血，桃仁、红花专攻活血化瘀，香附、路路通、石菖蒲理气通络，海螵蛸软坚散结，茜草行血凉血，皂角刺、薏苡仁消积除障，红藤、败酱草清热消炎，合之取名为通管汤。若肝经瘀阻者，去熟地黄，加柴胡、郁金；若肾虚夹瘀者，去红藤，加菟丝子、淫羊藿；若肝郁肾虚者去石菖蒲、红藤，加柴胡、菟丝子；若阴虚内热明显时，熟地黄易生地黄，加牡丹皮、黄芩；若虚寒者去红藤、败酱草，加桂心、炮姜。

2. 排卵黄体期用药

于排卵期开始服用通管Ⅱ号方，服至行经。服药后若黄体功能仍无改善，可暂停本方，于黄体期投乌鸡白凤丸或河车大造丸 1～2 个周期，以观察效果。庞教授经验方通管Ⅱ号方，药用桃仁、红花、熟地黄、当归、川芎、白芍、菟丝子、淫羊藿、肉苁蓉、鹿角霜、制香附、败酱草。方中以活血和血的桃红四物汤为基础，降加香附理气和败酱草清热外，亦加菟丝子、淫羊藿、肉苁蓉、鹿角霜以补肾健黄体。若乳胀甚者，加柴胡；若少腹痛不减者，加延胡索；若小腹冷痛者，去败酱草，加桂心。

3. 外治法

除了口服汤剂，庞教授还主张配合外治法，如灌肠、中药外敷、理疗等，疗效更佳。

（1）红藤汤：红藤、败酱草、蒲公英、鸭跖草、紫花地丁各30g，浓煎至100mL，与藕粉拌成糊状，温热时，用导尿管插入肛门14cm以上，再缓慢灌注，灌后卧床30分钟，每日灌肠1次。如能晚上临睡前灌，保留至次晨则效果更好。经期停用。

（2）中药消癥散外敷：千年健、羌活、独活各320g，当归尾、乳香、没药、赤芍、白芷、五加皮、追地风、防风各350g，血竭、红花各300g，透骨草、艾叶各900g。上方研细为末，将250g粉剂置于布袋内，蒸透后热敷小腹或两侧少腹，每日敷1次，约15～20分钟，每包药连续使用10天再更换，注意勿烫伤皮肤。

（3）理疗：采用中药离子穴位透入法治疗，阴极放在八髎穴，阳极放在关元穴。阴极部位贴敷浸过"妇透Ⅰ号"药液的吸水纸。通电后，通过离子穴位透入，作用可达到局部，起到活血化瘀的作用。"妇透Ⅰ号"由桃仁 500g，皂角刺 750g，败酱草 750g 组成，浓煎制成 2000mL 药液。或选用 Hz－Ⅰ毫米波治疗，探头放在两侧输卵管部位，每次 20～40 分钟，可起到局部活血化瘀的作用。均于经净第三日起，每日 1 次，连续 10 天，一般连用 3 个周期。如治疗后有不规则阴道出血或月经失调者可暂停。

二、促排卵

"促排卵"是第二大法宝。卵巢功能失调、排卵障碍是不孕症的重要原因。临床上可见于月经稀少、闭经、多囊卵巢综合征、功能失调性子宫出血等，或是无明显症状，但基础体温单相、经期诊刮为增生期子宫内膜等。庞教授认为，此病机主要与肾虚有关。如素体先天禀赋不足、房事不节等，肾气损伤，冲任虚衰，或阳虚胞宫胞脉失于温煦，均难以摄精成孕。或素体肥胖，恣食膏粱厚味，痰湿内盛，阻塞气机，冲任失司，躯脂满溢，闭塞胞宫，不能摄精成孕。治疗当补肾调冲为主，补肾要温阳暖宫，激发卵巢排卵功能，调冲要寓补于通之中，不能见闭经就活血化瘀，见月经淋沥就一味止血，而应补肾促排卵，使经血循经，按期而行。取方以四物汤养血和血，肉苁蓉、淫羊藿、菟丝子、杜仲、黄精补肾促排卵；紫石英、石楠叶温阳暖宫；茺蔚子、泽兰叶、王不留行、牛膝活血通经。若小腹冷痛加桂心、艾叶、小茴香；若乳胀加制柴胡、香附、陈皮、青皮；若月经淋沥去活血通经之品，加女贞子、旱莲草；若痰湿重加制半夏、胆南星、苍术、薏苡仁。或经后服中成药乌鸡白凤丸及河车大造丸连服 10 天。外治可适当配合外用 Hz – Ⅰ毫米波治疗，探头放在两侧卵巢部位，每次 20～40 分钟，经后连续治疗 1 周，3 个月为 1 个疗程，以助活血通络促排卵之力。

庞教授还重视辨证与辨病相结合，常用中药人工周期疗法。中药人工周期疗法是根据月经产生的机理、下丘脑－垂体－卵巢性腺轴及"肾藏精、主生殖"、"冲为血海，任主胞胎"等理论，以补肾为主，模仿女性月经周期，分为四个阶段（经后期、排卵前期及排卵期、排卵后期、经前期及经期），用人工周期疗法调整肾－天癸－冲任－胞宫之间功能的平衡，而达到调经种子的目的。

第一阶段：经后期（周期第 6～10 天），以补肾气、养冲任为主。方用促卵泡汤，药用菟丝子、川断、肉苁蓉、熟地黄、当归、怀山药、何首乌。若偏阳虚者，加仙茅、淫羊藿；若偏阴虚者，加女贞子、旱莲草。可配合乌鸡白凤丸，每次 1 丸，每日 2 次，胎盘片，每次 5 片，每日 2 次；归脾丸，每次 5g，每日 2 次。

第二阶段：排卵前期及排卵期（周期第 11～16 天），肾虚以补肾为主，促进卵泡发育及排卵，方用菟蓉合剂，药物组成为菟丝子、肉苁蓉、淫羊藿、川断、熟地黄、枸杞子、怀山药、当归、香附。若偏阴虚者，加女贞子、旱莲草。若肾阳虚以温肾暖宫为主，以促进排卵，方用温肾暖宫合剂，药用桂枝、肉苁蓉、熟地黄、当归、白芍、桑

寄生、川断、杜仲、炒艾叶、川芎、牛膝、草豆蔻；若血
瘀者，以活血化瘀为主，使已成熟的卵子突破卵巢表层而
排出，方用排卵汤，药用桃仁、红花、川芎、当归、赤芍、
泽兰、熟地黄、茺蔚子、香附；若偏阳虚者，加桂枝、鸡
血藤；若偏阴虚者加丹参、枸杞子。

　　第三阶段：排卵后期（周期第 17～25 天），以调肝肾、
养冲任为主，使黄体功能健全，为受精卵着床创造条件。
方用促黄体汤，药用肉苁蓉、熟地黄、川断、何首乌、阿
胶、龟甲、枸杞子、怀山药；若偏阳虚者，加菟丝子、当
归；若偏阴虚者，加女贞子、旱莲草、丹参。

　　第四阶段：经前期及经期（相当于经前 3～5 天及经
期），以活血调经为主，促使月经来潮。方用调经活血合
剂，药用当归、赤芍、泽兰、川芎、香附、菟丝子、茯苓。
若腹痛甚，加延胡索、炒五灵脂；若偏阳虚者，加桂枝、
鸡血藤；若偏阴虚者，加丹参。

三、健黄体

　　第三大法宝是"健黄体"。卵巢黄体不健是指虽然有排
卵、基础体温双相，但黄体功能不足，排卵后曲线爬行上
升或提前下降，黄体期少于 12 天，亦可由于子宫内膜分泌
期状态不佳，不利于受精卵的着床或生长，易不孕或早期
流产。庞教授认为，此系排卵期阴阳转化不及或不平衡，
肝肾不足，精血亏少，即能摄精也难于成孕，或由于阴血
不足，不能化阳，虚火下迫。或由于脾肾阳衰，不能统摄，
难于摄精成孕。治疗当补脾肾调气血，血充气和为受精卵

着床做好准备。强调此法重在"调"字，即补气兼理气，养血兼活血。取方圣愈汤为底，加肉苁蓉、菟丝子、黄精、泽兰叶、茺蔚子。若脾肾阳虚者，加巴戟肉、淫羊藿、紫石英；若阴虚内热者，加女贞子、旱莲草、天冬、麦冬、黄芩、地骨皮、生茜草；若肝气郁结者，去党参、黄芪，加柴胡、制香附、郁金；若肝经郁热者，加牡丹皮、山栀。庞教授指出，此黄体期用药需谨慎，不宜过用理气活血、破血化瘀堕胎之药，可选用当归、川芎、泽兰叶、香附、茺蔚子之流，活血而不动胎。

临床上庞教授循上述三大法宝，审证求因，辨证施治，疗效颇佳。

（谢静华　陈颐）

第十二节　何子淮经验综述

在治疗不孕证治中，何老认为月经不调是妇女不孕的重要原因，正如王肯堂说："每见妇人无子者，其经必或前或后或多或少，或经行作痛，或紫或黑，或淡或凝而不调。不调则气血乖乖，不能成孕。"朱丹溪说："求子之道，莫如调经。"月经不调可因脏腑气血功能不足、六淫七情外感内伤等原因而成。薛立斋对此曾有过明确的论述："妇人不孕，亦有六淫七情之邪损伤冲任，或宿病掩留，传遗脏腑，或子宫虚冷，或气血盛衰，或血中伏热，又有脾胃虚损，不能营养冲任。"故此，临床不孕症的治疗，调经为其首要治疗方法。临床上可灵活运用调冲十法：疏理调冲法、理

气调冲法、平肝调冲法、凉血调冲法、温理调冲法、化湿
调冲法、益气调冲法、补养调冲法、化瘀调冲法、清邪调
冲法。

何老论治不孕，常分四大证型，即阳虚宫寒、冲任血
虚、痰湿阻滞、肝郁血虚，相应采用"宫寒温摄"、"血虚
调补"、"痰湿驱脂"、"怡情调理"四法，即"育麟四法"。

一、阳虚宫寒型

妇人冲任不足，下焦虚寒为肾虚命火不足之故。患者
多年不孕，月经初潮迟晚，经行后又多延期或愆期，经来
量少，色淡，面色晦暗，形体瘦小，腰酸膝软，带下绵绵
如水，特别是常有小腹冰冷，伴有隐痛，尤于冬季更为明
显。舌狭小，苔薄腻，脉来微小沉细。正如缪仲淳说："女
子系胞于肾、心胞络，皆阴脏也，虚则风寒乘袭子宫，则
绝孕也早无子，非得温暖药，则无以去风寒而资化育之妙，
加引经至下焦走肾及心胞，散风寒暖子宫为要也。"何老认
为，治法宜温煦下焦，更宜以温养命门肾气为根本。设经
验方暖宫丸，处方以紫石英、鹿角片、肉桂、石楠叶、艾
叶、细辛辛温暖下焦，壮命门之火而祛阴寒，以熟地黄、
当归、菟丝子、巨胜子填补肾精，资化育之源；荔枝核疏
肝肾之络。方中主药紫石英一味，具有兴奋性腺的作用，
可促成发育不良性卵巢成熟排卵，故能调整妇女的生殖机
能而提高疗效。

二、冲任血虚型

冲任之脉为肝肾所主，肝肾功能不足，后天脾胃功能薄弱，生化乏源，以致冲任血海空虚，而不能摄精成孕。此类患者婚后多年不孕，平日月经量少而色淡，甚则经闭，形体衰弱，面色不华，常有头晕目眩，神疲乏力，舌质淡红，舌苔薄白，脉来沉细。往往多伴有食少运迟，大便不实等脾虚证候；或伴有腰酸膝软、潮热骨蒸盗汗等肾精不足之症。何老认为，此治当以补脾生精养血为要，其经验方调经种子汤，以八珍汤大补气血为主，配以益肾化精之品，如菟丝子、川断、紫石英、覆盆子等，冀以充先天而补后天虚亏，补肾精健脾气，益气生血，达到阴阳并补、气血俱生的目的。

三、痰湿阻滞型

形体肥胖者，脂膜壅塞，水湿不化，痰湿阻滞冲任、胞络，不能摄精成孕。此类患者婚后多年不孕，并见形体肥胖，神疲乏力，面色㿠白，头晕心悸及月经延期、量少，白带增多。舌见淡胖，苔多白腻或厚腻，脉来弦滑。何老治以燥湿祛痰、导湿驱脂之法。其经验方导湿种玉汤，以苍术、白术、姜半夏、青皮、陈皮、香附、山楂燥湿祛痰、消脂理气，配肉桂、蛇床子、椒目温暖脾肾，调整内分泌功能，运脾导湿；如喉间多痰、咳痰不爽，可加天竺黄、陈胆星、海浮石等豁痰，在湿去痰消脂薄的前提下，配合养血调经。何老认为，此时决不能漫投厚味填精，或补肾助阳药，否则滋腻助湿，壮阳消阴，皆不适宜。

四、肝郁血虚型

妇人以血为本，肝藏血而主疏泄。若素体虚弱或思虑过度而致营血不足，肝体失养，肝木失其条达之性，疏泄失常，气血不和，冲任不能相滋，则孕育难成。此类病患婚久不孕，经前乳胀，心烦易怒，纳呆，寐少梦多，有时有少腹吊痛，舌质偏红，舌苔薄白，脉象弦细。傅青主说，妇人有怀抱素恶不能生子者，是肝气郁结，治法必解四经之郁，以开胞结之门。何老临证治以疏郁调肝，怡情和谐为要。所立经验方怡情解郁汤，以开郁种玉汤及逍遥散为基础，配加养津凉血之品，如生地黄、枸杞子、玉竹、白芍、麦冬等，调整机体的内环境，以治其本；佐以怡情欢畅之合欢皮、绿萼梅、八月札、川楝子疏肝经之郁气，而治其标，不用柴胡、香附等辛温香燥之品重劫已伤之阴，对肝肾阴分不足之肝郁型患者，怡情解郁作用更为满意。本证只要情怀欢畅、机体阴阳得以调整，孕育之机自然而至。亦正如明·万密斋所说："但解开花能结子，何愁丹桂不成丛。"

（黄晋琰　陈颐）

第十三节　班秀文经验综述

一、学术特点

班秀文教授从事中医教学与临床 50 余年，长期潜心于不孕症的临床研究。对不孕症的治疗，遵古而不泥古，每有发展创新，认为种子贵先调经，注重调补肝肾，辨证辨病相结合，药食结合，事半功倍，治疗效果显著。

1. 种子贵先调经，调经不忘治带

班老调经之法常从肝脾肾着眼，提出调经要补益肾气，固气血之根基。多用左归饮、右归饮、五子衍宗丸等方。气为血之帅，血随气而行，调经要养血，养血要顺气，顺气要疏肝。喜用柴胡、合欢花、素馨花等疏肝顺气之品，调经还要健脾和胃，以助气血之生化，使经源充足。班老每用归脾汤、人参养荣汤化裁。月经病和带下病都是妇女常见的疾病，两者往往并见，而且带下异常也可以影响妇女的孕育，故在调经种子之时，必须考虑到月经病和带下病的相互影响，若为经带同病者，不仅要治经，还要治带。带下异常也可以影响妇女的孕育，其治带勿忘湿，治湿勿忘瘀。古人论述带下之证治颇多，主张治带以治湿为主。班老还重视瘀血与带下的关系，认为妇人一生无不与血有关。瘀血与湿相搏，阻滞经络往往增加了病情的复杂性与治疗的困难性。班老强调妇科诸病总属血证，推崇《血证论·瘀血》篇的观点："凡血证一总以祛瘀为要。"主张"治湿之时，勿忘祛瘀。"班老认为，要把握好湿为主，勿忘治瘀这一治带原则，并要重视因湿致瘀与因瘀致湿这一矛盾的相互影响与转化。经带并治之方，班老选用当归芍药散。

2. 注重调补肝肾，喜用温通之品

对不孕症的治疗，班老注重调补肝肾。临床所见性感淡漠、无排卵者，多与肝虚不能生发，肾亏不能作强有关，治之当以调补肝肾为法。再者，多年不孕，盼子心切，常有肝郁，故又要考虑疏理肝气。因为不孕症为慢性病，治疗需要一定的时间，且肝肾同源，阴阳互根互用，因而班老主张，在调补肝肾之时应以平补阴阳为原则，使阴阳无偏颇，常用五子衍宗丸、归芍地黄汤加减出入治之。班老还认为，不孕症多虚实夹杂，阴阳相兼，纯阴纯虚者少，在调补肝肾之时，适当加入温化通行之品，则疗效尤捷。盖气血通行为贵，温则能生、能养、能开、能散、能行。班老常用的温化通行药有路路通、淫羊藿、巴戟天、香附、川芎、红花之类。

3. 辨证辨病相结合，病同证异善化裁

班老治疗不孕症是既辨证，又辨病，辨证与辨病相结合，病同证异之时，能把握病机，灵活化裁。如治疗输卵管阻塞引起的不孕，以活血通络、软坚散结为总原则，常选用温养通行之品，如鸡血藤、当归、川芎、桂枝、制附子、刘寄奴、路路通、皂角刺、急性子、王不留行、穿破石、猫爪草等。由于病因病机不同，证型有别，班老又结合辨证论治，在辨证基础上加入温养通行的药物。如属气滞血瘀型者，柴胡疏肝散加当归、鸡血藤、刘寄奴、郁金、青皮、急性子、夏枯草治之；气血虚弱型者，以十全大补汤加鸡血藤、肉苁蓉、路路通、小茴香治之；寒湿凝滞型者，以少腹逐瘀汤加桂枝、穿破石、王不留行、穿山甲、路路通、香附治之；湿热下注型者，以四妙散加土茯苓、马鞭草、鸡血藤、丹参、赤芍、忍冬藤、猫爪草、石菖蒲治之；痰湿郁阻型者，以苍附导痰丸加白芥子、皂角刺、浙贝母、鸡血藤、刘寄奴、路路通、穿破石治之。

对排卵功能障碍的病证，有些学者采用周期性给药法，但班老认为，病人阴阳消长情况各不相同，对经前经后用药无定方，要根据具体情况辨证论治，有是证而用是药。排卵不佳多与肝不生发、肾不作强有关。班老往往从调补肝肾着眼，针对不同证情，或温肝肾之阳，或滋肝肾之阴，或益肾填精养血，使肝肾阴阳平秘，精充血足，助排卵。若为子宫肌瘤或子宫内膜异位症引起不孕者，每兼夹有血瘀，应在辨证的基础上加入活血化瘀之品。班老常用莪术、益母草、苏木、泽兰、鸡血藤、牡丹皮、赤芍、刘寄奴等。

4. 药贵冲和，善用花类

班秀文教授临证 50 余年，选方用药别具一格，尤善用花类药。他认为，肝藏血而主疏泄，又为女子之先天。妇人一生以血为用，肝阴易亏，肝阳易亢，若七情伤肝，或阴血亏损，肝失所养，均可致肝郁而不达，疏泄失职，血气失调，冲任紊乱，从而导致经、带、胎、产诸疾。故治疗妇科疾患，既要重视"有余于气，不足于血"的生理特点，又要疏其郁结，条达气血。不孕患者，多年不孕，心情不舒，郁结愈甚，气血不调。花类药凝本草之精华，轻灵清化，性味平和，最能疏理气机，条达气血，尤适合体质娇嫩、不堪药性偏颇之妇女使用。临证班老喜用素馨花、玫瑰花、佛手花、合欢花等醒脾悦肝之品。

5. 药食结合，事半功倍

班老善于从整体观念出发，他认为合理的膳食对不同人体的体质及不同原因的不孕有一定的帮助。动物类药为血肉有情之品，应在不孕的应用中占有很重要的地位。药物调理与食物调补相结合，既能相得益彰，既缩短了疗程，又提高了疗效。

6. 审证求因，分证论治不孕症

在不孕症的辨证论治方面，班老积五十余年之临床经验，归纳其病因病机，常分肾虚、肝郁、气滞血瘀、血虚、湿瘀、痰湿。

（1）肾虚不孕：肾主生殖，班老认为，凡不孕症属虚证者，多与肾有直接或间接的联系。生殖的根本是以肾气、天癸、男精女血为物质基础的。"胞络系于者，主蛰，封藏之本，精之处也"，"肾主冲任，冲为血海，任主胞胎"，故肾虚是不孕症的主要原因。由于肾藏真阴而寓元阳，为水火之脏，一般而言，肾无表证、无实证，其病变多属阳虚或阴虚之证，根据"虚则补之"的原则，阴虚宜甘润壮水以滋养，阳虚宜甘温益气以温养，通过调理阴阳的偏颇，才能达到培源固本的目的，由于脏腑之间的生克制化，脏腑之间相互联系、相互影响，寒、湿、痰、热、瘀之间相互影响及转化，多种因素导致肾与冲任的病变，使其不能摄精成孕。临证班老根据其阳虚或阴虚不同表现，常用五子衍宗丸、归芍地黄汤、左归丸、右归丸加减出入治之。根据其兼证不同酌加调理气血、化痰祛瘀、通络之品。

（2）肝郁不孕：女子以血为本，肝主藏血而司疏泄。冲任的功能，除取决于肾气的盛衰之外，是与肝的生发血气分不开的。肝肾的功能既能直接影响奇经八脉，自然也影响妇女的经、带、孕、育。班老认为，治肝要在治肝用、治肝体的原则下，针对气滞血瘀、肝血不足、阴虚阳亢、阳虚不振等方面采用调气、化瘀、补血、滋阴、理肝等法。肝气郁结者，班老常用疏肝解郁之法，方选逍遥散治之，《傅青主女科》云："逍遥散最能解肝之郁与逆。"若肝郁乘脾，出现经带并病者，则运用《金匮要略》之当归芍药散养血疏肝。若肝郁脾虚，湿热下注者，轻者用丹栀逍遥散加鱼腥草、土茯苓、车前草以调肝解郁，清热化湿；重者用龙胆泻肝汤以泻肝邪。由于肝藏血，肾藏精，肝与肾为母子关系，又为精血同源关系，若肝肾阴虚，冲任亏损者，班老则用定经汤或归芍地黄汤加二至丸、桑椹子治之，阴虚内热者，则用两地汤加味治之。若肾阳虚衰，肝阳不振，阳虚宫寒，卵子发育不良，治宜温肾暖肝、温养肝肾，运用张景岳之右归丸加菟蒺子、蛇床子、淫羊藿治之，以促进肾的"作强"、肝的生发功能，肾阳振作，肝木得温，生发之气蓬勃，子脏温暖，经行正常，卵子生长成熟，则受孕有期。

（3）气滞血瘀不孕：本型以输卵管阻塞性不孕为多见。班老认为，根据经络学说和审证求因的理论，输卵管位于少腹，属胞脉的范畴，其所以阻塞不能通行，与以下几种有关：气滞血瘀，气血虚弱，外感寒湿，湿热下注，痰湿郁滞。以上诸因，虽有不同的特点，但都可形成瘀阻冲任、胞脉、胞宫，不能摄精成孕。本病的治疗，以活血通络、软坚散结为主，但证多虚实夹杂，而血气喜温恶寒，故又以温养通行为重点。常用药物有鸡血藤、当归、川芎、丹参、刘寄奴、路路通、夏枯草、猫爪草、香附、穿破石等通行之品。

班老认为，本病临床表现各有不同，在治疗之时，仍要辨病与辨证相结合，只有灵活选方用药，才能做到有的放矢。常用疏肝养血，解郁导滞；祛瘀通络，软坚消积；燥湿化痰，温散通行；益气养血，攻补兼施的方法。临床所见，输卵管阻塞大多是正虚邪实，故选方用药以温养通行为特点。如为子宫肌瘤或子宫内膜异位症引起不孕者，每兼夹有血瘀，应在辨证的基础上加入化瘀软坚之品，如莪术、苏木、泽兰、鸡血藤、牡丹皮、赤芍、刘寄奴、生牡蛎、猫爪草等。此外，由于本病病程较长，瘀久难化，需要耐心治疗，辨证准确后即守方施治，不可急于求成，或使用大量峻猛攻伐之品损伤正气。

（4）血虚不孕：班老赞同"种子先调经"之说。他认为肾主生殖，主藏先天之精，肾气盛，天癸至，任通冲盛，月事以时下，阴阳合，方能有子。精能生血，血能生精，先天之精要靠后天之血来充养，精充血足，方能生生不绝。养血调经为治疗不孕症的常用方法。不孕症者病因较多，治法各异，但多与气血不足有关。不孕者多为精亏血少所致，班老治之常用傅青主之养精种玉汤。此方乃四物汤去川芎加山萸肉组成，川芎辛温，性善走窜，易耗伤精血，故去之而用山萸肉，山萸肉养肝肾精血，与当归、熟地黄、白芍相配，相得益彰，滋养精血之力更强，精充血足，肝肾得养，冲任调和，则摄精成孕之时指日可待。如为阳虚多火者，可在上方中加入牡丹皮、地骨皮、龟板胶、枸杞子之类，则滋水制火之力更强，增加受孕之机。

（5）湿瘀不孕：班老从实践中体会到，湿为阴邪，其性重浊黏腻，最易阻遏气机导致冲任功能失常，血行不畅，而形成湿瘀混杂为患的病变。故治疗要在辨证论治的基础上，治湿不忘瘀，湿瘀并治。如脾虚气血不足之不孕者，临床表现为婚久不孕，面白舌淡，纳呆便溏，带下量多、色白，常用完带汤加鸡血藤、桃仁、红花，或选用当归芍药散，前者虽有"寓补于散之中，寄消于升之内"的功效，但血分之药缺如，故加辛甘温之鸡血藤以收补血行血之功。当归芍药散本是治疗"诸疼痛"的名方，有健脾除湿、调理气血的作用，凡湿瘀为患导致的经、带、胎、产疾患都可以用。若素体脾肾阳虚而有湿瘀者，临证常见经行错后，甚或经闭不行，带下量多，质稀如水，治之初用温肾健脾之方如附子汤合缩泉丸，宜酌加当归、川芎、月季花、泽兰之类，收温肾壮阳、化瘀利湿之功。

（6）痰湿不孕：本型患者多形体肥胖，面色苍白。西医学检查多为多囊卵巢综合征患者。痰湿成因，关乎脾肾两脏。班老认为，痰湿之邪重浊黏腻，阻滞下焦胞宫，阻遏气机，以致冲脉不能主血海，任脉不能主妊养，故经行错后、量少、色淡，平素带下质稠，虽婚而不能孕。由于其病因是由痰湿之邪郁滞不化所致，故治孕先治经，治经先治带，治带先治湿，本《金匮要略》"病痰饮者，当以温药和之"之原则，他临床上常用当归芍药散合二陈汤健脾燥湿，养血调经。若为肾气虚弱，下元寒冷者，症见婚久不孕，带下量多，质清稀如水，伴腰酸如折、小腹疼痛、小便频数清长、舌淡苔白、脉迟，治宜温肾扶阳、温化水湿，方选《伤寒论》附子汤加巴戟天、益智仁、北芪、川椒、鹿角霜、肉苁蓉等温肾暖宫，固摄冲任。

（胡晓霞　陈颐）

第十四节　丁启后经验综述

丁老积累了多年对不孕症的治疗经验，特别强调中医治疗不孕症有一定局限性，可应用西医手段明确不孕的原因。明确诊断的意义有三：一是确定中医可治或不可治，如先天发育因素、子宫内膜严重病变损伤等属中医不可治，应向病人说明，西医手段介入；二是配偶至男科检查，明确不孕是否与配偶有关，必要时双方同时治疗，不能盲目治疗女方；三是可治病例按照病因应用中医药内调外治。

丁老指出：女性内分泌调节紊乱、女性生殖道炎症所致不孕是中医药治疗的专长，如卵巢黄体功能不良、卵巢黄体萎缩不全导致的不孕等，如果辨证治疗得当，可取事半功倍之效。

卵巢排卵后黄体发育不良，孕激素分泌减少可致使子宫内膜分泌反应不良而不孕。丁老认为，中医虽无黄体功能不良的病名，但其可归属为"月经先期"范畴，临床以月经周期缩短为主要症状，有时月经周期虽在正常范围，但卵泡期延长，黄体期缩短，致患者不易受孕，或孕早期流产。"经水出诸肾"，"肾主生殖"，该病因之一为肾虚冲任不固致月经先期而至，日久肾阳不足，冲任虚寒，致胞宫失于温煦不能摄精成孕。可予菟丝子、仙茅、巴戟天、淫羊藿等温补肾阳，熟地黄、山萸肉、当归、川芎、白芍、鸡血藤等养血活血，乌药行气，益母草、泽兰活血祛瘀。诸药合用既温养冲任，又生精养血，并行气活血助孕。丁老指出，温肾调肝类中药有促使卵泡发育，改善卵巢黄体功能不足的作用，使内膜分泌反应良好而受孕。本病治疗的关键是在温肾助阳方中加行气活血之药，此乃久不孕，必有肝气不舒，瘀血停滞之论。丁老认为，另一病因是肝肾亏虚、阴血不足，冲任失养，不能摄精成孕所致。阴虚生内热，肾水不能上承，心火不能下降，冲任不能相资而致不受孕。治疗予滋养肝肾，清心泻火，肾水上承，心火下降，用清心泻火的黄连阿胶汤加减，使精血旺盛，心肾相交，冲任得养，而摄精成孕。

黄体萎缩不全是由于女性性腺轴调节功能紊乱或溶黄体机制异常引起黄体萎缩不全，内膜持续受少量孕激素影响，以致不能如期完整脱落。临床表现为月经期正常，经期延长，阴道出血或多或少，淋沥不净。丁老认为，中医没有不规则子宫内膜剥脱的病名，但其临床表现以经期延长和月经过多等为主，以脾肾气虚多见，因气虚不摄血，致经期延长，久致精血不足，肾气亏虚，脾肾两虚，冲任失养，胞宫虚寒，不能摄精成孕。治疗的关键是健脾补肾、固摄精血，可予黄芪、党参、白术等补脾益气，熟地黄、当归、阿胶、山药、山萸肉等滋肾养血调经，杜仲、淫羊藿等补肾气温阳益以助孕，芡实、金樱子固冲止血。

丁老还认为，"久不孕必有瘀"、"久不孕必治瘀"。

"瘀"为不孕临床表现的重要特征。不孕的情绪多见郁、怒、悲、忧、思；月经情况多是少、闭、痛、暗、块；其他症多见痞、满、闷、胀、痛。其临床特征可用"瘀、滞、堵、塞、结"五字而概之。"瘀"为不孕的必然病理产物。不孕者均有病史长、患病久、久治不愈、郁郁寡欢的特点。中医学认为久郁致瘀者，久痰致瘀，久寒致瘀，久虚致瘀，久热致瘀。所致之瘀又影响脏腑气血的运行，加重胞脉瘀阻，不能摄精成孕。所以说"瘀"为不孕的必然病理产物，也是不孕重要的病理基础。故丁老曰："久不孕，必有瘀。"《内经》"结者散之"、"留者攻之"。故丁老曰："久不孕，必治瘀。"《三国志·华佗传》曰："血脉流通，病不得生。"故而只有温补肾阳或滋养肝肾或温化痰湿的同时活血化瘀，才能使瘀去血畅，肾精更充，肾气更旺，冲任通利，孕育可望。"不孕治瘀"是在重视肾气旺，肾精充的前提下提出的。如"温肾助阳，活血化瘀法"，"滋肾调肝，活血化瘀法"及"温阳化痰，活血化瘀法"无不在注意"温肾益气"或"滋肾填精"这一根本基础上提出。因此，可以这样讲，"不孕治瘀"既重视了"补肾育胞"这一根本，又未忽略"通利胞脉"的治疗。它们之间既为主从，又互为因果。

1. 行气活血法

适用于气机不畅，气血瘀阻胞脉的不孕。多见于素体肝郁或怒气伤肝者，气机运行不畅，气滞而血瘀，气血瘀滞胞脉胞络，冲任不能相资，两精不得结合致不孕。症见久不孕，精神抑郁，烦躁易怒，经前乳房胀痛，月经涩滞量少，色暗有块，下腹胀痛或刺痛拒按，舌暗红或有瘀点，苔薄白或薄黄，脉细弦。宜疏肝理气、活血化瘀。若气滞偏重，选柴胡疏肝散、开郁种玉汤等加丹参、刘寄奴、延胡索、郁金；若血瘀偏重选少腹逐瘀汤去干姜、肉桂，加桃仁、红花、丹参；若瘀久化热加黄芩、栀子、牡丹皮；若乳房胀痛有块加路路通、王不留行、青皮。

2. 化痰活血法

适用于痰湿素重，痰瘀阻胞的不孕。多为禀受甚厚，恣于酒食或脾虚不运痰湿壅滞者，因痰湿壅滞，气机不畅，瘀血内生，痰瘀阻胞，不能摄精成孕。多见：形体肥胖，胸闷泛恶，带下绵绵，经色淡暗而质稠，量少后期或闭而不行，舌胖暗有齿印，苔白腻，脉滑。治宜燥湿化痰、行气祛瘀。可选启宫丸、苍附导痰汤加益母草、鸡血藤、丹参、月季花、刘寄奴、香橼皮。若气虚者加白术、党参。

3. 温经活血法

适用于胞宫寒冷，寒瘀阻胞的不孕。多为肾阳虚亏，阴寒内盛，寒凝血瘀滞于胞脉，或值经行产后外感风寒，寒客胞中，寒瘀互结阻于胞脉而不孕者。若为虚寒证，可见婚久不孕，初潮较迟，月经延后或稀发，经色淡暗质清稀，夹血块，性欲冷淡，面色晦暗，腰膝酸软，小便清长，大便不实，舌淡暗而润苔白，脉沉细无力。宜温肾散寒、活血祛瘀。可选毓麟珠、右归丸加鸡血藤、丹参、泽兰、乌药、怀牛膝。阳虚重加巴戟天、淫羊藿、仙茅。若为实寒证，症见少腹冷痛或阴冷、经量偏少、色暗有块、脉沉紧、苔白舌紫暗。宜温经散寒、活血祛瘀。可选艾附暖宫丸、温经汤加泽兰、红花、五灵脂、生蒲黄、延胡索。

4. 育阴活血法

适用于肝肾阴虚，精血不足的不孕，多见于素体阴亏或久病大病伤及肝肾者。因阴血不足，热从内生，血热互结成瘀，瘀热阻滞胞脉而致不孕。症见：久不孕，心烦失眠，午后潮热，口干咽燥，经前乳胀，月经量少，色红或夹血块，带下量少，舌红或暗红少苔，脉细数。治宜养阴清热、活血化瘀。方选养精种玉汤、左归饮加丹参、鸡血藤、刘寄奴、怀牛膝。丁老治疗上除气郁、宫寒多用活血祛瘀外，其余均少用或不用活血药。选药作用平和，顾顺气血；一药多功，祛补皆宜；忌用大辛大热，大苦大寒，免伤正气，不耗生机。丁老强调，不能单纯从寒、从热、从虚、从实治不孕，必重视活血祛瘀，"瘀去血畅，孕育可望"。他常选用的祛瘀药有鸡血藤、益母草、丹参、当归、郁金、川芎、延胡索、怀牛膝、月季花、赤芍、红花等。

（谢静华　陈颐）

第十五节　蔡小荪经验综述

蔡老认为，前人有"种子之法，即在于调经之中"之说，故调经为治不孕之大法，肾气旺盛，任脉通，冲脉充盈，月事得以如期来潮，从而具备孕育的功能。调经之旨，首调肾气，益肾可促排卵，健黄体。早在 20 世纪 70 年代，蔡老即提出了月经周期的四期生理特点和调治思路，认为月经以肾气为主导，受天癸调节，又在肝藏血调血、脾统血化血、心主血、肺布血的协同作用下，冲任气血相资，胞宫出现虚－盛－满－溢－虚的月经周期，并随着阴阳消长、气血盈亏而出现月经期、经后期、经间期、经前期的变化。根据这四期生理及妇科诸疾的病理特点，蔡老制定出不同的周期调治法，并创立了一系列的自拟方剂，如治疗不孕症之"育肾助孕周期调治法"、治疗子宫内膜异位症之"化瘀散结周期调治法"，治疗子宫肌瘤之"化瘀消坚周期调治法"。

蔡老认为，不孕症之肾气不足，络道欠畅，基础体温如单相或双相不典型者在月经净后以育肾填精、助阳通络为治法，予自拟育肾通络方；月经中期以育肾培元、温煦助孕为治法，予自拟育肾培元方；月经来潮时以理气活血调经为治法，予四物调冲汤。

蔡老认为，元气精血虽禀受于先天，由先天之肾精所化生，但必须依赖后天脾胃之气的不断滋养，才能更好地发挥作用，故其很重视脾胃对元气精血的滋生作用。健脾药中蔡老特别喜用茯苓，茯苓性味甘淡平，入心、肺、脾经，具有渗湿利水、健脾和胃、宁心安神之功，其药性缓和，补而不峻，利而不猛，既能扶正，又可祛邪，为防治脾胃之虚要药也，故在自拟方中多将茯苓列为主药。临床上常用自拟方孕Ⅰ方，药用云茯苓12g，生地黄9g，熟地黄9g，怀牛膝9g，路路通9g，炙甲片9g，公丁香2.5g，淫羊藿12g，石楠叶9g，制黄精12g，桂枝3g；孕Ⅱ方，药用云茯苓12g，生地黄9g，熟地黄9g，石楠叶9g，紫石英12g（先煎），熟女贞9g，狗脊12g，淫羊藿12g，仙茅9g，胡芦巴 9g，鹿角霜 9g，肉苁蓉 9g。根据月经周期，于月经干净后开始服孕Ⅰ方 7 剂，约至排卵期换服孕Ⅱ方 8 剂，经行时如有必要，则随症加减。

　　除周期治疗外，蔡老认为，不孕的原因众多，当辨证分型论治，如肝郁气滞的以逍遥散为主；痰湿阻滞的以苍附导痰汤为主；宫寒的以艾附暖宫丸为主。输卵管阻塞性不孕治以理气活血、清利湿热、化除痰浊等法以通利络脉。不孕患者多具有紧张、焦虑、抑郁等情绪，情志不畅可导致肝郁气滞，气血不调，脏腑经脉功能失常，甚则络道受阻。因此蔡老重视患者心情的怡养，认为心情舒畅，忧急缓解，气血调和，脏腑经脉功能恢复正常，络道畅通，为受孕创造有利条件。

（饶玲铭　陈颐）

第十六节　许润三经验综述

　　许老认为，引起女性不孕症的主要原因有排卵障碍、精卵结合障碍、免疫性障碍、营养不良及不明原因等方面。

一、排卵障碍性不孕

　　许老认为，排卵障碍是导致女性不孕症的主要原因之一。肾主生殖，中医学中"肾气－天癸－冲任－胞宫"轴与西医学的下丘脑－垂体－卵巢－子宫性腺轴相对应，肾气起主导作用。肾气旺盛，肾精充实，天癸至，气血调和，任通冲盛，男女适时交合，两精相搏，合而成孕。西医学认为，下丘脑－垂体－卵巢性腺轴的任何部位发生功能或器质性改变，均可导致暂时或长期的排卵障碍。无排卵或排卵障碍导致的不孕症应属中医学"肾虚"范畴。肾虚，冲任失调，则胞宫不能摄精成孕而不孕。肾虚则性腺轴功能失调，引起排卵功能障碍而不孕。补肾是治疗排卵障碍性不孕的大法，根据患者的体质、症状、体征及病情特点，辨别阴虚、阳虚、夹痰、夹瘀等，灵活掌握。许老分闭经和崩漏两大类进行辨证治疗。

（一）闭经类

表现为月经稀发、月经过少不孕者。许老的治疗思路如下，一般初诊闭经病人，首先应审其有无月经来潮之势，临床表现白带较多，乳房胀，小腹坠胀，脉滑或 B 超示子宫内膜增厚。有则"通经而后补肾"，无则"补肾"。"通经"可选用瓜蒌根散，药用桂枝 10g，桃仁 10g，䗪虫 10g，赤芍 10g，白芍 10g，花粉 10g。若无月经来潮征象或经过活血通经月经来潮，可分为脾肾阳虚或肝肾阴虚或肾虚痰湿三型用药，调整卵巢功能，促排卵助孕。

1. 若脾肾阳虚型，可选用仙茅 10g，淫羊藿 10g，巴戟天 10g，肉苁蓉 10g，菟丝子 20g，沙苑子 20g，女贞子 20g，枸杞子 20g，香附 10g，益母草 20g 等。

2. 若肝肾阴虚或无明显征象型，可选用熟地黄 10g，山萸肉 10g，枸杞子 20g，女贞子 20g，当归 30g，白芍 10g，紫河车 10g，川断 30g，香附 10g，益母草 20g 等。

3. 若体胖，属于肾虚痰湿型，可选用鹿角霜 10g，生黄芪 30g，当归 30g，白术 15～30g，枳壳 15g，半夏 10g，昆布 10g，益母草 20g 等，此方可消除卵巢周围痰脂，刺激卵泡突破，恢复排卵，经临床观察，一般患者先体重减轻，继之月经恢复正常。许老认为，治疗闭经一般为通补交替，闭经患者多无白带，若治疗后白带增多、乳房及小腹胀，为治疗有效，可用活血通经药 1 周；若不来月经则应继续调补。在月经周期第 13～15 天时，加丹参、桃仁等活血药以促排卵，即"平时帮，中间促"。

许老治疗指出，西医学以闭经为主要临床表现的内分泌疾病如高催乳素血症、多囊卵巢综合征、甲状腺功能低下等，由于症状及病理变化各有其特点，故可在辨证的基础上选择有针对性的药物加以治疗，辨证与辨病相结合，以提高治疗效果。

（1）高催乳素血症：以月经稀发或闭经、溢乳、不孕为主症，病机为肝郁肾虚，冲任失调，气血紊乱。治疗在补肾基础上，疏肝退乳，引血下行，可予柴胡、香橼皮疏肝理气，炒麦芽回乳，牛膝引血下行。

（2）多囊卵巢综合征：以月经稀发或闭经、肥胖、多毛、不孕为主症，根据其体胖、卵巢囊性病变、包膜增厚等特点，辨证应以肾虚痰湿为主，在补肾的基础上配伍化痰之品如半夏、陈皮、南星、昆布等，同时配合丹参、穿山甲活血通络促排卵。许老认为，此法与西医学行腹腔镜下对卵巢激光打孔促排卵有异曲同工之妙。

（3）甲状腺功能低下：以月经稀发或闭经、浮肿、基础代谢低、性功能减退、不孕为主症，病机为脾肾阳虚，治疗以温肾健脾法。方选用当归芍药散加鹿角霜、生黄芪、益母草等可提高甲状腺功能。

（二）崩漏类

包括月经先期、经期延长。许老认为，崩漏的病机仍属肾虚，肝肾功能调节失调，由于其在临床以阴道不规则出血为主要表现，故治疗应首先以止血为主，血止之后，再补肾调肝，调整卵巢功能，恢复排卵。崩漏出血期，许老辨证分为气虚、血热、血瘀三型论治。

1. 气虚型选温阳止血经验方，药用鹿含草30g，党参50g，三七粉6g（冲服）。

2. 血热型选犀角地黄汤加减，可用玳瑁或水牛角代替犀角，药用玳瑁20g，生地黄30～50g，牡丹皮15～30g，生白芍15～30g，三七粉3g（分冲）等。

3. 血瘀型，若漏下不止，久治不愈患者，应考虑此证，方以生化汤加减。对于阴道出血时间较长者，一般多在辨证基础上加用黄芩、黄柏、蚤休、桑叶等清热解毒凉血之品，以防治宫腔盆腔感染。崩漏血止后，继以调整月经周期，恢复排卵，方法基本同闭经，疗程一般需3～6个月。

许老对于黄体功能不健、表现为经前少量出血、基础体温双相、高温期短者，一般以调肝补肾法为主，方选定经汤加减，药用柴胡10g，当归10g，白芍10g，山萸肉10g，山药20g，紫河车10g，菟丝子50g，川断30g，制香附10g，益母草10g等。许老经验认为，此方可促进卵巢黄体发育，健黄体功能。若为黄体萎缩不全，表现为经期延长、基础体温下降缓慢者，则以活血化瘀法促进子宫内膜剥脱，方选瓜蒌根散。

二、输卵管阻塞不孕

输卵管阻塞或通而不畅是引起女性不孕症的另一个主要因素。历代中医文献中没有与输卵管阻塞相关的病名。根据西医学的病理诊断，许老认为应属中医学"瘀血"范畴。瘀血阻于胞脉（即输卵管），则胞脉出现炎症、粘连而闭阻，使两精难于相搏而致不孕。病因包括情志所伤、盆腔炎史、结核病史、手术损伤及经期感受寒邪等。有的以腹痛、带下量多等为表现，有部分输卵管阻塞患者在临床上可无特异性症状，因多年不孕经西医学检查而被发现，因此，许老一般采用中医传统辨证与输卵管局部辨病相结合的双重诊断方法，为有针对性地用药提供科学依据。

首先局部辨病，就是根据引起输卵管阻塞的原因辨输卵管是炎性粘连、瘢痕钙化，还是输卵管积水，从而有针对性地遣方用药。一般来讲，输卵管炎性阻塞考虑是瘀血阻滞于胞脉；而输卵管结核性阻塞，由于局部有钙化灶及瘢痕形成，则表现为瘀血阻于胞脉的重症；输卵管积水的形成，许老认为是瘀血内阻，影响胞脉的气机疏通和津液布散，积为水湿，导致痰湿互结于胞脉的病理变化。其次是全身辨证，在局部辨病的基础上，结合患者的发病诱因、症状、舌脉及输卵管造影进行辨证，分为三型：肝郁血滞型、瘀血内阻型、瘀湿互结型。许老强调疏肝理气、化瘀通络为输卵管阻塞性不孕的治疗大法。以四逆散加味方加减。药用柴胡 10g，枳壳 12g，赤芍 12g，生甘草 10g，丹参

30g，穿山甲 15g，路路通 10g。兼气滞者，重用枳实、赤芍，或加香附；血瘀甚者，加当归、䗪虫等；肾阳虚者，加鹿角霜；肾阴虚者，加女贞子、山萸肉等；痰湿者，加昆布、白芥子等；输卵管积水者，辅以活血利水之品，如泽兰、益母草等；输卵管僵硬、狭窄者，辅以软坚散结之品，如麦冬、牡蛎、鳖甲等，可配合中药灌肠及热敷效果更好。

三、免疫性不孕

免疫性不孕症占不明原因不孕症的 40%～50%。大多数医家对于该病的治疗多从湿热内蕴、阴虚内热或脾肾阳虚入手。许老在临床发现肝郁肾虚应为此病主要原因。通过调肝补肾的中医扶正治疗，可以调整机体免疫功能，加速抗体消失。选方以调肝汤加减，药用柴胡 10g，当归 10g，白芍 10g，菟丝子 30g，女贞子 20g，枸杞子 20g，沙苑子 30g，丹参 20g，生黄芪 20g，制香附 10g，益母草 10g等。许老通过大量有效病例证实，此法疗效肯定。治疗中不用避孕，2～3 月抗体消失，怀孕者众。

四、子宫内膜异位症性不孕

子宫内膜异位症的妇女中不孕症的发病率占 30%～50%。正常子宫内膜剥脱的经血为脏腑、气血、经络作用于胞宫的产物，是胞宫藏泻功能的正常表现。异位组织出血是冲任二脉及胞宫藏泻功能的异常表现。异位内膜的周期性出血为离经之血，应属瘀血，久而聚积成癥瘕，形成卵巢巧克力囊肿，或导致胞脉瘀阻不通，使排卵、运卵受碍，精卵不能结合而引起不孕症。治疗当以活血化瘀、软坚散结为主。许老认为，由于子宫内膜异位症常同时存在自身免疫反应、排卵障碍、黄体功能不全等，在活血化瘀同时常配伍补肾之品，如巴戟天、淫羊藿、川断、菟丝子等以提高妊娠率。药用淫羊藿10g，巴戟肉10g，桃仁10g，泽兰10g，赤芍15g，生牡蛎20g，生鳖甲20g。由于本病疗程较长，攻伐药物久用易损伤正气，临床应根据患者的年龄、体质、月经、症状及内膜异位的不同部位，因人制宜，选方用药。在大队活血化瘀药中要适当加生黄芪、党参等补气扶正之品，以防久用攻伐药物而耗伤气血。盖气愈虚则血愈滞，一味攻伐反而欲速不达；对于月经先期量多、形体消瘦的患者，可予消瘰丸加味。许老认为，此方可起到清热止血，软坚散结，抑制子宫内膜生长，调整月经，减少出血，并软化结节的作用；若体胖，为虚寒体质的患者，则选用桂枝茯苓丸温通化瘀，再加三棱、莪术增强化瘀消癥作用；若卵巢巧克力囊肿者，加王不留行、穿山甲、路路通、肉桂、泽兰等活血通透之品。

（谢静华　陈颐）

第十七节　夏桂成经验综述

夏老从事中医妇科临床、教学、科研工作50余载，学验俱丰，尤其治疗不孕症疗效突出，被人誉为"送子观音"。

一、重在燮理阴阳，用药掌握时相

1. 补肾养血促进卵泡发育、活血化瘀推动卵泡排出

夏老根据自己多年临床工作经验，对中医妇科学理论不断创新，倡导"月经周期与调周法"治疗多种妇科病。他通过长期的深入观察，将月经周期的四期（行经期、经后期、经间排卵期、经前期）多划出了一个经前后半期，也即古人所称的经前期。夏老对排卵功能障碍性不孕症也遵循调周法治疗，行经期活血调经，祛瘀生新，通过祛瘀排经，以排除一切陈旧的包括残余的物质，只有除尽旧瘀，才能达到全方位的生新。经后期滋阴养血，血中养阴。此期阴长阳消，属于消长期，时间较长，是月经周期运动的重要时期，称为奠基阶段，也是治疗排卵功能障碍性不孕症的关键时期。其目的主要有两个方面，第一通过滋阴促进卵泡发育成熟；第二使血海充盈。经间排卵期补肾活血，重在促新，也即是促发排卵，必须通过气血的显著活动，也即是活血化瘀的方法，推动卵巢活动，排出卵子。所以，促排卵也是治疗排卵功能障碍中最为重要的一个问题。排卵功能障碍性不孕症需要解决两大难题：一是提高肾阴癸水水平，促进卵泡发育，使之具有趋向发育成熟的优势卵泡，为排卵奠定基础。二是通过活血化瘀使心肝调节功能趋于排卵的兴奋状态，从而达到顺利地排卵。经后期是奠基阶段，也是卵泡发育时期，故又称之为经后卵泡期。提高肾阴癸水的水平，促进卵胞发育，滋阴养血，是这一时期的重要措施。一般用归芍地黄汤或养精种玉汤、左归丸、

左归饮等。

夏老在滋阴治疗中突出三点：一是血中补阴，即在补血的基础上补阴，用四物汤加六味地黄丸加减；二是补阴药选镇静沉降者，所谓"精不足者补之以味，熟地、龟板之属是也"。三是宁心，心静才能保持肾静，静才能达藏，藏则固。从月经的周期及生殖节律来看，阴阳均处在不断的运动中。没有阴阳转化的运动，就不可能达到月经周期的演变，没有月经周期的演变，就不能出现生殖节律。经后的阴长运动是绝对的，所以静者，不是绝对的静，而是一种微其缓慢的运动。首先，随着月经周期的后移，经后中期出现一定的带下，其阴长运动就明显起来，因而在这一时期加入一定量的助阳药可推进月经周期的演变，其次是生化，阳生阴长，阴阳在动态过程中相互生化，故张景岳有"阳中求阴，阴中求阳"之说。此外，女性的性机能、性欲提高需要癸水之阴，亦要得到阳的帮助，因而夏老常在归芍地黄汤中加川断、菟丝子、肉苁蓉或锁阳、紫河车，甚至淫羊藿等1~2味。

2. 补肾温阳、疏肝扶脾提高黄体功能

黄体功能不全性不孕与阳虚有关，子宫寒冷不孕者实际上主要指此而言。远在秦朝时代，治疗不孕不育的秦桂丸就是基于子宫寒冷而设。到明清时期，张景岳的毓麟珠、傅青主的温胞饮及保胎的泰山磐石饮、胎元饮等，均从肾阳脾气的内在功能不足来处方用药。夏老之补肾助孕汤在张景岳的毓麟珠基础上加入紫石英、杜仲等品，对黄体功能不全性不孕有效率达94.55%。另外，夏老还设立外治方药，如"加味艾附暖宫汤"，以艾叶10g，制香附10g，北细辛6g，制川乌10g，川椒9g，吴茱萸6g，官桂9g，淫羊藿10g煎汤后，于每晚泡脚，冷则再煮，煮热后再泡，持续10~15分钟，并将药渣趁热敷贴于小腹子宫部，冷则煮热，亦持续15分钟，在秋冬季节使用，病人反应良好，这也充分反映内外合治的优势。

夏老还指出，在温肾扶阳的过程中，还要考虑到阴虚的一面。在脾胃功能正常的情况下，适时地加入怀山药、山萸肉、熟地黄等1~2味，可保证阴阳平衡，阳长运动健康发展。

肾与肝脾两脏关系密切，黄体功能不全性不孕症虽以肾虚为前提，但也不能忽视肝脾失调的重要性，本病患者常有胸闷烦躁，乳房胀痛，大便时溏及催乳素增高，甚则溢乳，正是肝郁的明证。所以在肾阳虚的辨治方药中可加入炒柴胡、白蒺藜、钩藤等。

二、重视扶植脾胃

肾为先天之本，脾胃为后天之本。夏老常在滋阴法中加入炒白术、煨木香、砂仁、六曲等健运之品。其次还要注意夹湿的情况。滋阴必助湿，燥湿又伤阴，因此六味地黄汤中的茯苓、泽泻正为此而用。

三、调周法结合疏化通络外治法

针对输卵管不通的不孕症患者，夏老认为：

1. 本病以瘀滞为主，重在化瘀通络，疏肝理气。以单纯的内服药为第一步，夏老立经验方通管散及通管汤。通管散药用当归、赤白芍、天仙藤、丝瓜络、山甲片、川续断、山楂、怀牛膝等。通管汤药用炮山甲、皂角刺、三棱、莪术、制乳没、昆布、川芎、海藻、赤芍、丹参、桃仁、益母草、夏枯草、路路通，均有助于输卵管炎症的消除和吸收，有利于输卵管的通畅。同时，还配合复方当归注射液肌肉注射加强活血通络的作用。

2. 需内治与外治相结合。由于本病复杂与顽固，因此内外合治非常必要。保留灌肠法在外治法中极为重要。夏老常用桂枝茯苓丸加减：川桂枝 10g，赤芍 10g，桃仁 12g，牡丹皮 9g，红藤 15g，败酱草 15g，山甲片 6g，制乳香 6g，制没药 6g。煎后滤渣，取 100mL 缓缓注入肠中，每晚 1 次。灌肠 10 次，休息 3~4 天，经期停用。同时结合使用"消瘕止痛熨包"，药用千年健、寻骨风、羌活、独活、川椒、白芷、乳香、没药、红花、血竭各 6g，川断、桑寄生、五加皮、赤芍、当归、防风各 20g，透骨草、艾叶各 50g。上药研为粗末，放于布袋中，蒸热后局部外敷，每日 2~3 次。连用 3~5 天后再换新药，10 天为 1 个疗程，经期停用。

3. 辨证内服中药，结合西医通液疗法。夏老认为，慢性输卵管炎引起的梗阻性不孕除了应用活血化瘀、通畅脉络的通管散或通管汤外，可结合西医的通液疗法，直接将抗生素和生理盐水注入输卵管内，以更好地达到治疗效果。

4. 活血化瘀与补肾调周法结合应用，亦是局部与整体治疗相结合，一般慢性输卵管炎之所以反复发作，大多伴有月经不调、少腹疼痛，并常在经间排卵期或行经期加重，因此，结合调周法有着重要意义。

夏老临证遣方常有以下三种情况：

（1）调周法为主，适当加入一些活血通络、清热利湿的药物，如丝瓜络、山甲片、红藤、薏苡仁等。调周法可按 5 期论治，但必须测量基础体温。稳定的高温相对湿瘀交阻或瘀热内结者有扶正祛邪、改邪归正的作用，有助于机体免疫力的提高，可防止治愈后反复发作。

（2）化瘀祛邪为主，照顾到周期治疗。一般在亚急性输卵管炎或输卵管炎发作时运用此法，常用红藤败酱散，或银翘散合红藤败酱散，并适当加入一些调周的药物，经后期用白芍、山萸肉，经前期用川断、杜仲等。

（3）局部化瘀通络与调周并重。在慢性输卵管炎反复发作时，既要控制炎症和疼痛，又要补肾调周、扶助正气、提高免疫力。如经后期治以滋肾生肝饮合红藤败酱散，经前期治以毓麟珠合红藤败酱散。

四、滋阴清热、化瘀利湿治疗各类免疫抗体

夏老认为，免疫性不孕症有肝肾阴阳气血失调为本，瘀血湿热为标的病机特点。对免疫性不孕症的治疗，夏老认为，要侧重调阴阳、利湿热、化瘀血之法，并将其分为两个证型进行治疗。

1. 阴虚火旺型

月经先期或周期正常，量偏少或多，色红有小血块，头晕耳鸣，心悸失眠，腰腿酸软，烦躁内热，口干，舌质红，苔黄腻，脉细弦数。

治法：滋阴降火，调肝宁神。

方药：滋阴抑亢汤。生地黄 10g，炙鳖甲 10g，白芍 10g，山药 10g，山萸肉 10g，牡丹皮 10g，茯苓 10g，泽泻 10g，钩藤 10g，苎麻根 10g，蒲黄 10g，甘草 6g。

加减：若兼有湿热，伴少腹痛，带下量多、色黄白质黏稠者，加败酱草、薏苡仁各 15g，碧玉散 10g（包煎），炒黄柏 6g；兼心肝郁火，胸闷烦躁、情绪忧郁、经前乳房胀痛者，加荆芥 6g，合欢皮、广郁香、黑山栀各 9g；兼脾胃虚弱，伴大便溏泄、腹胀矢气者，加炒白术 10g，砂仁（后下）、煨木香各 5g，六曲 9g。

服法：月经干净后开始服药，每日 1 剂，水煎分 2 次（午后、夜晚睡前服）。至排卵期再加入川续断、菟丝子、鹿角片（先煎）各 10g，续服 10 剂。服药期间配用避孕套；戒烟酒，防感冒。

2. 阳虚瘀浊证

月经后期或基本正常，量、色、质一般，腰腿酸软，小腹有冷感，大便易溏，神疲乏力，小便清长或频数，基础体温高相偏低，欠稳定，舌质淡红，苔白。

治法：补肾健脾，温阳化瘀。

方药：助阳抑亢汤。黄芪、党参各 12～30g，鹿角片 6～10g（先煎），炙甘草 6g，怀山药、丹参、赤白芍、五灵脂、山楂各 10g，茯苓 12g。

加减：兼湿热，伴有少腹隐隐胀痛，带下黄白量多，质黏腻，苔黄白根厚者，加败酱草、薏苡仁各 15g，草薢、碧玉散（包煎）各 10g；兼脾胃虚弱，伴脘腹痞胀、大便溏泄者，加炒白术 10g，砂仁（后下）、炮姜各 6g。

服法：一般在排卵期开始时服药，每日 1 剂，水煎分 2 次（晨、午）服，至月经来潮停药。服药期间配用避孕套；戒烟酒，防感冒。

此外，抗子宫内膜抗体阳性者，在调复阴阳的基础上还要着重清利化瘀药物的应用。必须强调的是，调整阴阳，利湿清化均需以血分为着眼点，只有这样，才能获取良效。宫颈黏液局部抗体阳性者，可以用蛇床子、明矾、黄柏等研末，制成蜜丸如弹子大，塞于阴道深部以缓解之，临床不能忽视此点。

（胡晓霞　陈颐）

第十八节　刘敏如经验综述

刘教授认为，"治孕先治病，治病先调经"。不孕症致病因素较多，如排卵障碍性不孕、输卵管阻塞性不孕、免疫性不孕等，需先查找致病原因，有针对性确定治疗方法。先辨病后辨证，因症立法，多采用滋补肝肾、养血活血、疏肝理气、清热利湿、健脾益气之法。肾藏精，肾气能促进机体的生长、发育和生殖，刘老在调节女性生殖功能时重视补肾气、填肾精。根据"经水出诸肾"理论，补肾法贯穿于调经始终。其强调补肾注意女子以阴为本，阴主藏，主守，其形在外，以阴柔之质为态，故女子重在不伤阴血，时当育阴，但"育阴当涵阳"。因此应"顺应月经周期，分期择时治疗"。经后期血海空虚，阴阳气血不足，当平补肾阴肾阳、养精血为主，用八珍汤加黄芪等；经间期是阴阳转化，排出卵子的关键时期，当平补肾阴肾阳，以促天癸充盛，佐以活血化瘀，以利卵子排出，寿胎丸加淫羊藿、黑大豆、车前子、菟丝子等；经前期阴阳气血俱盛，为孕卵着床做准备，当补肾健脾、填补肾精，但不可轻投活血化瘀药物，以免可能已受孕误伤早期胎元，常用四君子汤合寿胎丸加熟地黄、山茱萸等；月经期血室正开，经血以排出为畅，经血不多者，当活血化瘀，因势利导，方选桃红四物汤加鸡血藤、牡丹皮等，但只用 1~2 剂为度。通过周期治疗调整受孕内环境以达到助孕的目的。

（饶玲铭　陈颐）

第十九节　李丽芸经验综述

李教授认为，引起不孕症的原因绝大多数都是肝、脾、肾三脏功能失调，尤以肾为主，因此治疗上应重在补肾同时注意调肝健脾。李教授认为，不孕之本在于肾，所谓"肾藏精，主生殖"。肾气旺盛，天癸成熟，任脉通畅，太冲脉血盛月经才能来潮，精卵结合孕育乃成。若先天禀赋不足，肾气虚弱，或先天命门火衰，后天不慎感寒伤肾阳，寒客胞中，均不能摄精成孕；亦或房劳多产，堕胎小产，耗伤精血，肾阴亏虚，致冲任血少，胞宫失于濡养，不能养精育胎；甚则阴血不足，阴虚内热，热扰胞宫亦不能孕育。故李教授治疗不孕强调重在补肾的同时，提倡根据阴阳互根理论，在遣方用药时重视阴中求阳、阳中求阴，使用药滋而不腻、温而不燥从而达到了很好的效果，被誉为"送子观音"。

女子以肝为先天之本，体阴而用阳，既能藏血又能舒畅气机，肝的疏泄功能正常，则气血和调，冲任相资，经血按时来潮，胎孕易成；若盼子心切，思虑或烦躁易怒，导致肝失疏泄，月经失调，则难摄精成孕。脾为后天之本，气血化生之源，若脾虚血少，或脾虚聚湿生痰，或脾肾阳虚，可致胞宫失于温养或胞宫胞脉受阻而致不孕。故李教授治疗不孕除重视补肾之外，同时注重调肝补脾。

临证治疗不孕症，李教授认为，欲摄精成孕，必先调其经水。月经周期中随着阴阳气血变化，胞宫藏泄有度，随阴阳消长，气血盈亏有节律性变化。根据月经周期阴阳消长变化，循时用药。经后期胞宫空虚，阴血不足，当以滋肾阴、养精血为主，以促进卵泡发育。常用桑寄生、菟丝子、女贞子、墨旱莲、紫河车、熟地黄、山药、续断、白芍、当归等；经间期阴充阳长，为阴阳转化、排出卵子的关键，治宜调补肝肾，佐以活血化瘀之品，以促使卵子排出，常在滋养肾阴精血基础上温肾助阳、行气活血，以促进卵泡排出，加丹参、怀牛膝等；经前期为阳长期，阳长的目的是温养胞宫，为受孕提供孕育环境，治以温养脾肾而固本，使得未孕能调经，已孕能养胎安胎，常用药物菟丝子、白芍、续断、当归、熟地黄等；月经期，此期胞脉充盛，由满而溢，此时宜行气活血，助经血畅行，祛瘀生新，为下一次受孕做好准备，常用的药物有赤芍、牡丹皮、丹参、鸡血藤、益母草等。李教授在用药时常兼调脾胃,常在方中加入茯苓、山药、陈皮等以健脾益气,后天培养先天以助孕。

同时,李教授注重中西医结合,取长补短。在中医辨证论治的同时,充分利用现代技术进行系统检查,如妇科检查、B超、性激素检查、基础体温测定、子宫输卵管造影、不孕不育抗体相关检查等以明确病因。针对病因采用中医辨证与西医辨病相结合,认为子宫发育不良者,应以补肾为主,并且加用鹿角霜、紫河车等血肉有情之品。多囊卵巢综合征多因肾虚痰凝,在补肾同时酌加化痰之品;出现排卵障碍时西药可配服克罗米芬、绒毛膜促性腺素等促排卵;若存在胰岛素抵抗,可合用二甲双胍等。高催乳素血症多因肝失疏泄,肝血不能下注胞宫而为经血,反上逆为乳,应肝肾同治,补肾疏肝治疗,西药可酌情加服溴隐亭、维生素 B_6 等。免疫性不孕多因脾肾两虚、血瘀、湿热,治以补肾健脾益气、化瘀利湿、清热解毒,同时要求工具避孕。

李教授善用多途径综合治疗不孕症。李教授认为,输卵管阻塞不通、积水多由于湿热痰瘀所致,采用清热利湿、活血化瘀法可以使输卵管积水消失、输卵管畅通而受孕,因此在辨证服用内服药时,还同时予中药包(栀子30g,桂枝20g,丹参30g,当归30g,吴茱萸30g)外敷双侧下腹部。慢性盆腔炎则配合复方毛冬青液保留灌肠,此法可以大大提高疗效。药物外敷有利于发挥药物导入作用,导入活血化瘀散结之品,有利于气血的运行,从而改善盆腔状况,促使炎症粘连松解、积水消散,以达到内病外治的目的。而直肠给药可使药物吸收快,使局部有较高浓度,促进血液循环，降低毛细血管通透性，促进炎症吸收，从而达到治疗目的。此外，在排卵前予梅花针循经叩打（具体叩打部位为腹部冲脉、任脉、腰骶部督脉、双肾俞等穴），促进排卵，同时指导受孕。

李教授还善于进行中药剂型改革，研制出治疗不孕症的系列药品，其中益真Ⅰ、Ⅱ号胶囊，临床周期序贯用药，治疗排卵障碍性不孕，取得了良好的疗效。此外还研制出灵术颗粒、参芪胶囊临床应用于多囊卵巢综合征的治疗。盆炎清胶囊、清炎宁合剂等治疗盆腔炎，不仅方便，疗效亦佳。

此外，李教授指出，患者多年不孕或流产，盼子心切，有明显的精神压力，往往思想负担较重，易焦虑不安，悲观抑郁。不良的精神因素可导致肝气郁结、气血运行不畅，以致胞脉阻滞，胞宫失调，不但影响排卵功能，长此以往还能导致免疫力下降。因此，诊治患者除辨证施治外，还应重视心理因素在治疗中的作用，需常开导患者，帮助患者树立治愈信心，此法对治疗有事半功倍的效果。

（顾春晓　陈颐）

第二十节　肖承悰经验综述

肖承悰教授论治不孕症，融入西医学思维，辨证与辨病相结合，分期论治。根据女性的生理周期特点，认为，女性性周期的调节是以大脑皮层－下丘脑－脑垂体－卵巢间的正负反馈为轴心的，从中医学角度来说，女性生殖生理的调节依赖于肾－天癸－冲任－胞宫间的动态平衡。在这套系统里，基于肾主生殖的传统认识和现代研究，肾是生殖轴中的核心和主导器官，天癸非此不能化生，冲任二脉非此不能通盛，故曰"经水出诸肾"。因此，整个月经周期的表现就可以看作是肾中阴阳精气消长内在变化的外部表现，具体表现是经后期阴长阳消，经间期阴转为阳，经前期阴消阳长。

肖教授认为，多囊卵巢综合征发生机制主要在肾、肝、脾。肾主生殖，肾虚不能摄精成孕，肾虚不能化生精血为天癸，冲不盛，任不通，诸经之血不能汇集冲任而下，则月经稀发。肝藏血，主疏泄，肝气郁结，气血失调，冲任不能相资，可致月经失调及不孕。脾失健运，痰浊内生，壅塞冲任，气血运行受阻，血海不充可致不孕。治宜补肾健脾、化瘀通络，并按月经周期特点，有所偏重。自拟经验方，分期用药，并告以适时性交。基础方：紫石英、石楠叶、淫羊藿、桑寄生、续断、杜仲、川牛膝、白术、茯苓、女贞子、枸杞子、鸡血藤各15g。随月经周期加减运用。①经后期，治宜滋阴养血，佐以助阳。基础方加何首乌、生地黄、熟地黄、黄精各15g，香附10g。于月经第4天开始口服，共12剂。②经间期排卵期，治宜补肾软坚散结、活血化痰以促排卵。基础方加鸡内金、昆布、牡丹皮各15g。予经后期方序贯口服，共5剂，BBT升高停用。③经前期，治宜补肾助阳、升温健黄体。基础方加巴戟天12g，狗脊15g。BBT升高时口服，共10剂。④经前后半期，治宜活血化瘀、因势利导，使月经按期而至。基础方加苏木、土鳖虫各 10g。经前 3 天口服，共 3 剂。纵观整个治疗周期，用药灵活，活中有补，补中有活，动静结合，补而不滞，温而不燥，标本兼治。

（顾春晓　陈颐）

参考文献

［1］丛春雨．近现代 25 位中医名家妇科经验［M］．北京：中国中医药出版社，1998．

［2］白安宁，邓向林．王渭川学术经验简介［J］．吉林中医药,1996（6）：4－5．

［3］罗颂平，许丽绵，邓高丕．中医妇科名家医著医案导读［M］．北京：人民军医出版社，2006．

［4］王渭川．王渭川疑难病症治验［M］．成都：四川科学技术出版社，1984．

［5］朱南孙，朱荣达．朱小南妇科经验选［M］．北京：人民卫生出版社，1981．

［6］尤昭玲，何清湖，文乐兮．名家医案妙方解析：妇科病［M］．北京．人民军医出版社，2007．

［7］王哲，孙振高．不孕不育症名家医案导读［M］．北京：人民军医出版社，2009．

［8］韩百灵．百灵妇科［M］．哈尔滨：黑龙江人民出版社，1980．

［9］张文康．中国百年百名中医临床家丛书·刘云鹏［M］．北京：中国中医药出版社，2009．

［10］肖承悰，吴熙．中医妇科名家经验心悟［M］．北京：中国中医药出版社，2001．

［11］北京中医学院．刘奉五妇科经验［M］．北京：人民卫生

出版社，2006.

[12] 哈荔田. 哈荔田妇科医案医话选 [M]. 天津：天津科学技术出版社，1982.

[13] 董建华. 中国现代名中医医案精华 [M]. 北京：北京出版社，1990.

[14] 梅乾茵. 黄绳武妇科经验集 [M]. 北京：人民卫生出版社，2004.

[15] 梅乾茵. 名医黄绳武 [J]. 湖北中医杂志，2008 (3)：3 – 5.

[16] 梅乾茵. 黄绳武治疗不孕症经验 [J]. 湖北中医杂志，1996 (63)：2 – 3.

[17] 罗颂平，张玉珍. 罗元恺妇科经验集 [M]. 上海：上海科学技术出版社，2005.

[18] 广州中医学院妇产科教研室. 罗元恺医著选 [M]. 广州：广东科学技术出版社，1980.

[19] 罗颂平，张玉珍. 罗元恺女科述要 [M]. 广州：广东高等教育出版社，1993.

[20] 张玉珍，罗颂平. 罗元恺教授论治不孕不育症学术经验介绍 [J]. 新中医，2002 (4)：7 – 9.

[21] 张玉珍，罗颂平. 罗元恺教授调经、助孕、安胎的思路与方法 [J]. 广州中医药大学学报，2004 (9)：325 – 355.

[22] 吴燕平，张婷，罗杏娟，等. 中国百年百名中医临床家丛书·裘笑梅 [M]. 北京：中国中医药出版社，2009.

[23] 王幸儿. 裘笑梅主任医师学术精华及临证经验撷英 [J]. 浙江中医学院学报，1998，22 (2)：7 – 8.

[24] 吴燕平. 裘笑梅教授内膜异位症性不孕症治验浅谈 [J]. 福建中医药，2008，39 (2)：18 – 19.

［25］上海中医药大学中医文献研究所．妇科名家庞泮池学术经验集［M］．上海：上海中医药大学出版社，2004.

［26］上海市中医文献馆．跟名医做临床之妇科难病［M］．北京：中国中医药出版社，2009.

［27］刘爱武．通管、促排卵、健黄体庞——泮池治疗不孕症的经验［J］．上海中医药杂志，1995，（12）：1-2.

［28］陈少春，吕直．何子淮女科经验集［M］．杭州：浙江科学技术出版社，1982.

［29］何嘉琳．何子淮治月经病——调冲十法［J］．中国医药学报，1995（4）：33-36.

［30］陈少春．何氏扶正解郁四法的临床应用［J］．浙江中医杂志，1999.（7）：284-285.

［31］李莉．班秀文［M］．北京：中国中医药出版社，2007.

［32］卢慧玲．班秀文教授治疗不孕症经验撮要［J］．广西中医药，1995，18（1）：18-20.

［33］李莉．班秀文运用花类药在妇科临床中的经验［J］．江西中医药，1996，27（3）：9-10.

［34］钟以林．班秀文治带下的经验［J］．中医杂志，1996，37（5）：280-281.

［35］李莉．班秀文教授治疗输卵管阻塞经验［J］．中医药研究，1993（1）：6-7.

［36］丁丽仙．丁启后教授谈"久不孕，必治淤"［J］．贵阳中医学院学报，1992，14（1）：19-21.

［37］丁丽仙．丁启后教授妇科典型病案析［J］．贵阳中医学院学报，2011，33（1）：6-8.

［38］贺兴东．当代名老中医典型医案集·妇科分册［M］．北京：人民卫生出版社，2009.

［39］黄素英．蔡氏妇科临证精粹［M］．上海：上海科学技术出版社，2010．

［40］张文康．中国百年百名中医临床家丛书·蔡小荪［M］．北京：中国中医药出版社，2002．

［41］许润三．不孕症辨治之我见［J］．江苏中医药，2002，23（5）：1－3．

［42］许润三．中医治疗排卵障碍性不孕症［J］．药物与人健康生活，2007，6：68－69．

［43］王国辰．夏桂成实用中医妇科学［M］．北京：中国中医药出版社，2009．

［44］吴翠华．夏桂成老师调治不孕症经验［J］．江苏中医，1992，（4）：26－27．

［45］殷燕云．夏桂成教授治疗不孕不育症经验撷要［J］．江苏中医药，2004，25（4）：7－8．

［46］宋燕，黄健玲．李丽芸治疗不孕症经验［J］．中医杂志，2011，52（12）：1006－1007．

［47］曹立幸，黄健玲，张明芹．李丽芸教授治疗不孕症临床经验介绍［J］．新中医，2010，42（12）：143－144．

［48］黎小斌，李丽芸．灵术冲剂、参芪胶囊序贯治疗多囊卵巢综合征临床研究［J］．中医杂志，2007，48（12）：1079．

［49］顾春晓，徐珉，李丽芸．补肾法治疗黄体不健性不孕症30例临床研究［J］．国医论坛，2008，23（4）：18－19．

［50］肖静，任晋洪．名老中医李丽芸教授中西医结合治疗妇科病举隅［J］．中华实用中西医杂志，2007，20（8）：718－719．

［51］张春花，肖承悰．肖承悰教授补肾助阳法治疗不孕症举隅［J］．新中医，2009，41（5）：118－119．

第七章　名医典型医案

第一节　钱伯煊医案

案一　肝气郁结，疏泄失常案

李某，女，27 岁，已婚，1969 年 9 月 9 日初诊。

患者结婚 3 年不孕。患者从未来过月经，20 岁时做人工周期来潮。断续治疗 5 年，仍不能自行来潮，某医院曾诊断为子宫输卵管慢性炎症，结核性可能大，原发闭经，原发不孕。1967 年 2 月至 1968 年 8 月，经中医中药调气活血治疗后，月经才能来潮，量少色紫，1~4 天即净，偶尔5~6 天，并有痛经，现下腹胀痛，腰痛，白带时下，舌质红苔薄白稍腻，脉左弦右软。

辨证：肝气郁结，疏泄失常，以致气滞血凝。

治法：疏肝调经。

处方：加味逍遥丸 180g，早晚各服 6g。

9 月 30 日二诊：患者腹痛稍缓，劳则腰痛，白带稍多，头晕少寐，舌苔薄白，脉象细软，治以补肝益肾。

处方：河车大造丸20丸，早晚1丸。619丸（自制方）20丸，晚服1丸。

10月27日三诊：月经昨至，量多色暗红，下腹痛甚，头晕腰痛，纳呆泛恶，舌苔薄白，脉象细软，治以养血调气，佐以和胃。

处方：当归9g，白芍9g，川芎3g，熟地黄12g，橘皮6g，清半夏9g，制香附6g，艾叶3g，川断12g，蒲黄6g，4剂。另：加味逍遥丸90g，每日上午服6g，河车大造丸15丸，每晚服1丸，八珍益母丸60丸，早晚各服1丸，汤剂服完，续服丸剂。

1970年2月23日四诊：月经1月30日来潮，3天净，于2月9日又来潮，4天净，经行腹痛，腰痛，带多，便秘，舌苔薄白，脉象沉细，治以补气血、益肝肾、调冲任。

处方：党参12g，黄芪12g，山药12g，生牡蛎15g，艾叶3g，生地黄9g，熟地黄9g，当归9g，川断12g，沙苑子12g，桑寄生15g，8剂。另：白凤丸10丸，上午服1丸。人参归脾丸10丸，晚上服1丸。汤剂服完，再服丸剂。

4月6日五诊：月经今日来潮，量少色暗红，下腹隐痛，舌苔薄白，脉象沉细。治以健脾疏肝益肾之法。

处方：党参12g，茯苓12g，当归12g，丹参12g，干地黄12g，白芍9g，沙苑子12g，川楝子9g，制香附6g，牛膝9g。6剂。

5月3日六诊：月经未至，诸恙尚安，舌苔淡黄，脉象沉细。治以养血理气调经。

处方：干地黄15g，白芍9g，当归12g，川芎6g，丹参

12g，制香附 6g，川楝子 6g，乌药 6g，鸡血藤 12g，牛膝 6g，6 剂，此后服药，均用调补气血之法治之，月经在 6、7、8 三个月尚准，12 月内诊查，已妊娠 4 个月，1971 年 6 月 10 日分娩一男孩。

按语：此案例由于肝肾两亏，精血不足，致使冲任虚弱，胞脉失其濡养，加以情志怫郁，气滞血凝，其月经不能以时而下，而致经闭，其治法先以疏肝调经为主，使肝郁得解，气血运行，然后再以补养气血为治，采用加味逍遥丸。河车大造丸、白凤丸、归脾丸等，再用汤剂并进，病情逐步好转，月经按月来潮，治疗将及 2 年，收到妊娠足月分娩之治疗效果。

附：619 丸方：生地黄、熟地黄、阿胶珠、海螵蛸、沙参、川断、桑寄生、旱莲草、白芍、覆盆子、卷柏、女贞子、白薇等份。上药共为末，炼蜜为丸，丸重 9g。功能为补肝益肾。

案二　疏肝益肾，温经散寒案

张某，已婚，1971 年 6 月 23 日初诊。

患者结婚 4 年未孕，月经后期，40～50 天一次，平素腰腹寒痛，经前乳房作胀，本月月经 6 月 2 日来潮，舌苔淡黄腻中剥，脉象沉细。

辨证：肝郁肾虚，寒气凝滞所致。

治法：疏肝益肾，温经散寒。

处方：当归 12g，茯苓 12g，青皮 6g，橘皮 6g，制香附 6g，旋覆花 9g（包），艾叶 6g，狗脊 12g，桑寄生 12g，牛膝 9g，益母草 12g，8 剂。另艾附暖宫丸 20 丸，早晚加服

322

各 1 丸。

7 月 5 日二诊：患者头晕腰痛，泛恶纳差，舌苔淡黄腻尖刺，脉沉细滑。此属肾虚肝旺，脾胃不和，治以疏肝益肾、健脾和胃，佐以活血调经。

处方：党参 12g，茯神 12g，青皮 6g，橘皮 6g，旋覆花 9g（包），山药 12g，川断 12g，桑寄生 12g，灯心 3g，白芍 9g，16 剂。另：益红片 200 片，每日 3 次，每次 10 片（自制）。

12 月 31 日三诊：月经于 7 月 28 日和 9 月 16 日来潮 2 次，末次月经 11 月 16 日，量中等，腹痛乳胀，泛恶纳差，舌苔薄黄尖红，脉象细滑，属肝胃不和、肾阴又虚。拟以疏肝和胃，佐以益肾。

处方：柴胡 6g，制香附 6g，橘皮 8g，姜竹茹 9g，黄芩 9g，桑寄生 15g，生地黄 12g，菟丝子 9g。3 剂。

1972 年 1 月 3 日四诊：月经月余未至，口淡无味，喜酸厌油，乳房作胀，舌苔薄黄，脉滑。尿妊娠试验阳性，现已怀孕。治再理气和胃，佐以益肾。

处方：生地黄 12g，黄芩 6g，桑寄生 15g，苎麻根 12g，姜竹茹 9g，橘皮 6g，川断 12g，苏梗 6g，旋覆花 6g（包），3 剂。

以后继续调理，于 1972 年 8 月正常分娩。

按语：本案患者之不孕症，症见月经后期，腰腹寒痛，属于肾阳虚而胞宫寒，经前乳胀，经期下腹胀痛，属于肝经气滞。其病因在于肝肾，由于肝郁气滞，气滞则血亦滞，又肾气虚而命门火衰，不能温养冲任，以致寒凝气滞。故治拟疏肝益肾、温经散寒为主。以后随症加减，以使肾气充盛，肝气条达，气血通畅，胞宫得暖，月经得调，故可受孕。

案三　肾气不足，冲任失养案

王某，女，1972年10月23日初诊。

患者婚后3年未孕，15岁月经初潮后，仅正常行经2次，后因高热而致月经不调，月经周期10天至6个月，6~7天净，量中等，色暗红有块，月经前后及行经期腰酸腹痛，两乳胀痛，平素少腹寒冷，白带甚多，末次月经10月11日，6天净，注射黄体酮后才来潮，舌苔薄黄腻，脉象沉细。

辨证：病由平素肾气不足，冲任失养，加以肝失条达，寒气凝滞，而致月经紊乱。

治法：补气养血，温经散寒。

处方：党参12g，白术9g，当归9g，白芍9g，熟地黄15g，菟丝子12g，川断12g，桑寄生15g，鸡血藤12g，艾叶6g，制香附6g，吴茱萸3g，8剂。

11月6日二诊：末次月经于10月26日来潮，5天净，量中等，色正常，有血块，仍觉心烦易怒，少腹寒冷，夜寐多梦，白带时下，舌苔薄黄微腻，脉象沉细，再守前法加减。

处方：党参12g，白术9g，山药12g，熟地黄12g，白芍9g，艾叶3g，枸杞子12g，莲肉12g，女贞子12g，吴茱萸3g，8剂。

12月2日三诊：月经未至，脐下手掌大小局部发冷，乳房胀痛，心烦易怒，口渴喜饮，白带减少，舌苔薄白腻、边尖红刺，脉象细弦，此属肝郁气滞，脾肾又虚，治以疏肝解郁、和脾益肾为法。方拟逍遥散合芎归汤加减。

处方：柴胡 9g，茯苓 12g，白术 9g，制香附 6g，川芎 3g，丹参 12g，牛膝 9g，白薇 9g，牡丹皮 9g，川断 12g，8 剂。

12 月 20 日四诊：月经仍未来潮，妇科检查：子宫增大，现感胃脘隐痛，泛恶呕吐，纳呆，腰酸，乳房作胀，舌苔薄白、根微垢腻，脉细弦微数。证属肝胃气逆，脾肾又虚。治以调肝和胃、健脾强肾。

处方：橘皮 6g，茯苓 12g，木香 6g，生姜 6g，白术 9g，党参 9g，苏梗 6g，山药 12g，川断 12g，桑寄生 15g，莲肉 12g，苎麻根 9g，4 剂。

1973 年 1 月 8 日五诊：患者少腹间或作痛，左臀有一小片麻木，延及大腿，舌苔根黄腻、边尖红刺，脉象滑数，妊娠试验阳性，现已怀孕，治拟养血疏肝、益肾固胎。

处方：白芍 9g，干地黄 12g，山药 12g，苏梗 6g，木香 6，橘皮 6g，川断 12g，桑寄生 12g。4 剂。

按语：此例由于肾气虚寒，冲任失养，以致月经紊乱，因而不孕，故采用温补气血之法，后因肝郁气滞，脾肾又虚，故再以疏肝解郁、和脾益肾为治，治疗 5 次，月经渐趋正常，后即怀孕。

案四　肝郁肾虚，湿热下注案

张某，女，29 岁，已婚，1972 年 11 月 11 日初诊。

患者结婚 5 年未孕，月经周期 30 天，7～8 天净，量中等，有痛经史，服中药后减轻，少腹胀痛，腰酸乏力，白带时下，夜寐多梦，心烦易怒，舌苔淡黄腻、中微剥，脉细滑数。妇科检查：盆腔正常。

辨证：肝郁肾虚，湿热下注。

治法：疏肝益肾，清化湿热。

处方：茯苓12g，山药12g，桑寄生15g，川断12g，制香附6g，乌药6g，柴胡6g，薏苡仁12g，椿根皮12g，贯众12g，木香6g，黄柏3g，16剂。

12月12日二诊：诸症悉减，惟腰痛神疲，白带较少，舌质红，苔淡黄腻，脉左细软、右细弦，湿热渐化。治以健脾、疏肝、益肾。

处方：党参12g，白术9g，茯苓12g，川断12g，山药12g，桑寄生12g，柴胡6g，制香附6g，牛膝9g，艾叶6g，贯众12g，川楝子6g，16剂。

1973年1月5日三诊：月经12月19日来潮，8天净，经来小腹稍痛，神疲乏力，泛恶纳差，足冷麻木，夜寐不安，舌苔根微黄，脉细弦滑。此系肝气上逆，脾胃不和所致，治以疏肝调气、健脾和胃。

处方：白芍9g，柴胡6g，旋覆花9g（包），茯苓12g，牛膝9g，橘皮6g，清半夏9g，佛手6g，木瓜6g，远志6g，8剂。

患者3月28日来函，告已怀孕3月，不慎于3月20日跌仆，腰痛迄今未止，要求转方，拟予益肾固胎。

处方：干地黄12g，白芍9g，制香附6g，木香6g，苏梗6g，木瓜9g，白术9g，山药12g，川断12g，桑寄生

15g，8剂。

按语：此例由于肝郁气滞，肾阴又亏，湿热蕴于下焦，故用疏肝益肾、清化湿热之法，后再以疏肝调气、健脾和胃，使气血调和，故后即怀孕。

（胡晓霞　陈颐）

第二节　王渭川医案

案一　肝肾阴虚案

张某，女，32岁，成都某中学教师，1973年9月14日初诊。

患者流产后2年未孕，月经延期，量少，腰膝酸痛，心烦，手足心热。舌质红，脉细数。

诊断：继发不孕。证属肝肾阴虚。

治法：滋养肝肾。

处方：一贯煎合调肝汤加减（王渭川验方）。北沙参25g，生地黄15g，当归10g，白芍12g，制何首乌20g，枸杞子15g，山药20g，山茱萸15g，熟地黄10g，炒川楝子10g，女贞子15g，瓜蒌皮12g，每周6剂，连服4周。

10月16日二诊：患者服上方20余剂后，心烦、手足心热消失，腰膝酸痛减轻，但月经尚未正常。

处方：照上方加减。沙参25g，生地黄15g，白芍12g，熟地黄10g，制何首乌20g，穿山甲珠10g，炒川楝子10g，山茱萸15g，山药20g，枸杞子15g，每周6剂，连服4周。

患者服后月经正常，不久受孕，足月顺产一男婴。

按语：本例肝肾亏虚，精血亏少，冲任不足，血海空虚，蓄溢失常，故月经延期，经来量少。膝为肝之府，肝肾阴虚，经脉失养，故腰膝酸痛。手足心热，舌质红，脉细弦，均为肝肾阴虚之象。故以沙参、山药、女贞子滋阴益肾；以萎皮退虚热；当归、白芍、制何首乌养血柔肝；山茱萸、熟地黄、枸杞子滋肝补肾而调冲任；炒川楝子、穿山甲珠合用，调达输卵管之气，使之通畅，而对肝肾阴虚不孕有效。

案二　脾肾亏虚，肝经郁火案

张某，30 岁，护士。

患者结婚 5 年，未曾怀孕。月经初潮 10 岁，平素月经经期 7~8 天。末次月经 1999 年 5 月 24 日，量多，色红，有血块，无腹痛。曾在南京军区总院查血雄激素、催乳素偏高，尿 17－酮类固醇未见异常，B 超监测排卵示卵泡发育不良。1998 年 6 月 4 日来我院求治。刻诊：月经周期第 12 天，乳头溢液，量少色清，口干，心烦易怒，腰酸，带下量少，脉细弦，舌红苔薄腻。

辨证：脾肾亏虚，肝经郁火。

治法：从经后期论，法以滋养肝肾、疏肝健脾。

处方：方选二至地黄丸合越鞠丸加减。女贞子、墨旱莲、山药、山茱萸、牡丹皮、茯苓、川续断、菟丝子各 10g，牡蛎 20g，苍术、香附各 9g，广陈皮 6g。

患者服上方 7 剂后，乳房胀痛有所好转，口干亦有好转，继以补肾调周为治疗大法，以恢复排卵，并配合疏肝理气以降低患者的催乳素。排卵期以补肾促排卵汤加减为主，以补肾促排卵。经前期患者自述易出现便溏，治以健脾补肾、疏肝和胃。方选健固汤和越鞠二陈汤加减；经期则治以理气活血调经法，以助经血排泄，方选越鞠丸合五味调经散加减。患者经 2 个完整周期的调治后，未再出现乳头溢液，腰酸状况有所好转。

1998 年 8 月 8 日复诊时，患者基础体温高相 19 天，尿绒毛膜促性腺激素（＋），遂转法为补肾养血，和胃安胎，以收全功。

按语：本例脾肾亏虚，肝经郁火，冲任失资。腰为肝之府，肾虚，经脉失养，故腰酸。脾虚肝经郁火故见口干、心烦易怒、乳头溢液，故以女贞子、墨旱莲、川续断、菟丝子、山茱萸滋阴益肾；以山药、茯苓健脾；以苍术、香附、广陈皮、牡蛎健脾理气、疏肝降逆调冲任；并以补肾调周为治疗大法，以恢复排卵，故达育麟之效。

案三　脾虚夹湿，肾虚夹瘀案

曾某，女，36 岁，四川大学教授。1963 年 10 月 20 日初诊。

患者结婚 10 余年未受孕，经四川省某医院检查，诊断为输卵管不通，一侧输卵管积水、附件炎、宫颈炎。患者形体肥胖，精神疲乏，腰痛耳鸣，畏寒肢冷，胸闷乳胀，食少便溏，带下清稀，月经紊乱，量少色污有块。舌质淡，苔润滑，脉沉弱。

辨证：脾虚夹湿，肾虚夹瘀。

治法：温肾运脾、调冲化湿，佐以祛瘀。

处方：河间地黄饮子合理中汤加减。熟附片 24g（先煎 2 小时），肉苁蓉 12g，党参 24g，生黄芪 60g，熟地黄 12g，白术 9g，桑寄生 15g，菟丝子 15g，鸡内金 9g，䗪虫 9g，炒蒲黄 9g，杜仲 9g，炮姜 9g，炒川楝 9g，每周 6 剂，连服 4 周。

二、三诊：治则、处方与初诊同。

1964 年 1 月 22 日四诊：患者服上方 3 个月后，仍未受孕。但诸症悉减，精神好转，体重减轻，炎症消失。舌质淡红，苔薄白。脉平缓。治以温肾运脾、调冲化湿，佐以祛瘀。

处方：以河间地黄饮子合理中汤加减。党参 24g，生黄芪 60g，桑寄生 15g，菟丝子 15g，鸡内金 9g，䗪虫 9g，炒蒲黄 9g，杜仲 9g，炒川楝 9g，覆盆子 24g，淫羊藿 24g，胎盘粉 12g（冲服），红藤 24g，蒲公英 24g，每周 6 剂，连服 4 周。同时兼服化癥回生丹，每日早、中、晚各服 1 次。

患者服上药 2 个月后受孕，产子体重 8 斤。

按语：凡肾阳不足，则脾湿转盛，易生痰脂，使肾功失职，冲任虚损，加上湿热蕴结下焦，抑制生殖机能。故不易受孕。本病例属脾肾阳虚型，兼有夹湿阻络之候，治宜温肾运脾，佐以清湿化瘀通络，而达育麟之效。

案四　肝肾不足，湿瘀互结案

段某，女，42 岁，成都某设计院技术员。1965 年 3 月 10 日初诊。

患者结婚 17 年未孕，月经量少，带下黄臭，经四川某医院检查，诊断为子宫内膜炎、输卵管阻塞，用通气术，输卵管仍未通。患者胸痛失眠，眩晕耳鸣，手脚心热，午后低热，形体消瘦，咽干口苦，大便秘结。舌质红，苔黄少津，脉弦细而数。

辨证：肝肾不足，湿瘀互结。

治法：滋养肝肾、活血调经，佐以清湿。

处方：以一贯煎合血府逐瘀汤加减。沙参9g，生地黄12g，当归身9g，枸杞9g，女贞子24g，旱莲草24g，桃仁9g，土红花9g，夏枯草15g，薤白12g，红藤24g，蒲公英24g，琥珀末6g（冲服或布包煎），每周6剂，连服4周。

1965年7月12日二诊：患者服上方后诸症减轻，认为药已对症，遂连服4个月，虽未受孕，但月经量已转多，经期腹痛减轻，带白色，但自觉少腹左侧有索状物长约寸许。再经四川省某医院检查，诊断为可疑卵巢囊肿或卵巢积水。舌苔薄白，脉平缓。治以滋养肝肾、活血调经，佐以清湿。

处方：以一贯煎合血府逐瘀汤加减。沙参9g，当归身9g，女贞子24g，旱莲草24g，夏枯草15g，薤白12g，红藤24g，蒲公英24g，琥珀末6g（冲服或布包煎），桔梗24g，䗪虫9g，炒蒲黄9g，水蛭6g，炒川楝9g，山甲珠9g，每周6剂，连服4周。同时兼服化癥回生丹，每早、中、晚各服1次。

患者上方连服2个月，于同年9月怀孕，后产子体重7.5斤。

按语：治阴虚必须滋肝。本病例由于肝肾阴虚，耗伤津液，冲任失养。带下黄臭，为湿热蕴结下焦，形成瘀阻。凡集聚不散，夹湿成癥（囊肿）之候，治宜滋其肝肾，佐以活血调经、化瘀清湿，标本兼顾，在滋养中有攻，于攻中更兼柔肝养肾，使阴平阳秘，冲任通调而得孕。

案五　阴虚阳亢案

冯某，女，32 岁，军属。1972 年 5 月 8 日初诊。

患者婚后 5 年未受孕。经四川某医院诊断为宫颈炎，卵巢两侧囊肿，输卵管阻塞，眩晕耳鸣，手足心热，低热自汗，性情急躁易怒。头痛失眠，胸闷胁痛，口苦咽干，大便秘结，月经紊乱量少。舌质红无苔，脉弦数。

西医诊断：不孕症。

辨证：阴虚阳亢证。

治法：柔肝滋肾，养阴生津。

处方：滋水清肝饮加减。生地黄 12g，牡丹皮 9g，柴胡 9g，白芍 9g，山茱萸 12g，女贞子 24g，墨旱莲 24g，阿胶珠 9g，枸杞子 9g，当归身 9g，泽兰 12g，夏枯草 15g，薤白 12g，覆盆子 24g，川贝母 9g，石斛 9g，夜交藤 60g，每周 6 剂，连服 4 周。

二、三诊：治则与处方同初诊。

9 月 10 日四诊：服上方 4 个月后虽未受孕，但症状减轻，睡眠好转，低热已解。月经按期，量转多。但带下仍腥臭。舌质淡，苔薄白，脉濡缓。守前法继进。

处方：照上方去柴胡、泽兰。加红藤 24g，蒲公英 24g，桔梗 9g，炒川楝子 9g，穿山甲 9g，淫羊藿 24g，琥珀末 6g（冲服或布包煎），每周 6 剂，连服 4 周。

患者上方连服 3 个月，终于怀孕，顺产一女孩。

按语：本病例为肾阴亏损，精血亏少，冲任不足，血海空虚，蓄溢失常，故月经紊乱、经来量少。肾阴虚而肝阳亢，故有眩晕耳鸣、手脚心热、低热自汗、性情急躁易怒、头痛失眠、胸闷胁痛、口苦咽干、大便秘结等症状。治宜柔肝滋肾、养阴生津，佐以祛瘀。方选滋水清肝饮加减为主，辅以活血化瘀药物，来消除卵巢两侧囊肿、输卵管阻塞等不通之症。生地黄、山茱萸、当归、枸杞子、阿胶珠滋补肝肾养血；女贞子、墨旱莲、泽兰合用滋阴补肾、补中有清；柴胡、白芍疏肝理气；薤白宽胸理气，石斛、川贝母养阴清热散结，夜交藤疏肝镇静安神，同为佐药。二诊带下腥臭，加红藤、蒲公英清热化湿解毒，穿山甲、炒川楝子增强通透之力，通经调达输卵管之气。由于辨证施治，对症用药，故本病例疗效明显，前后服药 7 个月余始而得孕。

（胡晓霞　陈颐）

第三节　朱小南医案

案一　肾虚肝郁，气血不足案

孔某，25 岁。1961 年 4 月 12 日初诊。

患者禀赋虚弱，19 岁月经初潮起，后即隔 3 月一转，婚后 7 年未孕，面色萎黄，精神疲乏，胸闷头眩，腰酸肢软，据述经水常 3 月一转，刻已 2 月余未来。近日情绪不佳，夜寐欠安，脉象细弦，舌质淡苔白。

辨证：肾虚肝郁，气血不足。

治法：补肾养血，健脾解郁。

处方：当归 9g，川芎 4.5g，香附 9g，白术 6g，陈皮 6g，茯神 9g，丹参 9g，黄芪 9g，巴戟天 9g，淫羊藿 12g，菟丝子 9g。

4 月 14 日二诊：患者服药后胸闷已解，夜寐亦安，唯感周身骨节酸痛，时感寒冷，腰酸膝软，肝木虽已稍舒，而血虚肾亏依然。治宜补肾益血、温经活络。

处方：狗脊 9g，杜仲 9g，续断 9g，当归 9g，龟甲 12g（先煎），阿胶珠 9g，川芎 4.5g，黄芪 9g，熟地黄 9g，桂枝 2.4g，陈艾 6g。

4 月 19 日三诊：患者调理后肢节疼痛稍好，经水已来 3 日，仍近 2 月始转，量少色淡，刻感腰背酸痛，面色不华，小腹有寒冷感，脉象细迟，舌质淡苔薄白。此乃肾虚血少，冲任虚寒。治宜调补肝肾、温宫调经。

处方：当归 9g，白术 6g，陈皮 6g，狗脊 9g，续断 9g，鹿角霜 9g，秦艽 9g，黄芪 9g，阿胶 9g，香附 9g，肉桂 2.4g。

6 月 3 日四诊：患者为四季经，惯常 3 个月一转，经调理后昨隔 1 个半月而来，此佳兆也，较上次色量均较好转，腰酸肢软，治宜补肝肾、调经水。

处方：当归 9g，川芎 4.5g，熟地黄 9g，香附 6g，巴戟天 9g，丹参 9g，紫河车 6g，杜仲 9g，续断 9g，陈皮 6g。

6 月 7 日五诊：患者经水将净，刻有腰酸头眩，精力疲乏，当系体弱尚未全复。治宜调补二天，兼养气血。

处方：熟地黄 9g，制首乌 9g，白芍 6g，黄芪 9g，杜仲 9g，续断 9g，紫河车 6g，狗脊 9g，白术 9g，苏梗 6g，茯苓

9g。

6月23日六诊：患者头眩胸闷，食欲不振，精神疲倦，素禀怯弱，有疰夏史，脉象细缓，舌苔薄腻。证属暑湿交阻，气虚血少。治当宽胸和胃、益气养血。

处方：当归9g，黄芪9g，五味子4.5g，藿香2.4g，苏梗4.5g，蔷薇花2.4g，黄柏1.5g，砂仁2.4g（后下），制黄精9g，川芎4.5g，陈皮6g。

6月29日七诊：患者脉象细弦，舌质淡苔薄，腰背疼痛而有寒冷感，此乃肾虚血少，气血凝滞。治宜温通经络、填冲任。

处方：鹿角霜9g，当归6g，熟地黄9g，制首乌9g，阿胶9g，紫河车6g，黄精9g，嫩桑枝9g，桑寄生9g，秦艽9g，桂枝4.5g。

8月3日八诊：患者经水又近2月未来，胸闷纳呆，食欲稍差，舌质薄而腻，脉象细缓。辨为脾为湿阻。治宜补肝肾化暑湿。

处方：当归9g，川芎4.5g，熟地黄9g，白芍6g，五味子4.5g，杜仲9g，黄精9g，白术4.5g，藿香4.5g，佩兰6g，佛手柑6g。

8月8日九诊：经水前日已来，与上次相隔2月余，较四季经已有提前，量不多，色尚正常，患者胸宇不宽，略有腰酸。治宜调经益血、兼补冲任。

处方：当归9g，紫河车9g，熟地黄9g（砂仁2.4g拌），丹参9g，巴戟天9g，菟丝子9g，黄芪9g，白术6g，制香附9g，炒枳壳4.5g，陈皮6g。

1962年1月27日十诊：患者去岁服药调治后，8月16日来经，10月初又来经，相距1月半，经水渐调，症象好转，刻又3月余未来，头眩神疲，潮热恶寒，泛泛欲吐，小溲频数，脉象滑数。已是怀孕之兆。治宜宽中和胃。

处方：苏梗4.5g，白术6g，陈皮6g，茯苓9g，炒枳壳4.5g，白芍6g，代代红2.4g，荷梗二尺（去刺），左金丸2.4g（包），孩儿参4.5g。

2月28日十一诊：怀孕4月，胸闷头眩，腰酸肢楚，治拟健脾安胎。

处方：焦白术9g，陈皮6g，孩儿参9g，菟丝子9g，覆盆子9g，杜仲9g，续断9g，熟地黄9g，苏梗6g，苎麻根9g。

按语：患者经水19岁初潮，子宫发育欠佳，禀赋素弱，经水3个月一转，以致婚后7载未孕，情绪又抑郁不欢。初诊以疏肝郁补肾气并重，治以加味交感丸（《女科要旨》方：香附、菟丝子、当归、茯神）为主，加入养血调经药如归、芎等。二诊时因患者情绪稳定，症有机转，惟肾亏血少，冲任虚寒，治以补肝肾温胞宫着眼，以百子健中汤（《济阴纲目》方：当归、川芎、白芍、熟地黄、阿胶珠、陈艾）为主，并加桂枝以温经通络，兼治气血寒凝而起的骨节疼痛。三诊时经水已来，经少而小腹有冷感，调经温宫并顾，以妇人归附丸（《济阴纲目》方：香附、当归、鹿角霜）为主，并加肉桂以增强温宫的能力。四、五诊时经水来临，期已稍准，治疗以养血补肾为主，并加紫河车以促进子宫的发育。六诊时适值霉期，患者素来痣夏，此时暑湿交阻，精力委顿，食欲不振，治以黄芪等养气血。并加藿香、苏梗、蔷薇花以清暑化湿、振奋胃气。七诊时腰背冷痛，主以鹿角霜温补督脉，并合紫河车以促进胞宫发育。八诊时，值盛暑，胃纳不馨，配以健脾悦胃，藿香、佩兰、佛手柑等均为时令药，兼用四物汤以养血调经。九诊时经水已来，用药调补冲任，隔 1 月余，经水又来，时期近正常，旋即怀孕。十诊时妊娠已 3 月余，证明调经种子之论在临床上具有指导性意义，实践中颇获成效。

案二　肝气郁结案

陈某，30 岁，工人，1960 年 8 月 13 日初诊。

切脉细弦，舌苔薄黄。患者曾生一胎，不久即夭，继而未孕已 10 年，迭经诊治，均无效果。经水一般超早 2 天，经前约 1 周时有胸闷不宽，乳部作胀等症，经来小腹亦胀，胃口不佳，腹中有气上下窜动，直至经来 2 天后，方始消失，始此已逾数载。

辨证：情绪不佳，性情急躁，以致肝气郁结。

治法：宜解。并谓："前曾生育一次，故此次俟胸闷气胀，诸证愈后，仍有生育希望，但需有信心，保持心情舒畅。"

处方：香附 9g，郁金 9g，白术 6g，当归 9g，白芍 6g，陈皮 6g，茯苓 9g，合欢皮 9g，苏罗子 9g，路路通 9g，柴胡 2.4g。

嘱每次经前感胸闷乳胀时服，至经来一二日停止。

患者隔 4 个半月来诊，自述在经前服药后，腹中有骚扰感，咕咕有声，不久即下有矢气，上有嗳气，胸脘舒服，小腹亦复不胀，乳胀等症状也渐好转，目前经水已有五旬未来。按脉滑数，舌苔薄黄，乃问其是否有怕冷、泛泛欲恶、小便频数等自觉症状，患者均点头称然，并谓有精神疲乏现象。乃诊断为怀孕之象，其后于 1961 年 10 月平安生产。

按语：本例系早年生子而夭，抑郁于怀，而致十年不孕，治疗以逍遥集成方（柴胡、当归、白术、白芍、茯苓、炙草）化裁，用香附、郁金、合欢皮开郁行气，蠲忿息怒，使肝木条达，逍遥自在；归、芍养血敛阴；术、陈、苓健脾悦胃，和中补土而令心气安宁；苏罗子、路路通能疏泄肝经的气滞、消除胸腹气胀；柴胡为厥阴的引经药，清疏郁热、消除烦躁，上法宜于经前乳胀时服用，至经来一二日时停服，下次经前再服，约 3~4 个疗程，效果显著。

案三　肝郁、冲任虚寒型不孕案

马某，女，35 岁。

患者婚后 8 年未孕，月经偏后，经前预感乳房胀痛，经来时小腹冷痛，平时性欲淡漠，带下连绵，腰酸神疲，脉细迟，舌苔黄白。

诊断：肝郁、冲任虚寒型不孕。

治法：疏肝理气，温补冲任。

处方：香附、郁金、橘叶核、白术、陈皮、合欢皮、淫羊藿、当归、川芎、白芍、杜仲、川续断、阿胶。经前服。

经上治疗 17 次怀孕。

按语：临床发现，不孕症患者几乎全部伴有经前期乳胀，并且和月经周期性、规律性、有密切关系。肝气郁结和乳胀与不孕症有着密切关系。《内经》云"（肝经）循股阴，入毛中，过阴器，抵小腹"，"任脉者，起于中极之下，以上毛际，循腹里，上关元"，任脉与肝经亦有密切关系，两经同行小腹，与许多穴位相会。当经水将来之时，血海充盈，小腹也相应有紧张感，于是肝经郁滞之象更为显著，上则胸闷乳胀，下则小腹胀痛。经来后，血海渐空，故小腹紧张感亦随之消失，肝郁缓和，乳胀亦平。若此周期反复发作，日久则导致不孕。治疗本症，宜持之以恒，需于经前乳胀时开始，直到经来胀痛消失为止，连续3~4个月，可获确效。部分患者，治疗一二次后，以为痊愈，便停服药，而至下次月经前，诸症复作，以致功败垂成，殊可惋惜。本证与肝经关系最密切，治疗一般以理气为主。且该类患者往往以不孕症就诊，很少主诉以"乳胀"就诊，只有详细问诊方可得知。香附一味，能理气调经，为妇科要药，配以郁金、合欢皮，二味皆得理气解郁，郁金兼活血消胀，合欢皮更可解愁，三品配伍，相得益彰。再加白术、陈皮、枳壳健脾和胃，增进食欲，取指迷宽中之意。苏罗子、路路通，疏通经络，常以两药同用，服后上易嗳气，下则矢气，因而乳胀、腹胀俱消，效颇显著。乌药香窜行气，能消胀止痛。全方有疏肝开郁、疏通经络、健脾和胃、调经止痛之功。乳胀甚者加橘叶、橘核，两药治乳痛颇效。有块者加王不留行、穿山甲、海藻、昆布，兼有肾虚者加杜仲、川续断；血虚者加当归、熟地黄；兼冲任虚寒者，加鹿角霜、肉桂；火旺者加黄柏、红藤、白头翁等。

（饶玲铭　陈颐）

第四节　韩百灵医案

案一　肾精不足案

赵某，女，28 岁，已婚。

患者婚后 3 年余未孕，观察其神态，全无病态，问其配偶，答曰健康；再询月事，云 18 岁初潮，3～6 个月一行，至今如是。诊其脉象，弦细而数，两尺尤沉。

西医诊断：原发性不孕。

中医诊断：月经后期，不孕症。证属肾精不足。

治法：补肾填精。

处方：熟地黄 20g，山茱萸 20g，枸杞子 15g，山药 15g，菟丝子 15g，白芍 20g，杜仲 20g，川续断 2g，桑寄生 20g，鳖甲 15g，龟甲 20g。水煎服，隔日 1 剂，连服 2 个月。

赵某回原籍后，服药不及 2 个月即身怀有孕，顺娩一男婴，特来函致谢。

按语：妇人极重肝肾。肾为天癸之源，肾气充盛，天癸始能泌至，注于冲任，促进冲任二脉通盛及男女之精的成熟，男精乃能溢泄，女精乃能降至，阴阳和，两精相搏，生命由是开始，故言肾主生殖。正如《素问·六节藏象论》所云："肾者主蛰，封藏之本，精之处也。"又肾为冲任之本，肾脉与冲脉合而盛大，为太冲脉，在经络交通上，冲任皆有会穴与肾经直接交会，冲任二脉在女性生理中所具有的特殊作用皆受肾来主导。肾精化气生血，肾主津液，肾主系胞。若先天不足，则必引起肾的生理功能失调，冲任失荣失固，系胞无力，种子成孕育胎之机化异常，蒸腾开阖失司，从而发生与其病变有关的妇科病证。本例属肾虚不孕者，方用熟地黄、山茱萸、枸杞子养血补肾调经，山药、白芍健脾益气而助生化之源，杜仲、续断、菟丝子、桑寄生补肾壮阳；龟甲、鳖甲等大补真阴。使肝肾得补，精充血旺，血海充盈，故而有孕。

案二　肝郁不孕案

坂本某，40 岁，日本教授。1976 年夏初诊。

患者婚后 10 余年不孕，夫妇双方均做过生殖系统检查，已排除器质性病变，唯女方子宫稍微后倾，虽经日本、中国多名著名妇科医生诊治均无效。今求子心切，欲借中医神力，遂其夫妇夙愿。望其形体不丰，面色暗滞，精神抑郁，舌苔微黄，询知平素精神抑郁，性情急躁，无故易怒，经期乳胀，月经按期，血量涩少，色紫黑成块，厌食油腻，呃逆便结，手足干烧；诊其脉象，弦涩有力。

辨证：肝郁不孕，乃肝郁气滞，疏泄失常，冲任不资，胞脉受阻，以致不能摄精成孕。

治法：疏肝解郁，理血调经。

处方：百灵调肝汤加减。当归 15g，赤芍 15g，川牛膝 15g，王不留行 15g，川楝子 15g，通草 15g，瓜蒌 15g，丹参 15g，香附 15g，川芎 10g，皂角刺 5g，3 剂，水煎服。

患者服 3 剂后，舌脉如前，食欲不振，身体倦怠，此因肝气乘脾，脾失健运之故，前方加白术、山药各 15g。

患者 3 剂后，经期胸闷，乳房及小腹胀痛减轻，食欲好转，但腰酸痛，原方去皂角刺、瓜蒌，加川断、桑寄生各 15g，嘱其久服。

1977 年春回国，翌年春，坂本教授的丈夫大石博士来信说："归国后不久，夫人即怀孕，生一女婴。"为纪念中国，借用松花江的"花"字，取名为"大石花"。并向中国医生表示感谢。

按语：此案乃肝郁不孕症，患者性情急躁，无故多怒，胸胁胀满，经期乳房胀痛，血量涩少、色紫暗有块，小腹坠胀，此为足厥阴肝经郁滞，脉络不畅，疏泄失常，脉络受阻而致。韩老拟疏肝理气通络之法，妙用百灵调肝汤加味，旨在解肝气之郁，宣脾气之困，致心肾之气俱舒，腰脐利，任带通达而受孕。方用川楝子、瓜蒌、丹参、香附以疏肝解郁、理血调经；白术、山药培补后天、益气养血；妙用王不留行、通草通络下乳之品，取其协助通络之意。诸药共伍，使肝气得调，胃气得和，肾精得益，冲任得畅，则孕育而成。故药不在多而在精，审证求因贵在准。所以治疗费时不多即获显效。此乃韩氏女科"辨证准确，立法精当，医贵变通，方药灵通"原则的体现。

（顾春晓　陈颐）

第五节　刘云鹏医案

案一　气滞血瘀案

冯某，女，27 岁，工人，1991 年 2 月 8 日初诊。

患者因自然流产 1 胎，清宫 1 次，至今 2 年未孕，月经量少，每至中期两乳胀痛，纳少，恶心，经前 2 天乳胀甚，腰腹胀。诊时正值经前，感乳胀，小腹胀痛不适，舌暗红，苔黄，脉弦软（80 次/分）。

诊断：经前乳胀，月经量少，继发性不孕。证属气滞血瘀。

治法：疏肝行气，活血调经。

处方：以调经 I 号方加减。柴胡 9g，当归 9g，赤芍 9g，红花 9g，白术 9g，甘草 3g，茯苓 9g，川芎 9g，郁金 9g，白芍 9g，牛膝 9g，乌药 9g，益母草 15g，香附 12g，5 剂，水煎服。

1991 年 2 月 14 日二诊：患者药后月经准时来潮，量中等，色暗红，无块，小腹胀痛，腰痛，舌红，苔黄，脉弦软（72 次/分）。此肝气渐舒，但血滞不畅，宜行气通经治腰腹痛。

处方：益母生化汤加减。川芎 10g，当归 24g，桃仁 9g，牛膝 12g，姜炭 6g，益母草 15g，甘草 6g，乌药 9g，4 剂，水煎服。

1991 年 2 月 28 日三诊：患者诉月经 4 天净。此次月经中期未见明显症状，惟舌暗，苔黄腻，脉弦（72 次/分），法宜调经除湿清热，巩固疗效。

处方：调经 I 号方加减。柴胡 9g，当归 9g，白芍 9g，川芎 10g，茯苓 9g，甘草 6g，郁金 9g，香附 12g，白术 9g，陈皮 9g，云苓 15g，法夏 9g，黄芩 9g。6 剂，水煎服。

1991 年 4 月 10 日四诊：患者月经未至，于 40 天时开始呕吐，纳差，停经 50 天查尿 hCG （＋），诊为早孕。

按语： 患者属于肝郁气滞、血行不畅、冲任失调、月经量少的不孕症。初诊时正值经前，宜理气，气行则血行也。腰腹胀故加乌药、牛膝。因平素月经量少，故再加红花一味与益母草、归、芍相伍，可促使血液之流通，共奏疏肝行气活血之用。二诊时月经按时来潮，此时小腹仍胀痛，腰仍痛，此肝气渐舒，血络尚未通畅之故，经期以活血为主，故予加减生化汤加乌药、牛膝以行气通经治腰痛，且增加主方生化之力。三诊时正值月经中期，未见明显胸乳胀痛，呈气顺血活之兆。此时舌仍暗红，苔黄腻，结合上二诊分析，应以经前诊治，而去通经之益母草。见苔黄腻故加黄芩和二陈汤除湿清热和胃。四诊时，湿热得除，气血和，冲任调。

案二 气滞血瘀，冲任不调案

陈某，女，23 岁，待业，1991 年 3 月 8 日初诊。

患者自月经初潮开始，即出现小腹疼痛，现已 10 年，已婚 3 年未孕。月经周期为 7/28～30 天，每痛甚 1～2 天，伴胸胁胀痛，不吐，经量偏多、有块、色暗红，块下痛减。诊时为月经中期，一般情况好。舌淡暗，有瘀点，苔灰，脉沉弦（76 次/分）。

诊断：原发性痛经，原发性不孕症。证属气滞血瘀，冲任不调。

治法：疏肝活血，化瘀止痛，调理冲任。

处方：血府逐瘀汤加减。当归 9g，柴胡 9g，赤芍 9g，生地黄 9g，川芎 9g，枳壳 9g，桔梗 9g，甘草 6g，牛膝

10g，红花 9g，桃仁 9g，蒲黄 9g，五灵脂 15g，乳香 20g，没药 20g，5 剂，浓煎服。

1991 年 3 月 22 日二诊：患者月经如期来潮，已第 3 天，腹痛 1 天，较前轻，经量中等，色暗红，余无异常。舌淡暗，苔灰黄，脉弦。继用活血通经法。

处方：益母生化汤加减。川芎 10g，当归 24g，桃仁 9g，赤芍 15g，姜炭 6g，益母草 15g，枳实 9g，红花 9g，甘草 6g，柴胡 9g，蒲黄炭 9g，4 剂，浓煎服。

1991 年 3 月 28 日三诊：患者服药后 5 天经净，一般情况好，惟舌淡暗，苔灰，脉弦（78 次/分），于首方加干姜 6g，6 剂，浓煎服。后续诊，经期继用加减生化汤，经净后继用首方化裁。治疗 3 周期，经行腹痛减轻至消失，至 1991 年 6 月 29 日停经 40 天。检查怀孕。

按语：患者为肝郁不舒之不孕证，故治疗宜疏肝活血化瘀止痛，方用血府逐瘀汤加味。患者痛经 10 年，瘀痼甚深，应以祛瘀为重点，故一诊在原方中加入失笑散、乳没等，以增加活血化瘀之力。二诊时月经如期来潮，已第三天，腹痛只 1 天，且较前轻，经量亦转为中等，药已见效。经期宜用加减生化汤再加蒲黄炭、红花、赤芍、柴胡、枳实等，以活血调经。为使血液之流通下行，故去生地黄、桔梗，于血府逐瘀汤中加干姜 6g 以温经散湿补脾。继后于经期、经后用上二方化裁，治疗 3 个周期而孕。

案三　寒凝血瘀案

胡某，女，26 岁，务农，1991 年 11 月 5 日初诊。

患者既往月经正常，于婚后第一年孕二月余自然流产，未清宫，此后自觉小腹疼痛不适，加之又一次外地劳作，突遇暴风雨，即出现月经失调，每推迟 40 天，或 2 月一至，经行腹痛甚，经量明显减少，色暗红，年余来感小腹冷痛，精神不振，畏寒肢冷，二年余未再孕。妇查：宫颈Ⅰ度糜烂，宫体后位，欠活动，无明显压痛，双侧附件轻压痛，无增厚。舌暗红，苔灰，脉沉软（72 次/分）。

诊断：痛经；月经后期，经量过少，继发性不孕。证属寒凝血瘀。

治法：温经散寒，活血祛瘀通经。

处方：少腹逐瘀汤加减。干姜 6g，川芎 9g，当归 9g，益母草 15g，玄胡 12g，没药 15g，小茴香 9g，蒲黄 9g，赤芍 9g，肉桂 6g，制附片 6g，香附 12g，五灵脂 12g。

1991 年 11 月 10 日二诊：患者服药 5 剂，精神振作，畏寒症状好转，小腹时见冷痛，舌脉如上，守上方 10 剂。

1991 年 11 月 20 日三诊：患者上症缓解，月经 35 天来潮，经量增多，继守上方化裁。

后间断服药 2 月，患者少腹痛消失，月经通畅，应期而至，于 1992 年 3 月 6 日停经 45 天查尿 hCG（＋）。

按语：本例为寒凝胞宫、瘀血阻络之实寒不孕症，患者妊娠二月自然流产后，即小腹疼痛不适，又在务农时突遇暴风雨，更受外寒侵袭，以致月经推迟，甚至两月一潮，畏寒肢冷，小腹冷痛。经血瘀滞不畅，经行后期，经量少，舌暗，脉沉，属实寒无疑。治用少腹逐瘀汤加味。方中小茴香、干姜、肉桂温经散寒，通达胞络；玄胡、没药、蒲黄、五灵脂祛瘀利气止痛，川芎、当归、赤芍活血调经。

以桂枝易肉桂，并加熟附子，乃增强辛温散寒之力，加香附、益母草等意在疏气开郁、行血调经也。上法化裁服药二月，寒祛、痛止、经调而孕。

案四 肾虚脾弱夹瘀案

余某，女，34 岁，已婚，孕 2 产 1 人工流产 1。2003 年 11 月 26 日初诊。

患者继发不孕 6 年，配偶检查正常。曾人工授精失败，检查示子宫内膜薄。平时感小腹痛，白带量多，舌红苔黄、边有齿痕，脉滑软数，88 次/分。末次月经 2003 年 11 月 19 日，4 天净，量中，色红，无血块，无经前乳胀等。2003 年 4 月 B 超提示：右卵巢巧克力囊肿。今行输卵管通液术，提示：双侧输卵管通畅。

诊断：继发性不孕症，证属肾虚脾弱，兼夹血瘀之候。

治法：补肾填精，益气活血。

处方：促排卵汤加减。柴胡 9g，赤芍 15g，菟丝子 20g，覆盆子 10g，枸杞子 20g，女贞子 15g，鸡血藤 15g，牛膝 10g，泽兰 10g，苏木 9g，益母草 15g，刘寄奴 10g，黄芪 20g，淫羊藿 15g，蒲黄 9g，14 剂。

2003 年 12 月 11 日二诊：患者服上方后无特殊不适，白带量仍较多，色白，无异味，夜寐欠安，纳可，二便调，舌红苔灰黄，脉沉软，76 次/分。今 B 超检查：右附件囊性包块（3.5cm×2.6cm）。守上方加白术 9g，山药 15g 以健脾止带，7 剂。

2003 年 12 月 18 日三诊：今白带明显减少，偶感右下腹轻度隐痛，大便干结，3~4 天一次，末次月经 12 月 17

日，舌红苔灰黄、边有齿痕，脉沉软，72 次/分，治以活血化瘀，除湿消癥。

处方：桂己合方加味。桂枝 9g，茯苓 9g，桃仁 9g，牡丹皮 9g，赤芍 15g，汉防己 15g，椒目 9g，葶苈子 9g，酒大黄 9g，南沙参 15g，昆布 15g，海藻 15g，黄芪 20g，17 剂。

2004 年 2 月 9 日四诊：今 B 超提示附件包块消失，无特殊不适，于 11 月 26 日方中加黄芪 20g，淫羊藿 15g，14 剂。

2004 年 6 月 14 日五诊：患者四肢无力，心慌 1 周。患者 6 月 8 号因妊娠 80 余天过期流产行清宫术，术后即感心慌，四肢无力，现阴道仍有少许血性分泌物，小便可，大便每日一行，舌红，苔黄而干，有齿痕，脉沉，74 次/分。患者血虚气弱，郁热夹瘀，恶露未净，宜以养血活血、清热益气法。

处方：益母生化汤加味。益母草 15g，当归 24g，川芎 9g，桃仁 9g，炮姜 6g，甘草 6g，黄芩 9g，蒲公英 30g，延胡索 12g，太子参 20g。7 剂。

2004 年 9 月 20 日六诊：末次月经 2004 年 9 月 3 日，5 天净，量中等，色红。现白带不多，色白，无气味，纳可，睡眠可，小便可，近日大便有时较干，2 ~ 4 天一行，舌红，苔灰，舌边有齿痕，脉沉，74 次/分。治宜养血润燥、补中益气、升降脾胃气机。

处方：通幽汤加味。桃仁 9g，红花 9g，生地黄 12g，熟地黄 12g，当归 10g，升麻 9g，甘草 6g，槟榔 12g，苍术

9g，白术 9g，党参 10g，蒲公英 30g，7 剂。

2004 年 9 月 27 日七诊：患者诸症缓解，白带稍多，色白，略有阴痒，大便每日一行，舌红苔薄，有齿痕，脉沉，70 次/分。

处方：上方加厚朴 9g，陈皮 9g，地肤子 20g，蛇床子 20g 以理气祛风。14 剂。

2004 年 10 月 11 日八诊：患者白带已不多，色白，精神欠佳，疲倦，纳差，嗜睡，余可，末次月经 2004 年 10 月 5 日，6 天净，舌红苔灰，齿痕，脉沉软，70 次/分。各症均减，精血未复，宜养血补精为治。

处方：益五合方加味。当归 10g，川芎 10g，熟地黄 12g，白芍 10g，丹参 20g，白术 10g，茺蔚子 12g，香附 10g，益母草 15g，覆盆子 12g，菟丝子 20g，枸杞子 20g，车前子 10g，五味子 9g，党参 15g，7 剂。

2004 年 10 月 18 日九诊：患者现四肢乏力和心慌好转，精神饮食可。舌红，苔灰黄，边有齿痕。脉沉软，70 次/分。10 月 11 日在外院行输卵管通液检查，提示：双侧输卵管不通。上方养血益气补精，饮食精神好转，可知虚能补，但查出输卵管双侧不通，为仍有瘀热未除，继宜活血通络，清热益气补精。

处方：通任种子汤加味。桃仁 9g，红花 9g，当归 9g，赤芍 15g，川芎 9g，络石藤 15g，香附 10g，王不留行 15g，丹参 20g，连翘 12g，炙甘草 6g，小茴香 9g，蒲公英 30g，败酱草 30g，菟丝子 30g，枸杞子 20g，太子参 30g，21 剂。

2004 年 11 月 8 日十诊：患者现觉胃部不适，时泛清水，纳可，仍感四肢乏力，舌红苔黄，脉沉软，76 次/分。证属脾湿犯胃，守上方加煅瓦楞子30g以止酸散结，14 剂。

2004 年 12 月 6 日十一诊：末次月经 2004 年 11 月 1 日，现患者四肢乏力，纳差，偶感头晕，睡眠可，精神欠佳，白带量少，舌红，苔灰，边有齿痕，脉沉弦软，70 次/分，查尿 hCG（＋）。管通得孕，治宜健脾保胎。

处方：香砂六子汤加味。党参20g，白术 9g，茯苓 9g，甘草 6g，大枣 12g，生姜 12g，半夏 9g，陈皮 9g，山药 30g，扁豆15g，白芍 10g，砂仁 9g，木香 9g，14 剂。

2005 年 8 月 22 日电话随访，患者于 8 月 3 日剖宫产一男婴，重 3400g，母子平安。

按语：本例患者继发不孕 6 年，发病多端，久治未效。《素问·至真要大论》有"伏其所主而先其所因"之文。查其主证是肾虚脾弱而兼夹血瘀胞络者，此为发病之本。在治疗之初，抓病机，急以治本为主，他病次之，处以促排卵汤加黄芪、淫羊藿治其本，为孕育打下基础，其他各症，则按"祛邪"法治之。二诊时果然脉罢平和，心率仅 76 次/分，已近正常。只是白带仍多，无异味，故再加白术、山药以健脾止带。三诊时，正值经后，舌脉趋于平和，肾脾得养，正气渐复，即应"祛邪"，故处以桂己合方活血化瘀，利水，消癥软坚，共治半月余，患者包块消散，即继续改用补肾活血法治疗，守初诊方法治疗半月，患者于次月怀孕。孕后未坚持治疗，后因过期流产不适，诊为气虚血瘀，故用益母生化汤治之，益母生化汤为活血化瘀生新要方。六诊时大便干结，是脾胃血降失司，肠中瘀血阻滞脉络之候，方用通幽汤加苍术、白术、党参、蒲公英等养血行瘀、调理气机、润肠通便、清解余邪。按此法加减，共21剂，各恙均次第消除，祛邪排障见效。此刻邪去，精血未复，宜养血补精益气，予益五合方加党参助孕。患者在行通液术时，又发现双侧输卵管不通，治宜活血通络、清热、益气、补精，方用通任种子汤加蒲公英、败酱草、菟丝子、枸杞子、太子参等药加减治疗月余后，第十一诊时患者已怀孕，妊娠反应明显，考虑为脾胃虚弱所致的妊娠恶阻，治宜健脾和胃、降逆止呕，方用六君子汤加味治疗。

（饶玲铭　陈颐）

第六节　刘奉五医案

案一　气血两亏，心脾不足案

任某，女，35岁，已婚，1973年4月5日初诊。

患者近5年来不孕，17岁月经初潮，周期正常，经来腰腹痛，经前见有头晕、恶心呕吐，经中西医治疗后症状好转。婚后于1968年生一男孩，产后月经先后不定期，量少，色淡红，经期腰腹痛，喜暖，喜按，心慌、气短、乏力，睡眠多梦。第一胎产后已5年未孕。妇科检查：子宫后倾，偏小。舌质暗淡、苔薄白。脉细缓。

西医诊断：继发性不孕症。

辨证：气血两亏，心脾不足。

治法：益气养血，补益心脾。

处方：当归三钱，白芍三钱，川芎一钱半，益母草三钱，党参四钱，黄芪五钱，茯苓四钱，甘草二钱，桂圆肉三钱，山药四钱，酸枣仁四钱。

上方共服 8 剂，加服坤顺丹 20 丸，月经周期正常，色正，无血块，腰腹已不痛。患者于 1973 年 7 月 12 日因闭经 1 个多月，查妊娠试验阳性。1974 年 3 月 5 日足月分娩 1 女孩。

按语：本例属于气血两亏，心脾不足。患者第一胎产后，月经开始先后不定期，量少色淡，是由于产后气血两虚所致。血海空虚，胞脉失养，则经来腹痛，喜按，喜暖。心脾不足则心慌、气短、乏力，睡眠多梦，舌暗淡、苔薄白，脉细缓。血海空虚，精失所养，则不能再次受孕。治以益气养血、补益心脾。方用归脾汤加减治疗。方中当归、白芍、川芎养血，黄芪补气，参、苓、草、山药健脾补气；桂圆肉、酸枣仁养心安神；益母草活血调经。全方益气血、补心脾、活血调经。此后加用坤顺丹，经过 2 个多月的治疗。由于气血冲任得以充养，月经正常，腰腹痛止，故而受孕。

案二　肝郁气滞，气血失调案

孙某，女，32 岁，已婚，1971 年 11 月 23 日初诊。

患者结婚 8 年未孕。平素月经后错 10 多天，量中等，色黑，经前乳房发胀，有时腰腹发凉，婚后 8 年一直未受孕，曾经妇科检查称子宫偏小。舌苔薄白，脉弦滑。

西医诊断：原发性不孕症。

辨证：肝郁气滞，气血失调。

治法：舒肝解郁，养血调经。

处方：当归三钱，白芍三钱，川芎二钱，枳壳二钱，木香一钱，羌活一钱，益母草六钱，柴胡二钱，吴茱萸二钱，肉桂一钱。

本方服用 15 剂后患者即受孕，足月顺产 1 男孩。1974 年 12 月份随访时称：于 1973 年 9 月第 2 次妊娠。共生育 2 子。

按语：本例属于肝郁气滞，气血失调。肝藏血、喜条达，与月经密切相关。若因情志不舒，肝失条达，气血失调，冲任不能相资，故不能孕育。治以疏肝解郁、养血调经为法，多用得生丹加味治疗。方中当归、白芍养血；川芎疏通血中之气；枳壳、木香调气舒郁；柴胡疏肝解郁；羌活疏通经脉之气血，用益母草易熟地黄，养血调经而不滞。因兼见阳虚腰腹发凉，故加入吴茱萸、肉桂以温经散寒暖宫，药后得以受孕。

案三　肝郁血虚，寒客胞宫案

宫某，女，28 岁，已婚，1973 年 3 月 1 日初诊。

患者结婚 5 年未孕，月经 15 岁初潮，周期为 30 天，行经 5~6 天，量多色深紫、有块，经来腰腹胀坠而疼痛，全身怕冷，少腹发凉，手足冰冷，纳差，伴有恶心、便溏。舌质暗，脉沉缓。

西医诊断：原发性不孕症。

辨证：肝郁血虚，寒客胞宫。

治法：疏郁养血，温经散寒。

处方：当归三钱，川芎一钱半，炒白芍三钱，益母草四钱，枳壳一钱半，木香一钱半，制香附三钱，菟丝子三钱，白术三钱，干姜二钱，胡芦巴三钱。

4月4日二诊：患者服药30余剂，食纳增加，经期已不恶心，便溏，精神均已好转，但仍有下腹坠痛，腰痛，小腹发凉感，遂加强温宫散寒之力。

处方：小茴香三钱，橘核三钱，荔枝核三钱，胡芦巴三钱，乌药三钱，延胡索三钱，川楝子三钱，制香附三钱，五灵脂三钱，益母草三钱，菟丝子三钱。

6月1日三诊：服上方13剂后，闭经1个多月，今日查妊娠试验阳性。1974年12月随访时称：1月足月正常分娩1子。目前月经周期正常，量稍多，色红有块。

按语：本例原有痛经史，经来小腹坠胀疼痛、恶心、便溏等是因为肝郁不舒影响脾胃所致。肾气不足，胞宫寒冷，故小腹发凉、怕冷、四肢不温。在治疗上，除疏肝外，尚需用温经散寒之剂。仍以得生丹加味治之，方用当归、川芎、炒白芍、益母草养血调经；枳壳、木香、制香附理气；胡芦巴补肾气；白术、干姜温运脾阳。药后症状有所减，纳食增加，经期已无恶心便溏，但小腹发凉仍未见轻，经来小腹仍感坠痛，说明本方温宫不足。改用暖宫散寒，佐以理气调经之剂，加橘核、荔枝核、小茴香温暖下元。胞宫得暖，冲任得调，而后受孕。

案四　湿热下注，气滞血瘀案

王某，女，29岁，已婚。1972年3月18日初诊。

患者结婚10年不孕，平素月经周期正常、色正、量中等，白带量多色黄、有臭味。两侧少腹痛、腰痛，伴有手

354

足心热、头痛、恶心、不欲睁眼，尿频数。结婚已 10 年未孕，经妇科检查称双侧输卵管不通。舌质暗红，脉滑。

诊断：原发性不孕症。证属湿热下注，气滞血瘀。

治法：清热利湿，疏通气血。

处方：瞿麦四钱，萹蓄四钱，木通一钱，车前子三钱，川楝子三钱，乌药三钱，延胡索三钱，萆薢四钱，赤芍三钱，白芍三钱，银花五钱。

3 月 22 日二诊：服上方 3 剂后，患者双侧少腹痛减轻，小便次数减少，脉缓。上方去赤白芍，加地丁五钱，败酱草五钱，继服。

3 月 27 日三诊：药后腹痛尿频基本消除，黄带已尽，仍有腰痛，上方加强行气活血之力。

处方：制香附三钱，川楝子三钱，乌药三钱，延胡索三钱，五灵脂三钱，没药一钱，桃仁二钱，木香一钱半，橘皮二钱。

上方继服 12 剂后，患者于 5 月 12 日闭经 1 个多月，检查妊娠试验阳性。而后足月分娩 1 子。

按语：本例属于湿热下注，气滞血瘀。由于湿热下注故见黄带量多，且有臭味，尿频。湿热互结，气滞血瘀故见腰腹疼痛。湿热上犯，清阳不升，故见头痛、恶心、不欲睁眼。治以清利湿热、疏通气血。方用八正散加减。方中瞿麦、萹蓄、木通、车前子、萆薢清利湿热，川楝子、乌药、延胡索理气活血，赤白芍养血活血，银花、地丁、败酱草清热解毒。药后黄带、尿频、腹痛均减轻，说明湿热渐清，而后进一步调理气血，遂改用理气活血之剂而收功。

案五　肾亏血虚，气滞血瘀案

王某，女，28岁，已婚，1959年12月15日初诊。

患者结婚3年不孕，16岁月经初潮，月经周期为40～50天，行经5～6天、量少色紫红、稍有血块，经前及经期少腹疼痛，腰痛，平时白带量多、黏稠有味。婚后3年未孕，配偶健康。

检查：外阴、阴道正常，宫颈轻度糜烂、口小，宫体前位，子宫发育稍小，双侧附件增厚，左侧有条索状物，远端有膨大，子宫内膜检查，为经期晚分泌期内膜，输卵管通液试验：双侧输卵管不通。舌质淡红，苔薄白，脉沉缓。

诊断：原发性不孕症；慢性盆腔炎，两侧输卵管不通。证属肾亏血虚，气滞血瘀。

治法：养血调肝，疏气化瘀为法。

处方：益母草二两，当归一两，杭白芍一两，川芎三钱，广木香三钱，炒枳壳三钱，柴胡五钱，制香附五钱。上药共研细末，炼蜜为丸，每丸重三钱，每晚服一丸，白开水送下。

患者自1959年12月15日至1960年1月均服上方丸药。以后因患肝炎而停药。1960年6月17日，肝炎痊愈后再次来诊，症状同前，继用前方加覆盆子三钱，肉桂五钱以温肾暖宫。经过14个月的治疗，共服丸药4料，症状逐步好转，月经周期正常、血量中等、色红，腹痛消除。1961年11月21日就诊时称，月经过期6天未至，且有轻度恶心作呕，腰酸稍痛，脉象弦滑稍数，拟以清热和胃止呕之剂，嘱观察 2 周后作尿妊娠试验，结果为阳性。至 1962 年 5 月 29 日随访时已妊娠 8 个月。

按语：本例属于肾虚血亏，气滞血瘀。由于气血不足，血海不充，故每次月经不能按时而下，经血量少。肾亏则见腰酸痛，白带量多。气滞血瘀，故见行经滞涩不畅、有血块、痛经。先以养血和肝、舒气化瘀为法。方中当归、川芎活血调经，使之气血调和；益母草、杭白芍活血调经化瘀生新；柴胡、木香、枳壳、香附解郁开结，舒气行滞，气血通调则经水能以时下；继用肉桂辛甘大热之品，直补命门而温宫散寒，覆盆子补肝肾。气血得调，瘀结通畅则能受孕。本例使用丸药，取其药缓而功效持久之特性。

（顾春晓　陈颐）

第七节　哈荔田医案

案一　肾虚血少，肝郁脾虚案

段某，女，28 岁，已婚，1972 年 2 月 19 日初诊。

患者 17 岁月经初潮，经期每每错后，量少色暗，经行约 2～3 天，用纸半包许。经前两乳作胀，少腹酸痛，经后腰膝酸软，疲乏无力。平时情怀不畅，胸脘不舒，带下最多，黏稠腥秽，婚后 6 年，犹未孕育。舌淡苔白。诊脉沉细。

妇科检查：子宫发育偏小，略有后倾，左侧可触及条索状物，并有压痛。

诊断：原发性不孕，附件炎。证属肾虚血少，肝郁脾虚。

治法：温肾养血，疏肝解郁。

处方：全当归12g，金狗脊（去毛）12g，炒杜仲12g，桑寄生12g，刘寄奴12g，醋柴胡9g，香附米9g，台乌药9g，川芎片6g，云茯苓12g，炒白术9g，鸡冠花12g，淡吴茱萸4.5g。6剂，隔日1剂，水煎服。

外用蛇床子12g，黄柏6g，吴茱萸3g，枯矾3g，布包，泡水，坐浴熏洗，6剂，日2次。

3月18日二诊：患者用药后于3月10日月经来潮，周期趋常，量较前多，经色初暗，继而转红，经前乳胀腹痛均减，带经四天，用纸约一包。现仍腰痛膝软，带下量多，质稠色黄，气秽。此肾虚肝郁，脾湿下注，湿蕴化热，治拟益肾疏肝、清热利湿止带。

处方：桑寄生12g，川续断9g，石楠叶9g，香附米9g，广木香4.5g，云茯苓9g，炒白术9g，净红藤15g，败酱草15g，桑螵蛸9g，山慈菇12g，鸡冠花12g，赤芍药9g，6剂，隔日1剂，水煎服。

外用蛇床子12g，黄柏9g，吴茱萸6g，蒲公英15g，苦楝皮、石榴皮9g，布包，泡水，坐浴熏洗，6剂，日2次。

5月4日三诊：4月9日经事又至，量中色可，经前乳胀腹痛未作，带经4天，用纸1包，带下已止，腹背酸楚，少腹按痛，脉象沉弱，舌淡略胖。湿热已解，拟转顾本虚、温肾养血、调补冲任，兼以理气止痛为治。

处方：炒杜仲、桑寄生、淫羊藿、枸杞子、女贞子各

12g，淫羊藿、菟丝子、石楠叶各 9g，大熟地 18g，五味子、香附米、台乌药各 6g，荔枝核、盐橘核各 12g。6 剂，隔日 1 剂，水煎服。

药后月经如期而至，色量均可，继以上方之意，改制丸剂，调理数月，后即受孕。

按语：肾主藏精而系冲任，为生殖之本。肾虚则精亏血少，冲任不盛，月事不能以时下，即难于摄精受孕。本例初潮来迟，月经量少，腰膝酸软，乃因肾虚血少，冲任不盛，故久不孕。经前乳胀、腹痛、带下淋沥量多则系肝郁湿盛，带脉失约。方用狗脊、杜仲、寄生等温肾强肝，以通冲任；当归、川芎、刘寄奴等养血行血，以调经水；柴胡、乌药、香附等疏肝解郁、以畅气血；白术、茯苓、鸡冠花等健脾利湿，以止带下，少佐吴茱萸之辛散，以缓肝急，调畅气机。二诊腰酸仍在，带下黏秽量多，及带脉不约，湿浊下注，蕴而化热之征，故予补肾解郁、利湿解毒，脾湿热蠲除，地道疏瀹，则无补虚碍邪之虞。故三诊以补肾生精为主，使肾强精充，冲任得养，自能月事循常，摄精受孕矣。

案二 脾肾阳虚，寒湿阻胞，肝郁血滞案

于某，女，29 岁，已婚，1972 年 4 月 10 日初诊。

患者婚后 4 年未孕，月经后期，量少色淡，间或有块。经前两乳作胀，腰酸小腹冷痛，素日食少便稀，小便清长，四末不温，下体畏寒，体倦乏力，白带量多、质稀，小腹阵痛，关节疼痛。

妇科检查：宫颈轻糜，宫体前位，子宫发育略小、输卵管通畅。曾连续 2 个月测基础体温，均为单相型，经前诊刮为增殖期宫内膜。

诊断：无排卵性月经，原发不孕。证属脾肾阳虚，寒湿阻胞，肝郁血滞。

治法：温补脾肾，散寒通络。

处方：金狗脊（去毛）、桑寄生、炙黄芪、广仙茅、巴戟天各 15g，云茯苓、淫羊藿各 12g，炒白术 9g，海桐皮 12g，威灵仙、川茜草、香附米各 9g，油肉桂 4.5g。5 剂，水煎服。另配服加减暖宫丸，每日 1 剂。

附：加减暖宫丸方（《证治准绳》）药物组成：生硫黄、赤石脂、海螵蛸、附子、禹余粮。主治冲任虚损，下焦久冷，月事不调，不易孕育，崩漏下血，赤白带下。服法：每服 30 丸（梧桐子大小），温酒或醋汤调下。

4 月 18 日二诊：患者药后腰痛、关节痛均减，白带已少，食纳略增。惟仍少腹胀痛，大便不实，脘痛，偶或泛恶。仍守前法，兼予和胃，养血通经。

处方：淫羊藿、巴戟天、覆盆子、石楠叶各 12g，秦当归 15g，大熟地黄 12g，太子参 15g，炒白术 9g，清半夏 9g，广仙茅 9g，香附米 9g，广陈皮 6g，刘寄奴 12g，净苏木 6g。5 剂，水煎服。另配服加减暖宫丸，每日 1 剂。

4 月 26 日三诊：今晨月事如期而至，量少色淡红，腰酸腹痛，大便稀薄，日一二行。此经血下趋，肝木失滋，乘侮脾土，再拟温补脾肾，养血调经为治。

处方：巴戟天 15g，补骨脂 15g，覆盆子 15g，淫羊藿 15g，菟丝子 12g，怀山药 12g，炒白术 9g，桑寄生 12g，金狗脊（去毛）12g，广仙茅9g，香附米9g，泽兰叶9g，粉甘草6g。4剂，水煎服。

5月2日四诊：患者带经6天而止，此次量中色可，仍有血块。现腰酸腹痛诸症均较既往为轻。按嗣续之事，指日可待者，拟用丸剂缓调，俾月事正常，则孕育可望。予金匮肾气丸、得生丹20剂，每日各1剂，上、下午分服，白水送下。

5月20日五诊：近日腰酸腹坠，少腹隐痛，两乳微胀，此经汛欲潮之征。脉弦滑，舌淡红，苔薄白，拟补肾养血、理气调经，稍佐益气，因势利导。

处方：桑寄生15g，金狗脊（去毛）15g，川续断12g，巴戟天12g，秦当归9g，杭白芍9g，野党参12g，香附米9g，川芎片6g，醋青皮4.5g，三棱9g，莪术9g，穿山甲4.5g，制乳香4.5g，制没药4.5g。6剂，水煎服。

上方服4剂，月事来潮，此次周期为28天，色量均可，嘱经后仍服丸剂同前。此后经期即服五诊方3~5剂，经后仍服丸剂同前。调理数月，基础体温呈双相型，于1973年2月13日复诊时，月经已五旬未至，口淡无味，喜酸厌油，此乃孕育佳兆，嘱做妊娠试验，果为阳性，遂予益肾保胎、理气和胃之剂，调理月余停药。1973年10月娩一婴儿，母子均安。

按语：本例西医诊为无排卵性月经，原发不孕，证属脾肾阳虚，化源不足，寒凝胞宫，经脉不畅，故见月经后期，量少色淡，腰酸腹痛，肢冷畏寒，白带质稀，便溏溲清等症，治以温补脾肾、理气通经之剂，方用狗脊、仙茅、淫羊藿、巴戟天、覆盆子、肉桂等温肾散寒、补肾填精；归、芍、寄生、熟地、石楠叶等滋补肝肾、养血调经，以滋化源，冲任旺盛，脾运健旺，则气血自充，血海得盈；兼以香附、寄奴、茜草、泽兰等理气活血、疏利经脉，使气血畅行，则月经自调。此后经期服汤剂，补脾肾、和气血，补而兼疏；平时服丸剂，温肾阳，调经血，生中有化。使冲任通盛，月事循常，则必能孕育。

案三　气滞血瘀，湿热蕴结案

王某，女，32岁，已婚，1972年7月13日初诊。

患者婚后7年未孕育，素日经期延后，量中色暗，常夹血块，经前两乳作胀，头晕泛恶，末次月经1972年6月24日。刻诊：少腹胀痛不欲按，带下色黄，黏浊臭秽，头疼，胁肋苦胀，日晡低热，按脉沉弦，舌暗，苔黄略腻。

诊断：原发性不孕，双侧输卵管粘连。证属气滞血瘀，湿热蕴结。

治法：理气化瘀，清解湿毒。

处方：醋柴胡6g，香附米9g，川郁金4.5g，香白芷4.5g，嫩紫苏4.5g，紫丹参15g，三棱9g，莪术9g，赤芍药9g，制乳香2g，制没药2g，穿山甲6g，干虎杖9g，败酱草15g，山慈菇12g。5剂，水煎服。

7月19日二诊：药后胁腹胀痛减轻，带下已少，头疼泛恶已除。已获效机，原法更进。前方易紫苏、山慈菇，加当归、瓦楞子各9g，赤芍易白芍。6剂，水煎服。

药后月经准期而至，色量均可，血块减少，经前亦未见乳胀、腹痛等症。拟丸剂缓调，予小金丹、逍遥丸、得生丹各 1 剂，每日早、中、晚分次白水送下，续服 20 天。并嘱下次经前一周服二诊方 3～6 剂，经后仍服上述丸剂。调理 10 个月，又经妇科检查：双侧输卵管已通畅，后即受孕。

按语：本例经期延后，色紫夹块，经前乳胁作胀，少腹隐痛，乃气滞不舒，经脉瘀阻之象；头晕泛恶，日晡低热，带下黄臭，乃湿蕴化热，熏蒸胃府，清阳不开，结于下焦，损及带脉所致。方用柴胡、香附、制乳没等理气止痛，郁金、丹参、三棱、莪术、赤芍、山甲、瓦楞子等活血化瘀；败酱、干虎杖、山慈菇等清热解毒、化湿止带；佐以紫苏理气和中，白芷辛香透窍，遂使诸症递缓，月事如期来潮。二诊加当归、白芍养血调经，并以丸剂缓图其本，终得摄精受孕。

案四　湿浊痰凝，阴分已亏案

孙某，女，28 岁，已婚，1972 年 5 月 4 日初诊。

患者婚后三载，从未孕育。既往月事如常，1968 年患甲状腺功能亢进后，即出现月经不调，经用中西药物治疗，虽心悸、失眠、手颤、自汗、烦热诸症已基本缓解，但月事仍不循常。刻诊颈部粗大，可触及肿大之甲状腺，时感憋气，面部烘热，腰酸乏力，带下黏稠，月经后期，量少色暗，末次月经 3 月 23 日。舌红苔薄腻，脉弦细略数。妇科检查谓子宫偏小，余无异常。

诊断：不孕症。甲状腺病。证属湿浊痰凝，阴分已亏。

治法：清热化痰，软坚散结，并益肾阴为法。

处方：山慈菇 30g，黄药子 1.5g，海藻 9g，昆布 9g，穿山甲9g，石楠叶12g，女贞子12g，旱莲草9g。上药共研极细末，每天早、晚各服3g，红糖水冲服。

另用蛇床子12g，黄柏6g，吴茱萸3g，布包泡水，坐浴熏洗，每日2次。

上药共续服六料，连服两料停一段再续服，颈部已无明显粗大，甲状腺仅可触及，食眠显见好转，面热腰酸已解。月经分别于1973年1月8日、2月10日来潮，色量尚可，经前略有腹痛。嘱仍服上药，改为每日上午服1次，临睡加服八宝坤顺丹1剂。半年后复诊，已怀孕3个月。

按语：《内经》谓："先病而后逆者，治其本。"本例初时月经正常，患甲亢后遂致月事乖常，婚后不孕。肖慎斋《女科经纶》曰："先因病而后经不调者，当先治病，病去则经自调。"患者颈粗憋气，甲状腺大，带下黏稠，面热腰酸，乃因痰热互结，阻碍气道，湿热下注，损及肾阴所致，方用山慈菇、黄药子解毒消肿；兼治带下，海藻、昆布清热消痰、软坚散结；穿山甲破血化瘀、通经活络；又以石楠叶、女贞子、旱莲草补肾益精、滋水涵木。因其病延既久，难期速效，故以散剂缓缓图功，以冀经调而孕之效。

（黄晋琰　陈颐）

第八节　黄绳武医案

案一　肾阳虚案

奕某，女，24岁，1983年9月11日初诊。

　　患者结婚近 3 年未孕，以往月经周期、量、色均正常，惟夏季月经常推后。近几个月来月经推后 10 余天，量少，色红，有小血块，无腹痛，每经前一天头面浮肿，见红后浮肿消退。素头昏，纳差，较一般人怕冷，带下正常，二便尚可。末次月经 8 月 15 日。曾到处求医治疗年余无效。舌质淡，苔薄白，脉沉细两尺弱。妇检：子宫如核桃大小，附件未见异常。

　　诊断：不孕症。证属肾阳虚。

　　治法温肾益气养精血。

　　处方：党参 12g，白术 15g，当归 10g，熟地黄 20g，枸杞子 15g，菟丝子 15g，鹿角霜 15g，龟甲 20g，淫羊藿 10g，川椒 4.5g，香附 10g，白芍 12g。

　　10 月 6 日二诊：患者服上药近 20 剂，一般感觉尚好，上次月经 9 月 22 日来潮，推后近 1 周，此次月经还未潮，现怕冷感明显减轻，舌质淡红，苔薄白，脉细。

　　继服上方加紫河车 30g。

　　12 月 12 日三诊：末次月经 10 月 25 日，现停经 48 天，无不适。惟晨起稍感恶心，嗜睡。妇检：宫颈着色，子宫近鸭蛋大，质软，妊娠试验阳性，诊断为早孕。停止服药。随访，1984 年 7 月顺产一胖男婴。

　　按语：中医学认为，肾主生殖，其受孕机理主要是：肾气盛，精血充沛，任通冲盛，月经如期，两精相搏，方能受孕。由此可见，不孕发生机理，关键在肾虚。或肾阳不足，命门火衰，造成宫寒不孕；或肾阴不足，精亏血少，不能摄精成孕。《济阴纲目·求子篇》曰："妇人之不孕……当求源而治之，至于大要则当审男女之尺脉。"尺脉主肾，因此治不孕症都应从肾着手或兼顾肾。观患者两尺脉弱为先天肾气不足。子宫发育不良，黄老认为亦是先天肾气不足所致。从辨证看，月经后期量少，无腹痛之苦，并非瘀血所致，乃精亏血少之象，病在肝肾。经行浮肿、纳差乃脾虚，血之化源不足。又素畏寒怕冷，下肢尤甚，可见肾阳不足，命门火衰。傅青主云："夫寒水之地不生草木，重阴之渊不长鱼龙，胞胎寒冷，又何能受孕哉。"可见病在肝肾，以肾为主，虚在精血；以阴阳论之，又以阳虚为主。拟温润添精之法，以毓麟珠加减。方中用熟地黄、枸杞子、菟丝子补肾养精，熟地大补精血，枸杞子甘平体柔多汁，平补精血，菟丝子辛平，润养之中兼具通调之性，阴中有阳，守而能走，既补肾阳又益肾精，枸杞子、菟丝子二药同用具有温润添精之功；用鹿角霜、龟甲养任督，鹿角霜咸温通督脉之气，补督脉即补一身之阳，龟甲咸平，得阴气最足，峻补阴血，善补任脉，补任脉即补一身之阴，龟鹿相配，一阴一阳均为血肉有情之品，正为经之所曰"精不足者，补之以味"是也；因阳虚为主，又加淫羊藿温肾助阳。如性欲淡漠、小腹冷痛，非巴戟天力所能及，而应加肉桂、鹿茸等直补命门真火，但必须掌握分寸，非必要不可妄投，肉桂虽补真火，毕竟是大辛大热之品，恐有伤精耗血之弊，故在此不用，而加少许川椒温督脉，督脉起于胞中，少少与之助生少火。丹溪曰："天非此火不能生物，人非此火不能有生，然贵乎适中。"所谓"少火生气，壮火食气"是也。在补肾精同时注意养肝血，以四物汤去川芎易以香附。香附亦辛窜之药，妙在香附入肝经走下焦直达胞宫，有暖胞之功，历来被列为妇科要药；又因虚损之证虽宜培补，但最易壅滞，补阵中加一味香附宣畅气机，以散其壅，通其滞，促其生化，使补而能生。又加党参、白术健脾益气补后天以养先天，妙在补脾不用甘草，因补后天是为直达下焦补先天之肾，而甘草可直达中焦。后再加紫河车，因其甘咸温无毒，禀受精血结孕之余液，得母之气血居多，故能从其类以补之，峻补营血；黄老认为，人胞本人血气所生，故能以人补人，以胞补胞，用此精血所化之物，以补精血所亏之证，则精血足而诸症除。综观全方，重在养精血，温肾益气，俟阳回阴升，有如春风化雨，万物资生，即所谓"天地氤氲，万物化醇"，故毓麟可期。

案二　肝肾不足，气血不调，兼有伏火案

杨某，女，26岁，1984年11月19日初诊。

患者结婚4年未孕。16岁初潮，月经周期尚准，经量偏少，经行3天干净，经色暗红，每经行第1天小腹正中痛，痛时无呕吐，无大便溏泻，白带正常，平素心情烦躁，两目干涩、视物不清，入睡多梦，口不干、纳差，小便黄赤、大便干结；末次月经11月12日；曾间断服中药一年半均无明显疗效。

爱人检查正常；本人以往无特殊病史。妇科检查：子宫稍小于正常。

诊断：不孕症。证属肝肾不足，气血不调，兼有伏火。

治法：养肝肾，调气血，兼清热泻火。

处方：当归 10g，熟地黄 15g，白芍 15g，川芎 9g，菟丝子 12g，枸杞子 12g，山药 15g，川断 12g，牡丹皮 10g，泽泻 10g。

1985 年 1 月 20 日二诊：患者服上方后心中烦躁减轻，小便淡黄，大便正常，月经量稍有增多，但仍经行第一天腹痛，舌正常，苔薄白，脉细。继服上方去泽泻加香附 12g。

1985 年 2 月 15 日三诊：末次月经 2 月 10 日来潮，患者已无腹痛，月经量亦增多，余症均减轻，舌正常，苔薄，脉细。继服上方。

1985 年 4 月 24 日四诊：末次月经 3 月 8 日来潮，现停经 46 天，近 1 周有恶心感，白带增多、色淡、质清稀，口干喜饮，舌稍红，苔薄，脉细滑。妇检：宫颈着色，子宫前位如鸭蛋大，质软，妊娠试验阳性。诊断为早孕。

按语：古人云：种子必先调经，将调经与种子并列。患者痛经常伴不孕，痛经之因，在于冲任二脉气血运行不畅，以致经血滞于胞中致痛；不孕之由，亦由肾气亏虚冲任不足所致。《素问·上古天真论》云："二七天癸至，任脉通，太冲脉盛，月事以时下，故有子。"若冲任不足何能有子？可见痛经不孕总源于冲任之病，而冲任由肝肾所主，肝肾之变，冲任应之，冲任损伤，亦可损及肝肾；肾主精肝藏血，肾气盛，则冲任通盛，乃有受孕之望；肝血足则气血调和，痛经何以发生？结合患者月经量少，经色暗，痛经，子宫发育欠佳，两目干涩，乃肝肾不足，气血不调之象。故从肝肾论治，补肝肾调气血。用枸杞子、菟丝子温润添精，四物汤调气血。方中当归、川芎行血气，熟地黄、白芍养精血；山药健脾，川断补肾强腰。妙在加牡丹皮、泽泻两味苦寒之品，痛经本应温通，使气血畅行，受孕亦应如此，氤氲之气，万物化育，缘何加苦寒之味？乃因患者心烦、便结、尿赤、舌红、苔黄，有热象存在，故加牡丹皮凉血，泻血分伏火；凡治病总宜使邪有出路，宜下之者，不泄之不得下也，故用泽泻利尿，使热从小便而解。此辨证用药关键在于掌握攻补分寸和温凉药物的剂量。药者原为补偏而设，不可太过，更不可顾及一点，不计其余。如一见痛经不孕，一味温通壅补，必致热势更甚；亦不能一见有热有火，就一味清热泻火，必致痛经更甚。妙在两者兼顾而恰如其分，以温通补肾为主，佐以清热泻火，既不至温通滋补致热，又不至清热太过而碍病。可见黄老用药思考精细，其化裁配伍之妙即在于此。

案三　精血不足，血海不充案

肖某，女，37岁，1983年10月10日初诊。

患者结婚8年未孕。自15岁月经初潮，月经即不正常，月经每3～4个月一潮，以后月经更稀发，间隔时间延长。自结婚后渐至不用西药就不来月经，而且近2年来月经量极少，用纸不到1/4包。患者曾因不孕先后到很多医院诊治，并找私人医生看病，所费不资，终未见效，为此甚为苦恼。每经行伴腰酸，头昏痛；平时心烦喜怒，口干喜饮，动则汗多，心慌，形体消瘦；末次月经8月11日，此次月经亦是用药后方来潮；舌淡红，苔少，脉细两尺尤弱。

妇检：子宫后倾，稍小于正常。爱人检查未发现异常。

诊断：不孕症。辨证为精血不足，血海不充。

治法：养血调经，滋肾泻火。

处方：熟地黄20g，当归15g，龟甲30g，山药15g，枸杞子15g，山萸肉15g，牡丹皮10g，白芍12g，沙参10g。

1984年2月28日二诊：服上药60余剂，1983年12月2日月经来潮（未服西药），经行3天，量少、色红、经期头痛；元月10日月经又潮，但量仍不多，腹中微痛；2月份月经未潮，近1周感厌食，晨起有恶心感，查妊娠试验阳性，诊断为早孕，即停止服药。

按语：古人认为："求子之法，必先调经。"胡孝曰："医之上工，因人无子……著论立方，男子以补肾为妥，女子以调经为先。"《万氏女科》亦云："女子无子多因经候不调……若不调其经候而与之治，徒用力于无用之地。"此患者久不孕，伴月经不调，欲使之孕，必先调经。然调经之法，亦当审慎，经水不行，分有余与不足，辨证差之毫厘，谬之千里。有余者，调之使通，不足者，益之使通。观此患者面色无华，形体消瘦，月经后期，量少，伴头昏、心慌、脉细，乃精血不足之象。朱丹溪曰："人之育胎，阳精之施也，阴血能摄之精成其子，血成其胞，胎孕乃成。今妇人无子率由血少不足以摄精也。"黄老在《傅青主女科评注》论身瘦不孕时说："妇人形体消瘦，火旺水亏。水亏者乃肾经真精不足，火旺者乃肝经相火偏旺。因水亏不能涵木，则木火易动，火炽则水益受其灼，以致水愈亏而火更无制。精血同源，精液亏损，则血亦不足，氤氲之生气失常，孕育之功能乏力。"观此患者，月经量少后期，身瘦不孕，伴心烦易怒、口干喜饮、多汗，实缘于肝肾精血不足，制水无权。法宜滋肾水而平肝木，水旺则血旺，血旺则火消，故治以养精种玉汤原方加味。养精种玉汤乃四物汤去川芎加山萸肉而成。由于月经稀发、身瘦不孕由精血不足所致，故重用熟地黄滋养肾精，配当归、白芍养肝血，再用山萸肉酸温直养肝肾精血。一般认为瘦人多火，精血不足，相火即易偏旺，观此方熟地黄甘平，当归辛苦温，白芍酸平，山萸肉酸温。其中熟地黄、白芍性平，当归、山萸肉性温，综合起来，平而偏温，养肾中氤氲之气即温润添精之意。又加龟甲、枸杞子养任脉，任主胞胎。综观上药有壅而火动之嫌，故加牡丹皮一味泻火又制其壅；山药、沙参养肺阴，肾乃肺之子，肾不足子盗母气，故养肺阴滋水之上源。药力专功，自然受孕，多年所求，终得如愿以偿。

案四　肝郁气滞，湿热感染案

曾某，女，26 岁，1983 年 4 月 17 日初诊。

患者结婚 3 年未孕。1980 年 5 月孕 50 余天时，行人流术（婚前），术后出血不多，恶露 20 余天干净，这期间曾洗过盆浴澡。后经常两少腹痛，月经每提前 3～4 天，经行腹痛加重，伴有明显的下坠感，经血暗红、量少，经前乳胀，平时带下量多，时黄时白，素口干口苦，性情急躁。末次月经 4 月 12 日，现已干净。舌质红，苔薄欠润，脉弦细。妇检提示：双侧附件增粗，压痛（＋）。

诊断：继发性不孕症，证属肝郁气滞，湿热感染。

治法：疏肝行滞，清热解毒。

处方：柴胡6g，当归10g，赤芍12g，丹参5g，生薏苡仁15g，川楝子10g，败酱草15g，白术15g，甘草6g，知母10g，黄柏10g。

1983年4月28日二诊：患者服药后少腹疼痛好转，带下量减少，口干口苦减轻，惟药后大便次数增多，舌淡，苔薄，脉弦细。继服上方加炒扁豆12g。

1983年5月14日三诊：患者大便正常，末次月经5月9日来潮，经期腹痛腹坠症状减轻。经色红，量较前增多，经后惟感右少腹时时隐痛，舌淡，苔薄，脉细。继服上方加白芍12g。

1983年6月25日四诊：月经过期未行，患者近1周来感头昏，乏力，嗜睡，口干，晨起恶心，舌淡，苔薄欠润，脉细滑，查妊娠试验阳性。诊断：早孕。停药观察。

按语：女子不孕，有诸多原因，多与肾有关，然又不止于肾，与肝、脾亦有关系，特别与肝关系密切。《叶天士医案》在论治妇科病时曰："奇经八脉固属扼要，其实最重调肝，因女子以肝为先天，阴性凝结，易于怫郁，则气滞血亦滞，本病必妨土，故次重脾胃。"古人论无子，谓男则主于精，女则主于血，其治则男子以补肾为要，女子以调经为先，此言诚为不谬。而调经必调肝，肝气通调，则经候正常。患者曾受孕，以往月经正常，亦无明显腰痛，可见无肾虚可言。不孕发生在刮宫以后，突然终止妊娠，使体内已建立起来适应妊娠生理需要的脏腑、气血、经络功能因妊娠终止而突然发生变化，一时难以适应；加之刮宫后精神压抑，情绪不畅，肝气怫郁，这时稍有不慎，极易感染湿热邪毒致病。一则气机不畅，肝郁化热，疏泄失司；一则温热在下，阻滞胞脉，故不能摄精受孕，此即西医学所说的附件炎、输卵管不通。治此等不孕症，不疏通肝气、不清利湿热，气不畅，经不通，则受孕之期不可有，故治宜疏肝理气、清利湿热。虽本病是湿热为患，但毕竟发生在刮宫后，又伴不孕症，因此在用药上应照顾这一特点，清利湿热同时还要处处照顾精血，切莫误伤正气。方中以柴胡为主，直入肝经辛散疏肝，条达气机；当归、白芍养肝血，白芍、甘草酸甘化阴，又可缓急止腹痛；赤芍活血通络、清泻肝经血分伏火；丹参养血活血又有解毒之功；川楝子疏肝气；白术健脾。妙在用生薏苡仁、败酱草、知母、黄柏、甘草清利下焦湿热，清热不尽用苦寒之品免伤正气，利湿不专于利尿以防伤阴。生薏苡仁甘微寒，性寒清热，味淡利湿，甘能入脾补脾，升少降多，故善利下焦湿热；败酱草苦平，清热泄结，利水消肿，《药性本草》谓其"治产后诸痛，止腹痛"；黄柏、知母泻肾火，无伤正之过而有坚阴之功；甘草生用清热解毒泻火。观全方疏肝气不破散，养肝之中行疏肝之法，清利湿热又不苦寒利尿伤阴，而是清中有养、利中有补，祛邪而正不伤，病邪既去，正气即复，自有受孕之机。

（黄晋琰　陈颐）

第九节　罗元恺医案

案一　脾肾阳虚案

胡某，女，31 岁，医务工作者，1976 年 11 月 20 日初诊。

患者结婚6年，同居不孕。14岁月经初潮，向来月经延后10日左右，经色淡红，量中等，有少许血块，末次月经11月18日。今年9月月经来潮6小时内取子宫内膜活检，病理报告为分泌期子宫内膜，腺体分泌欠佳。输卵管通液术提示基本通畅。但久不受孕。近3年来腰酸痛楚（经X线检查未发现腰椎病变），常头晕，疲乏，纳差。最近脱发较甚，怕冷，睡眠欠佳，二便尚调，面青白虚浮，唇淡，舌淡暗略胖，苔白，脉沉细。

检查外阴阴道正常。宫颈光滑，宫体前倾，较正常略小，活动，无压痛。双侧附件正常。丈夫精液检查正常。

诊断：月经后期，不孕症。证属脾肾阳虚。

治法：温肾健脾补血。

处方：菟丝子25g，淫羊藿12g，破故纸15g，续断15g，党参15g，白术15g，当归12g，制首乌30g，每日1剂。

1977年1月29日二诊：本次月经逾期13日，仍觉腰痛，纳呆。守前法。

处方：菟丝子25g，淫羊藿10g，桑寄生30g，金狗脊16g，党参20g，白术15g，茯苓25g，陈皮6g，当归12g。

1977年5月4日三诊：患者近2个月来常服上方后，腰痛减轻，睡眠、胃纳好转，舌淡暗，苔白微黄略腻，脉细稍弦。

处方：菟丝子20g，淫羊藿10g，仙茅10g，金樱子

18g，党参 15g，白术 15g，茯苓 25g，神曲 10g。

1977 年 7 月 30 日四诊：患者服药后月经按时于本月 20 日来潮，量中等，腰痛减，但觉头晕，疲乏，健忘。守前法，稍佐以祛风。

处方：菟丝子 25g，破故纸 15g，淫羊藿 12g，党参 25g，白术 20g，炙甘草 6g，当归 12g，川芎 6g，白芷 10g，每日 1 剂。

1977 年 10 月 12 日五诊：患者前症渐见好转，但稍劳累则腰酸痛，乏力，怕冷，胃纳一般，月经较前准。仍以温肾健脾养血为治。

处方：淫羊藿 10g，仙茅 10g，菟丝子 25g，续断 12g，黄精 15g，首乌 15g，鸡血藤 30g，党参 20g，白术 20g，炙甘草 6g，陈皮 5g。

1977 年 11 月 12 日六诊：患者服上方十余剂后头晕已除，腰痛不甚，胃纳转佳，月经依期，末次月经 11 月 6 日，4 日干净，舌淡胖，苔白微黄，脉弦滑略缓。仍以温肾健脾治之。

处方：菟丝子 25g，覆盆子 12g，破故纸 15g，淫羊藿 10g，党参 20g，白术 15g，当归 12g，艾叶 10g。

此后，按此方加减，每月经净后服 8 剂，身体康复，月事以时下，至 1978 年 3 月怀孕，孕期正常。

按语：本例为脾肾阳虚型不孕症。肾为先天之本，元气之根，主水，藏精气，为生殖发育之源。若先天肾气不充，阳虚不能温煦子宫，子宫虚冷，则不能摄精成孕。治疗当以温肾健脾补血为要。处方以菟丝子、淫羊藿、破故纸、续断温补肾阳，党参、白术、当归、制首乌健脾养血益精，治之有效，后加强应用补肾健脾养血之品，即金狗脊、桑寄生、仙茅、覆盆子、陈皮、鸡血藤、黄精等，经过长期应用，最后肾充精盛，胎孕乃成。

案二　肝肾阴虚案

刘某，女，30 岁，1992 年 9 月 19 日初诊。

患者结婚 3 年，同居未避孕，但未怀孕。平素月经规则，量中，近 1 年则经量减少，色暗，仅用半包卫生巾，经间期阴道少许下血，色鲜红，1～2 日自止，末次月经 9 月 13 日。平时带下少，阴道干涩，少腹胀痛，性欲差，眼眶暗，形体瘦削，舌淡红，苔白，脉弦滑。检查未见异常。配偶精液检查正常。

诊断：月经过少，经间期出血，不孕症。证属肝肾阴虚。

治法：滋养肝肾，调经助孕。

处方：生地黄 15g，山萸肉 12g，牡丹皮 12g，旱莲草 15g，女贞子 15g，白芍 15g，怀山药 20g，丹参 20g，太子参 20g，桑寄生 25g，怀牛膝 15g，泽泻 15g。每日 1 剂，10 剂。

10 月 10 日二诊：上次经后未再出现经间期出血，诸症改善，舌尖红，苔微黄，脉细弱。守上法继续调补。

处方：桑寄生 25g，菟丝子 20g，怀山药 20g，珍珠母 20g，熟地黄 15g，太子参 15g，丹参 15g，山萸肉 12g，鸡血藤 30g，麦芽 40g。每日 1 剂，每次经后服 14 剂。

1993 年 1 月 16 日三诊：经治疗后已无经间期出血，末次月经 12 月 24 日，量中等，经后行输卵管通液术，有少许阻力，回流 5mL，提示输卵管通而不畅。舌淡红，苔白，脉细。拟活血通络、疏肝养血以助孕。

处方：丹参 20g，益母草 20g，赤芍 15g，郁金 15g，桃仁 15g，乌药 15g，牡丹皮 12g，枳壳 12g，川芎 10g，青皮 10g，麦芽 45g。每日 1 剂，7 剂。

2 月 9 日四诊：停经四十余日，妊娠试验阳性，喜获妊娠。嘱注意饮食、休息，慎养其胎。

按语：此例属原发性不孕，并有月经过少、经间期出血，为肝肾阴虚之证。一方面因精血亏损，血海不盈，则经量减少；另一方面又因阴分不足，阳气内动，在经间期氤氲之时，阴火不维阳，热扰冲任，出现非时之下血。经候不调，则难以摄精成孕。治法当以调经为先，经调而后子嗣。调经之法不离辨证，首先用六味地黄丸合二至丸加减，养阴益精，充养天癸，虚火自平。其后经间期出血已止，则重在滋肾，用菟丝子、桑寄生、熟地黄等，佐以疏肝镇潜，用麦芽、珍珠母，以巩固疗效。调理 3 个月后，经候如常，但发现输卵管通而不畅，此为冲任不畅，胞络阻滞，则予活血通络、疏肝养血之剂，使气血条达，脉络畅顺，而胎孕易成。

案三　气滞血瘀，兼肝郁肾虚案

李某，女，29 岁，1977 年 5 月 18 日初诊。

患者婚后 3 年，同居未孕。月经 15 岁初潮，周期或先或后，淋沥不畅，经行下腹剧痛，经量多，色暗，有血块，块下则痛减，痛甚时伴呕吐，冷汗，头晕，肢冷，不能坚持工作，经前数日则乳房胀痛，烦躁，末次月经 4 月 23

日。舌暗红，苔薄白微黄，脉弦细略数。检查外阴、阴道正常。宫颈光滑，子宫前倾屈，略小，质中，活动正常。双侧附件正常。配偶精液检查正常。

诊断：月经先后不定期，痛经，不孕症。证属气滞血瘀，兼肝郁肾虚。

治法：活血化瘀、行气止痛，继而疏肝补肾，调经助孕。

处方：蒲黄 10g，五灵脂 10g，益母草 15g，山楂肉 15g，白芍 15g，丹参 20g，乌药 12g，每日 1 剂。

1978 年 1 月 11 日二诊：患者服药后痛经减轻。因公务外出，停治半年，痛经如故。上次月经 12 月 20 日来潮，持续 11 日方净，1 月 3 日又来经，量多，有血块，5 日净。现头晕，纳差，腰酸。舌淡红，苔薄白微黄，脉细弱略数，尺脉尤弱。经后血海空虚，治以补肾健脾为主，佐以行气活血。

处方：菟丝子 12g，桑寄生 25g，熟地黄 20g，续断 15g，党参 15g，茯苓 25g，山楂 12g，香附 10g，乌药 10g。每日 1 剂，服至经前 1 周。

2 月 1 日三诊：患者月经将潮，下腹隐痛，乳房胀，舌淡红，脉弦细滑。经前气血壅盛，宜活血行气通经。

处方：蒲黄 6g，五灵脂 10g，艾叶 10g，香附 12g，乌药 12g，当归 12g，川芎 6g，甘草 6g。每日 1 剂，4 剂。

2 月 5 日四诊：患者服药后月经来潮，痛经明显减轻，经量中等。来经 2 小时取子宫内膜检查，病理报告为分泌期子宫内膜。经后腰酸，小腹隐痛，胃纳一般，二便调，舌淡红，苔微黄，脉弦细。因月经适净，胞脉、血海空虚，宜补肾填精，精充血旺，遂能摄精成孕。

处方：菟丝子15g，黄精25g，金樱子30g，桑寄生30g，女贞子15g，白芍15g，甘草6g，益母草12g。每日1剂，14剂。

3月18日五诊：患者停经47日，头晕，纳差，恶心欲呕，胃脘胀，舌淡暗，苔微黄，脉细滑略数。妊娠试验阳性，脉证及辅助检查均证实早孕。治宜补肾安胎、和胃止呕。用寿胎丸合二陈汤加减。

处方：菟丝子15g，续断15g，桑寄生20g，党参15g，茯苓25g，法半夏10g，陈皮6g，另生姜6g，取汁入药液同服。每日1剂，4剂。

其后妊娠反应渐解，孕期顺利，于1978年11月足月分娩，母子健康。

按语：不孕症病因复杂，证候不一，故医无定方，需随证随人灵活施治。本例属原发性不孕，并有痛经和月经先后不定，妇科检查提示子宫发育欠佳，为本虚标实之证。治疗则应根据标本缓急，攻补兼施。罗老认为，经前气血充盛，血海满盈，气机怫郁，则血脉壅滞，若素有血瘀痛经之疾，经前见乳胀、腹痛等症，是为月经将潮之兆，气血壅滞之征，当以行气活血为主，条达气机，使经脉流畅。本例痛经较甚，有血瘀证候，故经前以失笑散加味，配丹参、益母草或当归、川芎等活血行血，乌药、香附等行气疏肝，重在消除痛经以解决其标证。待月经净后，气血随经血下泄，血海相对空虚。本例素有子宫发育不良，属禀赋不足，肾气薄弱，故经后腰酸、头晕，此为本虚之象。治宜补肾填精、健脾养血。则以菟丝子、桑寄生、续断等补肾气，熟地养肾阴，党参、茯苓等健脾益气，稍佐香附、乌药等行气疏肝，以免过于滋腻。在痛经改善后，更加入黄精、金樱子、女贞子等填补肾精，固本以助孕。

这种治法，是按月经周期的不同阶段，顺应其生理性的阴阳消长、气血盈亏变化节律，攻补兼施，标本兼顾，对虚实夹杂的病例尤为适用。

案四　先天肾气不足，冲任虚弱案

何某，女，29岁，已婚，1977年4月30日初诊。

患者结婚同居3年半未怀孕。月经13岁初潮，周期先后不定，量中等，经期3~6日，经期腹痛，平时稍劳累则头晕腰酸，性欲较差，睡眠多梦易醒。经几家医院检查诊为幼稚型子宫。最近取月经期子宫内膜活检，病理报告为增殖期子宫内膜。形体消瘦，面色晦黄，眼眶暗黑，舌淡红，苔常，脉沉细尺弱。配偶精液检查正常。

诊断：不孕症。证属先天肾气不足，冲任虚弱。

治法：滋补先天之肾，健运后天之脾，佐以理血调经。

处方：菟丝子15g，金樱子15g，桑寄生30g，党参15g，白术12g，炙甘草6g，当归9g。3剂，每日1剂。

5月7日二诊：如前症，末次经净3日，腰痛，夜尿多，睡眠、胃纳一般，舌脉同前。本次月经净后结合注射绒毛膜促性腺激素。方守前法。

处方：菟丝子25g，金樱子20g，桑寄生30g，枸杞子12g，党参15g，当归12g，白术9g，炙甘草6g，乌豆衣

15g。每日1剂，连服十余剂。

9月17日三诊：按上方中西医结合调治3个月经周期，痛经减，腰痛除，经色较前红，但患者仍觉健忘，夜尿3~4次，眠差，大便干结不爽，末次月经9月3日，舌淡，苔白，脉弦细。依前法加强温肾暖宫之品。

处方：菟丝子25g，熟地黄20g，金樱子30g，淫羊藿9g，白术15g，乌药12g，肉苁蓉15g，当归12g，覆盆子12g。每日1剂，连服十余剂。

10月26日四诊：患者停经53日，纳差，恶心呕吐，神疲乏力，乳房胀痛，腰微酸，舌淡红，苔薄白，脉细滑。检查：外阴阴道正常。子宫颈软，着色，子宫体后倾，增大如孕7周，质软，活动好。双侧附件正常。喜获早孕。治宜补肾养血安胎。

处方：菟丝子25g，桑寄生20g，覆盆子12g，肉苁蓉15g，桑椹子15g，续断15g，黄精25g，当归9g，党参20g。每日1剂，4剂。

11月9日五诊：近几日阴道有少许出血，下腹微痛腰酸，自服上方后流血减少，大便干结，夜尿3~4次，头晕，纳差，舌淡红，少苔，脉弦细滑尺弱。此乃先天肾虚，致孕后胎元不固，以致胎动不安。治宜补肾健脾止血安胎。拟寿胎丸加味。

处方：菟丝子25g，续断15g，桑寄生18g，阿胶9g（烊化），金樱子20g，党参25g，白术15g，陈皮5g。每日1剂，4剂，嘱卧床休息，严禁房事。

11月19日六诊：服上方后阴道出血已止，妊娠76日，仍有腰痛，少腹有下坠感，头晕，纳差，作呕，夜尿稍减，舌淡红，苔薄白，脉细滑。仍以补肾健脾安胎为法治之。

处方：菟丝子25g，桑寄生15g，续断15g，覆盆子9g，党参25g，白术15g，北黄芪15g，橘红6g。每日1剂，4剂。

嗣后间中来诊，按上方加减出入，妊娠足月于1978年6月顺产一女婴，母女安康。

按语：本例属先天性子宫发育不良的原发性不孕症，且有月经先后不调及痛经史，采取中西医结合治疗，用绒毛膜促性腺激素以促其排卵，中医治法则以补肾调经着手，补肾药，特别是菟丝子似有促进子宫发育的作用。党参补气，当归补血，气血双补，对虚人有调经的功用，患者肾虚证候较为明显，因此治法以补肾为主，兼以健脾补血益气。经过半年时间的治疗，已获妊娠，效果较著。

案五 脾肾两虚，兼有肝郁案

饶某，女，36岁，医生，1978年4月15日初诊。

患者婚后同居5年余，未有子嗣。经全面检查也大致正常，四处求医，未见疗效。今年初曾在广州某医院取子宫内膜（月经来潮3小时）活检，病理报告为分泌期子宫内膜，腺体分泌欠佳。月经15岁初潮，周期尚准。但自1973年婚后出现月经先后不定，后期为多，有时二三月始一潮，经量少，甚则点滴一日即净，色暗红，经前乳胀。曾用人工周期几个月，停药后依然如故。平素头晕，疲倦不耐劳，腰酸痛，尿清长，四肢不温，胃纳一般，白带较多，面色晦黄，有暗斑，舌淡略暗，苔白，脉沉细尺弱。

男方精液检查正常。

诊断：月经后期；月经过少；不孕症。证属脾肾两虚，兼有肝郁。

治法：补肾健脾为主，佐以疏肝解郁。

处方：菟丝子25g，覆盆子10g，枸杞子15g，金樱子25g，当归12g，川芎6g，首乌25g，党参20g，香附10g，每日1剂。

4月26日二诊：患者自服上方加减10多剂，腰痛稍减，余症同前。

处方：菟丝子25g，淫羊藿10g，党参20g，白术15g，鸡血藤30g，白芷6g，香附10g，每日1剂。

5月3日三诊：患者药后经来，无乳胀，精神较前好些。仍以补肾健脾养血治之。

处方：菟丝子25g，淫羊藿12g，续断20g，金狗脊20g，党参20g，白术15g，首乌30g，白芷10g。

6月25日四诊：患者回单位自行照上方服药，月经较准，末次月经6月23日，1日干净，量比前稍多，头晕腰痛减，四肢较暖，纳可，舌淡红，苔白，脉细沉。

处方：菟丝子25g，覆盆子10g，党参20g，枸杞子15g，金樱子25g，首乌25g，川芎6g，当归12g，香附10g。嘱经净后每周服4剂，复查。连服二三月后复诊。

9月23日五诊：患者遵医嘱服上方，诸症均见好转，月经准时于7月23日来潮，经量增多，4日干净。经后仍依上方上法服药至8月20日。现停经2个月，头晕欲呕，纳差，疲乏，在当地作妊娠小便试验阳性。舌淡红，苔白略腻，脉沉细滑。检查外阴阴道正常。子宫颈软、着色，子宫体前倾、软，增大如孕 2 个月。双侧附件正常。诊为早孕。治宜补肾健脾安胎，拟寿胎丸合四君子汤加减。

观察至妊娠 6 个月，均无异常。

按语：本例患者为肝郁脾肾两虚型不孕，伴有月经后期，治疗当以调经为先。治法以补肾健脾为主，佐以疏肝解郁。用菟丝子、覆盆子、枸杞子、金樱子补肾，党参、当归、川芎、首乌健脾养血，香附疏肝行气，药后肾虚好转，继后仍加强补肾健脾养血，加用金狗脊、淫羊藿、鸡血藤等品，胎孕乃成。

案六　肾虚血瘀案

王某，女，32 岁，医生，1976 年 4 月 5 日初诊。

患者结婚 4 年多未孕。一向月经不调，周期 35～50 日不等，量或多或少，末次月经 5 月 10 日。经期少腹胀痛及腰酸。经北京、广州的西医院诊断为多囊卵巢综合征，并使用克罗米芬治疗。经推荐，要求中医治疗。舌嫩红少苔，脉沉细。检查：外阴发育正常，未产式，阴毛较粗而密，阴道可容二指。宫颈光滑，子宫大小正常，平位。左侧可扪及卵巢增大如荔枝样。左乳晕有一黑毛长约 4cm，足毛较多。

诊断：不孕症，月经后期。证属肾虚血瘀。

治法：补肾养血，行气调经。

处方：菟丝子 30g，熟地黄 20g，当归 15g，川芎 10g，党参 15g，枳壳 12g，怀牛膝 15g，淫羊藿 10g，肉苁蓉 15g，枸杞子 15g。嘱每次月经净后配服，2 日 1 剂，留渣再煎，连服 10 剂。

以上方为基础，选用乌药、香附、首乌、川楝子、白芍等适当加减化裁。经过半年的治疗，月经周期已基本恢复正常，30～35 日一周期，经量中等，持续 5～6 日。仍嘱继续服药调治，按上方以桑椹子、金樱子、黄精、女贞子等出入其间。

患者 1977 年 2 月怀孕，孕后 2 个月，曾因房事引起少量阴道流血的先兆流产症状，经治疗后胎元得以巩固，至年底安然产下一女婴，母女健康。

按语：本例确诊为多囊性卵巢综合征之不孕，采取中西医结合的药物疗法（未动手术），经过 7 个月左右的治疗，效果是满意的。有些病单独中医或单独西医治疗疗效不够理想，改用中西医结合治疗，可以起到互相促进，增强疗效的作用，这不独本病为然。

（黄晋琰　陈颐）

第十节　裘笑梅医案

案一　胞络阻塞案

1992 年 5 月 26 日初诊。

患者于 1990 年 8 月在省妇保院行人工流产术，术后曾有盆腔感染史，未避孕至今未孕。经律尚准，量中、色暗、夹血块，平时感少腹隐痛，末次月经 1992 年 5 月 10 日。今年 3 月曾在浙江省妇保院行子宫输卵管造影示：子宫大小未见异常；左侧输卵管伞端积水，右侧输卵管间质部阻塞。

辨证：胞络阻塞。

治法：疏肝理气通络。

处方：荆芥穗 6g，防风 3g，路路通 10g，当归 9g，赤芍 9g，川芎 9g，延胡索 9g，忍冬藤 20g，红藤 20g，生薏苡仁 30g，茯苓 12g，三棱 12g。嘱咐配合药艾外熏及复方红藤灌肠剂保留灌肠治疗。

1992 年 6 月 14 日二诊：患者因在外地出差，没时间来院转方，继续服前方 14 剂量，及药艾外熏、中药灌肠治疗。月经于 1992 年 6 月 12 日转，色转红，量增多。时感少腹隐痛，脉舌同前，改投活血化瘀、补肾祛痰，暂停药艾外熏及复方红藤灌肠剂灌肠治疗。

处方：炒当归 9g，炒赤芍 9g，炒川芎 6g，丹参 12g，制香附 9g，炒川楝子 9g，延胡索 9g，路路通 10g，荆芥穗 6g，泽兰叶 10g，山茱萸 9g，广地龙 10g，仙茅 10g，淫羊藿 12g，熟地黄 12g。共 7 剂。

1992 年 6 月 21 日三诊：前投治疗，少腹隐痛消失，末次月经 1992 年 6 月 12 日，色红、量增多，脉舌如前，继投清化疏理通络之剂。

处方：路路通 10g，荆芥穗 6g，防风 3g，广地龙 10g，生薏苡仁 30g，平地木 12g，忍冬藤 20g，红藤 20g，大青叶 6g，半枝莲 6g，穿山甲（先煎）6g，三棱 12g。10 剂。继续用药艾外熏及复方红藤灌肠液灌肠治疗。8 个月后患者来信告之，前三方反复交替服用，继续用复方红藤灌肠液及药艾外熏治疗。现已妊娠 50 余天，无不适，B 超检查示：宫内早孕，活胎。

按语：该例为输卵管阻塞引起的不孕症，治疗以路路通、荆芥穗、防风、穿山甲、三棱、丹参、泽兰以活血化瘀通络，合二藤汤以清热祛瘀，加生薏仁、茯苓、香附、延胡索、川楝子、广地龙疏理通络。同时配合复方红藤灌肠剂保留灌肠及药艾外熏治疗，使气机条达，胞脉畅通，阴阳两精相合而孕。西医学实验证明，活血化瘀、理气化痰药物具有抗感染、抗纤维化，改善局部微循环，促进局部组织修复和再生的功能。

案二　肾虚痰湿案

秦某，女，37 岁。1990 年 4 月 3 日初诊。

患者结婚 10 年，同居未孕。平素月经延后，量少色淡，伴腰酸，形体肥胖。行诊断性刮宫，病理诊断为"子宫内膜不规则成熟"。B 超示：子宫大小正常，双卵巢多囊样改变。自测基础体温单相，常畏寒，怕冷，脉沉细，舌质淡红。末次月经 1990 年 3 月 1 日，色量同前。

辨证：肾虚痰湿。

治法：温肾暖宫，祛痰除湿。

处方：仙茅 9g，淫羊藿 12g，紫石英 20g，肉苁蓉 9g，巴戟天 9g，肉桂末 1.5g（吞），枸杞子 9g，菟丝子 9g，平地木 10g，忍冬藤 20g，蒲公英 15g，夏枯草 12g。10 剂。

1993 年 4 月 14 日二诊：药后转经 1993 年 4 月 13 日。量少，色转红，腰酸瘥，脉舌同前，改投活血化瘀通络之方。

处方：炒当归 9g，炒赤芍 9g，炒川芎 6g，丹参 9g，桃仁 9g，红花 9g，忍冬藤 20g，蒲公英 15g，夏枯草 12g，制香附 9g，陈艾叶 3g，制续断 10g。7 剂。

1993 年 4 月 28 日三诊：患者服上方后经量稍增多，色转红，5 天净，腰酸除，脉舌如前。治以温阳补肾化痰为主。

处方：仙茅 9g，淫羊藿 12g，紫石英 20g，肉苁蓉 9g，巴戟天 9g，肉桂末 1.5g（吞），枸杞子 9g，菟丝子 9g，山萸肉 9g，忍冬藤 20g，夏枯草 12g，平地木 12g。嘱本方在经净后第 3 天服，至经前停服，行经期本方除肉苁蓉、巴戟天；加当归 9g，红花 9g，赤芍 9g，川芎 6g，服 5 剂。患者连续服药近 4 月，经汛按期，色、量均好转，畏寒除，以后间歇服药 8 月，乃生育一女。

按语：患者素体肾虚冲任失养，血海不足故月经后期，量少；肾虚，胞脉失养，使两精不能相搏，而致婚久未孕；腰为肾府，肾阳不足，命门火衰，故腰酸、畏寒、肤冷。本例为多囊卵巢综合征引起的不孕，治用裘教授验方桂仙汤，意在温补肾阳。肾气旺，冲任脉充，子宫得暖，胞胎受荫，而如春日温和之气，使之氤氲化成。酌加忍冬藤、蒲公英、夏枯草、平地木以清热解毒、化痰散结，加枸杞子、菟丝子、制续断、山茱萸补益肝肾，有助"天癸"增溢。二诊经期合用桃红四物汤活血化瘀，使气调血行，精血充沛，任通冲盛，从而受孕。

案三　肝郁不孕案

邱某，女性，29 岁。1993 年 3 月 1 日初诊。

患者婚后 5 年未孕，月经先后无定期，量少，持续 5~

6天净，经行腹痛，便溏。输卵管造影示：子宫大小未见异常；双侧输卵管通畅。经前乳房胀痛，脉沉细，苔薄白，末次月经1993年2月9日。

辨证：肝郁不孕。

治法：疏肝解郁，养血调经。

处方：蒺藜散加减。柴胡9g，潼蒺藜9g，白蒺藜9g，八月札9g，薄荷3g（后下），青皮4.5g，橘核5g，橘络5g，炒扁豆12g，麦芽15g，神曲9g，怀山药12g，制香附9g。7剂。

1993年3月8日二诊：患者前方服7剂后，月经于3月7日来潮，量少，色暗，经行腹痛，便溏，脉舌同前。治以疏肝理气、活血化瘀。

处方：柴胡10g，麦芽15g，焦冬术6g，炒川芎5g，红花9g，潼蒺藜9g，白蒺藜9g，八月札9g，橘核5g，橘络5g，炒山楂9g，炒当归9g，炙鸡内金9g。

1993年3月15日三诊：患者诉上方服用2剂时感月经量稍增多，色转红，腹痛减轻，胃纳可，大便较干，脉舌如前。再投疏肝解郁，补肾调冲之剂。

处方：炒当归9g，炒赤芍9g，炒白芍9g，炒川芎6g，制续断10g，煨狗脊10g，杜仲12g，山茱萸9g，八月札10g，麦芽12g，橘核5g，橘络5g。

以上三张方子随症加减，间歇服药2月余，月经渐调。末次月经1993年3月8日。于1993年6月13日查血hCG定量：2682IU/mL，感晨起略恶心，胃纳可。

按语：患者情志不舒，肝失条达，气血失调，冲任失养，故婚久不孕；肝郁气滞行而不畅，故经量少，经前乳胀，经行腹痛；肝旺乘脾，脾失健运故经行便溏；脉沉细，苔薄白为肝郁之象。裘教授认为，肝郁不孕的治疗宜在经前期重用疏肝理气，行经期用活血化瘀、疏肝理气，经后期适用疏肝补肾之剂；故初诊用蒺藜散加薄荷、香附以疏肝理气解郁，因患者经行便溏，加用炒扁豆、神曲、怀山药以健脾益气。二诊予投蒺藜散加减以疏肝理气，合用当归、川芎、红花、山楂以活血化瘀。三诊在运用蒺藜散的同时加用续断、狗脊、杜仲、山茱萸以疏肝补肾调冲，使肝肾得养、气血调畅、冲任相资而孕。

案四　瘀热互结案

令某，女，35岁，1992年4月29日初诊。

患者婚后8年，同居未孕。经律尚准，经前1周即感下腹刺痛，经行量，夹血块，腹痛甚剧，难以坚持工作，末次月经1992年4月3日。妇检：外阴正常，阴道畅，宫颈光滑，后穹隆触及一黄豆大小结节，触痛，子宫后位，常大，无压痛，双侧附件未扪及异常。今年2月，省妇保院做子宫输卵管造影示：子宫大小未见异常，两侧输卵管通畅。

辨证：瘀热互结。

治法：清热解毒，活血化瘀。

处方：少腹逐瘀汤合二藤汤加减。炒当归9g，炒赤芍9g，炒川芎9g，炒川楝子9g，延胡索12g，制乳香4g，制没药4g，炒小茴香5g，忍冬藤20g，红藤20g，丹参9g，大青叶6g，紫草根9g。7剂。

1992 年 5 月 5 日二诊：药后于 1992 年 5 月 1 日经转，量中、色红，血块减少，腹痛瘥，已净，脉舌如前。再以清热解毒、软坚化瘀散结为主。

处方：忍冬藤 20g，炙鳖甲 15g（先煎），山海螺 12g，生牡蛎 15g，生蛤壳 12g，夏枯草 12g，炒山楂 10g，蒲公英 15g，大青叶 6g，制香附 9g，海藻 12g，红藤 20g，昆布 12g。14 剂。

两方交叉使用，迭投数月，患者于 1993 年 10 月受孕，次年生育一女孩，体健。妇检：后穹隆结节消失。

按语：患者正值经期，余血未净，复感外邪，邪与余血相搏成瘀，瘀血阻滞胞脉，使两精不能相结合而致未孕；血瘀气滞，故下腹刺痛，经行夹血块，后穹隆触及结节。裘教授认为，此为西医学中的生殖系统慢性炎症、子宫内膜异位症。输卵管阻塞，子宫肌瘤、卵巢囊肿等引起的不孕，根据病理改变均属于中医学的瘀血积聚之证。清代王清任《医林改错》中的少腹逐瘀汤，被称为"种子如神"，适合寒滞血瘀之不孕症。治疗血瘀不孕裘教授常采用此方。二藤汤为裘教授的经典验方，有清热化湿、凉血活血、解毒祛瘀、消肿止痛之功。治疗本例不孕采用一诊少腹逐瘀汤、二藤汤合用，二诊二藤汤、五海汤（裘教授经验方之一：炙鳖甲、生牡蛎、生蛤壳、海藻、昆布）合用。同时以上一诊二诊方剂交替服用，以达到软坚消癥、活血祛瘀之功，使血行瘀去、结节除、痛经减，冲任得调而孕。

案五　痰湿型不孕案

宋某，30 岁，女，1993 年 2 月 1 日初诊。

患者婚后 4 年，同居未孕，形体肥胖，嗜卧头晕，晨起痰多，经期不规律，经量多少不一，脉细滑，苔薄腻。B超检查示：子宫正常大小，双侧附件未及异常。末次月经1992 年 12 月 18 日。

辨证：痰湿型不孕症。

治法：化痰除湿助孕。

处方：启宫丸加味。苍术 9g，制半夏 9g，陈皮 3g，茯苓 12g，香附 9g，神曲 9g，炒当归 9g，炒川芎 3g，赤小豆30g，10 剂。

1993 年 2 月 14 日二诊：服药 10 剂，自觉晨起痰液减少，头晕减轻，月经于 2 月 8 日来潮，5 天净，量中，色鲜，夹有黏液，净后略感腰酸带多，胃纳可，二便调，脉细滑、苔薄。治守前意。

处方：制苍术 12g，茯苓 30g，陈皮 6g，制半夏 9g，香附 9g，神曲 9g，炒当归 12g，川芎 9g，炒白芍 9g，泽泻9g，怀牛膝 9g。14 剂。

1993 年 3 月 5 日三诊：患者前方共服 14 剂，白带已减少，腰酸未现，自觉形体肥胖减轻，脉舌如前。嘱继配第一方 20 剂。1993 年 10 月，患者托人带来口信，已妊娠 4月余，一切正常。

按语：肥人多痰多湿，痰湿阻滞胞宫，冲任二脉不能相资，胞宫不能摄精成孕，故婚久不孕；痰湿阻滞，胞脉不利，故月经先后无定期；痰湿中阻，清阳不升，故嗜卧、头晕、晨起痰多、脉细滑、苔薄腻为湿痰阻滞之征。本例为痰湿型不孕，裘教授治疗时常选用启宫丸加赤小豆、泽泻之类，以化痰祛湿，加当归、白芍、怀牛膝以养血调经，使标本兼顾，每获良效。

（谢静华　陈颐）

第十一节　庞泮池医案

案一　肝气郁结，瘀热阻滞胞宫案

吴某，已婚，27 岁，1980 年 5 月 15 日初诊。

患者结婚 3 年未受孕，经本市某医院行子宫输卵管造影，诊为两侧输卵管不通。其月经周期向来正常，惟月经量少、经前乳胀症，自婚后起又出现临经腹痛，脉弦细，苔薄黄，舌质红。妇科检查：宫颈有轻度炎症，宫体后位偏右，后壁有小结节，质偏硬、活动度差。

辨证：肝气郁结，瘀热阻滞胞宫。

治法：理气活血，清热通瘀。

处方：柴胡 5g，当归 9g，郁金 9g，牡丹皮 9g，赤芍 9g，白芍 9g，枳壳 9g，黄芩 9g，红藤 30g，路路通 9g，王不留行 9g，全瓜蒌 9g，败酱草 30g。以上方为主，随症加减。如见乳胀、下腹疼痛者，加小茴香 6g，石菖蒲 9g，延胡索 15g。

1980 年 12 月 28 日二诊：经治 5 个月，患者经行腹痛大减，乳胀亦轻，基础体温为双相，但稳步升温，似有黄体不足之象，口干欲饮，脉细，苔薄，舌质红。肝气渐舒，肝阴不足，继以滋阴清热，养血调经治之。

处方：生地黄 12g，牡丹皮 12g，当归 9g，赤芍 9g，白芍 9g，川芎 9g，牛膝 9g，延胡索 15g，制香附 12g，泽兰叶 9g，益母草 15g。4 剂。上方服完后，待经净，始服以下丸药：乌鸡白凤丸，每日 1 粒，分 2 次吞服，连服 10 日。河车大造丸，每日 2 次，每次 5g，连服 14 日。

1980 年 11 月 27 日三诊：患者 11 月 25 日月经来潮，量中等，此次经行无乳胀，但感少腹胀，血块下后腹胀缓，脉弦细，苔薄，舌质红。气血失调，治宜养血理气和营。

处方：当归 9g，白芍 9g，川芎 9g，生地黄 9g，熟地黄 9g，制香附 9g，枸杞子 9g，牡丹皮 9g，川断 9g，淫羊藿 9g，石楠叶 15g，肉苁蓉 9g，14 剂。

1981 年 1 月 8 日四诊：末次月经 1980 年 11 月 25 日，患者停经 44 天，基础体温继续上升至 37.2℃，自觉胃中不适，脉细滑，苔薄，舌尖红。

1981 年 1 月 10 日五诊：尿妊娠试验（＋），诊断为早孕。

按语：患者结婚 3 年同居未孕，庞教授认为证属肝肾不足，气滞血瘀。因此，治疗始终坚持攻补兼施原则，初以疏化为主，继以疏补相兼。补肝肾而不碍邪，疏肝化瘀而不伤正，终获效验。

案二　肝经郁火，气血失调案

张某，32 岁，已婚，1980 年 11 月 29 日初诊。

患者 15 岁月经初潮，经期不准，45 ~ 60 天 1 次，经行 4 天，量少，无痛经史。患者 30 岁结婚，婚后 1 年余未孕，经期乳房胀痛，末次月经 1980 年 11 月 24 日。目前经事方净，大便干结，面部生痤疮，脉弦细，苔薄，舌质红。妇科检查：宫颈小，宫体略小，附件（－）。

辨证：肝经郁火，气血失调。

治法：解郁清热，理气和营。

处方：柴胡 5g，当归 9g，白芍 9g，制香附 9g，黄芩 9g，牡丹皮 9g，生地黄 9g，川断 9g，肉苁蓉 9g，菟丝子 9g。7 剂。

1980 年 12 月 13 日二诊：患者服药后面部痤疮仍多，口渴，口唇发出热疮，脉弦细，舌苔薄。证属肝肾阴亏，郁火有外达之机，治以养阴清热。

处方：生地黄 12g，牡丹皮 9g，黄芩 9g，玄参 9g，生甘草 3g，连翘 9g，赤芍 9g，丹参 9g，郁金 9g，侧柏叶 9g，何首乌 9g。7 剂。

1980 年 12 月 20 日三诊：患者面部痤疮减轻，口渴已瘥，基础体温上升 14 天，两侧小腹有酸感，脉细，舌苔薄。继进疏肝解郁，清热和营之法。

处方：丹芩逍遥煎 1 瓶，每次 20mL，每日 3 次。该药系本院自制成药，由柴胡、当归、白芍、白术、茯苓、炙甘草、薄荷、牡丹皮、生地黄、黄芩组成，每瓶 500mL。

1980 年 12 月 27 日四诊：诸恙见轻，守上方再加六味地黄丸，以取肝肾同治、气血双调之意。

1981 年 1 月 24 日五诊：末次月经 1980 年 11 月 24 日，停经 57 天，基础体温持续在 37℃，乳房作胀，脉滑，苔薄，舌质红。妇科检查：宫颈尚光、着色，宫体前位，为 2 个月妊娠大小。

按语：患者自 15 岁月经初潮后，经期向来不准，结婚

1 年余未孕，经前乳房胀痛，面部痤疮，口唇热疮，系肝经郁火内蕴，气血失调之证。治疗以清肝解郁为法，用丹苓逍遥煎出入，继合六味地黄丸，取肝肾同治，滋养化源之意，治疗数天后即受孕。

案三　肾虚肝郁、气滞血瘀、冲任失调案

王某，25 岁，12 月 3 日初诊。

2 年前人流后痛经，至今未孕。月经紊乱，短则 30 天，长则 60 天一行；经前乳胀，经行腹痛，量中，夹血块；基础体温单相，脉细，苔薄。

辨证：肾虚肝郁，气滞血瘀，冲任失调。

治法：益肾疏肝，活血调经。

处方：柴胡 6g，当归 9g，白芍 15g，郁金 9g，炙香附 12g，生茜草 10g，炙鳖甲 12g，生薏苡仁 12g，瓜蒌仁 12g，杜仲 10g，菟丝子 12g，紫石英 12g，花蕊 9g，败酱草 15g，路路通 12g。

二诊：服药 2 周，患者乳胀减轻，痛经依然。子宫输卵管造影示：双侧输卵管不通。证属肝肾不足、脉络不通，不能摄精成孕，治拟补益肝肾、通络调经。

处方：黄芪 9g，当归 9g，赤芍 9g，白芍 9g，生地黄 12g，熟地黄 12g，山萸肉 9g，菟丝子 9g，炙香附 9g，海螵蛸 9g，生茜草 9g，败酱草 30g。

患者随症加减用药 2 月，月经如期而至，基础体温呈双相，再予薏苡仁 12g，桃仁 12g，菖蒲 9g，路路通 12g，加重活血通络之力，辅以输卵管通液术 2 次。9 月 6 日患者因停经 45 天，基础体温上升 20 天，查尿妊娠试验阳性，惊喜而归。

　　按语：该患者多年未孕，承受家庭及社会压力较大，有肝郁之象。其症见月经不调，乳胀腹痛，经行有块，胞脉不畅，符合肝郁气滞，瘀阻胞脉之辨证。另基础体温单相无排卵，且诸症源于人流后调养失当所致，亦存肾虚血亏，胞脉失养，治疗应肝肾气血同治。输卵管阻塞，致精卵不能相通，病因多为输卵管炎症、盆腔粘连。《石室秘录》曰："任督之间，倘有癥瘕之症，则精不能施，因外有所障也。"此"癥瘕"即无形之积聚和有形之癥瘕阻于脉络，使精不能施，血不能摄，故婚而无子，其根本病机也是气滞血瘀，治疗当以疏肝解郁、补肾活血、通络止痛。癥积既成，病在血分，且病程较长，女子以血为本，若投以峻剂，欲求速效，难免耗血伤正，应选平和的理气活血软坚之品，缓图其功。本患者治疗以柴胡、香附、当归、白芍疏肝气、柔肝阴、清肝火，鳖甲、生薏苡仁、瓜蒌仁、路路通活血软坚、祛湿通络；瘀久易化热，故加败酱草清热凉血，茜草凉血祛瘀止血，另以杜仲、菟丝子、紫石英补肾温宫。全方走肝肾血分，寒温并用，消补兼施，缓消瘀积。使胞脉通、气血畅，经候如期，受精成孕。

　　案四　肝气郁结，瘀热阻滞胞宫案

　　吴某，女，27岁，5月5日初诊。

　　患者结婚3年未受孕，经本市医院做子宫输卵管造影，诊为两侧输卵管不通。经期正常，唯有经量少、色暗，经前乳胀等症，自婚后起临经腹痛。脉弦细，舌苔薄黄质红。妇科检查：宫颈轻度炎症，宫体后位偏右，后壁有触痛、小结节、质偏硬，活动度差。B超提示子宫内膜异位症。

辨证：肝气郁结，瘀热阻滞胞宫。

治法：理气活血，清热通瘀。

处方：柴胡5g，当归9g，郁金9g，牡丹皮9g，白芍9g，枳壳9g，黄芩9g，红藤30g，路路通9g，王不留行9g，全瓜蒌9g，败酱草30g。以上方为主，随症加减：如见乳胀、下腹痛，则加小茴香6g，菖蒲9g，延胡索15g。

10月28日二诊：患者经治5个月，经行腹痛大减，乳胀亦轻，基础体温有双相，但升温较缓，有黄体不足之象，口干欲饮。脉细，舌苔薄，质红。肝气渐舒，肝阴不足，继以滋阴清热，养血调经治之。

处方：生地黄12g，牡丹皮12g，当归9g，赤芍9g，白芍9g，川芎9g，牛膝9g，延胡索15g，炙香附12g，泽兰9g，益母草15g，共4剂。上方服完后，待经净，始服乌鸡白凤丸，每日1粒，分2次吞服，连服10天。河车大造丸，每日2次，每次5g，连服14天。

11月27日三诊：患者11月25日月经来潮，量中等，此次行经无乳胀，但感腹胀，血块下后腹胀缓，脉弦细，舌苔薄、质红。气血失调，治宜养血理气和营。

处方：当归9g，白芍9g，川芎9g，生地黄9g，熟地黄9g，香附9g，枸杞子9g，牡丹皮9g，川断9g，淫羊藿9g，石楠叶15g，肉苁蓉9g，共14剂。

1月8日四诊：患者末次月经11月25日，停经44天，基础体温上升至37.2℃，自觉胃中不适，舌苔薄、尖红，脉细滑。1月10日尿妊娠试验阳性，诊断为早孕。

按语：内异症的典型病理就是异位内膜的周期性出血，中医学称之为"离经之血"，蓄积体内就成瘀血。瘀血阻滞不去，新血无以归经，则产生疼痛、月经量少。该患者除了有血瘀表现外（如腹痛、经暗、月经量少、触痛结节等），还有舌红苔黄、口干欲饮等热象，且病程较长，瘀久化热，痰热互阻，冲任失调。故在气滞血瘀基础上提出了瘀久化热，内阻胞络的病机，治疗上除了活血化瘀外，加用清热通络之品。处方重用红藤、败酱草、瓜蒌、路路通活血化瘀、清热通络；郁金、牡丹皮凉血化瘀；当归、白芍养阴柔肝，柴胡、枳壳疏肝行气，共奏祛瘀止痛之功。

（谢静华 陈颐）

第十二节 何子淮医案

案一 脾肾两虚，宫寒不孕案

梁某，女，32岁，中学教师。

婚后6年不孕，妇科检查无异常发现，月经量少，色暗黑，经行腹痛，小腹常有冰冷感，伴大便不实。舌苔薄腻，舌质淡白，脉沉细。

诊断：不孕症。证属脾肾两虚，宫寒不孕。

治法：健脾补肾，温补冲任。

处方：紫石英30g，炒党参、炒川断各12g，炒白术、炒白芍、补骨脂、胡芦巴、荔枝核各9g，附片、肉桂、韭菜子各3g，小茴香5g。

依法加减，服药3个月成孕，足月顺产一男婴。

按语：本案为冲任虚寒之不孕。冲任之脉为肝肾所主。妇人冲任不足，下焦虚寒为肾虚命火不足之故。《圣济总录》说："妇人所以无子，由于冲任不足，肾气虚寒故也。"肾为先天之本，主藏真阴真阳，肾虚真阳不足，命门火衰，不能温煦胞络冲任，胞宫因之不能摄精成孕。这种下焦虚寒性不孕，正如傅青主说："寒冰之地，不生草木，重阴之渊，不长鱼龙，今胞宫既寒，何能受孕。"故治法宜温煦下焦，更宜以温养命门肾气为根本。故处方以紫石英、附子、肉桂、韭菜子、小茴香、胡芦巴辛温暖下焦而祛阴寒，以补骨脂、炒川断、炒白芍填补肾精，资化育之源；以炒党参、炒白术健脾养先天；荔枝核疏肝肾之络；特别是紫石英一味，具有兴奋性腺的作用，可促成发育不良性卵巢成熟并排卵，故能调整妇女的生殖机能而提高疗效。

案二　血气虚少案

郭某，女，35 岁，职工。

患者婚后 10 年未孕，领养一女孩已四岁。形体消瘦，月经量少，时有头晕眼花，有欲仆之势。脉细，舌淡苔薄。检查：血红蛋白、白细胞偏低，妇科检查无异常。

辨证：血气虚少。

治法：调补气血。

处方：炒党参、炙黄芪、生地黄、熟地黄各 12g，焦白术、炒白芍、当归、枸杞子各 9g，黄精、桑椹子、制首乌、炙狗脊各 15g，炙甘草 5g。

服药半月，头晕眼花已除，经水增多、色鲜、时有小血块阵下。原法续进，佐温肾之品。

处方：炒党参、熟地黄、淫羊藿、丹参、紫河车、补骨脂各12g，当归、炒白芍、枸杞子各9g，紫石英30g，炒川芎、炙甘草各6g。

患者前后服药2月，月经过期不行，脉来流利，温温欲吐，晨尿妊娠试验阳性，转投清肝安胎之剂，次年足月顺产一男婴。

按语：朱丹溪说，妇人无子，是由血少不足以摄精所致。患者或因先天不足，以致冲任血海空虚，而不能摄精成孕。此种类型，往往因子宫内膜营养不良，或子宫内膜结核而引起月经过少，甚至经闭不孕。方以八珍汤大补气血为主，配以益肾化精之品，充先天不足，补后天虚馁，补肾运脾，益气生血，可达到阴阳并补、气血俱生的目的。

案三　痰阻湿滞，胞宫脂塞案

胡某，女，28岁，某公社妇女干部。

患者婚后5年未孕，每届月经延期十天至半月，量少色淡，形体逐日丰腴，时有呕恶吐痰涎。

诊断：不孕症。证属痰阻湿滞，胞宫脂塞。

治法：温化痰湿，舒畅气血。

处方：苍术、白术、泽兰、陈胆星、竹沥半夏、六一散（包）各9g，茯苓、海浮石各12g，生山楂30g，椒目1.5g，肉桂3g。

患者服药1月余，月经趋正常，形体略减，精神振作。再拟养血温理之法治之。

处方：当归、炒白芍、茯苓、泽兰、泽泻、制香附各9g，紫石英30g，丹参12g，陈皮、橘络、炒小茴香、炙甘草各 5g。

患者先后调治 4 个月，月经过期不行，三次晨尿妊娠试验阳性。体质尚好，未再服药，后足月顺产一女婴。

按语：朱丹溪说，妇人肥盛者，多不能孕育，以身中有脂膜闭塞子宫，月经不行。形体肥胖，脾虚运迟，痰湿内生，导致气机不畅，月经不调。名师朱小南曾说"血走脾经"，精不化血而变生痰湿，以致月经短少、经闭。故《济阴纲目》曰："身体肥胖、子宫脂膜长满，经水虽调亦令无子，须服开宫之药，以消其脂膜。"遣方用药以苍术、白术、竹沥半夏、陈皮、香附、山楂燥湿祛痰，消脂理气；配肉桂、椒目温暖脾肾，调整内分泌功能系统，运脾导湿。痰涎重者可加天竺黄、陈胆星、海浮石等豁痰。服药后在湿去痰消脂薄的前提下，再拟温肾助阳养血调经，选用紫石英、炒当归、炒白芍、小茴香以温肾阳养血，橘皮、橘络、香附、泽兰、丹参以通络行血。用药时须注意决不能漫投厚味填精，或补肾助阳药，否则滋腻助湿，壮阳消阴，皆不适宜。

（黄晋琰　陈颐）

第十三节　班秀文医案

案一　阳虚宫寒案

李某，32 岁，医务人员，1983 年 11 月 23 日初诊。

患者结婚 2 年余，双方共同生活，迄今未孕。月经周期规则，色量一般，经中无任何不适，曾在本院行妇科 B

超检查，未发现异常。本月行经 2 次，第一次为 11 月 5 日，量中等，第二次为 11 月 18 日，现经净。舌质淡，苔薄白，脉虚细。

诊断：不孕症。证属阳虚宫寒。

治法：温肾暖宫。

处方：菟丝子 30g，当归身 12g，白芍 10g，熟地黄 15g，香附 10g，艾叶 6g，肉桂 1.5g（后下），川芎 6g，川椒 3g，3 剂，每日 1 剂，水煎 2 次，温服。

1983 年 12 月 28 日二诊：连服上 5 剂后，自测尿 hCG 阳性。

按语：本案为肾阳虚弱，命门火衰，冲任不足，胞宫失于温煦，宫寒不能摄精成孕。班老用四物汤补血益冲任，菟丝子温肾补肾，补而不燥，合熟地黄以益肾精，艾叶、川椒、肉桂温肾暖宫，共奏助阳之功，药证相合，故服之即能收取种子之功。

案二　肝肾亏损，冲任不足案

兰某，百货公司职工，1983 年 5 月 27 日初诊。

患者已婚 5 年不孕。24 岁结婚，婚后夫妻同居，性生活正常，迄今未孕。平素月经错后 7～10 天，经前乳房胀痛，月经量中等，无痛经史。妇检：除子宫后位外，余无异常。平素偶觉心悸，末次月经为 1983 年 5 月 20 日。舌质淡，边有齿印，苔薄白，脉沉细。

诊断：不孕症。证属肝肾亏损，冲任不足。

治法：滋养肝肾，调补冲任。

处方：菟丝子 20g，当归身 10g，枸杞子 10g，党参

15g，白术 10g，覆盆子 10g，肉苁蓉 15g，狗脊 10g，淫羊藿 15g，大枣 10g。6 剂，每日 1 剂，水煎 2 次，早晚分服。

1983 年 7 月 29 日二诊：患者服上药 6 剂后，经水未行，继服补血行血之剂，仍未来潮，直至本月 4 日经水方行，经前乳房及少腹、小腹胀痛，月经量中等，色泽正常。B 超检测无排卵。舌质淡紫，边有齿痕，苔薄白，脉沉细。

处方：归身 10g，川芎 6g，白芍 10g，云茯苓 15g，白术 10g，莪术 10g，佛手 10g，荆芥 6g，甘草 6g。6 剂，每日 1 剂，水煎 2 次，分服。

1983 年 8 月 13 日三诊：患者月经已逾期 9 天未至，无何不适，舌质淡，苔薄白，脉虚细。

处方：柴胡 6g，当归 10g，白芍 10g，云茯苓 10g，白术 10g，北黄芪 15g，黄精 15g，艾叶 3g，荆芥 3g，薄荷 6g（后下），炙甘草 6g。3 剂，每日 1 剂。

10 天后复诊，尿妊娠试验阳性，后足月顺产一男婴。

按语：本案为肝肾不足，肾虚肝郁所致。肝肾同源，精血相生，肝肾虚则冲任失养，难以摄精成孕。经前乳房、少腹、小腹胀痛，月经错后，均为肾虚肝郁所致。一诊班老用五子衍宗丸去车前子、五味子，加肉苁蓉、菟丝子、淫羊藿、狗脊调补肝肾。脾为气血生化之源，故用党参、白术健脾益气以助运化，当归身、大枣养肝血柔肝，使水能涵木，精血充盈。二诊重在调理肝脾，疏理气机，以当归芍药散去泽泻加莪术以化瘀行滞，佛手、荆芥疏肝行气，使冲任通畅，肝气舒畅，故能妊娠生子。

案三　肝肾阴虚，肝郁气滞案

某患，1983 年 7 月 3 日初诊。

患者已婚，将近 10 年不孕。月经周期正常，但量多，色红，夹血块，经将行时心烦易躁，胸闷，乳房胀痛，少腹胀痛剧烈，直至经后第三天始缓解。经将行则便秘，平时夜难入寐，牙龈松动，手足心热。末次月经为 6 月 23 日。舌尖红，苔薄白，脉细。

诊断：不孕症，月经过多。证属肝肾阴虚，肝郁气滞。

治法：滋阴养血，柔肝化瘀。

处方：地骨皮 15g，牡丹皮 10g，鸡血藤 20g，生地黄 5g，丹参 15g，川楝子 6g，玄胡 10g，炙甘草 6g。6 剂，每日 1 剂，水煎服。

1983 年 7 月 10 日二诊：药已，患者无任何不适，唯夜寐欠佳，舌脉同前。

处方：熟地黄 15g，怀山药 15g，山萸肉 6g，当归 10g，白芍 10g，牡丹皮 6g，云茯苓 6g，泽泻 6g，益母草 10g，女贞子 10g，旱莲草 15g，甘草 6g。6 剂，每日 1 剂，水煎服。

1983 年 7 月 18 日三诊：患者服上药后，夜寐好转，现头晕，肢体困倦，胸胁、乳房稍胀而痛，胃纳不振，大便稍硬，舌质淡，苔薄白，脉细浮。拟以疏肝理气、健脾和胃之法。

处方：柴胡 6g，白芍 10g，枳壳 10g，丹参 15g，香附 10g，当归 10g，佛手 10g，甘草 6g，大枣 10g，麦冬 10g，生地黄 15g。3 剂，水煎服，每日 1 剂。服上药后月经于 7 月 22 日来潮，经行少、小腹痛大减。守上法治疗半年后停经受孕。

按语：肝主升发，肝脉过少腹而络阴器，乳房为肝经所过，肝肾同源。本案由肝肾阴虚，肝郁气滞，肝体不足，肝用受阻所致。班老从调养肝肾入手，用归芍地黄汤合二至丸滋养肝肾以治其本，用柴胡疏肝散加减疏肝解郁，调达气血以治其标，选方用药考虑肝阴不足，故取柔肝养阴为主，使肝肾功能正常，冲任相资成孕。

案四　脾肾阳虚，痰湿瘀阻，胞脉不通案

王某，女，35 岁，干部，1991 年 4 月 5 日初诊。

患者结婚 11 年，夫妻同居，男方检查无异常，未避孕迄今未孕。15 岁月经初潮，月经规则，量中，夹块，经前右侧偏头痛。平素带下量少，腰腹冷痛，大便微溏。半月前输卵管通液及子宫输卵管碘油造影均示双侧输卵管不通，面白形胖，质稍暗，苔薄黄，脉沉细。

诊断：不孕症。证属脾肾阳虚，痰湿瘀阻，胞脉不通。

治法：温宫散寒，化瘀利湿通脉。

处方：制附片 10g（先煎），当归 10g，川芎 10g，赤芍 10g，茯苓 10g，泽兰 10g，急性子 20g，茺蔚子 15g，川断 10g，独活 6g，穿山甲粉 5g（冲）。10 剂，每日 1 剂，水煎服。

1991 年 4 月 23 日二诊：药已，患者 4 月 16～20 日行经，偏头痛消失。现右腰冷痛，大便溏烂，舌淡红，苔薄脉细缓。药后症状好转，守上法继续治疗。

处方：当归 10g，川芎 10g，赤芍 10g，白术 10g，云茯苓 10g，泽泻 10g，皂角刺 10g，穿山甲粉 8g（冲），路路通 10g。3 剂，每日 1 剂，水煎服。

1991 年 4 月 26 日三诊：仍觉右腰及腹部冷胀痛，大便溏烂，舌边红，苔薄黄，脉缓。仍守上方以温通为法。

处方：肉桂 1.5g（后下），艾叶 10g，熟地黄 15g，怀山药 15g，山萸肉 6g，菟丝子 20g，路路通 10g，急性子 20g，牡丹皮 6g，茯苓 6g，泽泻 6g。6 剂，每日 1 剂，水煎服。

守上法加减服药 3 月余，于当年 8 月份停经受孕。

按语：胞宫位居下焦，阴湿之地、房事不节、感受寒湿之邪，均可以损伤胞宫胞脉。素体脾肾阳虚，气郁不畅，清浊升降失司，痰瘀互结，痰湿为阴寒之邪，寒性收引，湿性重浊黏腻，二邪占据血室，可致阳气不伸，胞脉瘀阻。班老认为，痰湿宜温化，瘀滞宜通宜行，然脾主运化水湿，肾为水火之脏，治宜从温肾健脾着眼、燥湿化瘀通脉。本案患者面白形胖，腰腹冷痛，大便溏薄，乃脾肾阳虚，痰湿之体，治宜温通为法。一诊方中制附子辛甘大热，其用走而不守通行十二经，用于本案除了温肾壮阳外，更偏重于温经通行之功，但因本品温热，故中病即止，不可久用。当归、川芎、赤芍、穿山甲、急性子等与附子相伍，不仅能鼓舞脾肾阳气，且化瘀通脉，功专力宏；茯苓、泽兰、茺蔚子化瘀利湿；川续断、独活强腰膝，活血止痛。二诊效不更法，守方加减，但药性稍缓。三诊以温补肝肾为主，以六味地黄汤加艾叶、肉桂以温宫散寒，加急性子、路路通疏通胞络，补中有通，使气血调和，痰瘀俱去，摄精受孕。

案五　血虚冲任失养案

谷某，30 岁，护士，1991 年 3 月 19 日初诊。

患者继发性不孕 2 年。自 1989 年自然流产后至今未孕。经行尚规则，色量中等，无痛经史，平素带下如常，性欲淡漠。现为经行第 3 天，经量中等，色暗红，无块，伴小腹发凉。舌淡红，苔薄白，脉细。3 个月前行输卵管通液术示双侧输卵管通畅。

诊断：断绪。证属血虚冲任失养。

治法：养血调经，补益冲任。

处方：鸡血藤 20g，丹参 15g，当归 10g，白芍 10g，川芎 6g，熟地黄 15g，川断 10g，麦冬 10g，牡丹皮 10g，益母草 10g，炙甘草 6g。3 剂，每日 1 剂，水煎服。

1991 年 3 月 22 日二诊：患者月经已净，尿频，舌脉同前，余无异常。拟肝、脾、肾三脏并治，以充血源。

处方：黄精 15g，柴胡 6g，当归 10g，白芍 10g，茯苓 10g，淫羊藿 15g，仙茅 10g，菟丝子 20g，枸杞子 10g，6 剂。每日 1 剂，水煎服。

1991 年 3 月 29 日三诊：患者时觉左少腹隐痛，胸脘痞闷，纳寐尚可，二便尚调，舌淡红，苔薄白，脉缓。继守上法。

处方：党参 20g，白术 10g，黄芪 20g，当归 10g，白芍 10g，熟地黄 15g，菟丝子 20g，枸杞子 10g，覆盆子 10g，仙茅 6g，淫羊藿 15g，合欢花 10g，路路通 6g，炙甘草 6g。

1991 年 4 月 16 日四诊：今日经行，经前小腹隐痛，腰膝酸软，月经量少，色红，舌淡红，苔薄微黄，脉细。

处方：鸡血藤 20g，丹参 15g，当归 10g，白芍 10g，川芎 6g，熟地黄 15g，川断 10g，益母草 10g，炙甘草 6g。3
剂，每日 1 剂，水煎服。

1991 年 4 月 9 日五诊：经净后 1 天，现无任何不适，
舌淡红，苔薄白，脉细。

处方：党参 20g，白术 10g，当归 10g，熟地黄 15g，菟
丝子 20g，枸杞子 10g，覆盆子 10g，仙茅 6g，淫羊藿 15g，
紫石英 20g，路路通 6g，炙甘草 6g。7 剂，每日 1 剂，水煎
服。

患者守上法交替服用，末次月经为 1991 年 7 月 13 日，
停经 48 天后经检查诊为早孕。

按语：本案 2 年前曾自然流产 1 次，此后难再孕育，
肾虚脾虚可知。肾为先天之本，元气之根，《难经》云：
"肾有两脏，其左为肾，右为命门，命门者为精神之所舍
也，男子以藏精，女子以系胞。"脾胃为后天之本，气血生
化之源，气虚则不能载胎，血虚则不能养胎。故班老从调
理脾肾、养血生精入手，一诊首用四物汤加鸡血藤、丹参
补血养血、补中寓行；益母草能化瘀、能止血；牡丹皮、
麦冬清血分之伏火。基于肾藏精，经源于肾，肝藏血，经
血互生，肝肾同源的理论，二诊、三诊为月经的后期，均
着眼于调补肝肾，填精养血，以促生发。方选黑逍遥丸、
五子衍宗丸、圣愈汤、二仙汤等方剂加减出入，使精血充
足，子脏温暖，卵子活跃，自有受孕之机。

案六　湿瘀下注，冲任失调案

韦某，30 岁，工人，1992 年 1 月 13 日初诊。

患者继发性不孕 2 年余，带下量多 1 年。1987 年结婚，

婚后分别于 1987 年 6 月、1988 年 6 月、1989 年 10 月人流 3 次，近 2 年来有生育要求而未能如愿。自 1990 年开始无明显诱因出现带下量多，色白质稠，小便时滴沥而下，外阴瘙痒，曾检查诊为念珠菌性阴道炎。18 岁月经初潮，月经期 40 ~ 50 天一次，色量尚可，末次月经为 1991 年 12 月 19 日。诊见：带下量多白稠，心烦难寐，舌淡红，苔薄白，脉细。妇科检查：外阴、宫颈潮红，带下量多，如豆腐渣，子宫后位，偏左，活动欠佳，两侧附件无异常。

诊断：断绪，湿瘀带下。证属湿瘀下注，冲任失调。

治法：疏肝健脾，利湿化瘀，调理冲任。

处方：党参 15g，白术 10g，苍术 6g，怀山药 15g，陈皮 10g，柴胡 10g，白芍 10g，黄柏 10g，车前草 10g，荆芥 3g（后下），甘草 6g。3 剂，每日 1 剂，水煎服。

1992 年 1 月 16 日二诊：服药后带下减少，阴痒减轻，余症大减，舌淡红，苔薄白，脉细弦。

处方：当归 10g，丹参 15g，赤芍 10g，白术 10g，土茯苓 20g，泽泻 10g，黄柏 10g，苡仁 15g，苍术 6g，牛膝 10g，甘草 6g。4 剂，每日 1 剂，水煎服。

1992 年 1 月 23 日三诊：月经逾期 4 天未行，带下量多，质稠，舌淡红，苔薄白，脉细滑。

处方：党参 15g，白术 10g，土茯苓 20g，陈皮 6g，柴胡 6g，荆芥 6g，白芷 10g，莲肉 15g，炙甘草 6g。4 剂，每日一剂，水煎服。

1992 年 1 月 27 日四诊：带下未减，量多色黄，舌脉同前，仍予疏肝健脾，佐以补肾。

处方：柴胡 6g，当归 10g，白芍 10g，白术 10g，茯苓 10g，黄精 15g，菟丝子 20g，茺蔚子 10g，黄柏 10g。3 剂，每日 1 剂，水煎服。1992 年 1 月 30 日复诊，服药后带下转常，嗜酸辣之品。经 B 超及尿 hCG 检查，诊为早孕。

按语：本案多次人流手术损伤肝肾精血，肝体阴而用阳，又为将军之官，肝阴血不足，疏泄失常，既不能助脾运化，又不能助肾藏精，以致气滞血瘀，湿瘀互结于胞宫胞脉，冲任受阻，功能失调，故难孕育，带下量多，又伴见月经失调。班老一诊运用完带汤以疏肝之郁、健脾利湿，佐以清下焦瘀热之黄柏，二诊继用当归芍药散合四妙散湿瘀并治，去川芎，加丹参，以免辛燥伤阴，使肝能疏泄、脾能健运、冲任调和，使胎孕易成，求嗣如愿。

案七　痰湿阻滞下焦，气滞血瘀案

农某，28 岁，职员，1992 年 4 月 27 日初诊。

患者 1989 年春结婚，婚后夫妻双方共同生活，性生活正常，未避孕，迄今未孕。17 岁月经初潮，经期一向错后，常为四季经，经量多少不一，色暗红，夹块，经前常乳房胀痛，性急易怒，后经中药治疗后，近半年来月经周期已正常。1991 年 6 月在市内某医院行诊刮，病理检查提示子宫内膜部分腺体分泌欠佳，B 超检查示多囊卵巢，1991 年 9 月 29 日行腹腔镜探查术，见左侧卵巢 3cm×4cm×4.5cm，右侧卵巢 3cm×4cm×4cm，皮质增厚，开腹后楔形切除左右卵巢各三分之一皮质，术中通液检查示左侧输卵管通而不畅。本月 20 日经行，现为经行第六天，量不多，色暗红，夹血块。平素带下量多，形体肥胖。舌质淡嫩，苔薄白，脉虚细。

诊断：不孕症。证属痰湿阻滞下焦，气滞血瘀。

治法：健脾除湿，化瘀行滞。

处方：当归10g，川芎10g，白芍10g，白术10g，茯苓10g，泽泻10g，刘寄奴15g，泽兰10g，苏木10g，路路通10g，红枣10g。10剂，每日1剂，水煎服。

1992年5月11日二诊：患者上药服后自我感觉良好。近日来胃纳欠佳，舌淡红，苔薄白，脉细。效不更方，守上方加健胃消食之生谷芽20g，7剂，每日1剂，水煎服。

1992年5月18日三诊：患者乳房作胀，带下量少，纳、寐、二便正常，舌淡红，苔薄白，脉细。拟疏肝调经。

处方：柴胡6g，白芍10g，当归10g，白术10g，茯苓10g，夏枯草10g，炙甘草6g，薄荷3g（后下）。7剂，每日1剂，水煎服。

1992年6月1日四诊：患者停经已42天，尿妊娠试验阳性，无任何不适。舌淡红，苔薄白，脉细滑，予补肾安胎以善后。

处方：菟丝子20g，杜仲10g，怀山药15g，枸杞子10g，党参15g，白术10g，覆盆子10g，桑寄生15g，炙甘草6g。7剂，每日1剂，水煎服。

按语：《景岳全书》云："痰之化无不在脾，而痰之本无不在肾。"脾肾素虚，水湿难化，聚湿生痰，痰阻冲任、胞宫，气机不畅，故月经错后；痰阻冲任，脂膜壅塞子宫，则不能摄精成孕。班老一诊、二诊用当归芍药散以健脾疏肝、化湿祛瘀，加刘寄奴、泽兰、苏木、路路通以活血化瘀，疏通胞脉胞络，使痰湿、瘀滞一并去除，恢复肝脾之运化疏泄功能，重建生机。三诊根据肝郁气滞的表现，用逍遥散疏肝健脾，调理气血，共服药 24 剂而收功。

（胡晓霞　陈颐）

第十四节　丁启后医案

案一　痰阻血瘀案

李某，女，29 岁，1985 年 6 月 15 日初诊。

患者婚后 6 年未孕，配偶生殖功能正常，未避孕而未孕。月经自 17 岁初潮开始就极不规律，周期长，3～6 月甚至更长时间来潮，量少色暗红夹小血块，每次用卫生巾不足半包，3 天净。小腹胀痛，带下量多，自幼体胖。曾在某医院诊为多囊卵巢综合征，查睾酮值偏高。西医用"促排卵药、人工周期"治疗，停药后月经仍稀少。后行双侧卵巢楔形切除手术。术后月经仍不规律，未怀孕。就诊时见其形体肥白，多毛，情绪忧郁，述胸闷乳胀，口内咸腻。舌胖暗，苔腻，脉细滑。

诊断：不孕症（多囊卵巢综合征），证属痰阻血瘀。此为素体肥胖，躯脂满溢，脂膜塞滞冲任，有碍血海满溢，并遮隔子宫，不能摄精成孕，故见经少推后、不孕、肥白多毛、情绪忧郁、胸闷乳胀、口内咸腻等痰阻血瘀之象。

治法：化痰除湿，行气活血，拟方苍附导痰汤加减。

处方：苍术 9g，香附 12g，胆南星 12g，茯苓 12g，陈皮 9g，川芎 9g，丹参 12g，乌药 9g，炒白术 12g，红花 12g，月季花 12g，益母草 15g。水煎服，日 1 剂，连服 3 月。

1985 年 9 月 18 日二诊：患者服药后经来 1 次，色稍转红，胸闷减，余症如前。上方去红花，加仙茅 12g，淫羊藿 12g。日 1 剂，连服 3 月。

1985 年 12 月 30 日三诊：患者经来 1 次，量稍多，带下减少，舌脉如前。上方加巴戟天 12g，续服半年。

1986 年 6 月 28 日四诊：患者月经 2～3 月 1 次，经色转红，量增加，用纸大半包，乳胀减。嘱上方不变，续服。

1986 年 10 月 5 日来诊，患者已怀孕 2 月余。

按语：多囊卵巢综合征是一种发病多因性、临床表现呈多态性的内分泌综合征，以雄激素过多和持续无排卵为临床主要特征。以月经失调、不孕、肥胖、多毛等为主要临床症状。患者诊断符合以上特征。《女科切要》曰："肥白妇人，经闭而不通者，必是湿痰与脂膜壅塞之故也。"患者体形肥胖为痰湿之体，躯脂满溢，遮隔子宫，不能摄精成孕，或痰阻气机，气滞血瘀，痰瘀互结，不能启动氤氲乐育之气而致不孕。故临床多采用化痰燥湿法治疗。拟方苍附导痰汤加减。方中苍术、白术、茯苓燥湿健脾；香附、乌药、陈皮理气行滞；胆南星化痰；川芎、丹参、红花、月季花、益母草活血调经。全方共奏化痰除湿，行气活血之效。"久病必瘀"，"痰湿非温不化"，"肾主生殖"，因痰为阴邪，伤人阳气，故二诊在化痰燥湿，活血调经方药中加"温补肾阳"之品，使痰湿化，瘀血去，阳气生而受孕。

案二　肝郁血瘀化热证案

彭某，女，29 岁，1991 年 11 月 5 日初诊。

患者婚后 3 年未孕，配偶生殖功能正常，未避孕而未孕。月经准月来潮，量中等，5 天干净，色暗红有块，经行下腹疼痛拒按，经畅块下痛减，常现乳房胀痛，口干苦。在某省医院查"催乳素偏高"（未见检查报告单），曾在某省医院诊刮、输卵管通液均未发现异常，间断服中药。就诊时情绪悲观，面部黄褐斑明显，带下量不多，色黄。舌暗红有瘀点，苔薄黄，脉细弦。

诊断：不孕症（催乳激素偏高），证属肝郁血瘀化热证。此为婚久不孕，肝气不疏，气血瘀阻胞宫，使冲任不能相资，两精不能相合，故见婚久不孕、经行腹痛、块下痛减、乳房胀满、口干苦、面部黄褐斑、带下色黄等肝郁血瘀化热之象。

治法：活血祛瘀，疏肝清热。

处方：血府逐瘀汤加减。赤芍 12g，当归 12g，牡丹皮 9g，栀子 9g，桃仁 12g，川芎 9g，郁金 12g，延胡索 12g，红花 12g，生蒲黄 12g，五灵脂 12g，小茴香 9g，生地黄 15g。10 剂，水煎服，日 1 剂。

1991 年 11 月 15 日二诊：患者服上方后无不适感，嘱其服 3 月复查。

1992 年 2 月 25 日三诊：患者近日经来下腹疼痛减轻，血块减少，口干苦好转，仍有乳胀，舌脉如前。上方去栀子，加北柴胡 9g。连服 3 月。

1992 年 5 月 28 日四诊：患者经来腹痛已不明显，经色转红，余症减轻。舌暗红瘀点已去，脉细弦。

处方：改服开郁种玉汤加味。当归 12g，白芍 15g。茯苓 12g，牡丹皮 9g，香附 12g，白术 12g，丹参 15g，月季花 12g，鸡血藤 12g，山茱萸 12g，菟丝子 15g。日 1 剂，水煎服，连服 3 月。

1992 年 9 月 10 日五诊：患者已停经 45 天，在某省医院诊为早孕。

按语：患者为催乳激素偏高所致不孕。因婚后久不孕致肝郁血瘀，气血瘀滞胞脉，使冲任不能相资，两精不能相合而成孕。如张景岳《妇人规·子嗣类》提出："情怀不畅，则冲任不充，冲任不充则胎孕不受"的七情内伤导致不孕机制。初诊为肝郁血瘀化热证，故拟血府逐瘀汤加减治疗，方中郁金、延胡索疏肝解郁；赤芍、牡丹皮、栀子、生地黄清泄肝热；当归、桃仁、川芎、红花、生蒲黄、五灵脂、小茴香活血化瘀，全方共奏活血祛瘀，疏肝清热之效。三诊时热势减，症见乳胀，故去栀子加柴胡。四诊后郁解热除，故以开郁种玉汤加味治疗，方中当归、白芍、丹参、鸡血藤养血柔肝；香附、月季花疏肝解郁；茯苓、白术益气健脾；牡丹皮清肝凉血；山茱萸、菟丝子补益肾精。全方共奏疏肝养血，补肾调经之效。治疗该病主要分两阶段：活血祛瘀为主治疗半年，使瘀去血畅；瘀滞改善后用开郁种玉汤加补肾养血药服 3 个月获孕。患者属催乳激素偏高不孕，可见活血祛瘀、疏肝解郁，补肾养血药有降催乳激素和调节内分泌的功能。

案三　阴虚火旺，肝郁血瘀案

何某，女，29 岁，2004 年 9 月 8 日初诊。

患者婚后 4 年不孕。在 4 年前人工流产 2 次，人工流产后月经量减少，用纸半包，人工流产前用纸 1 包，月经准，6 天净。在外院曾做输卵管碘油造影，报告：右侧不通，左侧通而不畅。曾多次进行抗感染、理疗、针灸治疗，间或服中药均无效。就诊时述因不孕心情抑郁，口干唇燥，牙龈出血，手足心热，睡眠梦多，经前乳房刺痛，月经量不多，色暗红。妇查：外阴阴道阴性，子宫前位，活动欠佳，双附件增厚有轻压痛。舌暗红，苔薄黄干，脉细弦。

诊断：不孕症（慢性盆腔炎），证属阴虚火旺，肝郁血瘀证。此为两次人工流产术后损伤阴血，气机不畅，郁而化热，热邪伤阴，故见不孕、心情抑郁、口干唇燥、牙龈出血、手足心热、睡眠梦多、经前乳房刺痛、月经量不多等阴虚火旺，肝郁血瘀之象。

治法：养阴清热，疏肝活血。

处方：一贯煎加减。生地黄 15g，麦冬 15g，玄参 15g，山药 15g，玉竹 15g，川楝子 15g，当归 15g，阿胶珠 15g，桃仁 15g，连翘 15g，白芍 15g，栀子 12g，知母 12g，甘草 6g。10 剂，水煎服，日 1 剂。

2004 年 9 月 20 日二诊：患者述服药后口干、牙龈出血改善，入睡仍梦多。上方去栀子、连翘，加黄连 10g，淡竹叶 12g。服法同上，1 月复诊。

2004 年 10 月 25 日三诊：患者上述症状明显改善，经来量稍增多，上方去黄连、淡竹叶、玄参，加丹参 15g，路路通 15g，三棱 15g，莪术 15g。服法同前，并加中药外敷，嘱其 2 月后行输卵管造影。

2004 年 12 月 30 日四诊：患者行输卵管造影报告：双

侧输卵管通畅。月经量增多，用纸 1 包，嘱其再按上法服药 1 个月后停药。

患者 2005 年 5 月 15 日来述，已妊娠 40 多天，B 超已确诊。

按语：慢性盆腔炎为急性盆腔炎未能治疗彻底，或患者体质较差病程迁延所致，易致输卵管粘连、梗阻、狭窄而患不孕。患者有 2 次人工流产史，有引起盆腔炎症的基础，并明确不孕原因是输卵管阻塞。患者因久不孕，情怀不畅，郁而化热，热伤阴津，故见口干唇燥、牙龈出血、手足心热、睡眠梦多、经前乳房刺痛、月经量不多等症。正如《景岳全书·妇人规·子嗣类》所曰："情怀不畅，则冲任不充，冲任不充则胎孕不受。"该患者用中药内服加外敷获孕。拟方一贯煎加减，方中生地黄、麦冬、玄参、山药、玉竹、白芍养阴生津；川楝子、当归、桃仁疏肝活血；连翘、栀子、知母清热；阿胶珠配甘草止血以治牙龈出血；白芍配甘草酸甘养阴。全方共奏养阴清热，疏肝活血之效。一贯煎是养阴疏肝的代表方剂，方中川楝子苦而清热，疏而不劫肝阴，此方此药最宜此证。

案四　寒凝血瘀案

胡某，女，31 岁，职员，2004 年 5 月 5 日初诊。

患者痛经 5 年，婚后 2 年余未孕，配偶查生殖功能正常，有正常夫妻生活。月经 14 岁初潮，27~30 天一至，量中，4~5 天净。约 5 年前开始渐感经前几天小腹及肛门坠胀明显，服"索米痛片"可好转，因能耐受而未求医。近 3 年上述症状加重，常在经前 2~3 天及经来 1~2 天小腹胀刺痛，甚或绞痛，肛门坠胀明显，经来当日疼痛难忍，可伴恶心呕吐、嗳气频作、手足逆冷，用"索米痛片"、"布洛芬"等不能缓解，用"哌替啶"后止痛。近2年月经时推后3～5天，经色暗紫有血块，块下痛减。到几家医院求治均考虑为子宫内膜异位症，建议假绝经疗法，予达那唑6个月，因顾虑未生育不接受此方法，寻求中医药治疗。就诊时值经前约10天，无明显不适。舌暗有瘀斑，苔白，脉沉涩。

诊断：不孕症（子宫内膜异位症），证属寒凝血瘀证。患者经来小腹刺痛、绞痛、恶心呕吐、手足逆冷，为寒邪凝滞胞宫，"不通则痛"，胞宫寒冷不能摄精成孕的寒凝血瘀证。

治法：温经散寒，祛瘀止痛。

处方：温经汤合少腹逐瘀汤加减。党参15g，当归15g，川芎15g，肉桂10g，干姜10g，乳香15g，没药15g，白芍30g，炙甘草10g，延胡索15g，生蒲黄15g（另包），五灵脂15g。日1剂，水煎服，服至经来当日。

2004年6月5日二诊：患者月经干净4天，经来疼痛症状减轻，未用其他止痛药。上方加山甲珠15g，服3月。服药期间严格用避孕套避孕。

2004年9月8日三诊：患者月经周期正常2月（30天左右），经来量较前稍增，经色转红，血块减少，经期小腹疼痛明显好转。上方去生蒲黄、五灵脂；加淫羊藿15g，枸杞15g。嘱其再服2月，服药期间避孕。经净后行输卵管通液术，如输卵管通畅良好可停药试孕。

2004年12月15日四诊：患者净后连续2月行输卵管通畅术均通畅良好，告之可停药试孕。

患者 2006 年 5 月 18 日来述，4 月前已顺产一男孩。

按语：子宫内膜异位症是指子宫内膜组织（腺体和间质）出现在子宫体以外部位。常因经血倒流等原因而导致，常见症状是下腹痛、痛经、性交不适和不孕等，子宫内膜异位症患者不孕率高达 40%，患者临床表现符合以上特征。"寒主收引，寒性凝滞"，"不通则痛"是中医对疼痛认识的基本观点。患者经前或当日疼痛难忍，可伴恶心呕吐、嗳气频作、手足逆冷、寒邪凝滞胞脉，冲任阻滞而致。正如《景岳全书·妇人规》所曰："经行腹痛，证有虚实。实者或因寒滞，或因血滞……然实痛者多痛于未行之前，经通而痛自减。"初诊方中肉桂、干姜温经散寒；当归、川芎、乳香、没药、延胡索、生蒲黄、五灵脂祛瘀止痛；党参益气行血；白芍、炙甘草缓急止痛。全方共奏温经散寒、祛瘀止痛之效。三诊时去失笑散，加淫羊藿、枸杞子补肾温阳助孕。本案有两个特点：其一通经明显时以温经散寒、通络止痛为主；其二通经缓解后加用补肾温阳助孕之品获孕。结合西医观点，子宫内膜异位症在腹腔内形成结节粘连，方中用穿山甲活血通络、软坚散结。

（谢静华　陈颐）

第十五节　蔡小荪医案

案一　寒凝胞宫，气滞血瘀案

钱某，女，24 岁，已婚，1976 年 10 月 21 日初诊。

患者婚后 9 年未育，妇科检查无排卵，经素不准，先后无定，2月而行，行经3天，每至腰酸，小腹酸痛、有冷感，脉细弦，苔淡薄，边有齿印。

辨证：寒凝胞宫，气滞血瘀。

治法：温宫理气，以调冲任。

处方：炒当归9g，川芎4.5g，白芍9g，川续断9g，狗脊9g，木香3g，桑寄生9g，乌药9g，艾叶2.4g，4剂。

10月26日二诊：患者用药后腰酸腹冷均瘥，小腹仍感胀痛，脉细，苔薄，边有齿印，宗前法出入。

处方：炒当归9g，川芎4.5g，乌药9g，桑寄生9g，艾叶2.4g，白芍9g，制香附9g，木香3g，3剂。

11月11日三诊：患者经期将届，小腹冷微胀，近曾下虫一条，脉细，苔薄，边有齿印，予为温宫调理。

处方：炒当归9g，川芎4.5g，白芍9g，制香附9g，乌药9g，木香3g，淫羊藿12g，淡吴茱萸2.4g，艾叶2.4g。4剂。另艾附暖宫丸45g，分5日服。

12月7日四诊：患者月经愆期，又逾半月许，昨行量多有块，腰酸小腹胀痛且冷，脉细弦，苔薄，边有齿印，再拟温调冲任。

处方：炒当归9g，丹参9g，白芍9g，川续断肉9g，狗脊9g，木香3g，乌药9g，淡吴茱萸2.4g，川桂枝2.4g，艾叶2.4g。5剂。

12月14日五诊：患者经来4天即净，腰酸腹冷俱减，脉细弦，苔薄白，边有齿印，再予温宫调理，拟丸剂缓治之。另艾附暖宫丸60g，分7日服。

1977年1月11日六诊：逾期6天，经尚未行，脘腹微痛，脉微弦，苔薄，边有齿印，当调冲任，并和胃理气。

处方：炒当归 9g，白芍 9g，丹参 9g，木香 3g，砂仁 3g（后下），淡吴茱萸 2.4g，陈皮 4.5g，4 剂。

1 月 18 日七诊：13 日经行，期较以往略准，量尚畅，3 天净，诸症均除，脉细，苔薄，边有齿印，势见好转，再拟温肾通络。

处方：炒当归 9g，制香附 9g，淫羊藿 12g，仙茅 9g，炒怀山药 9g，怀牛膝 9g，紫石英 12g（先煎），石楠叶 9g，路路通 9g，炙甲片 9g，皂角刺 9g，7 剂。

1 月 25 日八诊：脉细弦，苔薄边有齿印，时届月经中期，拟益肾调理。

处方：炒当归 9g，熟女贞子 9g，白芍 9g，淫羊藿 12g，仙茅 9g，石楠叶 9g，炒怀山药 9g，紫石英 12g（先煎），怀牛膝 9g，陈皮 4.5g，7 剂。

3 月 1 日九诊：患者月事逾期未行，迄今五旬，乳胀形寒溲频，便溏，脉微弦滑，苔薄略淡有齿印，姑先和理，尚待观察。

处方：云茯苓 12g，川续断肉 9g，桑寄生 9g，炒白术 9g，煨木香 3g，苏梗 9g，陈皮 4.5g，3 剂。

3 月 15 日十诊：患者妊娠 2 月，小便妊娠检查 2 次均阳性，泛恶已减，纳差，近小腹微痛，脉弦滑欠弱，苔薄，边有齿印，拟和中安固，防漏红。

处方：云茯苓 9g，炒白术 9g，炒黄芩 4.5g，桑寄生 9g，川续断肉 9g，白芍 9g，木香 9g，苏梗 9g，陈皮 4.5g，谷芽 15g，南瓜蒂 3 个。4 剂。

按语：患者结婚 9 年从未生育，曾由妇科检查，认为无排卵，月经素来先后不准，但逾期较多，甚者 2 月半始行，每临腰酸、小腹疼痛且冷，足见气滞不畅，胞宫受寒，经期不调，先后无定，寒凝则血行受阻，宫冷则有碍孕育，缠绵年久，导致肾阳不充，治当调经为主，理气温宫为先，以冀气得疏通，宫冷蠲除，冲任调和，经来如期。初诊适值经行，故拟四物法去地黄以调经，佐木香、乌药以理气，川续断、狗脊、桑寄生以补脾健肾，艾叶温宫逐寒。药后腹冷腰酸均瘥，复诊从原方加减，增吴茱萸以温中，淫羊藿以温肾，并予艾附暖宫丸以缓治。治疗后第一次经转逾期 18 天，量多有块，腹疼冷痛腰酸又作，前法增丹参以祛瘀生新，桂枝以温通经络，此后症势有所好转，仍以汤剂及丸剂交替使用。第二次经期较前略准，后期一周，量畅，3 天即净，痛冷均瘥，经净后即予温肾通络法，以当归、香附养血理气，淫羊藿、仙茅、石楠叶温肾助阳，怀山药健脾补肾，紫石英温经暖宫，怀牛膝入肝肾，下行滑窍，路路通、皂角刺通经络。复诊已值月经中期，宗原方去通络之剂，增女贞子、白芍助当归以养血益肝肾，以期能促使排卵助孕，果然投剂即效，于 1977 年 1 月 13 日末次经行。继则逾期不至，妊娠反应两次均阳性，脉象弦滑，惟尺部较弱，恐胎元不足，当予和中安固，九天后漏红少些，曾由另医就治。

案二　肝郁气滞，心阴不足，胞脉闭塞案

于某，女，40 岁，已婚，1976 年 3 月 8 日初诊。

患者曾育三胎，两孩于 5 年前因建筑物塌下压死，另一孩压成瘫痪，二年前怀孕四月，因每日负抱瘫孩而致流产，此后经行闭止，每需注射黄体酮始行，兹又阻 10 月，头晕健忘，目花且干，心悸烦躁，胸闷痛，带下有周期，脉细软，苔薄略腻，边红微紫。

辨证：因郁怒伤肝，气滞失畅，心阴不足，胞脉闭塞。

治法：证势纠缠难许速效，姑先解郁宁神，调理冲任。

处方：炒当归 9g，川芎 4.5g，白芍 9g，广郁金 9g，制远志 4.5g，合欢皮 9g，淮小麦 30g，枸杞子 12g，川续断 12g，狗脊 12g，枕中丹 9g（包煎），4 剂。

3 月 12 日二诊：患者服药后情绪较前舒畅，原喜冷饮冷，近渐喜暖，余症如前，脉细苔薄白，质红边微紫，证势有所好转，仍宗前法出入。

处方：炒当归 9g，川芎 4.5g，白芍 9g，丹参 9g，大生地黄 9g，广郁金 9g，制远志 4.5g，炒白术 9g，合欢皮 9g，淮小麦 30g，川续断 12g，狗脊 12g，枸杞子 12g，枕中丹 9g（包煎），4 剂。

3 月 17 日三诊：患者诸症均见瘥减，日前经事已通，今带下间赤，脉细，苔薄边暗，再拟理肝肾调冲任。

处方：炒当归 9g，大生地黄 9g，川芎 4.5g，白芍 9g，广郁金 9g，川续断 12g，狗脊 12g，枸杞子 12g，丹参 9g，熟女贞子 9g，枕中丹 9g（包煎），3 剂。

3 月 22 日四诊：患者此次经量较以往略多，五天净，左小腹早痛，妇科检查右侧附件增厚，带下不多，余症均瘥，脉濡，苔薄边微紫，症势虽减，犹未痊愈，再拟清热活血、理气通络。

处方：炒当归 9g，丹参 9g，大生地黄 9g，赤芍 9g，牡丹皮 9g，败酱草 15g，路路通 9g，炙穿山甲片 9g，广郁金 9g，制香附 9g，生甘草 2.4g，10 剂。另枕中丹 180g，分 20 日服。

另预为处方，于下次月经将临时煎服。

处方：炒当归 9g，丹参 9g，赤芍 9g，大生地黄 9g，川芎 6g，怀牛膝 9g，制香附 9g，乌药 9g，延胡索 9g，茺蔚子 9g，5 剂。

5 月 3 日五诊：患者右腹及腰骶痛显减，二便正常，曾有里急感，必须立便，否则右腰骶压迫痛，近亦瘥，惟月事未行，基础体温欠佳，曲线较平，脉濡苔薄，边微紫，拟调冲任为主，兼理气通络。

处方：炒当归 9g，丹参 9g，大生地黄 9g，赤芍 9g，牡丹皮 9g，广郁金 9g，路路通 9g，制香附 9g，乌药 9g，枸杞子 12g，炙穿山甲片 9g，生甘草 2.4g，15 剂。另枕中丹 500g，经前每日服 0.9g。消郁丸 250g，经前每日服 0.9g。

6 月 10 日六诊：据患者云经事已至，色紫量中等，近两乳先后起块硬痛，兹左侧仍有囊性块，压痛，头晕乏边，目花且干，右腹背胀疼，咳则遗尿，带下红白，大便时阴道前后壁组织凸出，会阴部肌肉收缩力差，松弛现象较重，惟心胸较舒畅，患者来函要求换方，拟健固脾肾兼疏肝消核。

处方：炒党参 9g，炒白术 9g，炒当归 9g，柴胡 4.5g，枸杞子 12g，广郁金 9g，炙穿山甲片 9g，皂角刺 9g，橘叶 9g，橘核 9g，夏枯草 15g，川续断 12g，狗脊 12g，覆盆子

9g，赤芍 9g，白芍 9g，10 剂。另缩泉丸 90g，鹿角粉 21g，沉香末 9g，经净后，各分 10 天吞服。

9 月 10 日七诊：患者经停五旬许，妊娠检查 2 次均阳性，腰酸偏右且冷，脉细右滑，苔薄腻，边略有紫点。恶阻之象，始予安和。

处方：炒党参 9g，炒白术 9g，炒杜仲 9g，川续断 12g，狗脊 12g，桑寄生 9g，苏梗 9g，姜竹茹 4.5g，云茯苓 9g，陈皮 4.5g，苎麻根 9g，10 剂。

另予杜仲 9g，川续断 9g，桑寄生 9g，南瓜蒂 3 个，大枣 9g，10 剂。平时常服。

按语：患者年已四旬，曾育三胎，5 年前因建筑物突然坍塌当场将两孩压死，另一孩压成瘫痪，刺激严重，非比一般，经过本院治疗，3 年后再次怀孕，已甫 4 月，由于瘫孩体重达六七十斤，每日须照顾抱负，连累过甚，导致流产，精神体质，益见亏耗，肝气郁结，心气不得下通，胞脉受阻，月经因此闭止，诸症杂出，致病原因虽然明显，急切图功非易，故先拟解郁宁神、调理冲任，以求郁舒气畅，神情安定，月经通调，再顾孕育。药后情绪较畅，原喜冷饮冷浴亦瘥，且略感喜暖，心肝郁火较平，营卫调和渐现。复诊宗原方增丹参、生地黄以祛瘀生新，养阴益血，旋即月经应至，量虽不多，但较以往好转，诸症均见瘥减，病势初见起色。继由妇科检查发现，右侧附件有炎症，右少腹时痛，舌边紫点未消，经行已净，转拟清热活血、理气通络，取当归、丹参、生地黄以养血和营，赤芍、牡丹皮、败酱草清热散瘀，郁金、香附理气舒郁，路路通、穿山甲片通利经络，生甘草消热解毒。由于患者工作关系回到浙江，因另处枕中丹常服，以健脑安神、补益心肾，并调经方备用。患者兹后症续轻可，原法增消郁丸以疏肝解郁，旋乳房结块，并尿失禁，会阴肌肉松弛，来函求治。根据上述症状，可能系脾肾两亏，兼肝郁气滞之象，故从前法增党参、白术、川续断、狗脊、覆盆子、缩泉丸以健固脾肾，穿山甲片、皂角刺、夏枯草、橘叶、橘核、鹿角粉、沉香末以散坚消核，汤剂与丸散并用，七诊已怀孕五旬许，于 1977 年 4 月得一男。

案三　肝郁气滞，脾肾不足案

谭某，38 岁，女，已婚，1975 年 6 月 11 日初诊。

患者曾孕三次均堕，迄今 5 年许未育，末次流产刮宫后，经每狂行，妇检：无器质性病变，屡用中西药未效，旋服妇康崩势略缓，惟经临 36 小时后，仍过多如注，且下血块，约 4 天许净，兹行方止，乳胀胸闷，带下黏亮，脉细微弦，苔薄。

辨证：肝郁气滞，脾肾不足。

治法：疏肝理气，并健脾肾。

处方：炒当归 9g，炒白术 9g，白芍 9g，熟女贞子 9g，旱莲草 9g，柴胡 4.5g，川楝子 9g，广郁金 9g，泽泻 9g，青皮 4.5g，陈皮 4.5g，乌鸡白凤丸 1 粒（吞），7 剂。另二至丸 60g，分 5 日服。

6 月 25 日二诊：患者药后乳胀带下均减，经期将届，每临腰酸腹胀便溏，脉细微弦，苔白薄腻，从前法增易，预为调理。

处方：炒当归9g，炒白术9g，川芎3g，焦白芍9g，柴胡4.5g，熟女贞子9g，旱莲草9g，川续断12g，炒怀药9g，煨木香3g，乌鸡白凤丸1粒（吞），6粒。

7月2日三诊：患者经行准期（最近经期6月2日，6月29日），此次48小时后又过多，但较前次减少，腰酸好转，便溏亦瘥，腹仍胀，矢气较舒，脉细，苔薄质红，再宗原议。

处方：炒当归9g，大熟地黄9g，川芎3g，白芍9g，炒白术9g，熟女贞9g，旱莲草9g，木香3g，炒怀山药9g，乌鸡白凤丸1粒（吞），3剂。

7月30日四诊：患者经行准期（最近经期7月28日）质较稠浓，近日劳累，腹胀且痛，脉细微弦，苔薄，值兹炎夏，加以操劳逾常，不免饮水解暑，瘀滞堪虞，且经每狂行，势颇纠缠，法当祛瘀生新，兼固冲任。

处方：炒当归9g，丹参9g，川芎4.5g，炒白术9g，白芍9g，益母草9g，云茯苓12g，制香附9g，川续断9g，桑寄生9g，震灵丹9g（包煎），2剂。

8月1日五诊：患者经行较畅，诸症俱瘥，情况显著好转，今将净，脉细苔薄，质微红，再予调理冲任。

处方：炒当归9g，大生地黄9g，川芎3g，白芍9g，云茯苓12g，炒白术9g，熟女贞子9g，川续断9g，桑寄生9g，陈皮4.5g，3剂。

另八珍丸90g，分10日服。

9月24日六诊：患者经行准期（最近经期8月25日，9月24日），量亦适中，余无所苦，脉细苔薄，再拟调理冲任。

处方：炒当归9g，大生地黄9g，丹参9g，白芍9g，熟女贞9g，旱莲草9g，桑寄生9g，川续断12g，制香附9g，3剂。

1976年2月9日七诊：患者经期将届（最近经期12月13日，1月11日），日前下红不多，色似淡咖啡，翌日即止，腰微酸，脉微弦，苔薄腻，姑先调理，尚待观察。

处方：炒当归9g，白芍9g，云茯苓9g，炒白术9g，姜半夏4.5g，川续断9g，狗脊9g，桑寄生9g，熟女贞子9g，陈皮4.5g，3剂。

2月25日八诊：经停1月半，胃纳尚可，时时泛恶，恶闻油气，乳胀略大，腰酸乏力，洒淅形寒，脉微弦滑，苔薄腻，呈恶阻之象，拟和中安固（妊娠试验两次均阳性）。

处方：炒党参9g，炒白术9g，云茯苓9g，姜半夏4.5g，姜竹茹4.5g，炒杜仲9g，川续断12g，狗脊12g，黄芩9g，苏梗9g，左金丸3g（包煎），5剂。

按语：素体尚称健壮，因劳累过度而致流产，连续三次形成滑胎（习惯性流产），冲任二脉不免受损，固摄无权，是以末次流产刮宫后每次月经量过多如注，屡治未效后，用妇康片后崩势较缓，惟经来36小时后依然狂行，初诊适经方净，由于屡次流产，情绪不无影响，肝郁气滞，脾肾不足，乳胀胸闷，带下黏亮，当拟逍遥散合二至丸、乌鸡白凤丸，以顾肝、脾、肾三经，并寓调经止带，防崩之意。药后诸症均减，此后经期又临，延至48小时后量始增多，但较前次减少，原每行腰酸，便溏亦瘥。第二次经来，质较稠浓，腹部胀痛，有瘀滞之象，故拟祛瘀生新兼固冲任。投剂后，经量较畅，诸恙俱除，症热显见好转，兹后经行准期，量亦适中，余无所苦，仍继续调治，案从略。至 1976 年 2 月 9 日来诊，经期将届（前次经期为 1 月 11 日），但于 2 天前下红稍紫，色似咖啡，翌日即止，略觉腰酸，脉象微弦，鉴于经期久准，功血早除，冲任已调，似是有排卵之型，此次情况，与以往经来有所不同，形如一月堕胎之兆，显然时日尚少，犹难贸然肯定，前车之鉴，不得不防，碍方剂，当须规避，暂予调理，以待详察。至 2 月 11 日，患者即感头晕、疲惫、形寒腰酸，继而渐有泛恶，乳胀略大、恶闻油气现象，逐趋明显，妊娠反应两次均阳性，于 1976 年 10 月育一男，剖宫产。本病例当属有排卵型功血，疗效虽显，亏损难免，加以习惯性流产，如有孕育，极易堕胎，故早期妊娠诊断，至为重要，稍有疏忽，定致贻误，审慎明辨，防微杜渐，该案更见明。

（饶玲铭　陈颐）

第十六节　许润三医案

案一　肾虚血瘀案

吴某，女，31 岁，2005 年 8 月 1 日初诊。

患者药物流产术后 4 年，近 1 年未避孕未怀孕。患者 2002 年结婚，夫妇同居，性生活正常，婚后曾怀孕 2 次，人工流产 1 次，药物流产 1 次。术后恢复良好，无不适反应。近 1 年未避孕未怀孕。配偶未行精液常规检查。患者自测基础体温，呈不典型双相，今年 8 月行子宫输卵管通液检查示：双侧输卵管不通。平时患者无不适主诉，食纳、二便正常。月经 26 ~ 30 天，3 天干净，量少，色暗红，无血块，无痛经。末次月经 2005 年 7 月 22 日。舌质暗，舌苔薄白，脉沉细。

诊断：不孕症（继发性不孕症），证属肾虚血瘀。患者流产 2 次，损伤冲任胞脉，致使肾气虚弱，久虚而致气血运行不畅。瘀血阻于冲任胞络，导致胞脉闭阻，两精不能相合，而难于成孕。患者近 1 年来月经量少，经期延长均为肾虚血瘀之证候。

治法：理气活血，祛瘀通络，兼补肾气。

处方：四逆散加味。柴胡 10g，枳实 15g，赤芍 15g，甘草 10g，路路通 10g，穿山甲 10g，丹参 30g，水蛭 10g，䗪虫 10g，三七粉 3g（冲），生黄芪 30g，蜈蚣 5 条。7 剂，水煎服，日 1 剂。

二诊：患者服上方后，患者无不适主诉，效不更方，继续以上方案治疗 3 个月经周期，患者于同年 11 月行输卵管碘油造影示：右侧通畅，左侧通而不畅。2005 年 12 月妊娠。

按语：该患者为输卵管阻塞性不孕。治疗当辨证与辨病相结合、以理气活血，祛瘀通络立法。方以四逆散加味，疏肝理气，气行则血行，瘀血自去。方中用柴胡、枳实、赤芍之品理气活血，同时重用活血祛瘀通络之品，如蜈蚣、丹参、穿山甲等；配强肾片补肾。经理气活血补肾治疗后，患者瘀去络通，肾气充实。肝气疏泄，冲任调达，则两精易于相合，而受孕。

案二　胞脉闭阻案

罗某，女，25岁，1997年12月25日初诊。

患者引产后近3年未避孕未怀孕。3年前两次人工流产，1994年7月孕5个月行引产，手术顺利。之后未避孕未怀孕。去年行输卵管通液：通而不畅。测基础体温为双相。月经28～30天一潮，5天干净，量色正常，无腹痛。平时白带较多，色黄，时有右下腹痛（排卵时），经前起痤疮，饮食二便正常。舌质暗体胖大，苔白，脉细滑。

诊断：不孕症（继发性不孕症）。证属胞脉闭阻。患者多次流产损伤胞脉，造成瘀血阻滞，胞脉闭阻，不能摄精成孕。

治法：活血化瘀通络。

处方：桂枝茯苓丸加味。桂枝15g，桃仁10g，䗪虫10g，赤芍15g，白芍15g，天花粉10g，莪术10g，穿山甲10g，路路通10g。7剂，水煎服，日1剂。

二诊：患者因事未能连续服药。再次就诊为1998年8月。患者述月经量较少，诊脉细弱，治疗仍以活血化瘀通络为法。考虑月经量少，脉细弱，应扶正祛邪，佐以温肾养血之品。

处方：鹿角片10g，当归10g，白芍10g，蜈蚣5条，生甘草10g，穿山甲10g，石见穿20g，麦冬10g，王不留行25g。

患者自1998年8月起，以上方加减连续服药5个月，于 1999 年 2 月输卵管通液复查为通畅。此后半年受孕。

按语：输卵管阻塞中医辨证为瘀血阻滞，胞脉闭阻。常以蜈蚣、穿山甲、石见穿、王不留行活血化瘀通络，但因活血药久用易耗气伤血，且患者脉细弱，故在活血基础上，加温肾养血之品。

案三　肝郁肾虚案

蒋某，女，39 岁，1998 年 12 月 28 日初诊。

患者结婚 5 年，一直工具避孕，近 1 年未避孕未怀孕。今年 1 月夫妇同居，未避孕亦未怀孕。丈夫在医院查各项指标正常。患者今年 9 月输卵管通液检查示：输卵管通畅。月经规律，测基础体温为典型双相，末次月经 11 月 26 日。今查抗精抗体阳性。经前无乳房胀，饮食二便正常。舌质正常，脉沉细。

诊断：不孕症（原发性不孕症），证属肝郁肾虚。肾主藏精生髓，奠定了生殖基础，与免疫功能密切相关，并可通过生长激素、皮质激素等调节免疫功能。患者无证可辨，仅抗精抗体阳性。

治法：调肝补肾。

处方：柴胡 10g，当归 10g，白芍 10g，菟丝子 30g，山药 15，枸杞子 20g，首乌 20g，丹参 30g，巴戟天 10g，制香附 10g，益母草 15g。7 剂，水煎服，日 1 剂。

二诊：服中药后，患者食欲稍减，腹胀，考虑为脾虚失健运所致。上方加党参 10g，生黄芪 30g，砂仁 3g 健脾理气，兼顾后天，以养先天。依此方加减出入共服药 49 剂。于 1999 年 2 月 8 日查尿妊娠试验阳性，3 月 12 日盆腔 B 超：宫内孕，活胎，符合孕周。1999 年 11 月剖宫产一健康女婴。

按语：免疫性不孕患者常没有明显临床症状，给辨证带来一定困难。对于该类患者，多无证从病，结合西医的诊断指标，结合其病变特征，从肝肾着手，给予调补，方中柴胡、当归、白芍、丹参、制香附、益母草行气活血、调理冲任；菟丝子、山药、枸杞子、首乌、巴戟天补肾益精，调固冲任。全方共奏调肝补肾之功，故疗效显著。

案四　肝肾不足，冲任虚衰案

齐某，女，28 岁。2006 年 2 月 25 日初诊。

患者结婚 2 年未孕，未避孕亦未怀孕。患者 2004 年初结婚，男方查精液无明显异常。患者未行输卵管通液检查，自测基础体温无明显双相，平时自觉腰酸、乏力。月经初潮 15 岁，平素月经先后不定，21 ~ 50 天一潮，5 ~ 7 天干净。末次月经是 2006 年 1 月 20 日。量中，色暗红，偶有血块，时有痛经。舌质淡白，苔白，脉沉细。

诊断：不孕症（原发性不孕），证属肝肾不足，冲任虚衰。患者素体肾虚，冲任不足，肾虚，不能摄精成孕，则见婚久不孕，肝郁肾虚，血海蓄溢失常，故月经先后不定；腰为肾之府，肾虚则腰痛；舌脉亦为肾虚之象。

治法：补肾调肝。

处方：调冲方加味。仙茅 10g，淫羊藿 10g，菟丝子 30g，熟地黄 10g，当归 20g，川断 30g，柴胡 10g，紫河车 10g，鸡血藤 20g，白芍 10g。共 7 剂，水煎服，日 1 剂。

二诊：患者经本方治疗 2 月后，腰痛缓解。基础体温双相。末次月经是 2006 年 4 月 6 日，5 月 15 日查尿妊娠试验为阳性。

按语：患者为排卵障碍性不孕，根据患者基础体温不正常，月经少，腰痛及脉沉细，均为肾虚之象，给予补肾调冲之品。方中仙茅、淫羊藿补肾温阳；川断补肝肾、行血脉；菟丝子补肾益阴；紫河车补肾精、益气血；当归、熟地黄、白芍养血调经；佐柴胡条达气机。上药合用补肾养血调肝，使冲任充盛，血海充盈，气血调和，故受孕。

案五　气血不足，冲任虚衰案

李某，女，32 岁，1998 年 6 月 8 日初诊。

患者曾引产，上环、取环，再次流产后，近 8 年未避孕亦未怀孕。1997 年 8 月在当地医院中医妇科行输卵管通液检查示输卵管通畅。今年 3、4 月查 BBT 无典型双相，温差小。月经 14 岁初潮，27 天一潮，3 天干净，量少，色暗红，无腹痛。末次月经 5 月 22 日。感乏力，腰酸。舌淡红，苔白，脉细弱。

诊断：断绪（继发性不孕症），证属气血不足，冲任虚衰。

治法：益气养血，补肾调冲。

处方：党参 15g，生黄芪 15g，当归 10g，熟地黄 10g，枸杞子 20g，首乌 20g，紫河车 10g，丹参 30g。共 7 剂，水煎服，日 1 剂。

二诊：患者服中药后无不适，观其基础体温高温相不平稳，呈锯齿状，考虑肾阳不足，上方加淫羊藿 10g，巴戟天 10g 继服。治疗以益气养血，补肾调冲法加减治疗 2 个月。于 10 月 11 日查尿妊娠试验呈阳性。

按语：患者为排卵障碍性不孕，一般以补肾为主，此患者屡经引产、流产、上环，致使冲任受损，阴血暗耗，不能摄精成孕。月经量少、乏力、腰酸、舌脉均为冲任虚衰，气血不足之征。故治疗在补肾基础上，加益气养血之品。月经前半周期以补肾养血为主，后半期加强温肾作用。

（谢静华　陈颐）

第十七节　夏桂成医案

案一　肝肾亏虚，肝经郁火，冲任失滋案

王某，于2005年6月4日初诊。

患者结婚2年，夫妻同居未孕，末次月经2005年5月24日，量少，色红，有血块，腹不痛，曾在南京军区总医院查雄激素、催乳素，二者均偏高，尿17-羟皮质类固醇、17-酮皮质类固醇未见异常。B超监测排卵示卵泡发育不良。刻诊：月经周期第12天，乳头溢液，量少色清，口干，心烦易怒，腰酸，带下量少，舌红苔薄腻，脉细弦。

辨证：肝肾亏虚，肝经郁火，冲任失滋。

治法：经后期滋养肝肾，疏肝健脾。

处方：二至地黄丸合越鞠丸加减。女贞子、墨旱莲、山药、山萸肉、牡蛎、牡丹皮、茯苓、川断、菟丝子各10g，苍术、香附各9g，广陈皮6g。

服上方7剂后，患者乳房胀痛有所好转，口干亦有好转，继以补肾周为治疗大法冀恢复排卵，并配合疏肝理气以降低患者的催乳素，排卵期以补肾促排卵汤加减；经前期患者易出现便溏，治以健脾补肾、疏肝和胃，方选健固汤合越鞠二陈汤加减；经期则以理气活血调经为法，方选越鞠丸合五味调经散加减。经 2 个周期的调治后，患者未再出现乳头溢液，腰酸状况亦有所好转。2005 年 8 月 8 日复诊，基础体温高温相达 19 天，尿妊娠试验（＋），遂转补肾养血、和胃安胎以收全功。

按语：卵巢功能与机体的内环境有较为密切的关系。体内阴阳平衡，气血充沛，脏腑功能济调，卵巢才能排出健康的卵子。本案属肝肾亏虚，肝经郁火，冲任失滋，故经后期以滋养肝肾、疏肝健脾为法，方选二至地黄丸合越鞠丸加减，再以补肾调经配合疏肝理气，降低患者的催乳素水平，使其排卵功能恢复而受孕。

案二　肾阳偏虚，阴亦不足，夹有心肝郁火血瘀案

徐某，女，26 岁，南京人。

患者结婚 3 年，夫妻同居未孕就诊。男方精液常规检查正常。患者月经初潮 13 岁，7/（30～37）天，量一般，色紫红，夹血块，伴痛经。BBT 高温相偏短。平素常感腰酸，心烦，经间排卵期白带少，经前乳房胀痛，大便稀软。月经周期第 3 天血 E2 69.00pg/mL，LH 5.93IU/L，FSH 71IU/mL，T 0.23pg/mL，P 6.25pg/mL。月经周期 23 天时 P 10.23pg/mL。B 超示子宫偏小。HSG 检查示：双侧输卵管通畅。就诊时值月经周期第 10 天，白带量一般，小腹不痛，腰略酸，纳谷欠香，二便正常，舌质淡红，苔薄腻，脉细弦。

辨证：肾阳偏虚，阴亦不足，夹有心肝郁火血瘀。

治法：按经后期治疗，滋肾调肝，佐以健脾。

处方：滋肾生肝饮合香砂六君子汤加减。丹参10g，赤芍10g，白芍10g，山药10g，山萸肉9g，牡丹皮10g，茯苓10g，川断10g，菟丝子10g，炒柴胡6g，广木香9g，广陈皮6g，六一散10g（包煎）。

经间期健脾滋阴，调气和血，以健脾促排卵汤加减。

处方：党参15g，制白术10g，制苍术10g，紫石英10g（先煎），广木香9g，五灵脂10g，赤芍10g，白芍10g，山药10g，牡丹皮10g，茯苓10g，川断10g，菟丝子10g，省头草10g。

患者基础体温上升后，改滋肾疏肝，方取毓麟珠合越鞠丸加减。

处方：丹参10g，赤芍10g，白芍10g，山药10g，牡丹皮10g，茯苓10g，川断10g，紫石英10g（先煎），五灵脂10g，六一散10g（包煎），省头草10g，制香附10g，制苍术10g。基础体温上升19天时尿妊娠试验（＋），此后足月分娩一子。

按语：患者月经周期尚正常，但色紫红，夹血块，伴痛经，说明有瘀滞。结合全身症状，属肾虚肝脾失调，既有肝肾不足，阳气虚弱，又有肝郁化火，肝郁气滞，伴有血瘀。患者初潮后即有痛经，说明先天肾气不足，偏于阳虚；患者基础体温高相偏短，亦说明虽然表面上月经周期正常，实质上阴阳各有不足。以调周法治之，促其阴阳在正常水平上的消长转化运动，故治疗1个月即受孕。

案三　肾气虚弱，湿热内蕴胞脉胞络，冲任失滋案

邱某，女，31岁，公司职员。

患者继发不孕2年，2004年曾在妊娠60天时行人工流产术，近2年夫妇同居而未孕。月经初潮15岁，平素经期7天，月经周期30天，末次月经2004年2月23日，经量中等，色红，有少量小血块，小腹隐痛。患者26岁结婚，未避孕。妇科检查：外阴已婚式，阴道通畅，宫颈轻度糜烂，子宫中后位，大小正常，压痛（－），双侧附件轻度压痛，子宫输卵管造影示双侧输卵管通而不畅。男方精液检查正常。2004年3月5日来诊，刻下：月经周期第13天，带下量中等，呈蛋清样，量少时腹痛，腰酸，舌淡红，苔白腻，脉细弦。

辨证：肾气虚弱，湿热内蕴胞脉胞络，冲任失滋。

治法：治从经间期，补肾促排卵，佐以通络。

处方：补肾促排卵汤加减。丹参、赤芍、白芍、怀山药、山萸肉、牡丹皮、茯苓、川断、菟丝子、紫石英（先煎）、五灵脂、山楂各10g，广木香、红花各6g，天仙藤10g。

患者服上方7剂后，带下量中等，患者基础体温仍处低相，小腹作胀，神疲乏力，遂转入调周法，佐以通络。拟归芍地黄汤加减，即3月5日方去紫石英、五灵脂、红花，加陈皮6g，炒白术10g。

3月16日二诊：基础体温上升4天，乳房胀痛，脘腹胀满，便溏，治从经前期，健脾补肾、疏肝和胃，方选健固汤加减。

3月23日三诊：患者基础体温高温相12天，双侧乳房

微胀，右侧少腹隐痛，腰酸，腹胀矢气，大便欠实，夜寐多梦，考虑有妊娠可能，故用养血补肾理气法治之。7 日后复诊，基础体温高温相 24 天，尿妊娠试验（＋），小腹隐痛，乳房抽痛，右少腹时有抽痛，遂以养血补肾、和胃安胎法以收全功。

　　按语： 慢性输卵管炎大多由急性炎症演变而来，临床上亦可能无症状出现，只在输卵管造影时发现。其病变的特征是：病程长，疗程长，反复发作，劳累之后极易发作，由于炎症的阻塞及局部组织增厚增粗，常伴疼痛，故中医学将其称作"瘀滞证"。由于反复发作，劳累后易发作，中医古籍有称之为"下瘵证"。该患者的诊治过程中，夏老以调周与通络相结合，以补肾调周为主，配合清热利湿通络，取得成效。

案四　肾阴偏虚，肝郁气滞，兼夹瘀浊案

王某，29 岁，中学教师，2006 年 10 月 8 日初诊。

患者继发性不孕 2 年，2 年前曾行人工流产，术后至今未孕。月经初潮 15 岁，平素月经经期 5 天，周期 25 天，末次月经 2006 年 9 月 10 日，量中等，色红，无血块，无痛经史。26 岁结婚，男方全面检查未发现异常。女方检查示：AsAb 1：200，EmAb 1：200。刻诊：月经周期第 19 天，基础体温上升 4 天，乳房胀痛，口干欲饮，腰酸，二便尚调，舌红苔腻，脉细弦。

辨证：肾阴偏虚，肝郁气滞，兼夹瘀浊。

治法：补肾调肝，助阳抑抗。

处方：助阳抑抗汤加减。丹参、赤白芍、山药、山萸肉、丹皮、茯苓、川断、紫石英（先煎）、菟丝子、五灵脂各 10g，青皮、陈皮 6g，炒柴胡 5g。

服药后，患者乳房胀痛好转，腹胀较明显，遂配合疏肝健脾，经期治以理气活血调经，方选越鞠丸合五味调经散加减；经后期治以养血补肾、理气健脾、滋阴抑抗，方选参苓白术散合滋阴抑抗汤加减；经间期治以补肾促排卵法，方选补肾促排卵汤加佩兰 10g，苎麻根 15g；经前期治以健脾补肾、疏肝和胃，方选健固汤合越鞠二陈汤加减。经过一个完整周期调治后，患者诸症好转。

2007 年 1 月 6 日复诊，患者基础体温高相 28 天，尿妊娠试验（+），遂以养血补肾、理气和胃安胎收全功。

按语： 免疫性不孕的病机多属阴虚血热、湿热蕴结和瘀血阻络，一般是由于行经、分娩、人流术引起等生殖道损伤、出血、炎症，或房事不慎，邪热乘机入侵所致。临证虽以肝肾阴虚型多见，但经后偏于阴虚火旺者治宜滋阴降火，用自拟滋阴抗抑汤，经前则以助阳抗抑为主。

（胡晓霞　陈颐）

第十八节　刘敏如医案

案一　肾阳虚兼脾湿化热案

梁某，40 岁，2003 年 9 月 29 日初诊。

患者未避孕未再孕 4 年，经期 7 天以上数年，素体怕冷。曾于 2002 年在私立医院进行体外受精－胚胎移植（IVF－ET），未成功。1999 年自然妊娠 6 周时因胎儿发育停止行刮宫术。2000 年西医检查输卵管通畅，内分泌正常，曾行 IUI、IVF 未成功，月经周期 26～27 天，经期 9 天，LMP：2003 年 9 月 22 日。舌暗红胖润，苔腻、根黄尖白，脉细。

诊断：不孕症（继发），经期延长。辨证为肾阳虚兼脾湿化热。

治法：益肾健脾祛湿清热。

处方：予五子衍宗丸、寿胎丸、参苓白术散化裁。

患者陆续在刘教授处治疗，湿热尽后以左右归丸加减调理，经期延长恢复正常，他症消失，于 2004 年 5 月行体外受精-胚胎移植成功，生一男婴。

按语：素体畏寒为阳虚，婚久不孕且有不良妊娠史属肾虚；复有脾湿化热之象，证型复杂。虽有湿热，然脾虚为生湿之源，故治以益肾健脾祛表热。方用五子衍宗丸、寿胎丸补肾益气温阳，参苓白术散健脾利湿，酌加清热之品，湿热尽后不再顾脾，专以左右归丸加减调补肾之阴阳，肾气充盛，胞宫藏泻有序，经期复常，他症消失。

案二　肾虚血瘀案

陈某，女，39 岁。

患者婚后 10 年未避孕未孕。西医检查左侧输卵管阻塞，多囊卵巢综合征。曾于 2003 年 1 月 13 日体外受精-胚胎移植（IVF-ET）未成功。

综合四诊，中医辨证为肾虚血瘀，治以补肾活血，主方用六味地黄丸合五子衍宗丸加养血活血药化裁，根据月经周期，择期用药，调治 2 月余，基础体温由单相变为双相，于中药调经后第 5 个周期再次行 IVF - ET 成功。

按语：该患者结婚 10 年未孕，中医辨证为肾虚血瘀。故选用六味地黄丸补肾益精，在此基础上合用五子衍宗丸补肾益气、填精补髓、种嗣衍宗。佐以养血活血之品，使瘀祛血行。合之可使肾气旺盛，肾精充实，任通冲盛，胞宫得养而经调子嗣。

案三 脾肾不足案

李某，女，34 岁。

患者结婚 2 年，未避孕未孕。既往月经周期 2 ~ 3 个月一行，BBT 为单相。

中医辨证为脾肾不足，治以健脾益肾，养血调经助孕。主方以杞菊地黄丸、参苓白术散交替使用，并随症加减化裁，脾胃改善后，主要用归肾丸，至第 4 个周期开始，BBT 转为双相，于第 5 个周期自然怀孕。

按语：该患者为原发性不孕症合并月经后期，中医辨证为脾肾不足。因脾主生血，肾主藏精，精血亏虚，冲任不盈而致后期、不孕。治以杞菊地黄丸补肾填精以益精血，参苓白术散健脾以启气血生化之源。二者交替使用，待脾胃改善后，主用归肾丸补肾调经，三月后 BBT 转为双相，随即自然怀孕。

案四 气滞血瘀兼湿案

陈某，34 岁，2003 年 6 月 24 日初诊。

患者诉经期腰腹剧痛伴呕吐 2 个月。今正值经期第 3 天，血色鲜红有块，小腹胀痛，时有恶心。曾有过敏性鼻炎史，2002 年 9 月切除子宫肌瘤约 10cm × 8cm。2001 年 10

月怀孕 24 周流产，至今未再孕，希调理助孕。LMP：2003年 6 月 22 日。舌有瘀点，苔腻、根黄尖白，脉滑。

辨证：气滞血瘀兼湿热。

治法：理气和血兼以祛湿清热。

处方：给予四妙散、四逆散加竹茹、法半夏、藿香，4 剂。

患者二诊时经净，诸症消失，以参苓白术散加减治疗。

患者此后数诊，平时健脾理气活血，八珍汤调理，经期行气止痛降逆和胃，方以四逆散加延胡索、艾叶、法半夏、生姜、竹茹、茯神、合欢皮、三七，随症化裁。经治七诊，痛经消失，身体复常，后足月孕，剖宫产一女婴，产后前来调理身体，自述服药调理痛经 3 个月后，痛经消失，复怀孕分娩。

按语：该患者以经期腰腹剧痛伴呕吐 2 个月就诊，舌象提示湿热夹瘀。虽有晚期流产及子宫肌瘤切除术史，但目前中医辨证为气滞血瘀兼湿热，仍属实证。"急则治其标"，故采用理气和血兼以祛湿清热之法，四逆散既有调理肝脾之功，又具调和气血之能，是调畅气机的基本方，气行则血行。四妙散清热利湿健脾，加竹茹、法半夏、藿香清热和胃、降逆止呕。二诊时经净，诸症消失，故以参苓白术散益气健脾、利湿和胃，尚可调理脾升降气机。此后平时用八珍汤健脾理气、养血活血，经期以四逆散加延胡索、艾叶、法半夏、生姜、竹茹、茯神、合欢皮、三七等行气止痛、和胃降逆。调理 3 个月后，痛经消失，受孕分娩。

（饶玲铭　陈颐）

第十九节　李丽芸医案

案一肾精匮乏案

易某，女，27 岁，已婚，2006 年 2 月 5 日初诊。

患者人流后同居无避孕未孕 8 年。1998 年人流后出现月经推后，常需药物催经后月经方至，经量逐渐减少，末次月经 2005 年 11 月。诊见：平素带下量少，阴道干涩，舌淡红、苔薄白，脉弦细。妇科检查：外阴发育正常，阴道通畅，宫颈轻度炎症，子宫体平位，大小活动正常，双侧附件未扪及异常。辅助检查：外院查性激素促卵泡素（FSH）34.14IU/L。

西医诊断：卵巢早衰。

中医诊断：不孕症，证属肾精匮乏。

治法：益肾填精，补益精血。

处方：淫羊藿、紫河车、黄芪、巴戟天、鹿角霜、怀牛膝、枸杞子各 15g，当归 10g，熟地黄、菟丝子各 20g，川芎 5g。每天 1 剂，水煎服。

2 月 10 日二诊：患者复查性激素 FSH 64.5IU/L，黄体生成素（LH）51.99IU/L，雌二醇（E2）30pmol/L，催乳素（PRL）155mIU/L，睾酮（T）1.9nmol/L，孕酮（PRG）2.37nmol/L。抗精子抗体阴性。男方精液常规正常。服上方后无其他不适，舌淡红、苔薄白，脉弦细。治疗仍以益肾填精、补益精血为法。

处方：患者守上方续服，并予仙子益真胶囊（李教授经验方，组成：熟地黄、女贞子、续断、菟丝子、淫羊藿各15g，旱莲草9g）以养血滋阴、填精益髓，每次4粒，每天3次，口服。同日予安宫黄体酮，每次4mg，每天3次，口服，连用5天。

2月22日三诊：患者2月18日月经来潮，现月经第5天，经量少，无下腹痛及其他不适，舌淡、苔薄白，脉弦细。继续守益肾填精、补益精血法，予原方及仙子益真胶囊治疗。

分别于2、3、4、5月共行4个人工周期治疗。6月复查性激素：FSH 75.3IU/L，LH 33.02IU/L，E2 35pmol/L。分别于12月与2007年3月经期第5天给予法地兰促排卵治疗，每次50mg，每天1次，口服，连用5天。

2007年4月13日四诊：患者末次月经3月18日，经期6天，量中，色暗红，夹血块，无痛经，带下量中，无阴痒，潮热汗出，纳、寐可，二便调，舌淡红、苔薄白，脉弦。基础体温（BBT）高温相。仍守益肾填精、补益精血法。

处方：鸡血藤30g，熟地黄、女贞子各20g，桑寄生、旱莲草、菟丝子、太子参、茯苓各15g，续断、白芍、当归各10g，砂仁5g（后下）。每天1剂，水煎服。

4月25日五诊：患者月经未至，纳、寐可，二便调，舌淡红、苔薄白，脉弦滑。BBT持续高温相。查尿妊娠试验：阳性。绒毛膜促性腺激素（hCG）3340.2IU/L，PRG 98.69nmol/L。

予孕宝口服液以安胎［李教授经验方，组成：太子参、桑寄生、续断、旱莲草、菟丝子各15g，白芍10g，砂仁5g（后下），熟地黄20g]，每次10mL，每天3次，口服。

随访：孕期随访正常。2008年5月患者携子照片前来，诉其子半岁，健康。

按语：本例患者人流术后出现月经后期甚则停闭不至，FSH升高，BBT单相，为卵巢功能减退所致不孕。辨证以肾虚为主，天癸不足，冲任二脉虚衰，月经后期，经量明显减少，不能成孕。治疗以益肾填精、补益精血为法。同时根据月经周期的不同时段，循周依时略有化裁。患者病程日久，故应用中西医结合方法，治疗过程中患者症状好转。循法再治，适时加用促排卵治疗2周期，终能成孕。随访至2009年7月，小孩体健。

案二　湿瘀互结，脾肾两虚案

陈某，女，22岁，已婚，2008年11月13日初诊。

患者已婚同居无避孕不孕3年。患者平素月经错后，1~3月一行，5~8天干净，无明显血块，无痛经。2008年5月开始月经需药物催经方至。末次月经2008年10月21日，为应用黄体酮后月经来潮。2008年10月30日行子宫输卵管造影检查后带下夹血丝至今。诊见：带下夹血丝，无腹胀腹痛，纳可，梦多，大便偏干，小便正常，舌淡红、苔薄白，脉弦细。辅助检查：2008年10月30日子宫输卵管造影提示右侧输卵管完全性阻塞。

诊断：不孕症，辨证为湿瘀互结，脾肾两虚。

治法：利湿化瘀通络，补肾健脾。

处方：路路通、怀牛膝、络石藤、丹参、茯苓、泽泻、郁金、毛冬青、旱莲草各 15g，当归、威灵仙各 10g，忍冬藤 20g。7 剂，每天 1 剂，水煎服。

外用处方：桂枝 20g，栀子、丹参、当归、吴茱萸各 30g。布包，湿水，蒸热，温敷下腹部，每天 1 次，每次 20～30 分钟。

11 月 27 日二诊：患者末次月经 11 月 23 日，现未干净，量中等，色鲜红，夹血块，无痛经。寐欠佳，舌淡红、苔白，脉弦细。当天性激素检查，LH 6.08IU/L，FSH 3.7IU/L，PRL 160mIU/L，E2 206pmol/L。治以补肾健脾渗湿。

处方：淫羊藿、巴戟天各 10g，何首乌 20g，黄芪、党参、茯苓、白术、山药、黄精、五爪龙各 15g，炙甘草、砂仁（后下）各 5g。7 剂，每天 1 剂，水煎服。

西药治疗：氯米酚片，每次 50mg，每天 1 次，口服，共服 5 天。

12 月 24 日三诊：患者 B 超检查提示子宫偏小，双卵巢多囊改变。BBT 单相。仍循前法分别给予补肾健脾、渗湿通络中药治疗，以改善盆腔环境。2009 年 3 月起加用西药促排卵治疗，氯米酚片，每次 50mg，每天 1 次，共服 5 天。尿促性素注射液，每次 150U，肌注，每 2 天 1 次，共用 2 次。

2009 年 4 月 9 日四诊：患者停经 40 天，3 天前测妊娠试验阳性。诊见：舌淡、苔薄白，脉弦滑。予滋肾安胎法治疗，孕宝口服液，每次 10mL，每天 3 次，口服，共服 1 周。

按语：本例患者为输卵管因素与排卵障碍相夹杂所致不孕，在注重排卵障碍治疗的同时，结合化瘀通络。输卵管属于胞脉的范畴，胞脉不通，精卵不能相遇，故无孕。治疗应以化瘀通络为法。李教授强调，中医药具有内治外治合用的特色，通过中药包的温热作用及外用中药发散走窜的特性改善盆腔环境，促进炎症消散和吸收。经多途径治疗，终以成功助孕。

案三　脾肾两虚夹痰湿案

何某，女，26 岁，2006 年 12 月 8 日来诊。

患者体重增加明显月经稀发 4 年，未避孕未孕 2 年余。患者出生时体重 4 余斤，12 岁月经初潮，平素月经 30 天一潮，6~7 天干净，量中。2002 年开始体重由 90 余斤增加至现在 120 余斤。月经 33~40 余天一潮，6~7 天干净，量中，色红，血块（±），可见膜状物排出。2005 年 11 月始月经 40~80 天一潮，需用黄体酮诱经，6~7 天即净，量时中时少。测 BBT，3 月份有双相，PMP 10 月 5~10 日，LMP 12 月 8 日（12 月 1~3 日肌注黄体酮）。患者 2004 年始同居未避孕未孕。8 月 4 日通水，提示通畅。来诊时症见：神清，精神好，觉胸中作闷，作呕，有痰难咳，时觉胁肋部胀痛，纳可，眠欠佳，腰酸，二便调。舌质淡有瘀点、齿印，苔薄白，脉沉细。

专科检查：形体肥胖，阴毛分布正常，无黑棘皮征。双乳育尚可。外阴阴道正常，宫体前位，常大，质中，活动可，无痛，双侧附件未及异常。

辅助检查：2005 年 6 月外院妇科 B 超无异常。2006 年

8 月输管通水提示通畅。10 月性激素 6 项检查提示 E2 偏低。10 月 12 日胰岛素 13mIU/L。2006 年 12 月 7 日我院妇科 B 超示：左卵巢多囊改变。BBT 近 2 月为低温相。

西医诊断：多囊卵巢综合征，原发性不孕。

中医诊断：月经后期，不孕症，证属脾肾两虚夹痰湿。

治疗：

（1）减肥。禁食膏粱厚味，忌食生冷。建议针灸减肥。

（2）西医治疗：患者雌二醇偏低，建议予补佳乐＋安宫黄体酮＋二甲双胍治疗 3 个月后停用人工周期，予克罗米芬促排卵。

（3）中医理法方药：以虚则补之，实则泻之为治则，以健脾补肾、化痰祛湿为治法，根据月经周期选方如下。

经后：当归 12g，川芎 10g，云苓 20g，淫羊藿 10g，仙茅 10g，菟丝子 20g，胆南星 10g，香附 10g，白术 15g，郁金 15g，陈皮 5g，鹿角霜 15g，7 剂，服半月。

经前：当归 12g，川芎 10g，赤芍 15g，川牛膝 15g，鸡血藤 30g，郁金 15g，陈皮 5g，枳壳 15g，石菖蒲 15g，白术 15g，丹参 15g，经时加用益母草 30g。2 日 1 剂，渣再煎，2 日分服。

按以上方案治疗 3 月后停用人工周期疗法，第四月患者自发排卵并受孕。

按语：方中白术、云苓健脾化湿。云苓利水而不伤正气，药性平和，为利水渗湿要药，《世补斋医书》载"茯苓一味，为治痰主药。痰之本，水也，茯苓可以利水；痰之动，湿也，茯苓又可以行湿。"其与白术同用，其健脾利湿之功益彰。陈皮气香性温，能行能降，具有理气运脾、调中快膈之功。与温燥之制南星伍用可燥湿祛痰。川芎辛香行散、温通血脉，为血中之气药，实具通达气血的功效，与当归配伍，可增强活血散瘀之功。全方使痰湿去则冲任通，血海自无阻隔，而获通经之效。经前用药以活血燥湿、健脾理气通经为法。李教授认为，本患者脾失健运，湿邪内生，湿聚成痰，痰湿脂膜壅塞冲任，气血运行受阻，血海不能满溢，遂致月经后期。故在采用以上治法的同时，仍需嘱其节制生冷及肥甘厚味之饮食，增加运动，控制体重。同时，李丽芸教授治疗不孕症采取辨病与辨证相结合的方法，重视调经，以顺应月经不同时期的阴阳消长，达到促排卵助孕的目的。

（顾春晓　陈颐）

第二十节　肖承悰医案

案一　脾肾阳虚夹血瘀案

翁某，30 岁，2007 年 5 月 21 日初诊。

患者结婚 4 年未孕。平素月经（2~3）/（40~90）天，末次月经 2007 年 3 月 25 日。外院诊断为多囊卵巢综合征，病史 5 年，间断治疗，配偶精液常规正常。检查内分泌：E2 42pg/mL，P 0.93ng/mL，T 2.1nmol/L，PRL 269.88mIU/L，FSH 4.2IU/L，LH 11.73IU/L。B超：子宫内膜 0.6cm，右卵巢 4.2cm×2.2cm，右卵巢内可见多个大小不等无回声，沿卵巢周边分布，较大直径 0.7cm；左卵巢 3.8cm×2.2cm，左卵巢内可见多个大小不等无回声，沿卵巢周边分布，较大直径0.9cm。BBT单相。症见自觉腰困，乏力，舌淡暗胖大，边有齿痕，苔薄，脉沉细滑。

中医诊断：不孕症。证属脾肾阳虚夹血瘀。

治法：补肾健脾化瘀。

方药：基础方：紫石英、石楠叶、淫羊藿、桑寄生、续断、杜仲、川牛膝、白术、茯苓、女贞子、枸杞子、鸡血藤各15g。

1方：基础方加何首乌、生地黄、熟地黄、黄精各15g，香附10g。

2方：基础方加鸡内金、昆布、牡丹皮各15g。

3方：基础方加巴戟天12g，狗脊15g。

4方：基础方加苏木、土鳖虫各10g。

予2方5剂，水煎服，日1剂。

二诊：患者BBT无明显双相，序贯口服3方12剂、4方3剂。

患者6月11日月经来潮，量少。嘱其逢经期服基础方3剂，月经第4天服1方12剂，序贯服2方5剂，BBT升高即服3方10剂。BBT升高超过14天停药复诊，如BBT单相则继服4方3剂。以此序贯治疗，经潮2次。

2007年9月16日复诊，BBT升高14天未降，测血绒毛膜促性腺激素38.2IU/L，P 27.60ng/mL。诊见：自觉恶心，腰困，大便偏稀，舌淡、苔薄，脉滑微数。

处方：桑寄生、续断、菟丝子、山茱萸、山药、白术、白芍、党参、黄芪各15g，紫苏梗10g，砂仁（后下）、炙甘草各6g，莲房炭12g。10剂，每天1剂，水煎服，以补肾安胎。

1周后复查hCG 1377.1IU/L，P 28.82ng/mL。2月后查B超：胎儿发育良好。

按语：该病例采用周期疗法，序贯用药，其中基础方中紫石英、石楠叶、淫羊藿温肾助阳、暖宫助孕；桑寄生、续断、杜仲、川牛膝平补肝肾、疏经活络；女贞子、枸杞子滋补肾阴；鸡血藤活血补血通络；白术、茯苓健脾化湿。并按月经周期不同，经后期为阳消阴长期，加何首乌、生地黄、熟地黄、黄精以加强滋肾阴作用，促进阴阳转化，并促进卵泡发育成熟，子宫内膜生长；排卵期加鸡内金、昆布、牡丹皮以软坚散结、活血化瘀，促使卵子从卵巢表层突破而出，达到促排卵的目的；经前期为阴消阳长期，加巴戟天、狗脊补肾助阳升温、健黄体；经前后半期加苏木、土鳖虫化瘀通络，因势利导，促进子宫内膜剥脱，使月经按期而至。

案二　脾肾阳虚兼血瘀案

李某，27岁，已婚，2007年8月18日初诊。

患者结婚3年，未避孕而未孕。经多方检查，排除器质性、免疫性、生理畸形等方面的因素。配偶精液常规正常。平素月经（3~5）/（24~28）天，量少，色暗红，有少量血块，腹不痛，既往BBT双相，但高温相上升时呈缓慢状并提前缓慢下降。BBT上升7天。诊见：腰膝酸软，手足、小腹凉，大便稀，每天1次。舌淡暗，稍胖有齿痕、苔薄白，脉沉细。

中医诊断：不孕症。证属脾肾阳虚兼血瘀。

治法：健脾温肾化瘀。

即给予3方口服，5天后月经来潮。于月经第4天嘱服1方14剂，月经第18天服3方，并同时加服黄体酮胶囊，每次2粒，每天2次，共5天，3方继续服用，经停。嘱其BBT升高超过12天复诊。按此方法序贯用2个周期。

10月25日复诊：BBT上升第14天，患者仅觉乏力，余无特殊不适，舌淡、苔薄黄，脉滑。查血hCG 100IU/L，P 29ng/ml。给予中药保胎治疗。

1周后复查，血hCG 1500IU/L，P 30ng/mL。11月23日查B超，胎儿发育良好。

按语：本病是由于黄体发育不全而致过早萎缩，多见于生育年龄妇女。此类患者一般月经基本按期而至，BBT双相，但高温欠稳定，缓慢上升或提前萎缩，而且大多数伴有低温相延长，同时查内分泌P、E2偏低。肖教授认为：此类患者均具有腰膝酸软，易于腹胀、便溏，尤其在行经期大便易溏，中医辨证属肾阳不足导致宫寒不孕。治宜温肾阳健脾，并配合口服黄体酮胶囊（月经第18天，即BBT升高第3天），每次2粒，每天2次，共服5天以健全黄体功能。

（顾春晓　陈颐）

参考文献

[1] 罗颂平，许丽绵，邓高丕. 中医妇科名家医著医案导读[M]. 北京：人民军医出版社，2006.

［2］肖承悰. 中医妇科名家经验心悟［M］. 北京：人民卫生出版社，2009.

［3］李珂，张玉珍. 对中医当代妇科八大家的认识［J］. 国际医药卫生导报，2005，11（22）：79.

［4］钱伯煊. 女科证治［M］. 北京：人民卫生出版社，1979.

［5］高新彦，袁惠霞. 古今名医妇科医案赏析［M］. 北京：人民军医出版社，2006.

［6］钱伯煊. 钱伯煊妇科医案［M］. 北京：人民卫生出版社，1980.

［7］丛春雨. 近现代25位中医名家妇科经验［M］. 北京：中国中医药出版社，1998.

［8］白安宁，邓向林. 王渭川学术经验简介［J］. 吉林中医药,1996（6）：4－5.

［9］王渭川. 王渭川疑难病症治验［M］. 成都：四川科学技术出版社，1984.

［10］朱南孙，朱荣达. 朱小南妇科经验选［M］. 北京：人民卫生出版社，1981.

［11］尤昭玲，何清湖，文乐兮. 名家医案妙方解析：妇科病［M］. 北京：人民军医出版社，2007.

［12］王哲，孙振高. 不孕不育症名家医案导读［M］. 北京：人民军医出版社，2009.

［13］韩百灵. 百灵妇科［M］. 哈尔滨：黑龙江人民出版社，1980.

［14］张文康. 中国百年百名中医临床家丛书·刘云鹏［M］. 北京：中国中医药出版社，2001.

［15］肖承悰，吴熙. 中医妇科名家经验心悟［M］. 北京：中国中医药出版社，2001.

　　［16］北京中医学院．刘奉五妇科经验［M］．北京：人民卫生出版社，2006.

　　［17］哈荔田．哈荔田妇科医案医话选［M］．天津：天津科学技术出版社，1982.

　　［18］董建华．中国现代名中医医案精华［M］．北京：北京出版社，1990.

　　［19］梅乾茵．黄绳武妇科经验集［M］．北京：人民卫生出版社，2004.

　　［20］梅乾茵．名医黄绳武［J］．湖北中医杂志，2008（3）：3－5.

　　［21］梅乾茵．黄绳武治疗不孕症经验［J］．湖北中医杂志，1996（63）：2－3.

　　［22］罗颂平，张玉珍．罗元恺妇科经验集［M］．上海：上海科学技术出版社，2005.

　　［23］广州中医学院妇产科教研室．罗元恺医著选［M］．广州：广东科学技术出版社，1980.

　　［24］罗颂平，张玉珍．罗元恺女科述要［M］．广州：广东高等教育出版社，1993.

　　［25］张玉珍，罗颂平．罗元恺教授论治不孕不育症学术经验介绍［J］．新中医，2002（4）：7－9.

　　［26］张玉珍，罗颂平．罗元恺教授调经、助孕、安胎的思路与方法［J］．广州中医药大学学报，2004（9）：325－355.

　　［27］吴燕平，张婷，罗杏娟，等．中国百年百名中医临床家丛书·裘笑梅［M］．北京：中国中医药出版社，2009.

　　［28］王幸儿．裘笑梅主任医师学术精华及临证经验撷英［J］．浙江中医学院学报，1998，22（2）：7－8.

　　［29］吴燕平．裘笑梅教授内膜异位症性不孕症治验浅谈［J］．

福建中医药，2008，39（2）：18－19.

[30] 上海中医药大学中医文献研究所. 妇科名家庞泮池学术经验集 [M]. 上海：上海中医药大学出版社，2004.

[31] 上海市中医文献馆. 跟名医做临床之妇科难病 [M]. 北京：中国中医药出版社，2009.

[32] 刘爱武. 通管、促排卵、健黄体——庞泮池治疗不孕症的经验 [J]. 上海中医药杂志，1995（12）：1－2.

[33] 陈少春，吕直. 何子淮女科经验集 [M]. 杭州：浙江科学技术出版社，1982.

[34] 何嘉琳. 何子淮治月经病——调冲十法 [J]. 中国医药学报，1995（4）：33－36.

[35] 陈少春. 何氏扶正解郁四法的临床应用 [J]. 浙江中医杂志，1999（7）：284－285.

[36] 李莉. 班秀文 [M]. 北京：中国中医药出版社，2007.

[37] 卢慧玲. 班秀文教授治疗不孕症经验撮要 [J]. 广西中医药，1995，18（1）：18－20.

[38] 李莉. 班秀文运用花类药在妇科临床中的经验 [J]. 江西中医药，1996，27（3）：9－10.

[39] 钟以林. 班秀文治带下的经验 [J]. 中医杂志，1996，37（5）：280－281.

[40] 李莉. 班秀文教授治疗输卵管阻塞经验 [J]. 中医药研究，1993（1）：6－7.

[41] 丁丽仙. 丁启后教授谈"久不孕，必治淤" [J]. 贵阳中医学院学报，1992，14（1）：19－21.

[42] 丁丽仙. 丁启后教授妇科典型病案析 [J]. 贵阳中医学院学报，2011，33（1）：6－8.

[43] 贺兴东，等. 当代名老中医典型医案集·妇科分册[M].

北京：人民卫生出版社，2009.

　　［44］黄素英．蔡氏妇科临证精粹［M］．上海：上海科学技术出版社，2010：106－111.

　　［45］张文康．中国百年百名中医临床家丛书·蔡小荪［M］．中国中医药出版社，2002.

　　［46］许润三．不孕症辨治之我见［J］．江苏中医药，2002，23（5）：1－3.

　　［47］许润三．中医治疗排卵障碍性不孕症［J］．药物与人健康生活，2007（6）：68－69.

　　［48］王国辰．夏桂成实用中医妇科学［M］．北京：中国中医药出版社，2009.

　　［49］吴翠华．夏桂成老师调治不孕症经验［J］．江苏中医，1992（4）：26－27.

　　［50］殷燕云．夏桂成教授治疗不孕不育症经验撷要［J］．江苏中医药，2004，25（4）：7－8.

　　［51］宋燕，黄健玲．李丽芸治疗不孕症经验［J］．中医杂志，2011，52（12）：1006－1007.

　　［52］曹立幸，黄健玲，张明芹．李丽芸教授治疗不孕症临床经验介绍［J］．新中医，2010，42（12）：143－144.

　　［53］黎小斌，李丽芸．灵术冲剂、参芪胶囊序贯治疗多囊卵巢综合征临床研究［J］．中医杂志，2007，48（12）：1079.

　　［54］顾春晓，徐珉，李丽芸．补肾法治疗黄体不健性不孕症30例临床研究［J］．国医论坛，2008，23（4）：18－19.

　　［55］肖静，任晋洪．名老中医李丽芸教授中西医结合治疗妇科病举隅［J］．中华实用中西医杂志，2007，20（8）：718－719.

　　［56］张春花，肖承悰．肖承悰教授补肾助阳法治疗不孕症举隅［J］．新中医，2009，41（5）：118－119.

下 篇

不孕症文献汇编

第八章 不孕症古代文献汇编

第一节 战国至两汉时期文献汇编

一、《易经》

作者及成书时间不详。传说为战国时秦越人（扁鹊）所作。

《易·渐卦》

鸿渐于陵。妇三岁不孕，终莫之胜，吉。

二、《黄帝内经》

作者不详，约成书于战国时期。

1.《素问·骨空论》

督脉者，起于少腹以下骨中央。女子入系廷孔，其孔溺孔之端也。其络循阴器，合篡间，绕篡后，别绕臀，至少阴与巨阳中络者合，少阴上股内后廉，贯脊属肾。与太阳起于目内眦，上额交巅，上入络脑，还出别下项，循肩髀内。挟脊抵腰中，入循膂络肾。其男子循茎下至篡，与女子等，其少腹直上者，贯脐中央，上贯心，入喉，上颐，环唇，上系两目之下中央。此生病，从少腹上冲心而痛，不得前后，为冲疝，其女子不孕，癃痔溺嗌干；督脉生病治督脉，治在骨上，甚者在脐下营。

2. 《素问·上古天真论》

女子七岁，肾气盛，齿更发长。二七，而天癸至，任脉通，太冲脉盛，月事以时下，故有子。三七，肾气平均，故真牙生而长极。四七，筋骨坚，发长极，身体盛壮。五七，阳明脉衰，面始焦，发始堕。六七，三阳脉衰于上，面皆焦，发始白。七七，任脉虚，太冲脉衰少，天癸竭，地道不通，故形坏而无子也。

3. 《灵枢·百病始生》

黄帝问于岐伯曰：夫百病之始生也，皆生于风雨寒暑，清湿喜怒，喜怒不节则伤脏，风雨则伤上，清湿则伤下。三部之气所伤异类，愿闻其会。岐伯曰：三部之气各不同，或起于阴，或起于阳，请言其方。喜怒不节则伤脏，脏伤则病起于阴也；清湿袭虚，则病起于下；风雨袭虚，则病起于上，是谓三部，至于其淫泆，不可胜数。

4. 《灵枢·天年》

黄帝问于岐伯曰：愿闻人之始生，何气筑为基，何立而为楯，何失而死，何得而生？岐伯曰：以母为基，以父为楯；失神者死，得神者生也。黄帝曰：何者为神？岐伯曰：血气已和，营卫已通，五脏已成，神气舍心，魂魄毕具，乃成为人。黄帝曰：人之寿夭各不同，或夭寿，或卒死，或病久，愿闻其道。岐伯曰：五脏坚固，血脉和调，肌肉解利，皮肤致密，营卫之行，不失其常，呼吸微徐，气以度行，六腑化谷，津液布扬，各如其常，故能长久。黄帝曰：人之寿百岁而死，何以致之？岐伯曰：使道隧以长，基墙高以方，通调营卫，三部三里起，骨高肉满，百岁乃得终。黄帝曰：其气之盛衰，以至其死，可得闻乎？岐伯曰：人生十岁，五脏始定，血气已通，其气在下，故好走；二十岁，血气始盛，肌肉方长，故好趋；三十岁，五脏大定，肌肉坚固，血脉盛满，故好步；四十岁，五脏六腑十二经脉，皆大盛以平定，腠理始疏，荣华颓落，发颇斑白，平盛不摇，故好坐。五十岁，肝气始衰，肝叶始薄，胆汁始减，目始不明；六十岁，心气始衰，善忧悲，血气懈惰，故好卧；七十岁，脾气虚，皮肤枯；八十岁，肺气衰，魄离，故言善误；九十岁，肾气焦，四脏经脉空虚；百岁，五脏皆虚，神气皆去，形骸独居而终矣。黄帝曰：其不能终寿而死者，何如？岐伯曰：其五脏皆不坚，使道不长，空外以张，喘息暴疾；又卑基墙薄，脉少血，其肉不石，数中风寒，血气虚，脉不通，真邪相攻，乱而相引，故中寿而尽也。

5.《灵枢·邪客》

黄帝问于伯高曰：愿闻人之肢节以应天地奈何？伯高答曰：天圆地方，人头圆足方以应之。天有日月，人有两目；地有九州，人有九窍；天有风雨，人有喜怒；天有雷电，人有音声；天有四时，人有四肢；天有五音，人有五脏；天有六律，人有六腑；天有冬夏，人有寒热；天有十日，人有手十指；辰有十二，人有足十指，茎垂以应之，女子不足二节，以抱人形；天有阴阳，人有夫妻；岁有三百六十五日，人有三百六十五节；地有高山，人有肩膝；地有深谷，人有腋腘；地有十二经水，人有十二经脉；地有泉脉，人有卫气；地有草蓂，人有毫毛；天有昼夜，人有卧起；天有列星，人有牙齿；地有小山，人有小节；地有山石，人有高骨；地有林木，人有募筋；地有聚邑，人有䐃肉；岁有十二月，人有十二节；地有四时不生草，人有无子。此人与天地相应者也。

6.《灵枢·决气》

黄帝曰：余闻人有精、气、津、液、血、脉，余意以为一气耳，今乃辨为六名，余不知其所以然。岐伯曰：两神相搏，合而成形，常先身生，是谓精。何谓气？岐伯曰：上焦开发，宣五谷味，熏肤、充身、泽毛，若雾露之溉，是谓气。何谓津？岐伯曰：腠理发泄，汗出溱溱，是谓津。何谓液？岐伯曰：谷入气满，淖泽注于骨，骨属屈伸，泄泽，补益脑髓，皮肤润泽，是谓液。何谓血？岐伯曰：中焦受气，取汁变化而赤，是谓血。何谓脉？岐伯曰：壅遏营气，令无所避，是谓脉。

三、《神农本草经》

作者不详，约成书于东汉时期，托名神农，实非一人所撰。

1.《神农本草经·卷一·上经》

紫石英，味甘温。主心腹咳逆（《御览》引作呕逆），邪气，补不足，女子风寒在子宫，绝孕十年无子。久服温中，轻身延年。生山谷。

2.《神农本草经·卷九》

艾叶，味苦，微温，无毒。主灸百病。可作煎，止下痢，吐血，下部䘌疮，妇人漏血。利阴气，生肌肉，辟风寒，使人有子。作煎勿令见风。

四、《金匮要略》

东汉·张仲景，约成书于公元205年。

1.《金匮要略·脏腑经络先后病脉证》

问曰：上工治未病，何也。师曰：夫治未病者，见肝之病，知肝传脾，当先实脾。四季脾王不受邪，即勿补之。中工不晓相传，见肝之病，不解实脾，惟治肝也。夫肝之病，补用酸，助用焦苦，益用甘味之药调之。酸入肝，焦苦入心，甘入脾，脾能伤肾，肾气微弱，则水不行，水不行，则心火气盛，则伤肺，肺被伤，则金气不行，金气不行，则肝气盛，则肝自愈。此治肝补脾之要妙也。肝虚则用此法，实则不在用之。经曰：虚虚实实，补不足，损有余。是其义也。余脏准此。

2.《金匮要略·血痹虚劳病脉证并治》

男子面色薄者，主渴及亡血，卒喘悸。脉浮者，里虚也。男子脉虚沉弦，无寒热，短气里急，小便不利，面色白，时目瞑，兼衄，少腹满，此为劳使之然。劳之为病，其脉浮大，手足烦，春夏剧，秋冬瘥，阴寒精自出，酸削不能行。男子脉浮弱而涩，为无子，精气清冷。

3.《金匮要略·妇人杂病脉证并治》

妇人年五十，所病下利，数十日不止，暮即发热，少腹里急，腹满，手掌烦热，唇口干燥，何也？师曰：此病属带下。何以故？曾经半产，瘀血在少腹不去。何以知之？其证唇口干燥，故知之。当以温经汤主之。温经汤方：吴茱萸三两，当归二两，芎藭二两，芍药二两，人参二两，桂枝二两，阿胶二两，生姜二两，牡丹（去心）二两，甘草二两，半夏半升，麦门冬（去心）一升，上十二味，以水一斗，煮取三升，分温三服。亦主妇人少腹寒，久不受胎，兼取崩中去血，或月水来过多，及至期不来。

第二节　魏晋隋唐时期文献汇编

一、《针灸甲乙经》

晋·皇甫谧撰，约成书于公元256年。

《针灸甲乙经·卷十二·妇人杂病第十》

女子绝子，血在内不下，关元主之……妇人无子，及少腹痛，刺气冲主之……女子疝瘕，按之如以汤沃两股中，少腹肿，阴挺出痛，经水来下，阴中肿或痒，漉青汁若葵羹，血闭无子，不嗜食，曲泉主之。妇人绝产，若未曾生产，阴廉主之。刺入八分，羊矢下一寸是也。妇人无子，涌泉主之。女子不字，阴暴出，经水漏，然谷主之。

二、《脉经》

西晋·王叔和撰，约成书于公元 280 年。

1. 《脉经·卷二·平三关阴阳二十四气脉第一》

右手关后尺中阳绝者，无子户脉也。苦足逆寒，绝产，带下，无子，阴中寒。刺足少阴经，治阴。

2. 《脉经·卷九·平带下绝产无子亡血居经证第四》

师曰：妇人带下、六极之病，脉浮则为肠鸣腹满，紧则为腹中痛，数则为阴中痒，痛则生疮，弦则阴疼掣痛。师曰：带下有三门，一曰胞门，二曰龙门，三曰玉门。已产属胞门，未产属龙门，未嫁女属玉门。问曰：未出门女有三病，何谓也？师曰：一病者，经水初下，阴中热，或有当风，或有扇者。二病者，或有以寒水洗之，三病者，或见丹下，惊怖得病，属带下。师曰：妇人带下，九实中事，假令得鼠乳之病，剧易，当剧有期，当庚辛为期。余皆仿此。问曰：有一妇人，年五十所，病但苦背痛，时时腹中痛，少食多厌，喜膜胀，其脉阳微，关尺小紧，形脉不相应，愿知所说？师曰：当问病者饮食何如。假令病者言，我不欲饮食，闻谷气臭者，病为在上焦。假令病者言，少多为欲食，不食亦可，病为在中焦。假令病者言，我自饮食如故，病为在下焦，为病属带下，当以带下治之。

妇人带下，经水不利，少腹满痛，经一月再见，土瓜根散主之。

妇人带下，脉浮，恶寒、漏下者，不治。

师曰：有一妇人将一女子，年十五所来诊。言女年十

四时经水自下，今经反断，其母言恐怖。师曰：言此女为
夫人亲女，非耶？若亲者，当相为说之。妇人因答言：自
是女尔。师曰：所以问者无他，夫人年十四时，亦以经水
下，所以断，此为避年，勿怪，后当自下。

　　妇人少腹冷，恶寒久，年少者得之，此为无子；年大
者得之，绝产。师曰：脉微弱而涩，年少得此为无子，中
年得此为绝产。师曰：少阴脉浮而紧，紧则疝瘕，腹中痛，
半产而堕伤。浮则亡血，绝产，恶寒。师曰：肥人脉细，
胞有寒，故令少子。其色黄者，胸上有寒。

　　问曰：妇人年五十，所病下利，数十日不止，暮则发
热，少腹里急痛，腹满，手掌热，唇口干燥，何也？师曰：
此病属带下。何以故？曾经半产，瘀血在少腹中不去。何
以知之？其证唇口干燥，故知之。当与温经汤。

　　问曰：妇人病下利，而经水反断者，何也？师曰：但
当止利，经自当下，勿怪。所以利不止而血断者，但下利
亡津液，故经断。利止，津液复，经当自下。

　　妇人血下，咽干而不渴，其经必断，此荣不足，本自
有微寒，故不引饮。渴而引饮者，津液得通，荣卫自和，
其经必复下。

　　师曰：寸口脉微而涩，微则卫气不足，涩则血气无余。
卫不足，其息短，其形燥；血不足其形逆，荣卫俱虚，言
语谬误。趺阳脉微而涩，涩则胃气虚，虚则短气，咽燥而
口苦，胃气涩则失液。少阴脉微而迟，微则无精，迟则阴
中寒，涩则血不来，此为居经，三月一来。

　　师曰：脉微血气俱虚，年少者亡血也。乳子下利为可，

不者，此为居经，三月一来。

三、《诸病源候论》

隋·巢元方撰，约成书于公元610年。

1. 《诸病源候论·卷之三十七·妇人杂病诸候一》

风虚劳冷者，是人体虚劳，而受于冷也。夫人将摄顺理，则血气调和，风寒暑湿，不能为害。若劳伤血气，便致虚损，则风冷乘虚而干之，或客于经络，或入于腹内。其经络得风冷，则气血冷涩，不能自温于肌肤也。腹内得风冷，则脾胃弱，不消饮食也。随其所伤而变成病，若大肠虚者，则变下利；若风冷入于子脏，则令脏冷，致使无儿；若搏于血，则血涩壅，亦令经水不利，断绝不通。

妇人月水不断者，由损伤经血，冲脉、任脉虚损故也。冲任之脉，为经脉之海；手太阳小肠之经也，手少阴心之经也，此二经为表里，主下为月水。劳伤经脉，冲任之气虚损，故不能制其经血，故令月水不断也。凡月水不止而合阴阳，冷气上入脏，令人身体面目萎黄，亦令绝子不产也。

2. 《诸病源候论·卷之三十九·妇人杂病诸候二》

八瘕者，皆胞胎生产，月水往来，血脉精气不调之所生也。肾为阴，主开闭，左为胞门，右为子户，主定月水，生子之道。胞门、子户，主子精，神气所出入，合于中黄门、玉门四边，主持关元，禁闭子精。脐下三寸，名曰关元，主藏魂魄，妇人之胞，三焦之腑，常所从止。然妇人经脉俞络合调，则月水以时来至，故能生子而无病。妇人荣卫经络断绝不通，邪气便得往入，合于子脏；若经血未尽，而合阴阳，即令妇人血脉挛急，小腹重急、支满，胸胁腰背相引，四肢酸痛，饮食不调，结牢。恶血不除，月水不时，或月前月后，因生积聚，如怀胎状。邪气甚盛者，令人恍惚多梦，寒热，四肢不欲动，阴中生气，肿内生风，甚者害小便涩，涩而痛，淋沥，面黄黑，成病，则不复生子。

其八瘕者，黄瘕、青瘕、燥瘕、血瘕、脂瘕、狐瘕、蛇瘕、鳖瘕也。

黄瘕者，妇人月水始下，若新伤堕，血气未止，卧寤未定，五脏六腑虚羸，精神不治，因以当向大风便利，阴阳开，关节四边中于风湿，气从下上入阴里，稽留不去，名为阴阳虚，则生黄瘕之聚，令人苦四肢寒热，身重淋露，不欲食，左胁下有血气结牢，不可得而抑，苦腰背相引痛，月水不利，令人不产。小腹急，下引阴中如刀刺，不得小便，时苦寒热，下赤黄汁，病苦如此，令人无子。

青瘕者，妇人新产，未满十日起行，以汤浣洗太早，阴阳虚，玉门四边皆解散，子户未安，骨肉皆痛，手臂不举，饮食未复，五内吸吸。又当风卧，不自隐蔽，若居湿席，令人苦寒，洒洒入腹，烦闷沉淖。恶血不除，结热，不得前后，便化生青瘕。瘕聚左右胁，藏于背膂，上与膊，髀腰下挛，两足肿，面目黄，大小便难。其后月水为之不通利，或不复禁，状如崩中。此自其过所致，令人少子。

燥瘕者，妇人月水下，恶血未尽，其人虚惫，而已夏月热行疾走，若举重移轻，汗出交流，气力未平，而卒以恚怒，致猥咽不泄，经脉挛急，内结不舒，烦满少气，上达胸膈背膂，小腹为急，月水与气俱不通，而反以饮清水快心，月水横流，衍入他脏不去，有热，因生燥瘕之聚。大如半杯，上下腹中苦痛，还两胁下，上引心而烦，害饮食，欲吐，胸及腹中不得大息，腰背重，喜卧盗汗，足酸疼痛，久立而痛，小便失时，居然自出若失精，月水闭塞，大便难。病如此者，其人少子。

血瘕病，妇人月水新下，未满日数而中止，饮食过度，五谷气盛，溢入他脏；若大饥寒，汲汲不足，呼吸未调，而自劳动，血下未定，左右走肠胃之间，留络不去，内有寒热，与月水合会，为血瘕之聚。令人腰痛，不可以俯仰，横骨下有积气，牢如石，小腹里急苦痛，背膂疼，深达腰腹下挛，阴里若生风冷，子门辟，月水不时，乍来乍不来，此病令人无子。

脂瘕者，妇人月水新来，若生未满三十日，其人未复，以合阴阳，络脉分，胞门伤，子户失禁，关节散，五脏六腑，津液流行，阴道动，百脉关枢四解，外不见其形。子精与血气相遇，犯禁，子精化，不足成子，则为脂瘕之聚。令人支满，里急痛痹，引小腹重，腰背如刺状，四肢不举，饮食不甘，卧不安席，左右走，腹中切痛，时瘥时甚，或时少气头眩，身体解堕，苦寒恶风，膀胱胀，月水乍来乍去，不如常度，大小便血不止。如此者，令人无子。

狐瘕者，妇人月水当月数来，而反悲哀忧恐，以远行逢暴风疾雨，雷电惊恐，衣被沉湿，疲倦少气，心中未定，四肢懈惰，振寒，脉气绝，精神游亡，邪气入于阴里不去，生狐瘕之聚。食人脏，令人月水闭不通，小腹瘀滞，胸胁腰背痛，阴中肿，小便难，胞门子户不受男精。五脏气盛，令嗜食，欲呕，喜唾，多所思，如有娠状，四肢不举。有此病者，终身无子。其瘕有手足成形者，杀人也；未成者可治。

蛇瘕者，妇人月水已下新止，适闭未复，胞门子户劳伤，阴阳未平复，荣卫分行，若其中风，暴病羸劣，饮食未调；若已起，当风行，及度泥涂，用清寒太早；若坐湿地，名阴阳乱。腹中虚，且未饮食，若远道之余，饮污井之水，不洁之食，吞蛇鼠之精，留络不去，因生蛇瘕之聚，上食心肝，长大，其形若漆，在脐上下，还疠左右胁，不得吐气，两股胫间苦疼，小腹疾，小便赤黄，膀胱引阴中挛急，腰背痛，难以动作，苦寒热，之后月水有多有少。有此病者，不复生子。其瘕手足成形者，杀人；未成者可治。

鳖瘕者，妇人月水新至，其人剧吐疲劳，衣服沉湿，不以时去；若当风睡，两足践湿地，恍惚觉悟，立未安，颜色未平，复见所好，心为开荡，魂魄感动，五内脱消；若以入水浣洗沐浴，不以时出，神不守，水精与邪气俱入，至三焦之中募，玉门先闭，津液妄行，留络不去，因生鳖瘕之聚。大如小盘，令人小腹切痛，恶气走上下，腹中苦痛，若存若亡，持之跃手，下引阴里，腰背亦痛，不可以息，月水喜败不通，面目黄黑，脱声少气。有此病者，令人绝子。其瘕有手足成形者杀人，未成者可治。

妇人无子者，其事有三也。一者坟墓不祀，二者夫妇年命相克，三者夫病妇疹，皆使无子。其若是坟墓不祀，年命相克，此二者，非药能益。若夫病妇疹，须将药饵，故得有效也。然妇人挟疾无子，皆由劳伤血气，冷热不调，而受风寒，客于子宫，致使胞内生病，或月经涩闭，或崩血带下，致阴阳之气不和，经血之行乖候，故无子也。

　　诊其右手关后尺脉，浮则为阳，阳脉绝，无子也。又，脉微涩，中年得此，为绝产也。

　　少阴脉如浮紧，则绝产。恶寒，脉尺寸俱微弱，则绝嗣不产也。其汤熨针石，别有正方，补益吐纳，今附于后。

　　《养生方》云：吸月精，凡月初出时、月中时、月入时，向月正立，不息八通。仰头吸月光精，八咽之，令人阴气长。妇人吸之，阴气益盛，子道通。阴气长，益精髓脑。少小者妇人，至四十九以上，还生子。断绪者，即有子。久行不已，即成仙矣。

　　3.《诸病源候论·卷之三十九·妇人杂病诸候三》

　　月水不通而无子者，由风寒邪气客于经血。夫血得温则宣流，得寒则凝结，故月水不通。冷热血结，搏子脏而成病，致阴阳之气不调和，月水不通而无子也。月水久不通，非止令无子，血结聚不消，则变为血瘕；经久盘结成块，亦作血症。血水相并，津液壅涩，脾胃衰弱者，水气流溢，变为水肿。如此难可复治，多致毙人。《养生方》云：少时，若新产后，急带举重，子阴挺出或倾邪，月水不泻，阴中激痛，下塞，令人无子。

　　子脏冷无子者，由将摄失宜，饮食不节，乘风取冷，或劳伤过度，致风冷之气乘其经血，结于子脏，子脏则冷，故无子。

带下无子者，由劳伤于经血，经血受风邪则成带下。带下之病，曰沃与血相兼，兼而下也。病在子脏，胞内受邪，故令无子也。

诊其右手关后尺中脉，浮为阳，阳绝者，无子户脉也。苦足逆冷，带下故也。

五脏之气积，名曰积。脏积之生，皆因饮食不节，当风取冷过度。其子脏劳伤者，积气结搏于子脏，致阴阳血气不调和，故病结积而无子。《养生方》云：月水未绝，以合阴阳，精气入内，令月水不节，内生积聚，令绝子，不复产乳。

四、《黄帝明堂灸经》

唐·佚名，成书年代不详。

1.《黄帝明堂灸经·卷上·正人形第五》

涌泉　二穴，在脚心底宛宛中，白肉际，屈足卷趾得之。灸三壮。主心痛，不嗜食，妇人无子，咳嗽气短，喉闭身热，胸胁满闷，头痛目眩，男子如蛊，女子如妊孕，足趾尽疼，不得践地也。

2.《黄帝明堂灸经·卷上·正人形第九》

石关　二穴，在阴都下一寸宛宛中。灸三壮。主多唾呕沫，大便难，妇人无子，脏有恶血，腹厥痛，绞刺不可忍者。

3.《黄帝明堂灸经·卷上·正人形第十》

气冲　二穴，在归来下一寸，鼠鼷上一寸动脉宛宛中。灸五壮。主腹有大气，腹胀脐下坚，疝阴肿，亦主妇人月水不通，无子。

五、《张氏妇科》

作者及成书年代皆不详，流传自唐人。

《张氏妇科·广嗣论》

凡少妇不受孕者无他，多因气血不调，寒热不均。有气盛而血虚者；气血流通，遍走四肢，使血不得积聚于子宫，子宫枯燥，往来易感阳气，不能成胎。大宜补血，使血与气相配，孕斯成矣。大凡气盛血衰者，其月水多不应期而至，或数月一至，或期年一至。医者慎不作血隔看。大宜补血，慎勿破血。有血盛而气衰者：血不能自行，随气而动，气衰不运，多积于子宫，满则溢也。其月水不月而至，今呼为败。慎勿用养血之剂，盖养血之药又能活血，补之非徒无益，而病反加剧矣。宜重用参术补气，使气能配血，则病可愈而孕可怀也。有热胜者：其月水必先期而至。如大热者，其腹大痛；微热者，其腹微痛。慎勿作寒痛看，虽易入阳气，岂能怀孕乎？当服寒凉之剂以调之。有寒胜者：必月水后期而至，其腹不碍痛，若精气不能易入，岂能久存于腹？宜服温暖之药以调之。气血既平，寒热既和，则无不孕矣！

六、《备急千金要方》

唐·孙思邈撰，约成书于公元652年。

1. 《备急千金要方·卷二·妇人方上·求子第一》

论曰：凡人无子，当为夫妻俱有五劳七伤，虚羸百病所致，故有绝嗣之患。夫治之之法，男服七子散，女服紫石门冬丸及坐药荡胞汤，无不有子也。

紫石门冬丸　治全不产及断绪方。

紫石英、天门冬各三两，当归、芎䓖、紫葳、卷柏、桂心、乌头、干地黄、牡蒙（《千金翼》作牡荆，《外台》作牡蒙）、禹余粮、石斛、辛夷各二两，人参、桑寄生、续断、细辛、厚朴、干姜、食茱萸、牡丹、牛膝各二十铢，柏子仁一两，薯蓣、乌贼骨、甘草各一两半。

上二十六味为末，蜜和丸如梧子大，酒服十丸，日三，渐增至三十丸，以腹中热为度。不禁房事，夫行不在，不可服。禁如药法。比来服者，不至尽剂即有娠。

白薇丸　主令妇人有子方。

白薇、细辛、防风、人参、秦椒、白蔹（一作白芷）、桂心、牛膝、秦艽、芫莄、沙参、芍药、五味子、白僵蚕、牡丹、蛴螬各一两，干漆、柏子仁、干姜、卷柏、附子、芎䓖各二十铢，桃仁、紫石英各一两半，钟乳、干地黄、白石英各二两，鼠妇半两，水蛭、虻虫各十五枚，吴茱萸十八铢，麻布叩头一尺（烧）。

上三十二味为末，蜜和丸如梧子大，酒服十五丸，日再，稍加至三十丸，当有所去。小觉有异即停服。

承泽丸　治妇人下焦三十六疾，不孕绝产方。

梅核仁、辛夷各一升，葛上亭长七枚，溲疏二两，藁本一两，泽兰子五合。

上六味为末，蜜丸如大豆，先食服二丸，日三。不知稍增之。若腹中无坚瘕积聚者，去亭长，加通草一两。恶甘者，和药先以苦酒搜散，乃纳少蜜和为丸。

吉祥丸

天麻、柳絮、牡丹、茯苓、干地黄、桂心各一两，五味子、桃花、白术、芎䓖各二两，覆盆子一升，桃仁一百枚，菟丝子、楮实子各一升。

上十四味为末，蜜和丸如豆大，每服空心，饮苦酒下五丸，日中一服，晚一服。

大黄丸　治带下百病无子。服药十日下血，二十日下长虫及青黄汁，三十日病除，五十日肥白方。

大黄（破如米豆，熬令黑）、柴胡、朴硝（熬）、干姜各一升，芎䓖五两，蜀椒二两，茯苓（如鸡子大）一枚。

上七味为末，蜜和丸，如梧桐子大，先食，服七丸，米饮下，加至十丸，以知为度，五日微下。

硝石大黄丸　治十二癥瘕及妇人带下，绝产无子，并服寒食药而腹中有癖者，当先服大丸下之，乃服寒食药耳。大丸不下水谷，但下病耳。不至令人虚极。方见十一卷中。

金城太守白薇丸　治月水不利，闭塞绝产十八年，服此药二十八日有子方。

白薇、细辛各三十铢，人参、杜蘅（《古今录验》用牡蛎）、牡蒙、厚朴、半夏、白僵蚕、当归、紫菀各十八铢，牛膝、沙参、干姜、秦艽各半两，蜀椒、附子、防风各一两半。

上十七味为末，蜜和丸如梧子大，先食服三丸，不知可增至四五丸。此药不可常服，觉有娠即止，用之大验（崔氏有桔梗、丹参各十八铢）。

论曰：古者求子，多用庆云散、承泽丸，今代人绝不用此。虽未试验，其法可重，故述之。

秦椒丸　治妇人绝产，生来未产，荡涤腑脏，使玉门受子精方。

秦椒、天雄各十八铢，人参、元参、白蔹、鼠妇、白芷、黄芪、桔梗、露蜂房、白僵蚕、桃仁、蛴螬、白薇、细辛、芫荑各一两，牡蒙、沙参、防风、甘草、牡丹皮、牛膝、卷柏、五味子、芍药、桂心、大黄、石斛、白术各二十铢，柏子仁、茯苓、当归、干姜各一两半，泽兰、干地黄、芎䓖各一两十八铢，干漆、紫石英、白石英、附子各二两，钟乳二两半，水蛭七十枚，虻虫一百枚，麻布叩头七寸（烧）。

上四十四味为末，蜜和丸，如梧子大，酒服十丸，日再，稍加至二十丸。若有所去如豆汁鼻涕，此是病出。觉有异即停。

2.《备急千金要方·卷二妇人方上·求子第一·灸法》

妇人绝子，灸然谷五十壮。在内踝前直下一寸。

妇人绝嗣不生，胞门闭塞，灸关元三十壮，报之。

妇人绝嗣不生，灸气门穴，在关元旁三寸，各百壮。妇人子脏闭塞，不受精，疼，灸胞门五十壮。

妇人绝嗣不生，漏赤白，灸泉门十壮，三报之，穴在横骨当阴上际。

3.《备急千金要方·卷三·妇人方中·杂治第十七·灸法》

月水不利，奔豚上下并无子，灸四满三十壮，穴在丹田两边，相去各开寸半。丹田在脐下二寸是也。

4.《备急千金要方·卷四·妇人方下·补益第十八》

柏子仁丸　治妇人五劳七伤，羸冷瘦削，面无颜色，饮食减少，貌失光泽，及产后断绪无子，能久服，令人肥白补益方。

柏子仁、黄芪、干姜、白石英、钟乳各二两，川椒一两半，杜仲、当归、甘草、芎𦬼各四十二铢，厚朴、桂心、桔梗、赤石脂、苁蓉、五味子、白术、细辛、独活、人参、石斛、白芷、芍药各一两，泽兰二两六铢，藁本、芜荑各十八铢，紫石英二两，干地黄、乌头（一方作牛膝）、防风各三十铢。

上三十味为末蜜和，酒服二十丸如梧子，不知加至三十丸。（《千金翼》无乌头，有龙骨、防葵、茯苓、秦艽各半两，为三十三味，并治产后半身枯悴。）

大泽兰丸　治妇人虚损及中风余病疝瘕，阴中冷痛；或头风入脑，寒痹筋挛缓急，血闭无子，面上游风去来，目泪出多涕唾，忽忽如醉；或胃中冷逆胸中呕不止，及泄痢淋沥；或五脏六腑寒热不调，心下痞急，邪气咳逆；或漏下赤白，阴中肿痛，胸胁支满；或身体皮肤中涩如麻豆，苦痒，痰癖结气；或四肢拘挛，风行周身，骨节疼痛，目眩无所见；或上气恶寒洒淅如疟；或喉痹鼻衄，风痫癫疾；或月水不通，魂魄不定，饮食无味，并产后内衄，无所不治，服之令人有子方。

泽兰二两六铢，藁本、当归、甘草各一两十八铢，紫石英三两，川芎、干地黄、柏子仁、五味子各一两半，桂心、石斛、白术各一两六铢，白芷、苁蓉、厚朴、防风、薯蓣、茯苓、干姜、禹余粮、细辛、卷柏各一两,川椒、人参、杜仲、牛膝、蛇床子、续断、艾叶、芜荑各十八铢,赤石脂、石膏各二两。

上三十二味为末,蜜和丸如梧子大,酒服二十至四十丸。久赤白痢,去干地黄、石膏、麦门冬、柏子仁,加大麦、陈曲、龙骨、阿胶、黄连各一两半,有钟乳加三两良。一方有枳实十八铢,麦冬一两半。

5.《备急千金要方·卷四·妇人方下·赤白带下崩中漏下第二十》

赤石脂丸 治女人腹中十二疾,一曰经水不时,二曰经来如清水,三曰经水不通,四曰不周时,五曰生不乳,六曰绝无子,七曰阴阳减少,八曰腹苦痛如刺,九曰阴中冷,十曰子门相引痛,十一曰经来冻如葵汁状,十二曰腰急痛。凡此十二病,得之时,因与夫卧起,月经不去,或卧湿冷地,及以冷水洗浴,当时取快,而后生百病,或疮痍未瘥,便合阴阳,及起早作劳,衣单席薄,寒从下入方。

赤石脂、半夏各一两六铢,川椒、干姜、吴茱萸、当归、桂心、丹参、白蔹、防风各一两,芦半两。

上十一味为末,蜜和丸如梧子大,每日空心酒服十丸,日三,不知稍加,以知为度。

龙骨散治淳下十二病绝产,一曰白带,二曰赤带,三曰经水不利,四曰阴胎,五曰子脏坚,六曰脏癖,七曰阴阳患病痛,八曰内强,九曰腹寒,十曰脏闭,十一曰五脏酸痛,十二曰梦与鬼交,宜服之。(淳下一本作腹下)

龙骨三两,黄柏、半夏、灶中黄土、桂心、干姜各二两,石韦、滑石各一两，乌贼骨、代赭各四两，白僵蚕五枚。

上十一味治下筛，酒服方寸匕，日三，白多者加乌贼骨、僵蚕各二两，赤多者加代赭五两，小腹冷加黄柏二两，子脏坚加干姜、桂心各二两。以上各随病增之，服药三月有子即住药，药太过多生两子，当审方取好药。寡妇童女不可妄服。

治带下百病无子，服药十四日下血，二十日下长虫及青黄汁出，三十日病除，五十日肥白方　大黄（破如豆粒，熬令黑色）、柴胡、朴硝各一斤，川芎五两，干姜、川椒各一升，茯苓（如鸡子大）一枚。

上七味为末，蜜和丸如梧子大，先食米饮服七丸，不知加至十丸，以知为度。

白垩丸　治女人漏下，或瘥或剧，常漏不止，身体羸瘦，饮食减少，或赤或白或黄，使人无子者方。

牡蛎、伏龙肝、赤石脂、白龙骨、桂心、乌贼骨、禹余粮各等分。

上七味治下筛，空心酒服方寸匕，日二。

6. 《备急千金要方·卷八·治诸风方·诸风第二》

大续命散　治八风十二痹，偏枯不仁。手足拘急疼痛，不得伸屈；头眩不能自举，起止颠倒；或卧苦惊如堕地状，盗汗、临事不起，妇人带下无子。风入五脏，甚者恐怖，见鬼来收摄；或与鬼神交通，悲愁哭泣，忽忽欲走方。

麻黄、乌头、防风、桂心、甘草、蜀椒、杏仁、石膏、人参、芍药、当归、芦茹（《翼方》作川芎）、黄芩、茯苓、干姜各一两。

上十五味治下筛，以酒服方寸匕，日再后加，以知为度。

7.《备急千金要方·卷十一·肝脏·坚癥积聚第五》

硝石大丸　治十二癥瘕，及妇人带下，绝产无子，并欲服寒食散而腹中有癥瘕实者，当先服大丸下之，乃服寒食散。大丸不下水谷，但下病耳，不令人困方。

硝石六两（朴硝亦得），大黄八两，人参、甘草各二两。

上四味，末之，以三年苦酒三升，置铜器中，以竹箸柱器中。一升作一刻，凡三升作三刻，以置火上，先纳大黄，常搅不息，使微沸尽一刻，乃纳余药，又尽一刻，有余一刻，极微火使可丸，如鸡子中黄。欲合药，当先斋戒一宿，勿令小儿、女人、奴婢等见之。欲下病者，用二丸。若不能服大丸者，可分作小丸，不可过四丸也。欲令大不欲令细，能不分为善。若人羸者可少食，强者不须食，二十日五度服。其和调半日乃下。若妇人服之下者，或如鸡肝，或如米汁，正赤黑，或一升或三升。下后慎风冷，作一杯粥食之，然后作羹，自养如产妇法，六月则有子，禁生鱼、猪肉、辛菜，若寒食散者自如药法，不与此同日一服。

8.《备急千金要方·卷十五·脾脏方·冷痢第八》

椒艾丸　治三十年下痢，所食之物皆不消化，或青或黄，四肢沉重。起即眩倒，骨肉消尽，两足逆冷，腹中热苦，筋转起止须扶，阴冷无子方。

蜀椒三百枚，乌梅一百枚，熟艾一升，干姜三两，赤石脂二两。

上五味,椒、姜、艾下筛,梅着一斗米下蒸,令饭熟,去核,纳姜、椒末,合捣三千杵,蜜和丸如梧子,服十丸,日三服。不瘥至二十丸,加黄连一升。

9.《备急千金要方·卷二十·膀胱腑方·膀胱腑脉论第一》

右手关后尺中阳绝者,无子户脉也。病苦足逆寒,绝产,带下,无子,阴中寒,刺足少阴经,治阴。

10.《备急千金要方·卷二十四·解毒杂治方·蛊毒第四》

北地太守酒　治万病蛊毒风气寒热方。

乌头、甘草、芎䓖、黄芩、桂心、藜芦、附子各四两,白薇、桔梗、半夏、前胡、麦门冬、柏子仁各六两。

上十三味,㕮咀,以曲十斤,秫米一斛,如酝酒法,药以绢囊盛之,沉于瓮底,酒熟去糟,还取药滓,以青布袋盛,沉着酒底,泥封,秋七日,冬十日,夏五日。空腹服一合,日三,以知为度。因药有毒,故以青布盛之。服勿中止。二十日大有病出,其状如漆。五十日即悉愈。妇人年五十,被病连年,腹中积聚,冷热不调,时时切痛绕脐绞急,上气胸满,二十余年,服药二七日,所下四五升即愈。又有女人病偏枯绝产,服二十日,吐黑物大如刀带,长三尺许,即愈,其年生子。又有女人小得癫病,服十八日,出血二升半愈。有人被杖,崩血内瘀,卧着九年,服药十三日,出黑血二三升愈。有人耳聋十七年,服药三十五日,鼻中出血三升,耳中出黄水五升而愈。古方云:熹平二年,北地太守臣光上,然此偏主蛊毒。有人中蛊毒者,服无不愈。极难瘥者,不过二七日。所有效莫不备出。曾有一女人年四十余，偏枯赢瘦不能起，长卧床枕，耳聋一无所闻，两手不收，已经三载。余为合之，遂得平复如旧。有人中蛊毒而先患风，服茵芋酒伤多，吐出蛊数十枚遂愈，何况此酒而不下蛊也。嘉其功效有异常方，故具述焉。

11.《备急千金要方·卷三十·针灸下·妇人病第八》

小腹坚痛，月水不通，刺带脉入六分，灸五壮，在季肋端（一作下一寸八分）漏下，若血闭不通逆气胀，刺血海，入五分，灸五壮，在膝膑上内廉白肉际二寸半。漏血，小腹胀满如阻，体寒热，腹遍肿，刺阴谷，入四分，灸三壮。在膝内辅骨后大筋之下小筋之上，屈膝乃得之。（《甲乙》云：漏血，小便黄阴谷主之）女子疝瘕，按之如以汤沃两股中，小腹肿，阴挺出痛，经水来下，阴中肿或痒，漉青汁如葵羹，血闭无子，不嗜食，刺曲泉，在膝内辅骨下大筋上小筋下陷中，屈膝乃得之。刺入六分，灸三壮。

女子无子，咳而短气，刺涌泉，入三分，灸三壮，在足心陷者中。

四满　主子脏中有恶血，内逆满痛，疝。（又云：主胞中有血）

中极　主拘挛腹疝，月水不下，乳余疾，绝子阴痒。

气冲　主无子，小腹痛。

七、《千金翼方》

唐·孙思邈撰，约成书于682年。

1.《千金翼方·卷第八·妇人四·崩中第一》

小牛角䚡散　治妇人带下五贲，一曰热病下血；二曰寒热下血；三曰月经未断为房事；即漏血；四曰经来举重伤妊脉，下血；五曰产后脏开经利。五费之病，外实内虚。

小牛角䚡散方：小牛角五枚（烧令赤），龙骨一两，禹余粮、干姜、当归各二两，阿胶（炙）、续断各三两。上七味，捣筛为散。空腹酒服方寸匕，日三服（《千金》有赤小豆、鹿茸、乌贼鱼骨，为十味）。

治妇人缦下十二病绝产，一曰白带，二曰赤带，三曰经水不利，四曰阴胎，五曰子脏坚，六曰子脏僻，七曰阴阳患痛，八曰腹强（一作内强），九曰腹寒，十曰五脏闭，十一曰五脏酸痛，十二曰梦与鬼为夫妇。

2.《千金翼方·卷十五·补益·补五脏第四》

和胃丸　主胃痛，悄烦噫逆，胸中气满，腹胁下邪气寒壮积聚，大小便乍难，调六腑安五脏，导达肠胃，令人能食，并主女人绝产方。

大黄、细辛、黄连、蜀椒（去目、闭口者，汗）、皂荚（炙，去皮子）、当归、桂心各一分，杏仁（去皮尖双仁，熬）、黄芩各一两半，葶苈（熬）、阿胶（炙）、芒硝各半两，厚朴（炙）二分，甘遂一两，半夏（洗）五分。

上一十五味，捣筛为末，炼蜜和丸如梧子，空腹酒服五丸，日三，稍加至十丸。

3.《千金翼方·卷第十六·中风上·诸膏第三》

苍梧道士陈元膏　有女人苦月经内塞，无子数年，膏摩少腹，并服如杏子大一枚，十日下崩血二升，愈，其年有子。

4.《千金翼方·卷第二十六·针灸上·妇人第二》

绝嗣不生，漏下赤白，灸泉门十壮，三极止。穴在横骨当阴上际。石门穴在气海下一寸，针入一分，留三呼，得气即泻，主妇人气痛坚硬，产后恶露不止。遂成结块，崩中断绪，日灸二七至一百止。

关元在石门下一寸，主断绪产道冷，针入八分留三呼，泻五吸。灸亦佳，但不及针，日灸一百止。

崩中带下，因产恶露不止。中极穴在关元下一寸，妇人断绪最要穴，四度针即有子。若未有，更针入八分，留十呼，得气即泻。灸亦佳，但不及针，日灸三七至三百止。

八、《外台秘要》

唐·王焘撰，约成书于公元752年。

1. 《外台秘要·卷第十七·补益虚损方七首》

（张文仲处）又枸杞子煎方，是西河女子神秘有验，千金不传，又名神丹煎。服者去万病，通知神理，安五脏，延年长生，并主妇人久无子冷病，有能常服大益人，好颜色。年如十五时方。

枸杞子三升，杏仁（去皮尖研）一升，生地黄（研取汁）三升，人参十分，茯苓十分，天门冬半斤（捣汁，干者末亦得），白蜜五升，牛髓一具（无亦得），酥五升。

上九味各别，依法料理。先煎汁等如稀饧，纳诸药煎候如神膏，入水不散即成。一服两匙，酒和服之。忌鲤鱼酢物。当合之时，净洁向善，即得延年，强记益心力，用王相曰合，虽此日复须天晴明无风雨，成满日大良。文仲云：此药性非冷非热。

2.《外台秘要·卷第十七·虚劳羸瘦方五首》

崔氏地黄酒　疗虚羸，令人充悦益气力。轻身明目方。（雍州高长史得效）

生地黄（肥大者一石二斗，捣以生布绞取汁四斗）四升，杏仁一斗（去尖皮双仁熬，捣末），大麻子一斗（熬，捣末），糯米一石（曝干），上曲一斗五升（曝干，细锉）。

上五味，先以地黄汁四斗四升，浸曲候发，炊米二斗作饭，冷暖如人肌。酘曲汁中和之，候饭消，更炊米一斗作饭酘如前法。又取杏仁麻子末，各一升二合半，和饭搅之酘曲汁中。待饭消，依前炊米饭一斗，以杏仁麻子末各一升二合半，一如前法酘之。凡如此可八酘讫。待酒发定封泥之。二七日压取清。每温饮一升，渐加至二升，日再服，令人能食。久饮之，去万病。妇人服之更佳，无子者令人有子。忌芜荑。

第三节　宋金元时期文献汇编

一、《苏沈良方》

宋·沈括及苏轼撰，约成书于公元960～1127年之间。

《苏沈良方·卷第十》

泽兰散　治妇人产乳百疾，安胎调气，产后血晕，衄血血积，虚劳无子，有子即堕，难产，子死腹中，胎衣不下，妇人血注，遍身生疮，经候不调，赤白带下，乳生恶核，咳嗽寒热，气攻四肢，处女任脉不调等，常服益血，美饮食，使人安健有子。

泽兰散　泽兰（嫩叶）九分，石膏（研）八分，当归、赤芍药、川芎（微炒）、甘草（炙）、白芜荑各七分，生干地黄六分，肉桂五分，厚朴（姜炙）、桔梗、吴茱萸（炒）、卷柏并根、防风、白茯苓、柏子仁、细辛各四分，人参、白术（米泔浸一宿，切，麸炒黄色）、白芷（炒）、藁本、椒红、干姜（炒）、乌头（炮）、黄芪、五味子各三分，白薇、丹参、阿胶（炒干）各二分。上为细末，空心，热酒调下二钱。予家妇人女子，羸弱多疾者，服此药悉瘥，往往有子。

二、《太平圣惠方》

宋·王怀隐等撰，约刊于公元 992 年。

1.《太平圣惠方·卷第七十·治妇人无子诸方》

治妇人无子，皆因五劳七伤，虚羸百病所致，宜服五味子丸方。

五味子一两，牡荆子一两，菟丝子一两（酒浸三日，晒干，别杵为末），车前子一两，菥蓂子一两，薯蓣一两，石斛一两（去根，锉），熟干地黄一两，杜仲一两（去皴皮，炙微黄，锉），鹿茸一两（去毛，涂酥炙令黄），远志一两（去心），附子三分（炮裂，去皮脐），蛇床子三分，芎䓖三分，山茱萸三（二）分，天雄三分，（炮裂，去皮脐），人参三分（去芦头），白茯苓一（三）分，黄芪三分（锉），牛膝三分（去苗），桂心半两，肉苁蓉一两（酒浸一宿，刮去皴皮，炙干），巴戟一两（去心），钟乳粉二两。上件药，捣罗为末，炼蜜和捣五七百杵，丸如梧桐子大。每于空心及晚食前，以温酒下三十丸。

治妇人腹脏久积风冷，血气凝涩，不能宣通，故令无子，宜服杜蘅圆方。

杜蘅一两，防风一两（去芦头），白茯苓一两，附子一两（炮裂，去皮脐），白薇二分，牛膝二分（去苗），半夏二（三）分（汤洗七遍，去滑微炒），沙参三分（去芦头），秦艽三分（去苗），川椒三分（去目及闭口者，微炒出汗），桂心三分，菖蒲三分，藁本三分，细辛一两，蛇床子三分。上件药，捣罗为末，炼蜜和捣五七百杵，丸如梧桐子大。每于空心及晚食前，以温酒下三十丸，有子即住服。

治妇人无子脏冷，内灸圆方。

麝香半两，皂荚二两半（去黑皮，涂酥，炙令黄），川椒一两半（去目及闭口者，微炒出汗）。上件药，捣罗为末，炼蜜和丸，如酸枣大。以绵裹纳产门中，留少绵带子出，觉憎寒恶物下多，即抽绵出。未效再用。

又方。蛇床子一两，石盐一两，细辛一两，干姜一两（炮裂，锉），土瓜根一两。

上件药，捣罗为末，取枣大，以绵裹，纳产门中，候有恶物下即止。未应再用。

治妇人子脏风冷，致令无子，宜用此方。

皂荚一两（去黑皮，涂酥，炙黄焦，去子），川大黄一两（锉碎，微炒），戎盐一两，白矾一两（烧灰），当归一两（锉碎，微炒），五味子三分，川椒三分（去目及闭口者，微炒去汗），干姜三分（炮裂，锉），细辛三分。上件药，捣罗为末，用绵裹药末如枣大，纳产门中，有恶物下即止。未效再用。

又方。蛇床子一两，芫花一两（醋拌炒令黄）。上件药，捣罗为末，以绵裹药末如枣大，纳产门中，候有恶物下即止。未效再用。

2.《太平圣惠方·卷第七十·治妇人子脏虚冷久无子诸方》

治妇人子脏冷，久无子，由风寒邪气，客于经血，宜服卷柏圆方。

卷柏、牡蒙、藁本、当归（锉碎，微炒）、熟干地黄、柏子仁、干姜（炮裂，锉）、禹余粮（烧醋淬二遍）、白薇以上各一两，芎䓖、人参（去芦头）、石斛（去根，锉）、桂心、附子（炮裂，去皮脐）、五味子、防风（去芦头）、吴茱萸（汤浸七遍，焙干，微炒）、甘草（炙微赤，锉）、牛膝（去苗）、桑寄生、川椒（去目及闭口者，微炒出汗）以上各三分。上件药，捣罗为末，炼蜜和捣五七百杵，圆如梧桐子大。每于空心及晚食前，以温酒下三十圆。

治妇人风虚积冷，邪气滞留子脏之内，久不去，令人无子，赢瘦。宜服荡胞散方。

川朴硝一两，牡丹一两，当归一两（锉碎，微炒），川大黄一两（锉碎，微炒），桃仁一两（汤浸去皮尖双仁，麸炒微黄），细辛一两，厚朴三分（去粗皮，涂生姜汁，炙令香熟），桔梗三分（去芦头），赤芍药三分，人参三分（去芦头），赤茯苓一两，桂心一两，甘草一两（炙微赤，锉），牛膝一两（去苗），陈橘皮一两（汤浸去白瓤，焙），虻虫三十枚（去翅足，微炒），水蛭三十枚（炒令黄），附子半两（炮裂，去皮脐）。上件药，捣罗为末。每服四钱，用水酒各半中盏，煎至六分，去滓。空心及晚食前，温服。

治妇人血海久积虚冷，无子，阳起石圆方。

阳起石二两（酒浸半日，细研），干姜三分（炮裂，锉），白术三分，熟干地黄一两，吴茱萸三分（汤浸七遍，焙干，微炒），牛膝三分（去苗）。上件药，捣罗为末，炼蜜和捣三二百杵，丸如梧桐子大。每于空心及晚食前，温酒下三十圆。

治妇人久无子断绪者，是子脏积冷，血气不调，宜服熟干地黄散方。

熟干地黄一两，牛膝一两（去苗），当归一两（锉细，微炒），芎䓖三分，卷柏三分，防风三分（去芦头），桂心半两，柏子仁一两，白薇一两。上件药，捣罗为散。每服三钱，以水一中盏，煎至六分，去滓。每日空心温服。

治妇人下焦三十六疾绝产，多睡，宜服此方。

梅核仁半两，辛夷仁半两，葛上亭长七枚（微炒），泽兰半两，溲疏一分，藁本一分。上件药，捣罗为末，用软饭和圆，如小豆大。每服空心，以温酒下七丸。三五服后，有恶物下即住服。

3.《太平圣惠方·卷第七十一·治妇人八瘕诸方》

治妇人绝产不复生，及未曾生，皆有胎瘕，宜用此受子导散方。

皂荚一两（去皮子，炙黄焦），吴茱萸一两，当归一两，干姜半两，川椒半两（去目），白矾三分（烧灰），细辛三分，五味子三分，川大黄二两，戎盐二两。上件药，捣罗为末，以轻绢缝作袋子如指大，长三寸。盛药纳阴中，坐卧随意，勿行，小便时去之，别换。

4.《太平圣惠方·卷第七十二·治妇人月水不通无子诸方》

治妇人月水不通，无子，由子宫风冷，积血滞于膀胱，故致腰胯疼痛、手脚心热，背膊妨闷、经络不调、腹内多气、四肢乏力、面无血色，宜服桃花丸方。

桃花、苏合香、安息香、木香、槟榔、川芒硝以上各三分，水蛭半两（炒令微黄），虻虫半两（炒令微黄，去翅足），鳖甲（涂醋炙，令黄，去裙襕）、麒麟竭、附子（炮裂，去皮脐）、柴胡（去苗）、卷柏、当归（锉，微炒）、辛夷、白芷、紫石英（细研，水飞过）、禹余粮（炒，醋拌七遍）、芎䓖、牡丹、细辛、麦门冬（去心，焙）、羌活、桂心、肉豆蔻（去壳）以上各一两。上件药，捣罗为末，炼蜜和捣三二百杵，圆如梧桐子大。每日空心及晚食前，煎茅香汤下三十圆。

治妇人脏腑宿冷，恶血凝结，月水不通，致令无子，宜服干漆圆方。

干漆一两（捣碎，炒令烟出），牡丹一两，射干一两，黄芩一两，桃仁二两（汤浸去皮尖双仁，麸炒微黄），桂心一两，吴茱萸一两（汤浸七遍，焙干，微炒），川大黄一两（锉，微炒），水蛭半两（炒微黄），柴胡一两（去苗），莔蒿子一两，虻虫半两（炒微黄，去翅足），乱发灰半两，蘆虫半两（微炒），蛴螬二十枚（微炒），大麻仁一两（别研如膏），鳖甲二两（涂醋炙令黄，去裙襕）。上件药，捣罗为末，以酒煎干漆为膏，和捣三二百杵，圆如梧桐子大。每服，以后浸药酒下二十圆，日二服。

治妇人月水不利，四肢羸瘦，吃食减少，渐觉虚乏，故令无子，熟干地黄圆方。

熟干地黄二两，牡丹一两，柏子仁一两（微炒），白芍药半两，当归半两（锉，微炒），人参三分（去芦头），紫石英一两（细研，水飞过），白茯苓三分，桂心半两，附子半两（炮裂，去皮脐），泽兰三分，白薇半两，萆薢半两（锉），牛膝三分（去苗），石斛二（三）分（去根节），白术半两，细辛半两，芎劳半两，吴茱萸半两（汤浸七遍，焙干，微炒），木香半两，槟榔半两。上件药，捣罗为末，炼蜜和捣五七百杵，圆如梧桐子大。每于空心及晚食前，以温酒下三十圆。

5.《太平圣惠方·卷第七十三·治妇人漏下诸方》

治妇人漏下久不止，使人无子，禹余粮散方。

禹余粮（烧醋淬七遍），赤石脂、牡蛎（烧为粉）、桂心、乌贼鱼骨（烧灰）、伏龙肝各一两。上件药，捣细罗为散。每于食前，以温酒调下二钱。

6.《太平圣惠方·卷第一百·具列四十五人形》

涌泉二穴，在脚心底宛宛中，白肉际，屈足卷指得之。灸三壮。主心痛、不嗜食、妇人无子、咳嗽气短、喉痹身热、胸胁满闷、头痛目眩、男子如蛊、女子如妊孕。

右关二穴，在阴都下一寸宛宛中。灸三壮。主多唾呕沫、大便难、妇人无子、脏有恶血、腹厥痛、绞刺不可忍也。

气冲二穴，在归来下一寸，鼠扑上一寸，动脉宛宛中。灸五壮。主腹有大气、腹胀、脐下坚、疝阴肿，亦主妇人月水不通、无子。

昆仑二穴，在足外踝后跟骨上陷者中。灸三壮。主寒热癫疾、目䀮䀮、鼻衄多涕、腰尻重、不欲起、俯仰难、恶闻人音、女子绝产也。

三、《博济方》

宋·王衮撰，约刊于公元 1047 年后。

《博济方·卷四·胎产》

大圣通真丸　马鸣蜕二两（灰秤），人参一两，甘草二两（炮），防风一两一分，当归二两（炙），芍药二两，桔梗三两，石膏二两（研如粉），白芷一两一分，干姜一两（炮），附子一两（炮），芎䓖一两，藁本一两，泽兰二两一分，白芜荑一两，川椒三两（出汗，取红），柏子仁一两，石茱萸一两一分（醋炒），蝉蜕二两（炒），苍术一两（炒），白薇一两，白术一两，厚朴一两一分（入生姜汁，涂炙令香热），木香、黄芪、牛膝各一两，本法原不用此三味，好事者加之，亦得。上二十六味，捣罗为末，炼蜜为丸如弹子大，每日空心，茶酒任下。

又绝产无子，朝暮服之，辄因有子。

四、《太平惠民和剂局方》

宋·太平惠民合剂局撰，初刊于公元 1078 年后。

1.《太平惠民和剂局方·卷之五·宝气新增方》

养气丹　妇人血海久冷，赤白带下，岁久无子，及阴毒伤寒，面青舌卷，阴缩难言，四肢厥冷，不省人事者，急服百丸，用生姜、大枣煎汤灌之，即便回阳，命无不活。或触冒寒邪，霍乱吐泻，手足逆冷，六脉沉伏，唇口青黑，腹胁攻刺，及男子阳事痿怯，脚膝酸疼，腹脐虚鸣，大便自滑，兼疗膈胃烦壅，痰饮虚鸣，百药不愈者。常服助养真气，生阳逐阴，温平不僭，消磨冷滞，克化饮食，使五脏安宁，六腑调畅，百病不侵。出入道途，宜将此药随行，缓急服饵，大有功效。

2.《太平惠民和剂局方·卷之五·吴直阁增诸家名方》

张走马玉霜丸　如妇人宫脏冷，月水不调，赤白带漏，久无子息，发退不生，肌肉干黄，容无光泽，并宜服此药。

大川乌（用蚌粉半斤同炒，候裂，去蚌粉不用）、川楝子（麸炒）各八两，破故纸（炒）、巴戟（去心）各四两，茴香（焙）六两。上件碾为细末，用酒打面糊为丸，如梧桐子大。每服三、五十丸，用酒或盐汤下，空心，食前。

四神丹　妇人百病，胎脏久冷，绝孕无子，赤白带下，月候不调，服诸药久不瘥，悉皆主之。此丹假阴阳造化之功，得天地中和之气，即与寻常一煅一炼僭燥丹药功效不同。此丹活血实髓，安魂定魄，悦泽颜色，轻身保寿。苟不恃药力纵情欲，久久服之，可通仙道。

雄黄、雌黄、硫黄、朱砂各五两。上件研细，入瓷盒内，将马鞭草为末，盐泥固济，慢火四围烧煅，一日一夜取出，再研细末，以糯米粽研为糊，丸如豆大。每服一粒，绝早空心，新汲水吞下。妊妇不可服。忌羊血、葵菜。

黑锡丹（丹阳慈济大师受神仙桑君方）　治妇人血海久冷，白带自下，岁久无子，血气攻注头面四肢，并宜服之……常服克化饮食，养精神，生阳逐阴，消磨冷滞，除湿破癖，不动真气，使五脏安宁，六腑调畅，百病不侵。

歌曰：阴损阳衰实可伤，纵调荣卫亦难将。气羸血运痰生者，试听桑君为发扬。又歌：夫妻合会功成四，铃子沉香一两赊。木附葫芦阳起破，桂茴肉豆等无差。梧桐酒糊精修炼，返老还童事可嘉。

沉香（镑）、附子（炮，去皮、脐）、胡芦巴（酒浸，炒）、阳起石（研细水飞）、茴香（舶上者，炒）、破故纸（酒浸，炒）、肉豆蔻（面裹，煨）、金铃子（蒸，去皮核）、木香各一两，肉桂（去皮）只须半两，黑锡（去滓称）、硫黄（透明者结砂子）各二两。

3.《太平惠民和剂局方·卷之五·续添诸局经验秘方》

威喜丸　治妇人血海久冷，白带、白漏、白淫，下部常湿，小便如米泔；或无子息。

黄蜡四两，白茯苓（去皮）四两，作块，用猪苓一分，同于瓷器内煮二十余沸，出，晒干，不用猪苓。上以茯苓为末，熔黄蜡为丸，如弹子大。空心细嚼，满口生津，徐徐咽服，以小便清为度。忌米醋，只吃糠醋，切忌使性气。

4. 《太平惠民和剂局方·卷之九·治妇人诸疾》

钟乳泽兰丸　补虚羸，益血气，治冲任虚损，月水不调，脐腹疞痛，腰腿沉重，四肢倦怠，百节酸痛，心松恍惚，忧恚不乐，面少光泽，饮食无味。除下脏风冷，治带下三十六疾，崩中漏下五色，子宫久冷无子，及数堕胎，或因产劳损，冲任血气虚羸，肌瘦嗜卧。久服补暖元脏，润泽肌肤，长发去黯，除头风，令人有子。

钟乳粉三两，泽兰二两二钱半，芜荑（炒）半两，麦门冬（去心，焙）一两半，山茱萸一两二钱半，艾叶（醋炒）七钱半，防风一两七钱半，柏子仁（炒，别捣）、人参（去芦）、石膏（研飞）、石斛（去根）、熟干地黄（酒蒸）各一两半，芎䓖、甘草（微炙赤）、牛膝（去芦，酒浸，焙）、白芷、山药、当归（去芦，炒）、藁本、细辛（去苗，不见火）、肉桂（去粗皮）各一两。上为细末，炼蜜和为丸，如梧桐子大。每服三十丸至五十丸，温酒或米饮下，空心，食前，日二服。

5. 《太平惠民和剂局方·卷之九·宝庆新增方》

乌金散　治妇人久无子息，及数堕胎，皆因冲任之脉宿挟疾病，经水不时，暴下不止，月内再行，或月前月后，或淋沥不断，及子脏积冷，崩漏带下，脐下冷痛，小腹急重，以上疾证，皆令孕育不成，及头目昏眩，心松短气，并能疗之。（又方见后）

败棕、乌梅、干姜，三味并烧存性，各五两。上为细末。每服二钱至三钱，煎乌梅汤调下。崩漏甚者，日三、四服，并空心，食前服。

琥珀泽兰煎　治妇人三十八种血气，八风五痹，七癥八瘕，心腹刺痛，中风瘫痪，手足酸疼，乳中结瘀，妊娠胎动，死胎不出，产衣不下，败血凑心，头旋眼花，血注四肢，浑身浮肿，冲任久疼，绝产无嗣，早晚服食；或因有子，经脉不调，赤白带下，恶心呕逆，身体瘦倦，怀胎入月，一日一服，胎滑易产。

紫巴戟（去心，糯米炒）、茴香（炒）、牡丹皮（去心）、刘寄奴草（去枝）、五味子（去梗）、白芷、五加皮（去心）、金钗石斛（去根，锉，酒浸，炒）、泽兰叶（去梗）、川芎、赤芍药、生干地黄（洗，去芦）、川当归（酒浸一宿）、人参（去芦）、白芍药、熟干地黄（洗去土）、艾叶（醋炒，糯米糊调成饼，焙干，为末）、附子（炮，去皮脐）、白术各一两。上为细末，炼蜜丸，如弹子大。每服一丸，用温酒磨下。漏胎刺痛，煮糯米饮下。寒热往来，四肢烦疼，煎青蒿酒下。妇人、室女经血不通，煎红花酒下。血晕不省人事，童子小便和暖酒下。催生，鸡子清和酒下。血气血块攻刺心腹，烧称锤淬酒下。伤寒及中风口噤，煎麻黄汤下，用被盖出汗即愈。心惊悸及头疼，薄荷酒下。咳嗽，煎桑白皮汤下。血风攻注，浑身瘙痒，头面麻痹，炒黑豆浸酒下。产前产后常服，不生诸疾，神效。

五、《圣济总录》

宋·赵佶等撰，约成书于公元 1111～1118 年之间。

1.《圣济总录·卷第七十二·久积癥癖》

治久积冷气，攻心腹疼痛，痰癖呕逆，腹胀不思饮食，肌肤瘦瘁，腰膝倦痛，下痢泄泻，疟疾肠风，并妇人血海久冷无子，陈橘皮煎丸方。

陈橘皮（汤浸去白，焙，十五两，别捣，罗为末）、巴戟天（去心）、石斛（去根）、牛膝（酒浸，切，焙）、肉苁蓉（酒浸，切，焙）、鹿茸（去毛，酒炙）、菟丝子（酒浸三日，别捣，焙）、杜仲（去粗皮，炙，锉）、阳起石（酒浸，研如粉）、厚朴（去粗皮生姜汁炙）、附子（炮裂去皮脐）、吴茱萸（汤洗，焙干，炒）、当归（切，焙）、干姜（炮）、京三棱（煨，锉）、草薢各三两，甘草（炙，锉）一两。上一十七味，捣罗为末，先以好酒五碗，于银石器内，煎橘皮末令如饧。入诸药搅匀，再捣三五百杵，稍干更入酒少许和丸，如小豆大，每服二十丸至三十丸，空心温酒下，盐汤亦得。

2.《圣济总录·卷第一百五十三·妇人气血门·妇人无子》

论曰：妇人所以无子者，冲任不足，肾气虚寒也。《内经》谓：女子二七天癸至，任脉通。太冲脉盛，阴阳和，故能有子，若冲任不足，肾气虚寒，不通系胞，故令无子，亦有本于夫病者，当原其所因而调之。

治妇人月水不利，闭塞绝产。白薇人参丸方。

白薇（去土）一两半，人参、紫菀（去苗土）、紫参（锉）、防风（去杈）、牛膝（切，酒浸，焙）、细辛（去苗叶）、半夏（汤浸去滑七遍，切）、厚朴（去粗皮，生姜汁炙）、沙参（去芦头）、白僵蚕（微炒）、干姜（炮，锉）、秦艽（去苗土）、蜀椒（去目并合口，炒出汗）、当归（微炒）各一两，附子（炮裂，去皮脐）二两，杜蘅半两。上一十七味，捣罗为末，炼蜜和捣，丸如梧桐子大，每服三十丸，温酒下，食前，日再服。

治妇人断绪无子。钟乳丸方。

钟乳（研一复时）、白矾（烧令汁尽）各一两，阿胶（炙令燥）、紫石英（研细）、蜀椒（去目及闭口者，炒出汗）、生干地黄（焙）、五味子（炒）、蛇床子（炒）、原蚕蛾（炒）、石亭脂（研极细）各半两。上一十味，除石药别研外，余药捣罗为末，同和匀，炼蜜和捣，丸如梧桐子大，每日空心暖酒下二十丸，渐加至三十丸。

3.《圣济总录·卷第一百九十一·针灸门·足少阴肾经》

涌泉二穴，木也，一名地冲，在足心陷中，屈足卷趾宛宛中，足少阴脉之所出也，为井，治腰疼痛大便难，心中结热，风疹风痫，心痛不嗜食，妇人无子，咳嗽身热喉痹，胸胁满目眩，男子如蛊，女子如妊娠，五趾端尽痛，足不得践地，可灸三壮，针入五分，无令出血，淳于意云：汉北齐王阿母患足下热喘满，谓曰热厥也，当刺足心立愈。

然谷二穴，火也，一名龙渊，在足内踝前起大骨下陷中，足少阴脉之所流也，为荥，治咽内肿，心恐惧如人将捕之，涎出喘呼少气，足跗肿不得履地，寒疝，少腹胀，上抢胸胁，咳唾血，喉痹淋沥，女子不孕，男子精溢，腰酸不能久立，足一寒一热，舌纵，烦满消渴，初生小儿脐风口噤，痿厥洞泄，可灸三壮，针入三分，不宜见血。

石关二穴，在阴都下一寸，冲脉足少阴之会，疗脊强不开多唾，大便秘涩，妇人无子，脏有恶血，上冲腹中，疗痛不可忍，可灸三壮，针入一寸。

4.《圣济总录·卷第一百九十一·针灸门·足厥阴肝经》

阴廉二穴，在羊矢下，去气冲二寸动脉中，治妇人绝产，若未经生产者，可灸三壮即有子，针入八分，留七呼。

5.《圣济总录·卷第一百九十一·针灸门·足太阳膀胱经》

上髎二穴，在第一空腰髁下，挟脊陷中，足太阳少阳络。治腰膝冷痛，呕逆鼻衄，寒热疟，妇人绝嗣，阴挺出不收，针入三分，可灸七壮。

中髎二穴，在第三空挟脊陷中，厥阴少阳所结。治丈夫五劳七伤六极，腰痛大便难，腹胀下利，小便淋涩，飧泄，妇人绝子带下，月事不调，针入二分，留十呼，可灸三壮。

6.《圣济总录·卷第一百九十一·针灸门·足太阴脾经》

商丘二穴，金也，在足内踝下微前陷中，足太阴脉之所行也，为经。治腹胀肠中鸣不便，脾虚令人不乐，身寒善太息，心悲气逆，痔疾骨疽蚀，绝子厌梦，可灸三壮，针入三分。

7.《圣济总录·卷第一百九十四·治妇人诸疾刺法》

妇人足逆寒，绝产带下，无子阴中寒，刺足少阴经，治阴。

妇人无子绝嗣，灸关元七壮，穴在脐下三寸，《甲乙经》云：小肠募也，一名次门，足三阴任脉之会，炷如半枣核大。

妇人月水不利，灸四满，二穴在丹田两边相去各一寸，《甲乙经》云：一名髓府，在中注下一寸，冲脉足少阴之会，各灸五壮，炷如半枣核大，兼治妇人无子。

绝子，灸脐中，令人有子。

腹满疝积，乳妇诸疾，绝子阴痒，灸石门（《千金》云：奔豚上少腹坚痛，下引阴中，不得小便）。

女子绝子，㼎血在内不下，关元主之（《千金》云：胞转不得溺，少腹满，石水痛）。

乳妇诸疾，绝子内不足者，中极主之。

六、《普济本事方》

宋·许叔微撰，约成书于公元 1132 年。

1.《普济本事方·卷第十·妇人诸疾》

地黄圆　治妇人月经不调，每行数日不止，兼有白带，渐渐瘦悴，饮食少味，累年无子。

熟干地黄一两一分，山茱萸（连核用）、白芜荑、白芍药（锉，微炒）、代赭石（醋淬煅五六次）各一两，干姜（炮）、厚朴（去粗皮，生姜汁炙）、白僵蚕（去丝嘴，炒）各三分。上细末，炼蜜丸如桐子大，每服四五十丸，空心酒下，日三服。

此庞老方。凡妇人有白带，是第一等病，令人不产育，宜速治之。昔扁鹊过邯郸，闻贵妇人多有此病，所以专为带下医也。

2.《普济本事方·卷第二十九·肾脏门肾虚（附论）》

菟丝子丸（出德生堂）　治心气不足，肾经虚损，思虑太过，精神恍惚，及真阳耗竭，腰重脚弱，元气衰微。常服固真补髓添精壮阳。如无子嗣者，宜服此药。令妇人服螽斯丸，数月之后，能令成孕。

韭子（酒浸，炒）、菟丝子（酒浸）、巴戟（酒浸）、破故纸（酒浸）、小茴香（炒）、穿山甲（炮）、莲肉（去心）、红花、母丁香、沉香、木香各一两半，牛膝二两（酒浸），益智仁一两二钱半，川楝子肉一两七钱半，炙草半两，莲蕊七钱半，青盐七钱半，好京墨一两（烧去烟）。上为细末。酒糊为丸如梧桐子大。每服五十丸，早晨空心好酒下，盐汤亦可，干物压之。一方加西枸杞、鸡头肉、远志（去心）各一两。此方乃张伯高学士，年五十四岁，上任江西省郎中，得廉平章传授服之。五十五岁得一子，五十七又生一子。本堂以此广传于人，多有收效。

3.《普济本事方·卷二百十七·诸虚门·补虚固精》

破故纸散（出《医方集成》）　治妇人血海久冷，白带白浊白淫，下部常湿，小便如米泔，或无子息。（方见肾脏门肾虚漏浊遗精类）

（案：原方：破故纸、青盐同炒香，上各等分为末，每服二钱，用米饮调下）

4.《普济本事方·卷二百十七·诸虚门·补壮元阳》

四神丸丹（出和剂方）　治百病，补五脏，远疫疠，却风瘴，除尸疰蛊毒，辟鬼魅邪气，妇人百病，胎脏久冷，绝孕无子，赤白带下，月水不调。服诸药久不瘥者悉主之，此丹假阴阳造化之端，得天地冲和之气，与寻常煅炼僭燥丹药功效不同，能活血实髓安魂，悦泽颜色，轻身保寿，久服通神。

雄黄、雌黄、硫黄、朱砂各五两。上研细，入瓷盒内，将马鞭草为末，盐泥固济，慢火四围烧煅一日一夜。取出再研细末，以糯米粽研为糊。丸如豆大。每服一粒，绝早空心新汲水吞下。妊妇不可服。忌羊血、葵菜。一方研细入锅子内，歇口炭火溶化，滴水中成丸如绿豆大。每服二丸，空心温酒下。

5. 《普济本事方·卷二百二十五·诸虚门·补益诸虚》

养气丹（出和剂方） 能治诸虚百损，脾元耗惫，真阳不固，三焦不和，上实下虚，中脘痰饮，上攻头目昏眩，八风五痹，或卒暴中风，痰潮上膈，言语謇涩，神昏气乱，状若瘫痪，及奔豚肾气，上冲胸腹，连两胁鼓胀，刺痛不可忍者，阴阳上下，气不升降，饮食不进，面无精光，肢体浮肿，五种水气，上冲腰背搐痛，夜梦鬼交，觉来盗汗，胃冷心疼，小便滑数，牵引小腹，足膝缓弱，步履艰难，妇人血海久冷，赤白带下，岁久无子，及阴毒伤寒，面色青，舌卷阴缩难言，四肢厥冷，不省人事者，急服百丸，用生姜大枣煎汤灌之，即便回阳，命无不活，或触冒寒邪，霍乱吐泻，手足逆冷，六脉沉伏，唇口青黑，腹胁攻刺，及男子阳事痿怯，脚膝酸疼，脐腹虚鸣，大便自滑，兼疗膈胃烦壅，痰气虚鸣，百药不愈者，此药常服，助养真气，生阳逐阴，温平不潜，消磨冷滞，克化饮食，使五脏安宁，六腑调畅，百病不侵，出入道途，宜将此药随行，缓急服饵，大有功效。

禹余粮石（慢火炼二次，醋淬七次为末）、紫石英（煅一次）、赤石脂（煅一次）各半斤，代赭石（火炼七次，醋淬七次为末）、磁石（火炼十次，醋淬十次），以上各研为细末。又以水研之，挹其清者，淋之纸上，纸用筲箕盛，欲使细末在纸上，而水滴在下，挹尽而止，既干，各用瓷瓶盛贮，以盐水纸筋，和泥，固济阴干。以好硬炭五十斤，分五处，每一处用炭十斤，烧红作一炉子煅此五药，以纸灰盖之。两日后，火尽灰冷则再煅。如此三次，埋地坑内。两日出火毒，再研入后药。

橘皮丸（出御药院方）　能治久虚积冷，心腹疼痛，呕吐痰水，饮食减少，胁肋胀满，脐腹弦急，大肠虚滑，小便利数，肌肤瘦瘁，面色萎黄，肢体怠惰，腰膝缓弱，及治痃癖积聚，上气咳嗽，久疟久痢，肠风痔瘘，妇人血海虚冷，赤白带下，久无子息，并皆治之。

陈橘皮（去瓤）十五两，甘草一两，石斛、巴戟（去心）、阳起石、牛膝、肉苁蓉、菟丝子、鹿茸、杜仲、肉桂（去皮）、厚朴、干姜（炮裂）、京三棱、萆薢各三两。上为末，熬膏，用酒五升，于银石器内，将橘皮末于酒内煎如饧，倾在诸药末内，一处搅和拌匀，更入臼内捣五百杵，丸如梧桐子大，每服二十丸至三十丸，空心温酒下，盐汤亦得。

6.《普济本事方·卷二百二十七·虚劳门·虚劳》

石斛万病散　疗五劳七伤，大风缓急，湿痹不仁，甚则偏枯，筋脉拘挛，胸肋支满，引身强直，或颈项腰背疼痛，四肢酸烦，阴痿临事不起，痒湿，卧便盗汗，心腹满急，小便茎中疼痛，或时便血，咽干口燥，饮食不消，往来寒热，羸瘦短气，肌肉损减，或无子，若生男女，才欲成人便死，此皆极劳伤血气，心神不足所致，药悉主之，令人康健多子。

牛膝、远志（去心）、续断各二两，蛇床子三分，菟丝子（酒浸）三两，苁蓉、茯苓、杜仲、桂心各二分，干姜、蜀椒（去汗）各一分，细辛、附子（炮）、天雄（炮）、防风、干地黄、白术、萆薢、石斛、云母粉、菊花、菖蒲各二分。上随病倍其分，捣筛为散，食先以酒服方寸匕。日三，以知为度。神效。忌猪羊肉冷水、桃李雀肉、生葱生菜、大酢饧等。

为细末。炼蜜为丸，如梧桐子大。空心，汤下四十丸。

7.《普济本事方·卷二百五十六·杂治门·杂病》

经进乌头丸（出《卫生家宝方》） 治五脏诸疾，腹内积聚，多年气块，大如碗，小如盏，或冷气攻脐腹搅痛，十种水病，翻胃呕逆，五淋五痔，九种心疼，一切腹痛，诸风瘫痪，顽痹，伤折内损，天阴多痛，或妇人无子，断续多年，或小儿惊痫，手足烦热，能除膏肓之疾。

川乌（炮，去皮尖）二两半，黄连（去须）、肉桂（取心）、干姜（炮）、川椒（炒，去目）、远志（去心）、人参、石菖蒲、桔梗、防风（去尾）、巴豆（去皮膜心，出油，研）、白茯苓、吴茱萸（洗，焙）、厚朴（姜汁制）、紫菀（洗，焙）、柴胡（去苗）、杏仁（去皮尖，研）、甘草（炙）、猪牙皂角（炙去黑皮）上各半两。上为细末，炼蜜为丸，如绿豆大。每服三丸，空心或临卧酒送下，渐加至五丸。功效不可具述。

8.《普济本事方·卷三百二十二·妇人诸疾门·虚损》

暖宫万灵丸（出德生堂）　治冲任虚损，下元久冷，脐腹疗痛，月水不调，或前或后，或多或少，过期不来，或来时崩下，或月内再行，淋沥不止，带下五色，经脉时至，肢体倦怠，饮食不进，渐至羸瘦，又治子宫久寒，不成孕。

川芎、当归、芍药、熟地黄、生地黄各三两，白茯苓、牡丹皮、肉桂、玄胡、黄芪、泽兰、卷柏、牛膝（酒浸）、香附子（炒）、白术、甘草、没药（另研）、吴茱萸（炒）各二两，加木香一两，薯蓣、山茱萸、桂心各一两，石斛（去根）一两半，钟乳粉三分，藁本、五味子各一两。上为末，炼蜜和捣三五百杵，丸如梧桐子大。每服空心及晚食前，以温酒服三十丸。

9.《普济本事方·卷三百二十七·妇人诸疾门·杂病》

半夏丸　治女人怀中十二疾，一曰经水不时，二曰经来如清水，三曰经水不通，四曰不周时，五曰生不乳，六曰绝无子，七曰阴阳减少，八曰腹苦疼如刺，九曰阴中寒，十曰子门相引痛，十一曰经来冻如葵汁状，十二曰腰急痛，凡此十二病，得之时，因与夫卧起，月经不去或卧湿冷地，及以冷水洗浴，当时取快，而后生百病，或疝瘕未瘥，便合阴阳，及起早作劳，衣单席薄，寒从下起。

半夏、赤石脂各一两六铢，蜀椒、干姜、吴茱萸、当归、桂心、丹参、白蔹、防风（各一两），藋芦半两。上为末，蜜和丸如梧桐子大。每日空心酒服十丸。三不知，稍加，以知为度。

10. 《普济本事方·卷三百三十六·妊娠诸疾门·胤嗣》

七子散（出《大全良方》）　治丈夫风虚目暗，精气衰少无子，补不足，兼治妇人无子，皆因五劳七伤，虚羸百病所致。

五味子、钟乳粉、牡荆子、菟丝子、车前子、蕲蓂子、石斛、干地黄、薯蓣、杜仲、鹿茸、远志各八铢，附子、蛇床子、芎䓖各六铢，山茱萸、天雄、人参、茯苓、黄芪、牛膝各五铢，桂心十铢，肉苁蓉十一铢，巴戟天十二铢。上为末，酒服方寸匕。日二，不知，增二匕，以知为度。禁如上药法，不能酒者，蜜和丸服亦得。一方加覆盆子八铢。

养真丸　治妇人血虚气惫，阴阳不升降，久不成妊娠者。

鹿茸、当归、肉苁蓉、禹余粮、菟丝子、覆盆子、熟地黄、紫石英、海螵蛸各二两，五味子（炙）、真琥珀、白芍药、川芎、桑寄生、卷柏、艾叶、川姜、坚白茯苓、人参、牡蛎、酸枣仁各一两，钟乳粉四两。上为末，酒煮面糊丸如梧桐子大。食前温酒吞下五十丸，日三服。吃后用粥饭压之。

续嗣降生丹　治妇人禀受气弱，胎脏虚损，子宫冷惫，血寒痼冷，难成子息，功效如神。

当归、桂心、龙齿、乌药（真天台者佳）、益智、杜仲、石菖蒲、吴茱萸各一两半，茯神、川牛膝、秦艽、细辛、苦桔梗、半夏、防风、白芍药各三分，干姜一两（半生半炒），川椒三两（汤泡半日，焙），附子一只（重八钱者去脐心，作一窍，如皂子大，入朱砂一钱，重湿面裹煨）、牡蛎一大片（要取漳泉二州者，却用童子小便浸四十九日，五日一换，取出用硫黄末一两，米醋涂遍，却用皮纸裹，又用米醋浸，令纸湿，次盐泥厚固济，俟干，用炭五斤煅，每遇合药入二两，余者留后次合药用）。上为细末。取附子入内，朱砂别研为细末，糯米糊为丸如梧桐子大。每服三十丸至百丸，空心吞下，淡醋温酒盐汤亦可。一日二服。此药及疗男子精气不固，阳事衰弱，白浊梦泄，及治妇人血虚带下，肌瘦寒热，但是男女诸虚百损，客热盗汗，气短乏力，面无颜色，饮食少味，并皆治之，更有奇效，难以俱述。受持君子，宜预行善，自调服此药，无不感应。

助阳丹　治妇人无子，月经不调，盖因腹胁疼痛，血块血瘀，所以不孕，先服当归六合散，空心煎十余服，先去败露，腹肚不疼，可服助阳丹十五服，必然成胎，有一妇人三十七岁无子，服此药半月有子。

细辛、防风、茱萸、川椒、白及、白薇、干姜、茯苓各一两半，牛膝、秦艽、附子、陈皮、石菖蒲、厚朴、沙参、人参、桂心各七钱半。

治妇人久无子息，大有神效。

茯苓、桂、川芎、人参、当归各二两，细辛二两半，沉香、五味子各一两，川牛膝、沙参、白薇、琥珀各半两，川乌一个，川椒一两半，蜜一斤。上为细末，炼蜜和丸如梧桐子大。每服五十丸，温酒下，醋汤亦得。日进二服。

扶血丸（出仁存方）　治妇人无子。

紫石英、海螵蛸半两，熟艾（醋炙）一两，卷柏一两，覆盆子四两，阿胶（炒）、包金土各一两，柏子仁二两二钱，阳起石半两，熟地黄一两半，牡蛎二两（煅），磁石二两（煅）。

上为细末，以糯米粥丸如梧桐子大。每服三四十丸，酒吞下。食前。

调经散（出便产须知）　疗月候不调。或在月前，或在月后，或多或少，或逾月不至，或一月两来，此是病主不孕。

吴茱萸一两半（去目闭口，沸汤洗三次），半夏一两（汤泡七次），当归一两（去芦，酒洗），人参、麦门冬一两半（去皮），白芍药（京南者）、川芎（色如腊者）、牡丹皮、厚朴（去皮不见火）、阿胶（蚌粉炒如珠子）、甘草（炙）一两。上咬咀。每服三钱，水一盏半，生姜五片，煎至八分去滓。食前稍热服。月候既调，月月如期而来，按时而止，则当有孕。如欲娠，月候调匀。颜色肌肤如常，但苦沉重烦闷，不欲饮食，又不知患之所在，脉又平和，是欲妊也。如此经两月后，经忽不通，则结胎矣。既娠之后，多病恶阻，妇人怯弱，有风气痰饮，则其病状沉重，昏眩，恶闻食气，喜啖咸酸，甚则寒热，心烦呕痰，恍惚不能支持，轻者不服药亦不妨，重者须服药。

八真丹　治妇人无子。

当归、芍药、地黄、川芎、鹿茸、阿胶（炒作珠，用干草火烧)、艾叶、续断各等分。上八味为细末,醋打面糊为丸如梧桐子大。每服二十丸,空心好酒送下。

茱萸丸(出《圣惠方》) 治妇人阴寒十年无子。

吴茱萸一升,蜀椒一升(去目,炒出汗,为末)。上为末。蜜丸如弹子,绵裹导子肠中,日再易。无所下。但开子脏,令阴温即有子也。

治妇人无子及冷滞。

鸡子壳五两(烧灰,细研如粉),绵子二两(瓦器内煅,令烟尽为末,五月绵子最妙)。上酒糊丸。每服二十丸,空心酒下。此药尽见效。

八珍散(出孟诜方) 治妇人处深闺内阁,常以无子为忧,思虑过多,伤损脾气,脾虚则不能制水,漏下五色之症,或只常下黄白水,宜服此药。

人参、白术、粟米(微炒)、白茯苓、厚朴(姜制)各一两,益智一两,黄芪二两,甘草半两。上为散。每服三钱,姜三片,枣子四个同煎至八分,空心服。

千金保生丸(出孟诜方) 若服调气血药,觉得气调血顺,但未受娠,则屏去他药,再服此药以实子宫,须经候过三日复再媾,自然成娠,无疾而不娠者,尤宜多服此药自然娠矣。

防风、石膏(煅)、糯米、川椒(去目,炒出汗)、北黄芩、秦艽(去土)、厚朴(去皮)、贝母、北细辛、石斛(酒浸,蒸三次)、大豆黄卷(净,如无以小黑豆代)以上各二两,白姜(炮)一两,火麻仁(炒,去壳秤)一两,甘草(炙)一两,熟地黄(洗,酒蒸三次,焙)、当归各二两，没药（真者）一两半。上为末，炼蜜如弹子大。每服空心用北枣四枚煎汤，嚼下。一日二服，不可用酒下，恐发泄了，真气不能护血。

归艾丸（出朱氏集验方）　治妇人平生无子，服之屡验。

生地黄一斤（净洗），生姜一斤（净洗，各用破盆研烂，如交加散法淹一宿，银器各炒干入后药），白芍药、白茯苓、延胡索、当归（去芦浸）各二两，熟艾三两（醋煨面成饼，甑上蒸熟，焙干）。上除艾叶外，各焙干为末。入前件地黄、生姜，作一处，炼蜜丸如梧桐子大。每服五十丸，空心酒下，一日三服。

麋茸万病丸（出《十便良方》）　补养气血，久服令人有子方。

熟干地黄、当归、麋茸（勿使鹿茸）。上件各等分，为细末，炼蜜丸如梧桐子大。空心食前，米饮或温酒下五十丸。

11.《普济本事方·卷三百五十二·产后诸疾门·虚羸》

防风丸　治产后劳损，无子，阴中冷汁溢出，子门闭，积年不瘥，身体寒冷。

防风一两半，桔梗三十铢，人参一两，菖蒲、半夏、丹砂、厚朴、干姜、紫菀、杜蘅各十八铢，秦艽、白蔹、牛膝、沙参各半两。

上为末，白蜜和丸如小豆。食后服十五丸，日三服，不知增至二十丸。有娠止，夫不在勿服之，服药后七日。方合阴阳。

七、《扁鹊心书》

宋·窦材撰,约成书于公元1127年。

《扁鹊心书·神方》

金液丹(一名保元丹,一名壮阳丹。) 此丹治……女人子宫虚寒,久无子息,赤白带下,脐腹作痛,小儿急慢惊风,一切疑难大病,治之无不效验。

舶上硫黄十斤,用铜锅熬化,麻布滤净,倾入水中,再熬再倾,如此七次,研细,入阳城罐内,盖顶铁丝扎定,外以盐泥封固八分浓,阴干。先慢火煅红,次加烈火,煅一炷香,寒炉取出,埋地中三日,去火毒,再研如粉,煮蒸饼为丸,梧子大。每服五十丸或三十丸,小儿十五丸。气虚人宜常服之,益寿延年功力最大。一切牛马六畜吐食者,灌硫末立愈,一切鸡鹅鸭瘦而欲死者,饲以硫末。可以立愈且易肥。

作蒸饼法 清明前一日,将干面打成薄饼,内放干面,包裹阴干。

八、《针灸资生经》

宋·王执中撰,约成书于公元1220年。

1.《针灸资生经·第三·虚损》

涌泉 治心痛不嗜食,妇人无子,男子如蛊,女子如妊娠(千作如阻)。五指端尽痛,足不得履地,宜针灸,(铜)千云:主忽忽喜忘,身体腰脊如解,大便难,小便不利,足中清至膝,咽中痛,不可内食,喑不能言,衄不止云云。

2. 《针灸资生经·第七·妇人无子》

阴廉　治妇人绝产，若未经产者，灸三壮即有子，（铜）中髎　治绝子带下。月事不调。次髎、涌泉、商丘、治绝子。中极　治妇人断绪（见月事明同）。明下云：疗失精绝子。石关　治绝子。脏有恶血上冲。腹疠痛不可忍。（明下云：腹厥痛绞刺。）曲泉　主女子疝瘕。按之如以汤沃两股中。小腹肿。阴挺出痛。经水来下。阴肿或痒。漉青汁如葵羹。血闭无子。不嗜食。（千）水原、阴蹻　主女不字。阴暴出淋漏。月水不来。多闷心痛。然谷　主不字（铜作不孕），阴暴出经漏。（千）上髎　主绝子。疟寒热。阴挺出不禁白沥。痉脊反折。阴交　主拘挛腹满疝。月水不下。乳余疾。绝子。阴痒。贲豚上。腹坚痛。下引阴中。不得小便。石门　主腹满疝。积乳余疾。绝子。阴痒。贲豚上。小腹坚痛。下引阴中。不得小便。忌灸绝孕。关元　主绝子。虾血在内不下。胞转不得尿。小腹满。石水痛。又主引胁下胀。头痛身背热。贲豚寒。小便数泄不止。中极　主子门不端。小腹苦寒。阴痒及痛。贲豚抢心。饥不能食。腹胀。经闭不通。小便不利。乳余疾。绝子。又主拘挛腹疝。阴痒。筑宾主大疝绝子。涌泉　主女子无子。咳而短气。气冲　主无子。小腹痛。阴廉　主绝产若未曾产。

妇人绝子。灸然谷五十壮。妇人绝嗣不生。胞门闭塞。关元三十壮。报之。妇人妊子不成。若堕落腹痛漏见赤。胞门五十壮。在关元左边二寸是。妇人绝嗣不生。灸气门。在关元旁三寸。百壮。妇人子脏闭塞。不受精疼。胞门五十壮。妇人绝嗣不生。漏赤白。泉门十壮。三报。月水不利。

贲豚上下。并无子。四满三十壮。妇人胞落颓。脐中三百
壮。又身交五十壮。三报。在脐下横文中。又背脊当脐五十
壮。又玉泉五十壮。三报。妇人胞下垂注阴下脱。灸侠玉泉
三寸随年壮。三报。妇人阴冷肿痛。归来三十壮。三报。中
极　妇人断绪最要穴。（带下）。关元　主断绪产道冷。针八
分。留三呼。泻五吸。灸亦佳。灸不及针。日灸百壮止。妊
不成。数堕落。玉泉（即中极）　五十。三报。又龙门二十
壮。妇人无子。针关元。（千翼甄权）涌泉　治妇人无子
（见虚损）。妇人欲断产。灸右踝上一寸三壮。即断。（千）
石门忌灸。绝孕。铜云：针之绝子。明云：怀胎必不针关
元。若针而落胎。胎多不出。针外昆仑立出。阴交灸多。绝
孕。（千翼）又云：石门、关元，相去一寸。针关元治妇人
无子。针石门，则终身绝嗣。其道幽隐。岂可轻侮哉。

3.《针灸资生经·第七·妇人血气痛》

四满　（又主胞中有血）。石门　主子脏有恶血内逆，
满痛。（千）四满　治妇人血藏脏积冷。阳跷　疗妇人血
气。（明）阴交　治产后恶露不止，绕脐冷痛（见血崩）。
涌泉　治心痛不嗜食，妇人无子，女子如妊娠，五指端尽
痛（见虚损）。妇女本脏气血澼走刺痛（灸法见肾虚）。阴
交　治血块腹痛（余见月事）。

九、《三因极一病证方论》

宋·陈无择撰，约刊于公元 1174 年。

《三因极一病证方论·卷之十七·求子论》

坐导药　治全不产及断绪，服前荡胞汤，恶物不尽，

用此方。

皂角（去皮子）、吴茱萸、当归各一两，细辛（去苗）、五味子、干姜（炮）各二两，大黄（蒸）、矾石（枯）、戎盐、蜀椒各半两。

上为细末，以绢袋盛，大如指，长三寸余，盛药令满，缚定，纳妇人阴中，坐卧任意，勿行走，小便时去之，更安，一日一度易新者，必下清黄冷汁，汁尽，止；若未见病出，可十日安之。本为子宫有冷恶物，故令无子，值天阴冷，则发疼痛，须候病出尽方已，不可中辍。每日早晚用苦益菜煎汤熏洗。

十、《杨氏家藏方》

宋·杨倓撰，约刊于公元 1178 年。

1.《杨氏家藏方·卷第九·癌冷方一十道》

固本丹　治妇人血海久冷，崩中带下，久无子息，皆可服之。

牡蛎（白者，生为细末，别用好醋和为丸子，入火烧令通赤，放冷，称）四两，白石脂二两，硫黄一两半，阳起石一两。上件同研为细末，用熟汤和丸如梧桐子大，阴干，入合子内，以赤石脂封口，外用盐泥固脐，候干，煅令鬼焰绝，埋黄土内出火毒，三时辰取出。每服十五丸至三十丸，温酒或米饮送下，空心。

2.《杨氏家藏方·卷十四·丹药方八道》

小灵丹　妇人胎脏久冷，绝孕无子，赤白带下，月经不调，风冷血气，并皆治之。常服助养真气，补暖丹田，活血驻颜，健骨轻身。

代赭石、赤石脂、紫石英、禹余粮石。以上四味各四两，各火煅赤，入米醋中淬各七遍，同碾为细末，入一砂合子内合了，外用盐泥固济，日中晒干，用炭二十斤，顶火一煅，以炭火尽为度，取出药合，于辰地上掘坑埋一伏时，取出研三日，令极细，次入后药：乳香（别研）、没药（别研）、五灵脂（研细），以上三味各二两。

上同前四味一处，研令极匀，水煮糯米饼子和得所，入铁臼中捣一千杵，圆如鸡头肉大，阴干。每用一粒，温酒或新汲水送下，空心。孕妇不可服。

玉绣球丹　治男子、妇人一切虚冷，气血虚损，筋骨羸瘦，渐成瘵疾……及妇人赤白带下，久无子息，并宜服之。

砒一两（取益母草烧灰一两，独扫烧灰一两，同砒研匀，以米醋合成一块，候干，于新瓦上用热炭火五斤，煅令通赤，以扇急扇，尽去灰，其砒自成一块如玉绣球样，研令细）、牡蛎二两（盐泥固济，候干，炭火五斤一煅，炭尽候冷，去泥土，净称一两，研如粉）、白矾二两（火煅成汁，候煅枯，净称一两，研细粉）、钟乳粉一两。

上件同研，令极匀，煮糯米厚糊为丸，如鸡头大，阴干。每服一粒，空心，新汲水送下。忌食猪羊血。

3.《杨氏家藏方·卷十六·妇人方下五十四道》

芎芪圆　安胎，补冲任，止胎漏，调血脉，及疗子脏风冷，腰腹疼痛，或久无子息，或妊娠损堕。

干姜（炮）、附子（炮，去皮脐）、山茱萸、续断、川芎、白芍药、蒲黄各一两，生干地黄（三分），白术、菟丝子（酒浸令软，别捣）、肉苁蓉（酒浸一宿，切焙）、黄芪各二两。上件为细末，蜜糊为丸如梧桐子大。每服三十丸，煎木香、热米饮下，空心、食前。

乌鸡煎　治产后将理乖宜，劳伤气血，脏腑不和，肢体消瘦，久无子息，月水不调，并宜服之。

茸（酒炙）、肉苁蓉（酒浸一宿，切焙干）各二两，牛膝（酒浸一宿）、杜仲（去粗皮，生姜汁浸，炙）、山茱萸、川芎、覆盆子、肉桂（去粗皮）以上各一两，续断（去芦头）、当归（洗，焙）、熟干地黄（洗，焙）、五味子以上各二两，白芍药、黄芪（蜜炙）、五加皮以上各一两半。上件为细末，用乌鸡肉一斤，酒煮烂，研为丸如梧桐子大；如硬，入少酒糊和搜。每服三十丸，温酒或米饮送下，空心，食前。

十一、《叶氏录验方》

宋·叶大廉撰，约刊于公元 1186 年。

1. 《叶氏录验方·室女经闭成劳方论第九》

夫人之生，以气血为本。人之病，未有不先伤其气血者。世有室女、童男，积想在心，思虑过当，多致劳损。男子则神色先散，女子则月水先闭，何以致然？盖忧愁思虑则伤心，心伤则血逆竭，血逆竭则神色先散而月水先闭也。火既受病，不能荣养其子，故不嗜食；脾既虚，则金气亏，故发嗽；嗽既作，水气绝，故四肢干；木气不充，故多怒，鬓发焦，筋痿。俟五脏传遍，故卒不能死者，然终死矣。此一种于劳中最难治。盖病起于五脏之中，无有已期，药力不可及也。若或自能改易心志，用药扶接，如此则可得九死一生。举此为例，其余诸劳，可按脉与证而治之。

2. 《叶氏录验方·妇人子嗣门》

大率治病，先论其所主。男子调其气，女子调其血。气血，人之神也，不可不谨调护。然妇人以血为基本，气血宣行，其神自清。所谓血室，不蓄则气和；血凝结，则水火相刑。月水如期，谓之月信。不然血凝成孕，此乃调燮之常。其血不来，则因风热伤于经血，故血不通。或外感风寒，内受邪热，脾胃虚弱，不能饮食。食既不充，荣卫抑遏，肌肤黄燥，面无光泽，时发寒热，腹胀作痛，难于子息。子藏冷热，久而劳损，必挟带下，便多淋沥，忽致崩漏。经云：腹中如块，忽聚忽散，其病乃症；血涸不流而搏，腹胀，时作寒热，此乃成瘕。或先后爽期，虽通而或多或寡，究病之源，盖本于此。

3. 《叶氏录验方·求嗣门》

夫妇人无子者，其事有三也。一者，坟墓不嗣；二者，夫妇年命相克；三者，夫病妇疹，皆令无子。若是坟墓不嗣，年命相克，此二者非药能益。若夫病妇疹，须将药饵，故得有效也。然妇人挟疾无子，皆由劳伤血气生病；或月经闭涩，或崩漏带下，致阴阳之气不和，经血之行乖候，故无子也。诊其右手关后尺脉浮，浮则为阳。阳脉绝，无子也。尺脉微涩，中年得此，为绝产也。少阴脉如浮紧则绝产。恶寒，脉尺寸俱微弱者，则绝产也。又有因将摄失宜，饮食不节，乘风取冷，或劳伤过度，致令风冷之气乘其经血，结于子脏，子脏得冷，故令无子也。

（1）《叶氏录验方·中卷·补益（心肾药方附）》

神仙助阳丹　补气守神，涩精固阳，应一切虚滑之疾皆治。妇人无子，服之百日有妊娠。

苍术一斤（不浸，用白内木槌捣去皮），川乌头三两（纸裹，炮制，去皮脐），龙骨二两（研为粉），金铃子三两（微炒），破故纸二两（微炒），茴香三两（一半舶上，一半土产）。上为细末，酒糊为丸，如梧桐子大。或朱砂为衣。每服三十、五十粒至百粒，空心，米饮下，温酒亦得。忌桃李雀蛤。

（2）《叶氏录验方·中卷·妇人》

补血艾煎丸　补虚羸，益血气，治冲任虚损，月水不调，脐腹疞痛，腰腿沉重，四肢倦怠，百节酸疼，心怯恍惚，忧恚不乐，面少光泽，饮食无味。除下藏风冷，治带下三十六种疾。崩中漏下五色，子宫久冷无子，及数堕胎，或因产后劳损，冲任血气，虚羸肌瘦，嗜卧，寒热咳嗽，天阴手骨节冷痛。久服补暖元脏，润泽肌肤，长发去黚，除头风，令人有子。每服五十丸，空心，食前温酒下。

鹿茸半两（去毛，酥炙），附子一两（炮裂，不去皮），芍药四钱，苁蓉一分（酒浸一宿，焙），真阿胶半两（蚌粉炒焦），泽兰叶半两（炒），桂（去粗皮，不见火）四钱，川芎半两，厚朴（去粗皮，姜汁制）半两，藁本半两，黑豆（炒熟）半钱，防风一分，熟干地黄（酒浸）半两，当归（去须，酒浸一宿）半两，白术四钱，柏子仁四钱，干山药半两，甘草（炙）半两，香白芷半两，干姜（炮）一分，五味子（去枝梗）四钱，茯苓一分，细辛（去叶土）一分，卷柏（去根）一分，川椒（炒黑色）一分，人参一分，杜仲（去皮炒，去丝）一分，牛膝（酒浸一宿，焙）一分，蛇床子一分，续断一分，艾叶（炒，去梗）一分，芜荑仁一分，紫石英三分，赤石脂半两，硬石膏（煅红去火毒）半两，禹余粮（醋淬五七次，令酥脆）半两。上件同捣，罗为细末，炼蜜和丸，如梧桐子大。每服五十丸，温酒吞下，炒姜酒亦妙，空心，食前服之。

十二、《妇人大全良方》

宋·陈自明撰，约成书于公元1237年。

1.《妇人大全良方·卷之一·调经门·崩下漏下生死脉方论第十七》

白芷暖宫丸　暖血海，实冲任。治子宫虚弱，风寒客滞，因而断绪不成孕育。及数尝堕胎，或带下赤白，漏下五色，头目虚晕，吸吸少气，胸腹苦满，心下烦悸，脐腹刺痛，连引腰背，下血过多，两胁牵急，呕吐不食，面色青黄，肌肤瘦瘁，寝常自汗。

禹余粮（制）一两，白姜（炮）、芍药、白芷、川椒（制）、阿胶（粉炒）、艾叶（制）、川芎各三分。上为末，炼蜜丸如梧桐子大。每服四十丸，米饮下。或温酒、醋汤亦得。常服温补胞室，和养血气，光泽颜色，消散风冷，退除百病，自成孕育，性平不热。

2.《妇人大全良方·卷之二·众疾门·通用方序论第五》

胜金丸　（一方名不换金丸。治妇人诸虚不足，心腹疼痛。一名胜金丹，有沉香）　治妇人久虚无子；产前产后一切病患。兼疗男子下虚无力。此药能安胎催生，妊娠、临月服五、七丸，产时减痛。妇人无子，是子宫冷，如服二十丸，男女自至。

白芍药、藁本、石脂（赤、白皆可）、川芎（不见火）、牡丹皮、当归、白茯苓、人参、白薇、白芷、桂心、延胡索、白术、没药、甘草（炙，江西安抚司没药，甘草减半）。上十五味，等分为细末，炼蜜为丸如弹子大，每服一丸，温酒化下。初产并用热醋汤下，空心、食前。

此方系王承宣祖传渠家。凡妇人怀身，便服此药，甚神妙，常服尤好。系在京师于能家传到。

二圣大宝琥珀散　生地黄一斤，生姜（二味修制如前交加散）一斤，当归、川芎、牡丹皮、芍药、莪术、蒲黄、香白芷、羌活（八味各炒）、桂心（不见火）、熟地黄（炒），上十味各一两，同煎二味为细末，于瓷盒内收之（汤使于后）。妇人冷气痛，并血海不调，膈气，炒姜、酒下二钱。

妇人久服，则颜色红白，无血来相攻，一生无子者，久服则有孕。

此药治疗妇人百病，空心，日午、食前，日二服。产后百病，并暖酒调下。

3.《妇人大全良方·卷之九·求嗣门·〈千金翼〉求子方论第四·〈延年〉方》

疗妇人子脏偏僻，冷结无子，坐导药。

蛇床子、芫花等分。二味为末，取枣大纱囊盛，如小指长，内阴中。任务须去，任意卧着，避风冷。

4.《妇人大全良方·卷之九·求嗣门·求子方论第四》

茱萸丸　疗妇人阴寒，十年无子者。

吴茱萸、川椒各一升。上为末，炼蜜丸如弹子大。绵裹内阴中，日再易，无所下，但开子脏，令阴温即有子也。

十三、《鸡峰普济方》

宋，作者及成书年代不详。

《鸡峰普济方·卷第十一·妇人崩漏》

顺经丸　补虚损，调顺经血，治冲任气虚，小腹挟寒，月水不调，脐腹疠痛，腰腿沉重，四肢倦怠，百节酸疼，心松恍惚，忧恶不乐，面少光泽，饮食无味，除下脏风冷，治带下三十六疾，崩中漏下五色，子脏久冷无子及数堕胎，兼疗产后恶露不下，余血不尽，脐腹疼痛，憎寒发热，血逆上冲狂言、目瞑，或乘虚中风，口噤不语，身体不遂，头旋身战，临月服之壮气养胎，正顺生理润胎，产后常服滋养血气，和调阴阳，密腠理实腑脏，治虚风除痼冷。

当归、石膏、蜀椒、甘草、蝉蜕、马鸣蜕各二两，柏子仁、白薇、藁本、干姜、白术、白芫黄、苍耳、人参、白芍药、芎䓖、附子各一两，吴茱萸、厚朴、防风、白芷各五分，桔梗三两，泽兰九分，生犀半两。上为细末，炼蜜和丸如弹子大，每服一丸，温酒或米饮化下，空心服。

牡蒙丸　亦名紫盖丸，治妇人产后十二癥病，带下无子，皆是冷风寒气，或产后未满百日，胞胎恶血未尽，便利于悬圊上，及久坐湿寒入胞里，结住小腹，牵痛为之积聚，小如鸡子，大者如拳，按之跳手，隐隐然，或如虫啮，或针刺气，时抢心两胁，支满不能食，饮食不消化，上下通流或守胃脘痛，连玉门背膊疼痛，呕逆短气，汗出，小腹苦寒，胞中刺刻引阴痛，小便自出，子门不正，令人无子，腰胯疼痛，四肢沉重摇跃，一身尽肿，乍来乍去，大便不利，小便淋沥，或月经不通，或下如腐肉青黄赤白黑等如豆汁。

牡蒙十八铢，大黄二两，附子一两六铢，当归半两，厚朴、硝石、前胡、干姜、䗪虫、牡丹皮、蜀椒、黄芩、桔梗、茯苓、细辛、葶苈、人参、芎劳、桂心、吴茱萸各十八铢。上为细末，炼蜜和捣万下，丸如梧桐子大，空心酒服三丸，日三不知，加至五丸，下赤白青黄物如鱼子者，病根出矣。

伏龙肝散　治女人漏下，或瘥或剧，常漏不止，身体羸瘦，饮食减少，或赤或白，使人无子者。

伏龙肝、赤石脂、白龙骨、牡蛎、乌贼骨、禹余粮、桂各等分。上为细末，空心酒服方寸匕，日二，白多者加牡蛎、龙骨、乌贼骨，赤多者加赤石脂、禹余粮，黄多者加伏龙肝、桂心随病加之。张文仲同亦疗崩中，肘后无白龙骨，以粥饮食中调服。

十四、《严氏济生方》

宋·严用和撰，约成书于公元 1253 年。

《严氏济生方·妇人门·求子论治》

治疗之法，女子当养血抑气，以减喜怒，男子益肾生精，以节嗜欲，依方调治，阴阳和平，则妇人乐有子矣。

十五、《仁斋直指方论》

宋·杨士瀛撰，约成书于公元 1264 年。

1.《仁斋直指方论·卷之九·虚劳·附诸方》

六味地黄丸（《金匮》方） 治形体瘦弱，无力多困，肾气久虚，久新憔悴，寝汗发热，五脏齐损，遗精便血，消渴淋浊等证。妇人血虚无子者，服之有效。

干山药、山茱萸肉各四两，泽泻（去毛）、牡丹皮（去心）、白茯苓（去皮）各三两，熟芐八两。上为末，炼蜜为丸梧子大。每服五六十丸，空心白汤下，寒月温酒下，如肾虚有饮作痰喘，生姜汤下。

2.《仁斋直指方论·（附补遗）卷之二十六·附：子嗣子嗣方论》

《内经》曰：阴搏阳别，谓之有子。谓阴脉搏手，其中别有阳脉也。是为血气和平，阳施而阴化也。盖为人之夫妇，犹天地然。天地之道，阴阳和而后万物育；夫妇之道，阴阳和而后男女生。是故欲求嗣者，先须调其妇之经脉，经脉既调则气血和平，气血和平则百病不生而乐乎有子矣。丹溪云：若是肥盛妇人，禀受盛厚，恣于酒食之人，经水不调不能成胎，谓之躯脂满溢，闭塞子宫，宜行湿燥痰，用半夏、苍术、台芎、防风、羌活、滑石，或导痰汤之类。若是怯瘦性急之人，经水不调不能成胎，谓之子宫干涩无血，不能摄受精气，宜凉血降火，或四物加香附、黄芩、柴胡养血养阴等药可宜。东垣有六味地黄丸以补妇人之阴血不足，无子服之者，能使胎孕。

艾附暖宫丸　治妇人子宫虚冷，带下白淫面色萎黄，四肢酸痛，倦怠无力，饮食减少，经脉不调，血无颜色，肚腹时痛，久无子息。服药更宜戒恼怒生冷，累用经验。

艾叶（大叶者，去枝梗）三两，香附（去毛，俱要合时采者，用醋五升，以瓦罐煮一昼夜，捣烂分饼，慢火焙干）六两，吴茱萸（去枝梗）、大川芎（雀胎者）、白芍药（满酒炒）、黄芪（取黄色、白色软者）各二两，川椒（酒洗）三两，续断（去芦）一两五钱，生地黄（生用，酒洗，焙干）一两，官桂五钱。上为细末，上好米醋打糊为丸如梧桐子大。每服五七十丸，淡醋汤食远送下，修合日宜天德合，月德合，日壬子日，精选药材为妙耳。

诜诜丸（《和剂方》）　治妇人冲任虚寒，胎孕不成，或多损坠。

泽兰叶一两半，肉桂（去皮）五钱，当归（洗，焙）、熟地黄（洗，焙）、川芎、石斛（酒洗，炒）、白芍药、牡丹皮、延胡索各一两，白术一两半，干姜（炮）半两。上为末，醋糊丸如梧桐子大。每服五十丸，空心温酒下。

乌鸡丸　治妇人羸弱，血虚有热，经水不调，崩漏带下，骨蒸等疾不能成胎。

用白毛乌骨公鸡一只，重二斤半许，闭死，去毛、肠净，用艾四两、青蒿四两锉碎，纳一半在鸡肠，用空酒坛一只，纳鸡并余艾、蒿在内，用童便和水灌令没鸡二寸许，煮绝干，取出去骨，余俱捣烂如薄饼状，焙干，研为细末。南香附子去毛净，一斤，分作四分，米泔水浸一分，童便浸一分，醋浸一分，酒浸一分，春秋二日，夏一日，冬四日，取出晒干。熟地黄四两，当归（酒浸，洗）、白芍药、鳖甲（醋浸，炙黄色）、辽人参各三两，川牛膝（去芦）、白术、知母各二两，川芎三两半，牡丹皮（去心）、贝母、柴胡各二两，地骨皮、干姜、延胡索、黄连（炒）各一两，秦艽一两半，黄芪、白茯苓（去木）一两，生地黄（怀庆者，勿犯铁）三两。上并香附共为细末，并鸡末，酒醋糊为丸如梧子大。每服五六十丸，渐加至七八十丸，温酒下或米饮下。

十六、《黄帝素问宣明论方》

元·刘元素撰，成书于公元1772年。

《黄帝素问宣明论方·卷十一·妇人门》

以妇人月水，一月一来如期，谓之月信。其不来，则风热伤于经血，故血在内不通。或内受邪热，脾胃虚损，不能饮食。食既不克，营卫凝涩，肌肤黄燥，面不光泽。或大肠虚，变为下利，流入关元，致绝子嗣。为子藏虚冷劳损，而病带下，起于胞内。

十七、《御药院方》

元·许国祯撰，约成书于公元1267年。

1.《御药院方·卷之六·补虚损门》

九子丸　强阴补肾，益子精，倍气力。

鹿茸一两，刮去毛，酥炙令黄色。其味甘酸，其性温，无毒。主男子腰肾虚冷，脚膝少力，夜多异梦，精益自出，助阴。

肉苁蓉四两，酒浸三宿，切，焙干。其味甘酸咸。其性温。治男子绝阳不兴，女子绝阴不产。润五脏，长肌肉，暖腰膝，益精，令人有子。

仙茅一两，以糯米泔浸三宿，用竹刀刮去皮，于槐木砧子上切，阴干。其味辛，其性温。主丈夫虚损，老人失溺，无子。久服通神强记，壮筋骨，益肌肤，长精神，明目，彭祖单服。

远志一两，去心。其味苦，其性温。主伤中，补不足，除邪气，利九窍，益意惠，聪耳明目，强志不忘。久服轻身不老，好颜色，益精补阴气。

续断一两，搥碎，去筋脉，酒浸一宿。其味苦辛，其性温。主助气，润血脉，补不足。

蛇床子一两，微炒。其味苦辛甘，其性平。主男子阴痿湿痒。久服轻身，好颜色，强阴，令人有子。

巴戟一两，去心。其味辛甘，其性温。主阴痿，强筋骨，安五脏，补中增志，益气。

茴香子舶上者，微炒。其味辛，其性平。主膀胱肾间冷气。国人重之云：有助阳道，用之一两。

车前子一两。其味甘，其性平，微寒。主男子伤中，强阴益精，令人有子，明目，利水道。

上件药计九味，捣罗为细末，用鹿角脊髓五条，去血脉筋膜，以无灰酒一升，煮酒成膏，更研烂，同炼蜜少许和丸，如梧桐子大。每服五十丸，温酒下，空心服。不足者能补，痿者能健，滑者能涩，弱者能强。久服延年不老，令人多子。

2.《御药院方·卷之八·治杂病门》

麝香丸　治妇人阴中久冷，或成白带淋沥不断，久无子息。

零陵香、藿香各二钱，蛇床子半两，吴茱萸、枯白矾、木香各三钱，麝香二钱半，丁香、韶脑各一钱半，不灰木、白芷各二钱半，龙骨五钱。上为细末，炼蜜和丸，每两作四十丸。每用一丸，绵裹内阴中。

3.《御药院方·卷之十一·治妇人诸疾门》

螽斯丸　治妇人无子术。金城太守范罗谨上：臣验此术，若服药四十日无子，请戮臣一家，以令天下医人。赐子丸。

附子（生，去皮脐）、白茯苓（去黑皮）、白薇、半夏（汤洗七次）、杜仲（去粗皮）、桂心、厚朴（去粗皮）、秦艽各三钱，防风、干姜（生）、牛膝、沙参各二钱，细辛（去苗）半两，人参四钱。上件为细末，炼蜜和丸，如小豆大。日服五丸，空心任下。如觉无益，稍加丸数为度。如服七日后，阴觉有娠，三日后不可更服。臣妻年二十七岁无子，服此药有妊。又残药与前太子中舍宇文妻李氏，年四十无子，服此药十三日有娠。此药名螽斯丸，屡用屡验，此方不可不广传与人，夫不在家不可服。

广胤丹　治久无子息方。

黄芪（锉细，秤）一两半，人参（上党者，去苗，秤）一两，川续断（锉，秤）、泽兰叶（去枝，秤）、熟地黄（焙干，秤）、牡丹皮（拣净，秤）、延胡索（秤）、白芍药、川芎、白薇以上各一两，嫩鹿茸（燎去毛，酥酒涂，炙干，另杵，秤）一两，白茯苓（去黑皮）一两，当归（去苗，洗净，切，炒干）一两，肉苁蓉（酒浸软，去皱皮，切，焙干）一两，防风（去苗及叉尾者）一两，藁本（去苗土）一两，华细辛（去苗叶土，吹搓，罗过）一两，陈皮（汤浸，去白，焙干）一两，蓬莪术、京三棱（二味各和白面裹，慢灰火中煨熟，去面，就热杵碎）各一两，干姜（炮裂）一两半，木香半两，肉桂（去粗皮）半两，山茱萸半两，甘草（锉，炒）二两，黑附子（炮裂，去皮脐）三钱，覆盆子（去萼枝枕净）二两。上二十七味同捣为细末，炼蜜和丸，如弹子大。每服一粒，空心食前，细嚼，温酒下，日进三服。有孕住服。臣祖母常服此药，而生七男，以此常合此药与人服饵，而皆应效。

十八、《卫生宝鉴》

元·罗天益撰，约刊行于公元 1281 年。

《卫生宝鉴·卷十八·妇人门》

【熟地黄丸】治妇人月经不调，每行数日不止，兼有白带，渐渐瘦瘁，饮食少味，累年无子。

熟地黄二两二分，山茱萸、白芜荑、干姜（炮）、代赭石（醋淬）、白芍药（炒）各一两，厚朴（姜制）、白僵蚕（炒）各半两。上八味为末，炼蜜丸如桐子大。每服四五十丸，酒下，食前，日三服。

十九、《丹溪治法心要》

元·朱震亨撰，约成书于公元 1281～1358 年之间。

1. 《丹溪治法心要·卷七·妇人科子嗣》

若是肥盛妇人，禀受甚浓，恣于酒食之人，经水不调，不能成胎，谓之躯脂满溢，闭塞子宫。宜行湿燥痰，用星、夏、苍术、台芎、防风、羌活、滑石，或导痰汤之类。若是怯瘦性急之人，经水不调，不能成胎，谓之子宫干涩无血，不能摄受精气。宜凉血降火，或四物加香附、黄芩、柴胡，养血养阴等药可宜。东垣有六味地黄丸，以补妇人之阴血不足。无子，服之者能使胎孕。

2. 《丹溪治法心要·卷七·妇人科·子嗣》

肥者不孕，因躯脂闭塞子宫而致，经事不行，用导痰之类；瘦者不孕，因子宫无血，精气不聚故也，用四物养血、养阴等药。予侄女形气俱实，得子之迟，服神仙聚宝丹，背发痈疽，证候甚危。诊其脉数大而涩，急以四物汤加减，百余剂补其阴血，幸其质浓，易于收救，质之薄者，悔将何及！

3. 《丹溪治法心要·卷三十五·妇人部》

朱丹溪曰：妇人肥盛者，多不能孕育。以身中有脂膜闭塞子宫，致经事不行。瘦弱妇人不能孕育，以子宫无血，精气不聚故也。肥人无子，宜先服二陈汤，四物去生地，加香附，久服之。丸更妙。

二十、《格致余论》

元·朱震亨，撰于公元1347年。

《格致余论·受胎论》

成胎以精血之后，先分男女者，褚澄之论，愚切惑焉。后阅李东垣之方，有曰经水断后一二日，血海始净，精胜其血，感者成男；四五日后血脉已旺，精不胜血，感者成女。此确论也。《易》曰：乾道成男，坤道成女。夫乾坤，阴阳之情性也；左右，阴阳之道路也；男女，阴阳之仪象也。父精母血因感而会，精之施也。血能摄精成其子，此万物资始于干元也；血成其胞，此万物资生于坤元也。阴阳交媾，胎孕乃凝，所藏之处，名曰子宫。一系在下，上有两岐，一达于左，一达于右。精胜其血，则阳为之主，受气于左子宫而男形成；精不胜血，则阴为之主，受气于右子宫而女形成。或曰：分男分女，吾知之矣。男不可为父，女不可为母，与男女之兼形者，又若何而分之耶？余曰：男不可为父，得阳气之亏者也；女不可为母，得阴气之塞者也。兼形者，由阴为驳气所乘而成，其类不一。以女函男有二：一则遇男为妻，遇女为夫；一则可妻而不可夫。其有女具男之全者，此又驳之甚者。或曰：驳气所乘，独见于阴，而所乘之形，又若是之不同耶？予曰：阴体虚，驳气易于乘也。驳气所乘，阴阳相混，无所为主，不可属左，不可属右，受气于两岐之间，随所得驳气之轻重而成形。故所兼之形，有不可得而同也。

阳精之施也，阴血能摄之，精成其子，血成其胞，胎孕乃成，今妇人无子者，本由血少不足以摄精。

二十一、《瑞竹堂经验方》

元·沙图穆苏撰，约刊于公元 1326 年。

《瑞竹堂经验方·羹补门》

搜风顺气丸 治三十六种风，七十二气，去上热下冷，腰脚疼痛，四肢无力，多睡少食，渐渐羸瘦，颜色不完黄赤，恶疮下疰，口苦无味，憎寒毛耸，积年癥瘕气块，丈夫阳事断绝，女久无子嗣。久患寒疟吐逆泻痢，变成劳疾，百节酸疼。初生小儿及百岁老人皆可服，补精驻颜，疏风顺气。

车前子二两半，白槟榔、火麻子仁（微炒赤色，退壳，另研入药）、郁李仁（汤泡去皮，另研）、菟丝子（酒浸焙干，研作饼，晒干入药）、牛膝（酒浸二宿）、干山药，以上各三两，枳壳（去穰，麸炒）、防风、独活各一两，锦纹大黄（半生半熟）五钱。

上为细末，炼蜜为丸，如梧桐子大，每服二十丸，酒茶米饮汤送下，百无所忌，早晨、临睡各一服。服经一月消食，二月去肠内宿滞，三月无倦少睡，四月精神强盛，五月耳目聪明，六月腰脚轻健，一年百病皆除，老者返少。孕妇勿服。如服药觉脏腑微动，以羊肚、肺羹补之。久患肠风便血，用药治之除根，如颤语謇涩及瘫痪，授以此方，随至平复。若酒后老小能饵一服，宿醒消尽，百病不生，无病不治。此方系辛仲和总管的本方，镇江路五条桥大药铺徐可庵见，今修合出卖。

橘皮煎丸 理脾肾久虚，积冷面黄，呕吐痰水，饮食减少，心腹疼痛，胁肋胀满，绕脐弦急，大肠虚滑，小便频数，肌肤瘦悴，脚膝软弱，肢体怠堕，上气咳嗽，痃澼积聚，久疟久痢，肠风痔漏，妇人血海虚冷，赤白带下，久无子息，并皆治之。

陈皮（去白）取十五两净末，熬膏，金钗石斛、穿心巴戟（去心）、牛膝（酒浸）、苁蓉（酒浸，炙）、鹿茸（火燎去毛，劈开，酒浸，炙）、菟丝子（酒浸，焙干，捣）、阳起石（酒浸，焙干，研如粉）、杜仲（炙，去丝）、厚朴（去皮，姜汁浸，炙）、附子（泡，去皮脐）、干姜（炮裂）、肉桂（去皮）、京三棱（煨熟，切片）、吴茱萸（水浸，去浮者，焙干）、当归（去芦）、萆薢，以上各三两，甘草（炙）一两。

上一十八味为细末，先用五升于银石器内，将橘皮末于酒内熬如饧，然后入诸药末，一处合和搜停，更入柏内捣五百杵，丸如梧桐子大，每服五十丸，空心，温酒送下，或盐汤亦可。

二十二、《世医得效方》

元·危亦林著述，约刊行于公元 1345 年。

1.《世医得效方·卷第四·大方脉杂医科·五积·癥瘕》

大硝石丸 治七癥八瘕，聚结痞块，及妇人带下绝产，并欲服丹药。腹中有癥瘕者，当先下此药，但去癥瘕，不令人困。

硝石三两，大黄四两，人参、甘草各一两半重。

上为末，以三年苦酒三升，置铜石器中，以竹作准。每一升作一刻，注器中。先纳大黄，常搅不息，使微沸，尽一刻，乃纳余药，又尽一刻，极微火熬，使可丸，则丸如梧桐子大。每服三十丸，米汤下，四日一服。妇人服之，或下如鸡肝，或如米泔，正赤黑等三二升。后，忌风冷如产妇。

2. 《世医得效方·卷第八·大方脉杂医科·诸淋·虚损》

无名丹　补虚守神，涩精固阳道。男子服之有奇功。

苍术（不浸，杵春令稍滑，净筛去粗皮）一斤，龙骨一两，赤石脂二两，大川乌一两（炮，去皮脐），破故纸（微炒）二两，川楝子（去皮）三两，舶上茴香（微炒）一两，莲肉（去心）、白茯苓（去皮）、远志（捶，甘草水煮取皮，姜汁拌炒）各一两。

上为末，酒煮，面糊丸如梧子大，朱砂一两，另研为衣。三十丸渐至百丸。食前，温酒、米饮、盐汤皆可。妇人无子，服之效。

3. 《世医得效方·卷第八·大方脉杂医科·诸淋·痼冷》

震灵丹　此丹不犯金石飞走有性之药，不僭不燥，夺造化冲和之功……及治妇人血气不足，崩漏虚损，带下久冷，胎脏无子，服之无不愈者。

禹余粮（火煅醋淬，不计遍次，以手捻得碎为妙）、钉头代赭石（如禹余粮制同）、紫石英、赤石脂，以上四味，并作小块，入坩埚内，盐泥固济，候干，用炭十斤煅通红，火尽为度，入地坑埋，出火毒，二宿，滴乳香（别研）、没药（去沙，各研）、五灵脂（去沙石，研）各二两，朱砂（水飞过）一两。

上为末。以糯米为糊，丸如小鸡头大，晒干出光，每一粒。空心，温酒下，冷水亦可。常服，镇心神，驻颜色，温脾肾，理腰膝，除尸痊蛊毒，辟魅邪疠。久服轻身，渐入仙道。忌猪、羊血，恐减药力。妇人醋汤下，孕妇不可服。极有神效，不可尽述。

4. 《世医得效方·卷第十五·产科兼妇人杂病科·通治》

大圣散　治血海虚冷，久无子息，及产后败血冲心，中风口噤，子死腹中，掰开口灌药，须臾生下，无恙……常服，暖子宫，和血气，悦颜色，退风冷，消除万病。丈夫五劳七伤，虚损，一切疾证亦治之。

泽兰叶、石膏（研）各二两，白茯苓（去皮）、卷柏（去根）、柏子仁（炒）、防风（去芦）、厚朴（去粗皮，姜汁炙）、细辛（去苗）、人参（去苗）、藁本（去苗）、干姜（炮）、五味子、白芷、川椒（去目及闭口者，炒出汗）、白术各三分，当归（去芦）、芜荑（炒）、甘草（炙）、川芎各一两三分，生干地黄一两半，官桂（去皮）一两一分，黄芪（去苗）三分，芍药一两三分，白薇半两，桔梗一两，川乌三分，阿胶半两，丹参三分，吴茱萸（汤洗七次，焙炒）一两。上为末。每服二钱，空心，热酒调服。若急有患，不拘时候，日三服。

5. 《世医得效方·卷第十五·产科兼妇人杂病科·求嗣》

暖宫丸　治妇人无子，暖子宫冷，服之神效。

附子（炮，去皮脐）一枚，杜仲（炒断丝）、地榆、桔梗、白薇（去土）、川牛膝（去苗）、川白芷、黄芪、沙参、厚朴（去粗皮，姜汁炒）各四钱，北细辛（去叶）、干姜、蜀椒各二钱半。

上为末，炼蜜丸，梧桐子大。每服二十丸，盐酒下。服之一月，自然有孕。《局方》四物汤、羊肉丸多服亦效。

抑气散　治气盛于血，所以无子，寻常头晕，膈满体痛，怔忡，皆可服之。香附子乃妇人之仙药，不可谓其耗气而勿服。

香附子（炒，杵净）四两，茯神（去木）一两，橘红二两，甘草（炙）一两。

上为末。每服二钱，食前，沸汤调服。仍兼进紫石英丸（炙用）。

秦桂丸　治妇人无子，经进有效。

秦艽、桂心、杜仲（炒断丝）、防风、厚朴各三分，附子（生）、白茯苓各一两半，白薇、干姜、沙参、牛膝、半夏各半两，人参一两，细辛二两一分。

上并生，碾为末，炼蜜丸如赤豆大。每服三十丸，空心食前，醋汤或米饮下。未效，更加丸数，次觉有孕，便不可服。

济阴丹　治妇人血气久冷无子，及数经堕胎，皆因冲任之脉虚损，胞内宿挟疾病，经水非时暴下不止，月内再行，或前或后，或崩中漏下，三十六疾，积聚癥瘕，脐下冷痛，小便白浊，以上诸疾，皆令孕育不成，以致绝嗣。（方见前）。

灸法：妇人绝子。灸然谷五十壮，在内踝前直下一寸。

又法：绝嗣胞门闭塞，灸关元三十壮，报之。妇人妊子不成，数堕，腹痛漏下，灸胞门五十壮，在关元左边二寸是也，右边二寸名子户。

二十三、《西方子明堂灸经》

元·西方子撰，成书年代不详。

1.《西方子明堂灸经·卷一·正人腹肚之图》

腹第二行十一穴·阴都二穴：在通谷下一寸（原注：又名食宫）。灸三壮。主多唾、呕沫，大便难。及妇人无子，脏有恶血，腹厥痛绞刺不可忍。及身热，疟病。主心满、气逆、肠鸣。

腹第三行十二穴·气冲二穴：在归来下一寸。鼠鼷上一寸（原注：《素问·刺热论》注云：在腹脐下，横骨两端鼠鼷上一寸动脉应手）。灸五壮。又名气街。主癞阴肿痛，阴痿，茎中痛，两丸骞痛，不可仰卧。及大气石水。及腹中满，热淋闭，不得尿。主腹中大热不安，腹有逆气，正攻心，暴腹胀满，癃淫泆，脐下坚，癀疝，妇人月水不通，无子，或暴闭塞，腹胀满，乳难，子上抢心，若胞不出，众气尽乱，绞痛不得反息。

2.《西方子明堂灸经·卷四·伏人背脊图》

上窌二穴：在第一孔，腰髁下一寸，侠脊两旁。灸三壮。主呕逆，寒热腰痛，妇人绝子，疟寒热，阴挺出，不禁白沥，痉反折，小便大便利。主鼻衄。

3.《西方子明堂灸经·卷八·侧人足少阴肾经图》

足少阴肾经十六·涌泉二穴：在足心陷中，屈足卷指宛宛中。又云：在脚心大拇指下大筋。灸三壮。主腰痛，大便难，心中结热，风疹，风痫，心痛，不嗜食，妇人无子，短气，咳嗽，身热，喉痹，胸胁满，目眩，男子如蛊，女子如妊娠，五趾端尽痛，足不得履地，风人腹中痛，喉痹哽噎，寒热，咽中痛，不可食。

第四节　明清时期文献汇编

一、《普济方》

明·朱棣撰，约刊于公元 1406 年。

1.《普济方·针灸·卷五·针灸门·十二经流注五脏六腑明堂·肾》

涌泉一名地冲。在足心陷者中，屈足卷指宛宛中。灸三壮。主腰痛，大便难，小腹中痛，小便不利。甄权云：在脚心底宛宛中，白肉际是。主热中，少气厥寒。灸之热去，头痛烦心，心痛不嗜食，咳而短气，喉痹身热痛，脊胁相引，匆匆善忘，足厥，喘逆，足下清至膝，阴痹腹胀，头项痛，眼眩，男子如蛊，女子如阻，身体腰背如解，不欲食，丈夫㿉疝，阴跳痛，篡中不得溺，腹胁下支满，癃闭，阴痿，后时少泄，四肢不举，实则身头痛，汗不出，目𥉂𥉂然无可见，怒欲杀人，暴痛引膑下节，时有热气，筋挛膝痛不可屈伸，狂如新发，衄不食，喘呼，少腹痛，引嗌足厥痛，肩背颈痛头眩，妇人无子，咽中痛，不可纳食转筋，风入腹中挟脐急，胸胁支满，衄不止，五指端尽痛，足不得践地，癫疾，喑不能言。

然谷一名龙渊。在足内踝前起大骨下陷者中。灸三壮。主不嗜食，心如悬，哀而善怒，嗌内肿，心惕惕然恐，如人将捕之，多涎出，喘逆少气，呼吸不足以息，心痛如刺，厥心痛，与背相引，善瘈疭如后触其心，伛偻者，肾心痛也，厥心痛，如锥刺其心，心痛甚者，脾心痛也，胸中寒，脉代时不至，上重下轻，足不能安地，小腹胀上抢心，胸胁支满，咳唾有血，喉痹，癃疝石水，女子不子，阴暴出，淋漏，男子精溢胫酸，不能久立，寒热，消渴，黄瘅，足一寒一热，乱纵烦满，小儿脐风，口不开，善惊，痿厥，癫疾，洞泄。

筑宾在足内踝上腨分中。灸五壮。主大疝，绝子，狂癫疾，呕吐。

脐中灸三壮。主水，腹大脐平。腹无理，不治，绝子，灸令人有子，脐疝绕脐痛，胸肿不得息。甄权云：主水肿，鼓胀，肠鸣，状如雷声，时上冲心。日灸七壮，至四百壮罢。

阴交一名少关，一名横户。在脐下一寸，任脉阴冲之会。灸五壮。主水胀水气行皮中。甄权云：穴在阴茎下附底宛宛中。主惊不得眠。善断水气上下五藏游气也。阴疝引睾，女子手脚拘挛，腹满疝，月水不下，乳余疾，绝子，阴痒，贲豚上腹坚痛，引阴中不得小便，两丸骞。

关元一名次门。在脐下三寸，任脉足三阴之会。灸七壮。主寒热石水，痛引胁下，腹胀头眩痛，身尽热，气癃，尿黄。甄权云：主小便处状如散灰色，转胞不得尿，少腹满，引胁下胀，头眩痛，身尽热，贲豚寒热入少腹，时欲呕，伤中溺血，小便数，腰背脐痛，下引阴中窘急，欲凑，后泄不止，癫暴痛，少腹大热，身所伤血出多，及中风寒，若有所堕坠，四肢解，不收，名曰体解，女子绝子，衄血，在内不下。

中极一名气原，一名玉泉。在脐下四寸，任脉足三阴之会。灸三壮。主女子禁，中央腹热痛，妇人子门不端，少腹苦寒，阴痒及痛，经闭不痛，乳余疾，绝子，内不足。贲豚上抢心，甚则不能息，匆匆少气，尸厥，心烦痛，饥不能食，善寒中，腹胀引而痛，少腹与脊相控暴痛，时窘之后，经闭不通，小腹不利，丈夫失精。

2.《普济方·针灸·卷七·针灸门·腧穴·腹部第二行左右二十二穴》

阴都二穴　一名食宫。在通谷一寸。灸三壮，针三分。《铜人经》云：冲脉足少阴之会，治身寒热，疟病，心下烦满，气逆。西方子云：主多唾呕沫，大便难，及妇人无子，脏有恶血，腹厥痛绞刺，不可忍，及肠鸣。《明堂经》云：在通谷下一寸。陷者中。主痎疟病。心恍惚。

3.《普济方·针灸·卷七·针灸门·腧穴·腹部第三行左右二十四穴》

气冲二穴　一名气街。在归来下，鼠鼷上一寸动脉应手宛宛中。禁针。灸七壮，立愈，炷如大麦。《明堂下经》云：灸五壮。《素问注》云：在腹脐下，横骨两端，鼠鼷

上。针三分。《千金》云：归来下一寸。《明堂经》云：鼠
鼷上一寸。灸三壮。主腹有大气，腹胀，脐下坚，癀疝，
阴肿。亦主妇人月水不通，无子。西方子云：《素问·刺热
论》注云：主疝，阴肿痛，阴痿，茎中痛，两丸骞痛，不
可仰卧，及大腹石水，及腹中满，热淋，闭不得尿，主腹
中大热不安，大气上攻心，暴腹胀满，癀，淫泺，妇人月
水暴闭，塞乳，难子，上抢心，若胞不出，众气尽乱，绞
痛不得反息，及气冲腰痛不得俯仰，《铜人经》云：足阳明
脉气所发，治肠中大热，不得安卧，腹有逆气，月水不利，
身热，腹中痛。

4.《普济方·针灸·卷七·针灸门·腧穴·背腧部第
二行四十四穴》

上髎二穴　在第一空腰髁下侠脊陷中。针三分，灸七
壮。《千金》云：腰髁下一寸。《铜人经》云：足太阳少阳
络。治腰膝冷痛，呕逆，鼻衄，寒热疟，妇人绝嗣，阴挺
出不禁，白沥。西方子云：在腰髁下一寸，侠脊两旁。灸
三壮。主腰痛痉反折，大小便不利。

5.《普济方·针灸·卷八·针灸门·腧穴·足少阴肾
经左右二十穴》

涌泉二穴　木也。一名地冲。在足心陷中，屈足卷指
宛宛中。灸三壮，针五分，无令出血。淳于意云：汉济北
王阿母，患足下热喘满。谓曰：热厥也。当刺足心。立刺
足心立愈。《明堂经》云：灸不及针。若灸废人行动。《明
堂下经》云：在脚心底宛中白肉际。灸三壮。《素问注》：
刺三分。《千金注·肝脏卷》云：在脚心大指下大筋。《明

堂经》云：主心痛不嗜食，妇人无子，咳嗽气短，喉闭身热，胸胁满闷，颈痛目眩，男子如蛊，女子如妊孕，足指尽疼，不得践地也，《铜人经》云：足少阴脉之所出也，为井。治腰痛大便难，风疹，又云：主小便不利，心中结热，脚底白肉际不得履地，刺风脉风痫，灸亦得，西方子云：治足五指端痛，引入腹中痛，喉痹哽噎，寒热，咽中痛不可食，脊胁相引忽忽喜忘，衄血不止。

然谷二穴　火也。一名龙渊。在足内踝前起大骨下陷中。灸三壮，针三分，不宜见血。《素问注》：刺三分，刺此多见血。令人立饥饮食。《千金注·妇人方》云：在内踝前直下一寸。《铜人经》云：足少阴脉之所流也。为荥。治咽内肿，心恐惧，如人将捕，涎出喘呼，少气足跗肿，不得履地，寒疝少腹胀，上抢胸胁，咳嗽唾血，喉痹淋沥，女子不孕，男子精溢，腰酸不能久立，足一寒一热，舌纵烦满，消渴，初生小儿脐风，口噤瘖厥洞泄，西方子云：主胸中寒脉代，时不至，温疟汗出，阴上缩内肿气，咽喉而不能言，舌下肿难言，不嗜食。

6.《普济方·针灸·卷十六·针灸门·月事》

治月水不利，贲血，上下无子，穴四满，灸三十壮。

7.《普济方·针灸·卷十六·针灸门·绝孕》

治妇人绝产，若未经产者（资生经），穴阴廉，灸三壮。即有子。

治绝子带下，月事不调，穴中髎。

治绝子，穴次髎、漏泉、商丘。

治妇人断绪，及疗失精绝子，穴中极。

治绝子，脏有恶血，上冲腹，疼痛不可忍，及腹厥痛绞刺，穴石关。

治女子疝瘕，按之如以汤沃两股中，小腹肿，阴挺出，痛经，带下，阴肿或痒，漉青汁如菜羹，血闭，无子，不嗜食，穴曲泉。

治女子不子，阴暴出，淋漏，月水不来，多闷心痛，穴水泉、阴跷。

治不子，阴暴出，经痛，穴然谷。

治绝子，疟寒热，阴挺出，不禁白沥，痉脊反折，穴上髎。

治拘挛腹满疝，月水不下，乳余疾，绝子，阴痒，奔豚上，腹坚痛，下引阴中，不得小便，穴阴交。

治绝子不血，血在内不下，胞转不得尿，小腹满石水痛，反治引胁下胀，头痛身背热，奔豚寒，小便数泄不止，穴关元。

治妇人怀孕，不论月数，及生产之后，未满百日，不宜灸之，若绝子，灸脐下二寸五分间动脉中，三壮。

治子门不端，小腹苦寒，阴痒及痛，奔豚抢心，饥不能食，腹胀，经闭不通，小便不利，乳余疾，绝子，及拘挛腹疝阴痒，穴中极。

治大疝绝子，穴华宾。

治女子无子，咳而短气，穴涌泉。

治无子小腹痛，穴气冲。

治绝产若未曾产，穴阴廉。

治妇人绝子，穴然谷，灸五十壮。

治妇人绝嗣不生，胞门闭塞，穴关元，灸三十壮，报之。

治妇人妊子不成，若堕落，腹痛漏见赤，穴胞门，灸五十壮。

治妇人绝嗣不生，穴气门，灸百壮。

治妇人子脏闭塞，不受精，疼，穴胞门，灸五十壮。

治妇人绝嗣不生，漏赤白，穴泉门灸十壮，三报。

治月水不利，奔豚上下，并无子，穴四满，灸三十壮。

治妇人断绪，带下，穴中极。

治断绪，产道冷，穴关元，日灸百壮止。

治妊不成，数堕落，穴玉泉，灸五十壮，三报（玉泉，即中极），又龙门三十壮。

治妇人无子，穴关元，灸七壮。

治妇人无子，及心痛不嗜食，五指端尽痛，足不得履地，穴涌泉，宜针灸。

治妇人欲断产，右踝上一寸，灸三壮即断。

治腹满疝积，乳余疾，绝子，阴痒，奔豚上，小腹坚痛，下引阴中不得小便，穴石门。《资生经》云：石门忌灸，绝孕，针之绝子，怀胎不下，针关元，若针而落胎，胎多不成，出针外昆仑立出，阴交灸多绝孕。又云：石门关元，相去一寸，针关元，胎妇人无子，针石门，则终身绝嗣，其道幽隐，岂可轻侮哉。

治妇人无子，咳嗽身热，穴涌泉。

治绝子，灸脐中，令人有子。

治妇人无子，及已经生子，久不任孕，及怀孕不成者，以女人右手中指中节一寸，及指向上量之，用草一条，量九寸，舒足仰卧，以所量草，自齐心直垂下至草尽处，以笔点定，此不是穴，却以原草平折处，横按前点处，其草两头是穴，按之有动脉，各灸三壮，如筋杪大，神效。

治妇人足逆寒，绝产，带下无子，阴中寒，刺足太阴经三阴交。

《资生经》云：凡妇人妊娠，不可刺，昔宋太子善医术，出苑逢一妊妇，太子诊曰：女，令徐文伯诊，曰：一男一女，针之，泻三阴交补合谷，应针而落，果如文伯言，故妊娠不可刺，

8.《普济方·针灸·卷十六·针灸门·赤白带下》

治绝嗣不生，漏下赤白，穴泉门，十壮，三报。

9.《普济方·针灸·卷四十二·膀胱腑门·总论》

右手关后尺中阳绝者，无子户脉也，病苦足逆寒，绝产，带下无子，阴中寒，刺足少阴经治阴，

10.《普济方·针灸·卷三百二十四·妇人诸疾门·八瘕》

一曰黄瘕，妇人月水始下，若新伤坠，血气未止，卧寝未定，五脏六腑虚赢，精神不治，因向大风便利，阴阳开闭节，四边中于湿，风气从下上入于阴中，稽留不去，名为阴阳虚，则生黄瘕，瘕之聚，令人病苦四肢寒热，身重淋露，不欲食，左胁下有气结牢，不可得抑，苦病腰背相引痛，月水不利，令人不产，小腹下，阴中如刀刺，不得小便，时苦寒热，下赤黄汁，病苦如此，令人无子，疗当刺关元、气冲，行以毒药有法，疗瘕当下即愈矣。

二、《医方选要》

明·周文采撰，约成书于公元 1495 年。

《医方选要·卷之十·妇人门》

替灸丸　治妇人久冷，赤白带下，肚腹疼痛，经脉不调，面色萎黄，脚手疼痛，四肢无力，久无子息。此药服之，久能温中暖脐，调经有子，药服不尽，即有效验。

茯苓（去皮）、艾叶各八两，当归（洗）、香附子各四两，川芎、芍药各二两，吴茱萸（炒）三两。

上用米醋五升，砂锅内煮干，为细末，醋糊和丸如梧桐子大，每服五十丸，空心淡醋汤下，日三服。

三、《针灸聚英》

明·高武撰，约刊于公元 1529 年。

1. 《针灸聚英·卷一上·足阳明胃经》

气冲（一名气街）　归来下。《素注》：腹下侠脐相去四寸，鼠鼷上一寸，动脉应手宛宛中，冲脉所起。《铜人》：灸七壮，禁针，《素问》：刺气街中脉，血不出，为肿鼠仆。《明堂》：针三分，留七呼，气至即泻，灸三壮，主腹满不得正卧，癫疝，大肠中热，身热腹痛，大气石水，阴痿茎痛，两丸骞痛，小腹奔豚，腹有逆气上攻心，腹胀满，上抢心，痛不得息，腰痛不得俯仰，淫泺，伤寒胃中热，妇人无子，小腹痛，月水不利，妊娠子上冲心，产难，包衣不出，东垣曰：脾胃虚弱，感湿成痿，汗大泄，妨食，三里、气街以三棱针出血，又曰：吐血多不愈，以三棱针于气街出血立愈。

2. 《针灸聚英·卷一上·足太阳膀胱经》

上髎 第一空腰髁下一寸，侠脊陷中，足太阳、少阳之络。《铜人》：针三分，灸七壮，主大小便不利，呕逆，膝冷痛，鼻衄，寒热疟，阴挺出，妇人白沥绝嗣。大理赵卿患偏风，不能起跪，甄权针上髎、环跳、阳陵泉、巨虚下廉，即能起跪，八髎总治腰痛。

3. 《针灸聚英·卷一下·下足少阴肾经》

涌泉（一名地冲） 足心陷中，屈足卷指宛宛中，跪取之。足少阴脉所出为井。木，实则泻之，《铜人》：针五分，无令出血，灸三壮。《明堂》：灸不及针。《素注》：刺三分，留三呼，主尸厥，面黑如炭色，咳吐有血，喝而喘，坐欲起，目䀮䀮无所见，善恐，惕惕如人将捕之，舌干咽肿，上气嗌干，烦心心痛，黄疸肠澼，股内后廉痛，痿厥，嗜卧，善悲欠，小腹急痛，泄而下重，足胫寒而逆，腰痛，大便难，心中结热，风疹，风痫，心病饥不嗜食，咳嗽身热，喉闭，舌急失音，卒心痛，喉痹，胸胁满闷，头痛目眩，五指端尽痛，足不践地，足下热，男子如蛊，女子如娠，妇人无子，转胞不得尿。《千金翼》云：主喜喘，脊胁相引，忽忽喜忘，阴痹，腹胀，腰痛不欲食，喘逆，足下清至膝，咽中痛不可纳食，暗不能言，小便不利，小腹痛，风入肠中，癫病，夹脐痛急，衄不止，五疝，热病先腰酸，喜渴数引饮，身项痛而寒且酸，足热不欲言，头痛癫癫然，少气寒厥，霍乱转筋，肾积奔豚。汉、济北王阿母，病患热厥，足热，淳于意刺足心立愈。

然谷（一名龙渊）　足内踝前起大骨下陷中。一云内踝前直下一寸，足少阴脉所溜为荥。火，《铜人》：灸三壮，针三分，留三呼，不宜见血，令人立饥欲食，刺足下布络，中脉，血不出为肿，主咽内肿不能内唾，时不能出唾，心恐惧，如人将捕，涎出喘呼少气，足跗肿，不得履地，寒疝，小腹胀，上抢胸胁，咳唾血，喉痹，淋沥白浊，腰酸不能久立，足一寒一热，舌纵，烦满消渴，自汗盗汗出，痿厥，洞泄，心痛如锥刺坠堕，恶血留内腹中，男子精泄，妇人无子，阴挺出，月事不调，阴痒，初生小儿，脐风口噤。

四满（一名髓中）　中注下一寸，气穴上一寸，去腹中行各一寸半，足少阴脉、冲脉之会，《铜人》：针三分，灸三壮，主积聚疝瘕，肠澼，大肠有水，脐下切痛，振寒，目内眦赤痛，妇人月水不调，恶血疗痛，奔豚上下，无子。

4.《针灸聚英·卷一下·任脉》

关元　脐下三寸，小肠之募，足三阴、任脉之会，下纪者，关元也。《素注》：刺一寸二分，留七呼，灸七壮，又云针二寸。《铜人》：针八分，留三呼，泻五吸，灸百壮止三百壮。《明堂》：娠妇禁针，若针而落胎，胎多不出，针外昆仑立出，主积冷虚乏，脐下绞痛，渐入阴中，发作无时，冷气结块痛，寒气入腹痛，失精白浊，溺血暴疝，风眩头痛，转胞闭塞，小便不通黄赤，劳热，石淋五淋，泄利，奔豚抢心，妇人带下，月经不通，绝嗣不生，胞门闭塞，胎漏下血，产后恶露不止。

5.《针灸聚英·卷二·玉机微机针灸论治·妇人》

妇人不孕，月不调匀，赤白带下，气转连背引痛不可忍，灸带脉二穴。

6.《针灸聚英·卷四下·六十六穴阴阳二经相合相生养子流注歌》

辛合丙　辛肺少商（井木）膨膨腹胀满，咳逆共喉风。五脏诸家热，少商针有功。肾然谷（荥火）妇人长不孕，男子久遗精。洞泄并消渴，连针然谷荥。肝太冲（俞土）小便淋沥数，心胀步难行。女子崩中漏，太冲须细看。心灵道（经金）卒中不能语，心疼及恐悲。问云何所治，灵道穴偏奇。脾阴陵泉（合水）腹中寒积冷，膈下满吞酸。疝瘕多寒热，阴陵刺即安。

癸合戊　癸肾涌泉（井木）胸中藏结热，遍体复黄痿。诸厥并无子，涌泉当夺魁。肝行间（荥火）厥逆四肢冷，膝头肿莫当。遗尿并目疾，行间要消详。心神门（俞土）咽干不嗜食，心痛及狂悲。痴呆兼呕血，神门刺莫违。脾商丘（经金）身寒苦太息，痔病共脾虚。但见如斯证，商丘刺便除。肺尺泽（合水）手臂拘挛急，四肢暴肿时。口干劳咳嗽，尺泽善扶持。

四、《万氏女科》

明·万全撰，约成书于公元 1549 年。

《万氏女科·卷之一·种子章》

无男女，乾坤或几乎息矣。男女配匹，所以广嗣，厥系匪轻，勿谓无预于人事。生育者，必阳道强健而不衰，阴癸应候而不愆。阴阳交畅，精血合凝，而胎元易成矣。不然，阳衰不能下应乎阴，阴亏不能上从乎阳，阴阳乖离，是以无子。虽云天命之有定，抑亦人事之未尽欤！

故种子者，男则清心寡欲，以养其精；女则平心定气，以养其血；补之以药饵，济之以方术，是之谓人事之常尽也。何谓男贵清心寡欲？盖形乐者易盈，志乐者易荡。富贵之人，不知御神，则荡必倾；不知御形，则盈必亏。此清心寡欲，为男子第一紧要也。何谓女贵平心定气？盖女子以身事人，而性多躁；以色悦人，而情多忌。稍不如意，即忧思怨怒矣。忧则气结，思则气郁，怨则气阻，怒则气上。血随气行，气逆血亦逆。此平心定气，为女子第一紧要也。药饵惟何？男子宜服地黄丸，以补左肾之阴；加杜仲、苁蓉、巴戟、补骨脂、沉香，以补右肾之阳。女子宜服乌鸡丸，以养其气血，调其经候，斯为得理。若彼桂、附、丹石，动气耗阳、损血消阴之剂，一切远之。何谓济之以方术？如种子之歌，《素女》之论是也，宜博求之。

女人无子，多因经候不调，药饵之辅，尤不可缓。若不调其经候而与之合，徒用力于无用之地。此调经为女人种子紧要也。

如肥盛妇人，禀受甚厚，及恣于酒食之人，经水不调，不能成胎，谓之躯脂满溢，闭塞子宫。宜行湿燥痰，用前苍莎导痰丸、四制香附丸。

如瘦怯性急之人，经水不调，不能成胎，谓之子宫干涩无血，不能摄受精气。宜凉血降火，用地黄、三补丸调之。

如素有浊漏带下之人，经水不调，不能成胎，谓之下元虚惫，不能聚血受精。宜补虚涩脱，用前乌鸡丸、补宫丸调之。

五、《古今医统大全》

明·徐春甫撰，约成书于公元 1556 年。

1.《古今医统大全·卷之八·中风门·药方·通治风证诸剂》

搜风顺气丸　治三十六种风、七十二般气。去上热下冷，腰腿疼痛，四肢无力，多睡少食，渐渐羸瘦，颜色不定，黄赤恶疮，下疰，口苦无味，憎寒毛耸，积年癥癖，气块长大，阳事断绝。女子久无子息，久患寒疟泻痢，吐逆，变成劳疾，百节酸疼。初生小儿及百岁老人皆可服。补精驻颜，疏风顺气。

车前子二两半，白槟榔、火麻子（微炒去壳）、牛膝（酒浸）、郁李仁（汤泡去皮，另研）、菟丝子（制）、干山药各二两，枳壳（麸炒）、防风、独活各一两，大黄（半生半熟）五钱。

上为末，炼蜜为丸，如梧桐子大。每服二十丸，渐加至四、五十丸。酒茶米饮任下，百无所忌，空心临卧各一服。久服，去肠中宿滞。精神强健，耳目聪明，腰脚轻健，百病皆除。老者还少。孕妇勿服。如服药觉脏腑微痛，以羊肚肺羹补之。又治肠风下血，中风瘫痪。百病不生，无病不治。

2.《古今医统大全·卷之八十四·螽斯广育·妇人别类经验方》

滋血暖宫丸（一名百子附归丸）　阴阳不利，气血不足，服此药无不孕者。

香附米（童便透各浸一宿）十二两，当归（酒洗）二两，川芎、白芍药（酒炒）、熟地黄（酒洗）、真阿胶（蛤粉炒成珠）、艾叶（醋煮晒干）各二两。

上为末，醋糊丸，梧桐子大。每服百丸，空心醋点汤下，食物压。

妙应丸　治妇人气虚痰盛满溢，子宫不能受精，肥胖妇人无子服此效。

苍术（米泔水浸酒炒）、人参、黄芪（蜜炙）、白术（土炒）、地黄（酒洗）、陈皮（去白）、半夏（制）、当归（酒洗）、茯苓各一两，滑石、炙甘草各七钱。

上为末，糊丸，梧桐子大。每服五十丸，空心姜汤下。

八珍益母十全丸　资益坤元，补养气血，除淋沥带下，俾羸形体壮，坐健调经受孕，即如尊俎折冲，胎前和气，产后补虚。真妇女之圣剂，超古今之诸方。有室家者，不可不知也。予哂斯世之医，惟集古方香附胜金丹为女人开郁调经之用，殊不审古今虚实悬壤之异。古人气实，惟有多郁，故用香附以开导之。香附味辛性燥，但能开破而已。多用之，大耗气血，虚者愈虚，病者愈甚，而于滋补何有哉？今世十妇九虚，非补不可，再用香附以耗之，浸成怯弱之证，是辨之不早，则危殆而难痊矣。

益母草（五月五日、六月六日俱可采，阴干，折去下半截，用上半截，连穗叶石臼杵捣节为极细末）八两，人参（饮上蒸）、白术（饭上蒸）、白茯苓（饭上蒸）各一两，甘草（炙）五分，当归身（酒浸）二两，川芎五分，熟地黄（酒浸）二两，白芍药（醋炒）一两，角沉香四钱。

上各为极细末，炼蜜和丸，如梧桐子大。空心蜜汤送下九十丸，食干果子压之。不善吞者，化开服尤效。冬月酒下。妇女经脉不调者，或有气血两虚，而身体素弱，服此以养且调。当年而经不通者，服一料则通；经不调者，服一月则调；素不孕者，服一月即孕。

资生顺坤方　按：此方和气调经，养血清热。女人寒少热多，久无子孕，服之悉效。若血海多寒，子宫久冷，宜服螽斯丸之属以温暖之。若不甚寒，宜用墨附丸之属，以和养之也。

香附米（四制，春秋三日，夏二日，冬七日，晒干为末，筛去头末，取中末半斤用）一斤，川当归（酒浸）三两，白术（土炒）三两，川芎（雀脑者）、白芍药、熟地黄、生地黄、白茯苓、牡丹皮、黄芩（去朽，炒）、益母草、柴胡、臭椿根白皮各二两。

上为末醋糊丸，梧桐子大。空心淡醋汤下六十丸，食干物压之。

神效墨附丸　专治妇人久无孕育，月经不调，及数堕胎产，甚效。

香附米（分四制，酒、醋、童便、米泔各浸一宿一日，捞起晒干用）一斤，绵艾叶（去梗，用醋二大碗，同香附一处煮干，捣烂，捻作饼钱大，新瓦上烙干研末）四两，上品清烟墨（火煨烟尽，醋淬）一两，熟地黄（饭上蒸）、当归、川芎、人参、白茯苓、南木香各一两。

上为末，糊丸，如梧桐子大。每服五六十丸，空心温酒送下。

四制香附丸　调经养血，顺气有孕。

香附米（如前制）一斤，当归（酒洗）、熟地黄（酒洗）、白芍药（酒炒）、川芎各四两，泽兰叶、白术、陈皮各二两，黄柏（酒炒）、甘草（酒炒）各一两。

上为末，酒糊丸，如梧桐子大。每服七十丸，空心白汤送下。

（《大典》）正心丸　治妇人妒妾，误夫无子。美色入室，少妇妒之；正士入朝，小人忌之。常服此药，可以正心，并免妒忌之病也。

天门冬（去心）、益智仁各二两，赤黍米（去壳，微炒）、薏苡仁（炒）各四两，茯神（去木）、百合各一两。

上为细末，炼蜜为丸，如梧桐子大。妇人常服，不妒有子。每服九十丸，食远白汤送下。

（《大典》）胜金丸　治妇人久虚无子，及产前产后一切病患，兼治男子下虚无力……妇人无孕，子宫冷，如服二十日，男女自至……又名不换金丸，又名女金丹。

当归（酒洗）、芍药、川芎、人参、白术（炒）、白茯苓、炙甘草、白薇（酒洗）、白芷、赤石脂、牡丹皮、玄胡索、桂心、藁本、没药各一两（除石脂、没药二味另研外，余皆二处磨罗），香附子（醋浸三日，炒香晒干为末）一十五两。

上十六味为末，炼蜜和丸如弹子大，银器或瓷器封固收贮。每取七丸，空心温酒化下一丸，食干物压之。服至四十九丸为一剂，以癸水调平，受妊为度。妊中三五日服一丸，产后二三日服一丸，醋汤下尤妙。

3.《古今医统大全·卷之八十四·调经方法》

妇肥盛而无子者，由痰多脂膜闭塞子宫。宜行湿燥痰之剂，更服顺坤丹、降生丹之类即孕。

瘦人无子，因血虚子宫干涩，不能配取精气。宜养血滋阴。人多不审寒热，悉谓子宫虚冷，概以乌附辛热之药煎熬，气血愈亏，祸不旋踵，孕安得乎？

4.《古今医统大全·卷九十三·经验秘方》

保真种子膏　此膏能锁玉池，固精不泄，养灵龟不死，壮阳保真，百战不竭。贴肾俞，暖丹田，子午既济，百病自除。一膏能贴六十日，金水生时，用功即孕，大有奇效。久贴，返老还童，乌须黑发，行步如飞，延年不意，有通仙之妙。又治腰腿寒湿风气疼痛，半身不遂，五劳七伤，下元虚冷，不成胎息，贴一月育孕。

苍术膏　存精固气，通达二十四关脉，流注一身毛窍，服之半月，精满气盈，元阳壮盛，能补丹田，能减相火，阴消阳长，男子精冷绝阳，妇人胎冷不孕，服之一月，颜面如童。

苍术（米泔浸一宿，去皮舂如泥，大锅内文武火煮水二桶，约有十余碗，取出冷定，绢滤去渣，入瓷罐内加众药）十斤，人参、生地黄、熟地黄、黄柏、远志各四两，杜仲（炒）、川芎、核桃肉、川椒、破故纸各四两，碎青盐二两，碎朱砂一两，当归四两，旱莲草（取汁）二两，蜂蜜二斤，姜汁四两。

上各药共入前苍术膏，瓷罐内封固，大锅水煮香雨炷为度以出，埋地七日。每日空心，酒一盏或白汤服之。

六、《医学纲目》

明·楼英撰，约成书于公元 1565 年。

《医学纲目·卷之三十五·妇人部·胎前症》

胎前之道，始于求子。求子之法，莫先调经。每见妇人之无子者，其经必或前或后，或多或少，或将行作痛，或行后作痛，或紫，或黑，或淡，或凝而不调，不调则血气乖争，不能成孕矣。详夫不调之由，其或前或后，及行后作痛者，虚也。其少而淡者，血虚也。多者，气虚也。其将行作痛，及凝块不散者，滞也。紫黑色者，滞而挟热也。治法：血虚者四物，气虚者四物加参、芪，滞者香附、缩砂、木香、槟榔、桃仁、玄胡，滞久而沉痼者吐之下之，脉证热者四物加芩、连，脉证寒者四物加桂、附及紫石英之类是也。直至积去、滞行、虚回，然后血气和平，能孕子也。予每治经不调者，只一味香附末，醋为丸服之，亦百发百中也。

七、《医学入门》

明·李梴撰，约成书于公元 1575 年。

1.《医学入门·外集·卷六·杂病用药赋》

地仙丹　川椒、附子、苁蓉各四两，菟丝子、覆盆子、白附子、羌活、防风、乌药、赤小豆、骨碎补、萆薢、南星、牛膝、何首乌各二两，白术、茯苓、川乌、甘草、金毛狗脊各一两，人参一两半，地龙、木鳖子各三两，黄芪二两半。为末，酒糊丸梧子大。每四十丸，空心温酒下。治肾气虚惫，风湿流注，膝脚酸疼，步履无力，精神耗散；

兼治五劳七伤吐血，肠风痔漏，一切风气，妇人无子等证。

2.《医学入门·外集·卷七·妇人小儿外科用药赋》

琥珀调经丸　香附米一斤，分作二分，用童便、米醋各浸九日，和净艾绵四两拌匀，再加醋五碗，入砂锅内同煮干为度，入川芎、当归、芍药、熟地、生地、没药各二两，琥珀一两，为末，醋糊丸梧子大。每百丸，空心艾醋汤下。治妇人胞冷无子，能令经正。

八、《古今医鉴》

明·龚信撰，约成书于公元 1576 年。

《古今医鉴·卷之十一·求嗣·期嗣保胎论》

治妇人孕育子嗣，全在调经理脾，血气充旺，调其经候，去其嫉妒，再服孕子方，自然成孕。肥盛妇人不能孕育者，以其身中脂膜，闭塞子宫，而致经事不能行，可用导痰之剂。瘦怯妇人不孕育者，以其子宫无血，精气不聚故也！可用四物汤、养血气等药。

如妇人子宫久冷不孕，加干姜、肉桂各五钱，何以知其冷？丈夫交会之际，当自觉之。如冷甚，灸丹田七壮，神效，穴在脐下三寸。

九、《仁术便览》

明·张浩撰，约刊于公元 1585 年。

《仁术便览·卷三·虚损》

加味六子丸　此方不寒不热，可以常服。男子阳痿，及妇人久不孕育，俱可服。

菟丝子（酒煮）一两五钱，五味子五钱，枸杞（甘州）二两，车前子二两，白蒺藜（炒去刺）二两，黄芪（蜜炒）一两，覆盆子一两五钱，破故纸（青盐炒）二两，麦冬（去心）二两，苁蓉（酒洗，去甲）二两三钱，大甘草五钱，牛膝（去苗）二两，山茱萸（去核）一两，杜仲（炒去丝）一两五钱，熟地黄（酒洗）一两，牡蛎（盐泥固，煅）一两，夏加黄柏（炒）二两，冬加干姜（炒）五钱。

上为细末，捣，饭丸梧桐子。空心盐汤下，午间临卧温酒下。

保命延寿烧酒方　妇人经水不调，脐腹疼痛，胁肋虚张，面黄肌瘦，口苦舌干，饮食无味，四肢倦怠，头晕眼花，神思惊悸，夜多盗汗，时发潮热，月事不匀，或多或少，或前或后，或崩漏，或止，经脉不通，子宫积冷，赤白带下，或久无子嗣，并皆治之。此药互相制伏，药性和暖，其味香甜。能除万病，和缓脾胃，补养丹田，强壮筋骨，益精补髓，身体康健，耳目聪明，定五脏，安魂魄，润肌肤，和容颜，强阴壮阳。其药绝妙如神，少年少用。

人参、当归、白茯、乌药、杏仁、砂仁、川乌、川草乌、何首乌、五加皮、枸杞子、牛膝、杜仲、肉桂、苍术（制）以上各五钱，肉苁蓉、破故纸、甘草，以上各一两，木香、枳壳、干姜、虎骨（酥炙）、香附、白芷、厚朴、陈皮、白术、川芎、麻黄、独活、羌活、川椒（去合口目）、白芍、生地、熟地、天冬（去心）、麦冬（去心）、防风、荆芥、五味子、小茴香、细辛、沉香、白蔻，以上各三钱，枣肉二两，真蜜一斤，核桃仁四两，真酥油半斤，加天麻三钱，生姜四两。

上除酥蜜二味，将前四十八味各精制，秤足装入绢袋中，入无水高烧酒四十斤，同酥蜜入坛中，将坛口密封严固，桑柴文武火烧三炷香，待大锅中水冷取出，埋阴地，三日出火毒。常饮一二杯，神效。

十、《万病回春》

明·龚廷贤撰，约成书于公元 1587 年。

1.《万病回春·卷之四·补益》

延龄固本丹　治五劳七伤、诸虚百损，颜色衰朽、形体羸瘦，中年阳事不举、精神短少，未至五旬须发先白；并左瘫右痪、步履艰辛、脚膝疼痛，小肠疝气，妇人久无子息，下元虚冷。

天门冬（水泡，去心）、麦门冬（水泡，去心）、生地黄（酒洗）、熟地黄（酒蒸）、山药、牛膝（去芦、酒洗）、杜仲（去皮，姜酒炒）、巴戟（酒浸，去心）、五味子、枸杞子、山茱萸（酒蒸，去核）、白茯苓（去皮）、人参、木香、柏子仁各二两，老川椒、石菖蒲、远志（甘草水泡，去心）、泽泻各一两，肉苁蓉（酒洗）四两，覆盆子、车前子、菟丝子（酒炒烂捣成饼，焙干）、地骨皮各一两半，妇人，加当归（酒洗）、赤石脂（煅）各一两。上为细末，好酒打稀面糊为丸，如梧桐子大。每服八十丸，空心温酒送下。服至半月，阳事雄壮；至一月，颜如童子，目视十里，小便清滑；服至三月，白发返黑。久服，神气不衰，身轻体健，可升仙位。

2.《万病回春·卷之六·求嗣》

脉：求嗣之脉，专责于尺，右尺偏旺，火动好色；左尺偏旺，阴虚非福。唯沉滑匀，易为生息。微涩精清，兼迟冷极。若见微涩，入房无力。女不好生，亦尺脉涩。

肥人痰多，躯脂满溢，闭塞子宫，治消痰养血顺气，四物汤加白术、茯苓、陈皮、枳实、半夏、砂仁、香附、甘草、竹沥；瘦人火多，子宫干燥无血，治宜清热补血，四物汤加人参、茯苓、黄芩、山栀、香附、生地、甘草、陈皮。

种子济阴丹　常服，顺气养血、调经脉、益子宫、疗腹痛、除带下、种子屡验。

香附米（四制：一两醋、一两酒、一两米泔、一两童便，各浸三日，焙干为末）四两，益母草二两，当归（酒洗）一两半，川芎一两，白芍（盐、酒炒）一两三钱，熟地黄（姜汁炒）二两，陈皮（去白）一两，半夏（姜汁浸，香油炒）一两，白术（去芦，土炒）一两半，阿胶（蛤粉炒成珠）一两，艾叶（醋煮）一钱，条芩（酒炒）一两，麦门冬（去心）一两，没药五钱，牡丹皮（酒洗）一两，川续断（酒洗）一两，小茴（盐、酒炒）五钱，玄胡索四钱，吴茱萸（炮炒）五钱，炙甘草二钱，白茯苓（去皮）一两。

上为细末，酒糊为丸，如梧桐子大。每服百丸，空心米汤下。

螽斯胜宝丸　治妇人经水不调、脐腹冷痛、赤白带下，一切虚寒之疾，久无子嗣，服之即孕，屡用屡验。

黄芪（蜜炙）、人参（去芦）、白术（去芦）、白茯苓（去皮）、当归（酒洗）、川芎、白芍（酒炒）、肉桂、大附子（面裹，火煨，去皮）、干姜（炒）、胡椒、小茴香（盐、酒炒）、破故纸（酒炒）、艾叶（醋炒）、乌药（炒）各二两，吴茱萸（盐水炒）三两，香附（醋炒）六两，苍术（米泔浸炒）四两，甘草（炙）一两。上锉作片，用白毛乌骨鸡一只，重一斤半或二斤者，吊死，水泡去毛、肠屎，并头、脚、翼尖不用；将鸡放砂锅里，将前药片盖上，入好酒煮烂为度；取去骨，同药在锅焙干为末，将煮鸡酒汁打稀米糊为丸，如梧桐子大。每服五十丸，空心好酒吞下。

女金丹　当归（酒洗）、川芎、白芍（酒炒）、人参（去芦）、白术（去芦）、白茯苓（去皮）、桂心、藁本、白薇、白芷、牡丹皮、赤石脂（另研）、玄胡索、没药（另研）、甘草各等分。

上各等分，除石脂、没药另研，其余皆以醇酒浸三日，烘干，晒亦可，为末，足秤十五两。外用香附米去皮毛，以水、醋浸三日，略炒为末，足秤十五两。上共十二味，和合重罗筛过，炼蜜为丸，如弹子大，瓷器收封。每取七丸，空心，鸡未鸣时服一丸。先以薄荷汤或茶灌漱咽喉，后细嚼，以温酒或白汤送下，咸物干果压之。服至四十九丸为一剂，以癸水调平受孕为度。孕中三日一丸，产后二日一丸。百日上尽人事，而不孕焉天矣。一方去没药，加沉香，治妇人久虚无子及胎前产后一切病患，男子积年血气，手足麻痹、半身不遂，血崩带下、产后腹中结痛、吐逆心痛，并妇人诸虚不足、心腹疼痛并治。一方去桂，用熟地黄，丸如梧桐子大。每服五十丸，空心，温酒或白汤送下，干物压之。

十一、《鲁府禁方》

明·龚廷贤撰，成书年代不详。

《鲁府禁方·卷二·寿集·补益》

全鹿丸　治诸虚百病，精血不足，元气虚弱，久无子嗣，并四肢无力，精神欠爽。常服能还精填髓，补益元阳，滋生血脉，壮健脾胃，安五脏，和六腑，添智慧，驻容颜。久服其效不能尽述。修合沐浴至心，勿轻视之。

十二、《医便》

明·王三才撰，约刊于公元 1587 年。

1.《医便·提纲》

神仙长春广嗣丹（三十七）　治五痨七伤，形颜衰朽，中年阳事不举，精神短少，须发先白，左瘫右痪，妇人下元虚冷，久不孕育，累经奇验。

延龄育子丸（三十八）　少年斫丧，终年无子，女人不育。夫妇齐服一料即孕。经验，信非虚言。

秘传六神丸（三十九）　固真育子，累有奇效。

龟鹿二仙膏（四十）　专治男妇虚损，久不孕育，或多女少男，服此百日即孕，生男应验。

2. 《医便·卷一·男女论》

八宝丹（十九）平调气血，滋补五脏。

何首乌（赤白各一斤，竹刀刮去粗皮，米泔水浸一宿。用黑豆一斗，每次三升三合，以水泡涨，每豆一层在底，何首乌一层在上，重重铺毕，用砂锅柳木甑蒸之，以豆熟为度。拣去豆，晒干，又蒸。如此九次，将何首乌晒干，为末，听用）　赤茯苓（用竹刀刮去粗皮，木槌打碎，为末。用盆盛水将药倾入盆内，其筋膜，浮水上者去之，沉盆底者留用。如此三次，湿团为块，就用黑牛乳五碗，放砂锅内慢火煮之，候乳尽入茯苓内为度，仍晒研为细末，净用）一斤　白茯苓（制如上法，用人乳煮，候煮乳尽，晒干为末，净用）一斤　怀庆山药（姜汁炒，为末，净用）四两　川牛膝（去芦，酒浸一宿，待何首乌蒸至七次，再将牛膝同铺豆上，蒸二次，研为细末，净）八两　川当归（酒浸一宿，晒干为末，净用）八两　破故纸（用黑芝麻如数，同炒芝麻熟为度，去芝麻，将故纸研为细末，净）四两　甘州枸杞（去梗，晒干为末，净用）八两　菟丝子（去沙土净，酒浸生芽，捣为饼，晒干为末，净用）八两。

一方有杜仲（去粗皮，姜汁炒断丝，为末，净）八两。

上药不犯铁器，各为末，称足和匀，炼蜜为丸，先丸如弹子大一百五十丸，每日三丸，空心，酒浸下一丸，午前姜汤浸下一丸，晚下盐汤浸下一丸。余药丸如梧桐子大，每服七八十丸，空心，盐汤或酒送下。此药乌须黑发，延年益寿。专治阴虚阳弱，无子者服半年即令有子，神效。忌黄白萝卜、牛肉。

延龄育子丸（三十八） 治少年斫丧，中年无子，妇人血虚不能孕育。此方一料，夫妇齐服，服尽即孕，累经奇验，信非虚言。

天门冬（去心）五两，麦门冬（去心）五两，怀生地黄、怀熟地黄（肥大沉水者）各五两，人参（去芦）五两，甘州枸杞子（去梗）、菟丝子（洗净，酒蒸捣饼，晒干）五两，川巴戟（去心）五两，川牛膝（去芦，酒洗净）五两，白术（陈土炒）五两，白茯苓（去皮，牛乳浸，晒）五两，白茯神（去皮心，人乳浸，晒）五两，鹿角胶（真者）五两，鹿角霜五两，柏子仁（炒去壳，净）五两，山药（姜汁炒）五两，山茱萸（去核，净）五两，肉苁蓉（去内心膜）五两，莲蕊（开者不用，净）五两，沙苑蒺藜（炒）五两，酸枣仁（炒，净）二两，北五味子（去梗）二两，石斛（去根）二两，远志（去芦，甘草灯心汤泡，去心，净）二两。

上药二十四味，合二十四气，一百单八两，合一年气候之成数，为生生不息之妙。各制净为末，将鹿胶以酒化开，和炼蜜为丸如梧桐子大。每服男人九十丸，妇人八十丸，空心，滚白汤下。忌煎、炙、葱、蒜、萝卜。

按：此方南人服效。

延龄育子龟鹿二仙胶（四十） 此方试极效，专治男妇真元虚损，久不孕育，或多女少男。服此胶百日即有孕，生男应验神速，并治男子酒色过度，消铄真阴，妇人七情伤损血气，诸虚百损，五劳七伤，并皆治之。

鹿角（用新鲜麋鹿杀角，解的不用，马鹿角不用，去角脑梢骨二寸绝断，劈开，净用）十斤，龟板（去弦，洗净，捣碎）五斤。

上二味袋盛，放长流水内浸三日，用铅坛一只，如无铅坛，底下放铅一大片可，将角并板放入坛内，用水浸高三五寸，黄蜡三两封口，放大锅内桑柴火煮七昼夜，煮时坛内一日添热水一次，勿令沸起。锅内一日夜添水五次，候角酥取出洗，滤净去渣。其渣即鹿角霜、龟板霜也。将清汁另放。外用人参十五两，枸杞子三十两，用铜锅以水三十六碗，熬至药面无水，以新布绞取清汁，将渣石臼水槌捣细，用水二十四碗，又熬如前。又滤，又捣，又熬，如此三次，以渣无味为度。将前龟、鹿汁并参、杞汁和入锅内，文火熬至滴水成珠不散乃成胶也。候至初十日起，日晒夜露至十七日，七日夜满，采日精月华之气。如本月阴雨缺几日，下月补晒如数。放阴凉处风干，每服初一钱五分，十日加五分，加至三钱止，空心，酒化下。

此方专主无子，全要精专，常服乃可。往往服药者，或日旬之间，药未入口，先汲汲于速效，虽秦越人之妙剂，当亦弗如是也。此不可不知。

补血顺气药酒方（四十四）　清肺滋肾，和五脏，通血脉。

天门冬（去心）、麦门冬（去心）各四两，怀生、熟地黄（肥大沉水，枯朽不用）各半斤，人参（去芦）、白茯苓（去皮）、甘州枸杞子（去梗）各二两，砂仁七钱，木香五钱，沉香三钱。

上用瓦坛盛无灰好酒三十斤，将药切片，以绢袋盛放坛内，浸三日，文武火煮半时，以酒黑色为度。如热，去木香，减人参五钱。如下虚或寒，将韭子炒黄色为细末，空心，用酒三五盏，每盏挑韭末一铜钱饮之。妇人下虚无子，久饮亦能生子。用核桃连皮过口。此药甚平和，治痨疾，补虚损，乌须发，久服貌如童子。忌黄、白萝卜、葱、蒜，否则令人须发易白。

3. 《医便·卷四·济阴类》

济阴返魂丹（一百五十三）　治妇人胎前产后总药。一名益母丸。用益母草一味，其草即茺蔚子，其叶类火麻，对节而生，方梗凹面，五六月间节节开紫花，白花者不是，南北随处有之。于端午、小暑或六月六日花正开时，连根收采，透风处阴干，不犯铜铁器，石臼木杵捣罗为细末，炼蜜为丸如弹子大。每服一丸，各照后开引下或量加当归、赤芍药、木香尤妙。其药不限丸数，以病愈为止，日服三五丸。或丸如梧桐子大，每服七八十丸，空心食照后引下，或熬膏调引用，尤妙。

熬膏法（附）　益母草不拘多少，连根茎叶洗净，入石臼内捣烂，以布滤取浓汁，入砂锅内，文武火熬如黑砂糖色为度，以磁瓶收贮，每用一茶匙，照后开引调用，极效……妇人久无子息，温酒下。一日一丸至三五十丸，决有效验。勒奶痛或成痈，为末水调涂乳上一宿，自瘥。或生捣敷上亦可。上一十九症，调引历历有效，不能尽述，用者自知其妙也。

十三、《重订灵兰要览》

明·王肯堂撰，约成书于公元 1600 年。

《重订灵兰要览·卷下·子嗣》

按：种子之道有四，一曰择地，二曰养种，三曰乘时，四曰投虚。何谓地，母血是也。何谓种，父精是也。何谓时，精血交感之会是也。何谓投虚，去旧生新之初是也。古法以月经行后三十时辰为准，过此子宫闭，虽交而不孕，即乘时之理也。总以清心寡欲，为最上乘妙法也。余治胎产三十余年，遇大险大危之候，竟得十全八九者，皆用补得法，不随流俗以治标逐瘀为先务。

女人无子，当调其经。于月事门求之，（调经首在治肝滋水，肝气为患，妇女尤甚，往往左胁下痞积胀满，呕逆，皆先天肝血不足，治从滋养则平。若误投疏伐则殆。若血亏肝旺，上犯胃脘，下侵两足，纳食则吐，两足挛痛，遂发痉厥，乃肝病入络，因血少不能流通，慎勿执肝无补法，妄用克伐，宜滋水生肝，乙癸同源之治）。若体中有热者，增损地黄丸、艾附当归丸主之，仍间服逍遥散。若禀赋素弱，及脾胃气虚，不能荣养冲任者，补中丸主之。肢体本实，但多郁怒，遂致月事失期，不能成孕者，煮附丸或香附散主之。体肥脂实，不能成孕者，《良方》荡胞之法，并坐导之法，亦可采用。亦当常服经验育胎丸。若的系禀受素弱，起居失节，恣啖生冷，致子宫虚寒，不能成孕者，宜以育胎丸为主，壬子丸之类，亦可间服。

十四、《针灸大成》

明·杨继洲撰，约刊于公元 1601 年。

1. 《针灸大成·卷七·经外奇穴》

子宫 二六，在中极两旁各开三寸。针二寸，灸二七壮。治妇人久无子嗣。

2. 《针灸大成·卷九·治症总要》

妇女无子，子宫、中极。

十五、《寿世保元》

明·龚廷贤撰，约成书于 17 世纪初。

1. 《寿世保元·卷二·中风·中风恶证》

仙灵酒 淫羊藿一名淫羊藿。一斤切碎，以生绢袋盛不渗器内，用好酒浸之，厚纸重重封固。春夏三日，秋冬五日后开坛。随量饮之，当令醺醺，莫得大醉。治一切冷风劳气。补腰膝，强心力。丈夫绝阳不起，女子绝阴无子，老人昏耄健忘，服之最良。兼治偏风，手足不遂，皮肤不仁等症。

2. 《寿世保元·卷五·脚气》

加味二妙丸 苍术（泔制）四两，黄柏（酒浸，晒干）二两，牛膝一两，当归尾（酒洗）一两，草薢一两，防己一两，龟板（醋炙）一两，或去龟板加熟地黄二两亦可。上为细末。好酒打糊为丸，如梧桐子大。每服七十丸。空心，盐姜汤下。

一治一切寒湿虚冷脚气，肿痛焦枯，经年卧床，不能

动履者。独活寄生汤各等分，入好酒煮熟饮之效。（方见中湿门）

一论男妇五劳七伤，肾气衰败，精神耗散，风湿流注，脚膝酸痛，行步艰辛，饮食无味，耳闭眼昏，皮肤枯燥，妇人脏冷无子，下部秽恶，肠风痔漏，吐血泻血诸气，并皆治之。

3. 《寿世保元·卷七·带下》

班龙胶（方见补益）人多难得子。常用炼密为丸，服之亦效。

一治妇人经水不调，肚腹冷痛，赤白带下，子宫虚冷，久无子息。先宜服五积散，加香附、吴茱萸、小茴，入米糖一块。煎服，减麻黄，后服此丸药。

4. 《寿世保元·卷七·求嗣》

鲁府遇仙传种子药酒　白茯苓（去皮净）一斤，大红枣（煮去皮核取肉）半斤，胡桃肉（去壳泡去粗皮）六两，白蜂蜜六斤，入锅熬滚，入前三味调匀再用微火熬膏倾入瓷坛内，又加南烧酒二十斤、糯米白酒十斤入蜜坛内，绵黄芪（蜜炙）、人参、白术（去芦）、当归、川芎、白芍（炒）、生地黄、熟地黄、小茴、覆盆子、陈皮、沉香、木香、甘枸杞子、官桂、砂仁、甘草、乳香、没药、北五味子。上为细末，共入蜜坛内和匀，竹箸封口，面外固，入锅内，大柴火煮二炷香。取出，埋于土中三日，去火毒。每日早午晚三时，男女各饮数杯，勿使大醉。安魂定魄。改易容颜，添髓驻精，补虚益气，滋阴降火，保元调经，壮筋骨，润肌肤，目视有光，心力无倦，行步如飞，寒暑不侵，能除百病，交媾而后生子也。

一治妇人子宫虚冷，带下白淫，面色痿黄，四肢酸痛，倦怠无力，饮食减少，经脉不调，面无颜色，肚腹时痛，久无子息，服药更宜戒气恼，更忌生冷，其效如神。

5.《寿世保元·卷十·灸法·灸诸疮法》

一论妇人无子，及经生子，久不怀孕，及怀孕不成者，以女人右手中指节纹一寸，反指向上量之，用草一条，量九寸，舒足仰卧，所量草自脐心直垂下，至草尽处，以笔点定，此不是穴，却以原草平折，以折处横安前点处，其草两头是穴，按之有动脉，各灸三壮，如箸杪大，神验。

益府秘传太乙真人熏脐法　能补诸虚百病，益寿延年。

麝香五分为末，入脐内后用药末放麝香上将面作团围住，上用槐皮灸一百二十壮，不时须换槐皮，龙骨、虎骨、蛇骨、附子、南木香、雄黄、朱砂、乳香、没药、丁香、胡椒、夜明砂、五灵脂、小茴、两头尖、青盐，上各等分。共为末，入脐中，用艾灸之。

妇人赤白带下，子宫冷极无子……其法先用面作一圈，将药一料，分作三分。先以麝香入脐，后以面圈置药在内，按紧，以槐皮盖上，以蕲艾灸之，三十壮。但觉热气自上而下，或自下而上，一身热透，其人必倦怠，沉沉而睡矣。至六十壮，必大汗如淋，上至泥丸，下至涌泉，骨髓内风寒暑湿，脏腑中五劳七伤，尽皆拔除。至一百壮，则病少有不冰释者矣。灸时慎风寒，戒油腻生冷酒色。其效难以尽述，当珍藏之。

十六、《济阴纲目》

明·武之望撰，约成书于公元 1620 年。

1.《济阴纲目·卷之三·赤白带下门·治虚寒带下》

如圣丹　治妇人经脉不调，赤白带下。

枯矾四两，蛇床子二两。上为末，醋为丸，如弹子大，用胭脂为衣。绵裹放阴户中，定坐半日，热极再换。大抵月水不通，赤白带下，多因子宫不洁，服药难效，下取易痊，且速效而不伤脏气也。一方用枯矾、川乌各等分，炼蜜丸，如弹子大，绵裹纳阴户中，治带下绝产。

2.《济阴纲目·卷之六·求子门·论求子须知先天之气》

胡氏曰：男女交媾，其所以凝结而成胎者，虽不离乎精血，犹为后天滓质之物，而一点先天真一之灵气，萌于情欲之感者，妙合于其间。朱子所谓禀于有生之初，《悟真篇》所谓生身受气初者是也。医之上工，因人无子，语男则主于精，语女则主于血，著论立方，男以补肾为要，女以调经为先，而又参之以补气行气之说，察其脉络，究其亏盈，审而治之，夫然后一举可孕，天下之男无不父，女无不母矣。

3.《济阴纲目·卷之六·求子门·论求子脉须平和》

陈楚良曰：人身气血，各有虚实寒热之异，惟察脉可知（以尺寸浮沉分气血），舍脉而独言药者妄也。脉有十二经，应十二时，一日一周，与天同运，循环无端。其至也，既不宜太过而数，数则热矣；又不宜不及而迟，迟则寒矣。不宜太有力而实，非正气能自实也，正气虚而火邪来乘以实之也，治法先当散郁，以伐其邪，邪去而后正可补也。不宜太无力而虚，虚乃正气正血虚也，治法惟当补其气血耳（又须分出气虚、血虚，不可并补）。亦有男妇上热下寒（寒热有上下，治法分早晏），表实里虚，而未得子者，法当临睡时，服凉膈之药，以清其上；每晨食未入口时，服补药以温其下；暂进升散之药，以达其表，及服厚味之药，以实其里。又有女人气多血少，寒热不调，月水违期，或后或先，白带频下而无子者，皆当诊脉而以活法治之，务欲使其夫妇之脉，皆和平有力，不热不寒，交合有期，不妄用精，必能生子，子不殇夭。故欲得子者，必须对脉立方，因病用药。

4.《济阴纲目·卷之六·求子门·论求子先调经》

楼氏曰：求子之法，莫先调经（理妇人者，先须熟此症治）。每见妇人之无子者，其经必或前或后，或多或少，或将行作痛，或行后作痛，或紫或黑或淡，或凝而不调，不调则血气乖争，不能成孕矣。详夫不调之由，其或前或后，及行后作痛者，虚也；其少而淡者，血虚也；多者，气虚也；其将行作痛，及凝块不散者，滞也；紫黑色者，滞而挟热也。治法，血虚者，四物；气虚者，四物加参芪；滞者，香附、缩砂、木香、槟榔、桃仁、玄胡；滞久而沉痼者，吐之下之（涌泄调经，惟子和可法）；脉证热者，四物加芩连；脉证寒者，四物加桂附，及紫石英之类是也。直至积去滞行虚回，然后气血和平，能孕子也。予每治经不调者，只一味香附末（有积滞，则污浊不清，虚未回，则新生之气不鼓，一味香附，有去旧生新之妙），醋为丸服

573

之，亦百发百中也。

5. 《济阴纲目·卷之六·求子门·治血虚不孕》

调经种玉汤　凡妇人无子，多因七情所伤，致使血衰气盛，经水不调，或前或后，或多或少，或色淡如水，或紫如血块，或崩漏带下，或肚腹疼痛，或子宫虚冷，不能受孕，宜此药，百发百中，效可通神。

十全济阴丸　《方论》曰：胎嗣主于济阴者何也？盖人之所禀，阳常有余，阴常不足；气常有余，血常不足，在女人癸水易亏而难盈，以至不育。旧方多以辛香热燥之剂，为温暖子宫，偏助阳气，反耗阴血，岂能成胎。况女性多气多郁，气多则为火，郁多则血滞，故经脉不行，诸病交作，生育之道遂阻矣。又如脾胃虚弱者，偏用四物凉血等药，则脾胃益虚，饮食顿减，使气血无资生之地，何以得成胎孕？为子嗣之计者，莫如养血、顺气、调经为本，而兼以甘温养脾，辛温开郁，斯为至当。其调经之法，又当因人而加减之，初无一定之法也。此方则以当归身养血和气为君，入手少阴经，以心主血也，入足太阴经，以脾裹血也，入足厥阴经，以肝藏血也；熟地黄补肾中元气，生心血，与芍药同用，又生肝血；川芎乃血中之气药，下行血海，通经导气为臣；人参通经活血，助熟地黄以补下元；白术利腰脐间血，与人参同用补益脾气；香附疏气散郁，佐泽兰能生新血，而和平气体；牡丹皮养新血去坏血，固真气行结气；山药能强阴补虚，枸杞子补肾水，而止下血腰疼为佐；紫石英补心气，散心中结气，填补下焦；艾叶助香附和百脉，温子宫，兼行血药而平其寒；炙甘草通

经脉血气而和诸药，且缓肝经之急为使。十年不孕者，此
药主之。

十七、《类经》

明·张景岳撰，约成书于公元1624年。

《类经·九卷·经络类·任督冲脉为病》

其女子，不孕、癃、痔、遗溺、嗌干。（此在女子为不
孕、癃、痔、遗溺、嗌干等证，虽皆由此督脉所生，而实
亦任冲之病。王氏曰：任脉者，女子得之以任养也。冲脉
者，以其气上冲也。督脉者，以其督领经脉之海也。且此
三脉皆由阴中而上行，故其为病如此。癃，良中切。痔音
雉。嗌音益。）督脉生病治督脉，治在骨上，甚者在齐下
营。（骨上，谓横骨上毛际中曲骨穴也。齐下营，谓脐下一
寸阴交穴也。皆任脉之穴而治此督脉之病，正以本篇所发
明者虽分三脉，其所言治则但云督脉而不云任冲，故所用
之穴亦以任为督，可见三脉本同一体，督即任冲之纲领，
任冲即督之别名耳。）

十八、《简明医彀》

明·孙志宏撰，约成书于公元1629年。

1.《简明医彀·卷之七·广嗣》

《易》曰：天地氤氲，万物化醇，男女媾精，万物化
生。又曰：阴阳合德而刚柔有体。正所谓独阳不生，独阴
不成是也。盖人之夫妇，犹天地然。天地之道，阴阳和而
万物育；夫妇之道，阴阳和而男女生。苟或父精母血，一

有不及，而谓有胎孕者，未之见也。是故欲求子者，必先审其妇之月经调否。经者，常也。如月月应期而来，按期而止，无易常也，故曰月经。经或不调，先后、频闭、紫淡、多少，而致赤白带下，崩漏淋沥，兼以夜热诸证，断不成孕。虽得成孕，半产堕胎，坐蓐不育，或儿致疾苦，常有之矣。此所以论经血之病也。更有三因之杂证，必宜调之。若六淫外侵，七情内扰，及不内外因，则起居作劳，饮食失节诸证，尤当疗于经血之前。如气体不充，荣卫虚弱，则风冷乘虚而干之。或受于经络，或循于肠腹，或致脾胃不和，则不能司消运之令，饮食必减，生化之道有亏，则四脏百骸失养。故荣卫凝滞，肌肤黄燥，面不光泽；或兼大肠气虚，则为泄泻、不利。若流入关元，致绝子嗣。随有所伤，脏腑悉能致疾，此举一外感风冷而言也。其如暑湿燥火，内伤诸患，皆类此而推之矣。经曰：妇人三十六病，皆因六邪外伤，七情内郁，加以劳役等因。是故冲任之脉，为十二经之会海。故妇人之病，皆见于少阴、太阳之经而致焉。能先愈其病，将摄顺理，则荣卫充足，腠理固密，何六邪之袭乎？气血和畅，性静神怡，何七情之扰乎？若此则阴阳冲和而经调，经既调而服以肇妊之丸，引以种子之法，则自然受孕无惑矣。

墨香丸　妇人久无孕育，月经不调及数月堕胎、半产甚效。

香附米（分四制：酒、醋、童便、米泔，各浸一周时，晒干用）一斤，蕲艾（去梗，好醋数碗煮干，捣成饼，晒燥）四两，上品青烟墨（煅，烟尽，醋淬，研细入药）一两，当归、川芎、人参、熟地黄（酒拌，饭上蒸）、白茯苓、木香各一两。上为末，糊丸如桐子大。每服六十丸，空心温酒或醋汤下。

2.《简明医彀·卷之七·交感》

妇人不孕，不可概谓子宫虚寒冷闭，而通用温热之药。有体瘦而多气郁，全是内火煎熬，阴血津液枯涸，但宜滋阴养血，兼以清热乃效。若全用温热之药，则阴血愈亏，非惟无孕，变生他病，祸不旋踵矣。脉法沉涩，气郁；洪数，内火；微迟，虚寒；微弱细涩，气血两虚，少年无孕，中年绝产。六脉相停，滑而和乃成孕。

十九、《丹台玉案》

明·孙文胤撰，约刊于公元 1636 年。

《丹台玉案·卷之五·带下门·立方》

大灵丹　治妇人一切赤白带下，因此久不孕育，诸虚百损，神效。

当归身、人参各四两，阿胶三两，川芎、牡蛎、天麻各一两八钱，生地、丹皮、续断、何首乌（九蒸九晒）、山栀各二两（炒黑），甘草八钱。上为末蜜丸。每服三钱，空心白滚汤送下。

又秘方　治赤白带下。

赤石脂一两，川芎一两五钱，紫荆皮、赤茯苓各二两。上为末，醋打米粉糊为丸。每服二钱，空心酒下。

二十、《景岳全书》

明·张景岳撰，约成书于公元 1640 年。

1. 《景岳全书·卷之三十九人集·妇人规（下）·子嗣类·宜麟策》

凡男女胎孕所由，总在血气。若血气和平，壮盛者无不孕育，亦育无不长。其有不能孕者，无非气血薄弱，育而不长者，无非根本不固。即如诸病相加，无非伤损血气。如果邪逆未除，但当以煎剂略为拨正；拨正之后，则必以调服气血为主，斯为万全之策。所以凡用种子丸散，切不可杂以散风消导，及败血苦寒峻利等药。盖凡宜久服而加以此类，则久而增气，未有不反伤气血，而难于孕者也。再若香附一物，自王好古曰：乃妇人之仙药，多服亦能走气。而后世不言走气，但相传曰：香附为妇人之要药。由是但治妇人，则不论虚实，无弗用之。不知香附气香味辛性燥，惟开郁散气、行血导滞，乃其所长。若气虚用之，大能泄气；血虚用之，大能耗血。如古方之女金丹，又四制香附丸之类，惟气实血滞者用之为宜。凡今妇人十有九虚，顾可以要药二字而一概用之乎？用之不当，则渐耗渐弱，而胎元之气必反将杳然矣。

而不知产育由于血气，血气由于情怀，情怀不畅则冲任不充，冲任不充则胎孕不受，虽云置外家，果何益与？妇人所重在血，血能构精，胎孕乃成，欲察其病，惟于经候见之；欲治其病，惟以阴分调之。

2. 《景岳全书·卷之五十一德集·新方八阵·因阵》

毓麟珠　治妇人气血俱虚，经脉不调，或断续，或带浊，或腹痛，或腰酸，或饮食不甘，瘦弱不孕，服一二斤即可受胎。凡种子诸方，无以加此。

人参、白术（土炒）、茯苓、芍药（酒炒）各二两，川芎、炙甘草各一两，当归、熟地（蒸捣）各四两，菟丝子（制）四两，杜仲（酒炒）、鹿角霜、川椒各二两。

上为末，炼蜜丸，弹子大。每空心嚼服一二丸，用酒或白汤送下，或为小丸吞服亦可。如男子制服，宜加枸杞、胡桃肉、鹿角胶、山药、山茱萸、巴戟肉各二两；如女人经迟腹痛，宜加酒炒破故纸、肉桂各一两，甚者再加吴茱萸五钱，汤泡一宿炒用；如带多腹痛，加破故纸一两，北五味五钱，或加龙骨一两，醋煅用；如子宫寒甚，或泄或痛，加制附子、炮干姜随宜；如多郁怒，气有不顺，而为胀为滞者，宜加酒炒香附二两，或甚者再加沉香五钱；如血热多火，经早内热者，加川续断、地骨皮各二两，或另以汤剂暂清其火，而后服此，或以汤引酌宜送下亦可。

3. 《景岳全书·卷之五十一德集·新方八阵·补阵》

右归丸　治元阳不足，或先天禀衰，或劳伤过度，以致命门火衰，不能生土，而为脾胃虚寒，饮食少进，或呕恶膨胀，或翻胃噎膈，或怯寒畏冷，或脐腹多痛，或大便不实，泻痢频作，或小水自遗，虚淋寒疝，或寒侵溪谷而肢节痹痛，或寒在下焦而水邪浮肿。总之，真阳不足者，必神疲气怯，或心跳不宁，或四体不收，或眼见邪祟，或阳衰无子等证，俱速宜益火之原，以培右肾之元阳，而神气自强矣，此方主之。

大怀熟八两，山药（炒）四两，山茱萸（微炒）三两，枸杞（微炒）四两，鹿角胶（炒珠）四两，菟丝子（制）四两，杜仲（姜汤炒）四两，当归三两（便溏勿用），肉桂二两（渐可加至四两），制附子二两（渐可加至五、六两）。

上丸法如前，或丸如弹子大。每嚼服二三丸。以滚白汤送下，其效尤速。

如阳衰气虚，必加人参以为之主，或二三两，或五六两，随人虚实，以为增减。盖人参之功，随阳药则入阳分，随阴药则入阴分，欲补命门之阳，非加人参不能捷效。如阳虚精滑，或带浊便溏，加补骨脂（酒炒）三两；如飧泄肾泄不止，加北五味子三两，肉豆蔻三两，面炒去油用；如饮食减少，或不易化，或呕恶吞酸，皆脾胃虚寒之证，加干姜三四两，炒黄用；如腹痛不止，加吴茱萸二两，汤泡半日，炒用；如腰膝酸痛，加胡桃肉连皮四两；如阴虚阳痿，加巴戟肉四两，肉苁蓉三两，或加黄狗外肾一二付，以酒煮烂捣入之。

二十一、《妇科百辨》

明·庄履严撰，约成书于公元 1644 年。

妇人经水准信，宜乎有子，而反不受胎者何？曰：有气多而不受胎者，有血浊瘀郁而不受胎者，有湿痰留滞胞宫而不受胎者，有肥盛妇人躯脂闭塞子宫而不受胎者，审其的实，多服归附丸自愈。

妇人有生一胎而后不再得孕者何？曰：此必产后调养失宜，或气血痿弱，潮热往来，以致子脏无血，不复成胎，宜大补气血。

妇人身肥而不成胎者何？曰：禀受厚恣于饮食，躯脂满溢，闭塞子宫。治宜燥湿，用南星、半夏、苍术、川芎、防风、羌活等药。

妇人身瘦而不成胎者何？曰：身瘦性急之妇，子宫干涩少血，不能摄受精气，治宜凉血降火，或四物汤加芩、柴、香附诸药。

二十二、《济世珍宝》

明·王咏汇集，成书年代不详。

《济世珍宝·广嗣要语本序·男女服药论·弱阴不能摄阳之图》

治女　弱阴不能摄阳，谓女人阴血衰弱，虽投真阳强壮之精，不能摄入子宫，是以交而不孕，孕而不育。或因病后、经后、产后调理失宜，劳动骨节，亏损阴血所致。治宜调经养血之要。

二十三、《绛雪丹书》

明·赵贞观撰，成书年代不详。

《绛雪丹书·胎症上卷·辨种子方不可服论》

时人妄用种子方，多用香附为主，大损气血，服久则致腰痛，反成痼而损胎者有之，间有服交加散而偶得子者，亦幸中耳。盖因少壮妇多患怒，服此以抑其气，且无子多由少血不能摄元气，或屡坠损血，或经行腹痛，或子宫虚冷所致，故欲求嗣者，须令河车大造丸三四料，以助阴血，紫河车须用头胎壮妇人者为佳。如经行作痛者，加牛膝一两，元胡五钱以调之。如得孕屡坠者，预服丹溪安胎饮。

二十四、《广嗣纪要》

明·万全撰，16世纪中期。

《广嗣纪要·择配篇》

一曰螺，阴户外纹如螺狮样旋入内；二曰纹，阴户小如箸头大，只可通溺，难交合，名曰石女；三曰鼓，花头绷急似无孔；四曰角，花头尖削似角；五曰脉，或经脉未及十四而先来，或十五六而始至，或不调，或全无。此五种无花之器，不能配合太阳，焉能结仙胎也哉。

二十五、《万氏妇人科》

明·万全撰，16世纪中期。

《万氏妇人科·妇人经脉门》

盖妇女之身，内而肠胃开通，无所阻塞，外而经隧流利，无所碍滞，则血气和畅，经水应期。惟肥硕者，膏脂充满子宫之户不开；挟痰者，痰涎壅滞，血海之波不流，故有过期而经始行，或数月经一行，乃为浊、为滞、为经闭、为无子之病。

二十六、《校注妇人良方》

明·薛己撰，成书年代不详。

窃谓妇人之不孕，亦有因六淫七情之邪，有伤冲任，或宿疾淹留，传遗脏腑，或子宫虚冷，或气旺血衰，或血中伏热。又有脾胃虚损，不能营养冲任。审此，更当察其男子之形气虚实何如。有肾虚精弱，不能融育成胎者，有禀赋微弱，气血虚损者，有嗜欲无度，阴精衰惫者。各当求其源而治之。

二十七、《医宗说约》

清·蒋示吉撰，约成书于公元 1663 年。

《医宗说约·女科·产后脉法》

一妇年四十岁，有十余年不受胎矣。月事前后不准，而又无子，脉来微细兼数。予制女宝丹，服至百日而孕，后产一男。

一女子二十余岁，有孕至五月间必堕，已三四次矣。予亦以女宝丹加减付之，即产一子。

女宝丹　调经种子如神，兼能安胎保孕。

当归（酒洗）六两，生地（酒洗）六两，白芍药（酒炒）三两，川芎（酒洗）三两，云白术（土炒）六两，条芩（酒炒）四两，陈皮（炒）三两，香附（童便、盐、酒、醋四制）四两，阿胶（酒浸溶蜜内）三两，砂仁（炒）二两。

以上如法制度，为末。另将益母草二斤半煎膏，和炼蜜及阿胶为丸，丸如桐子大。每服五钱，空心白汤送下。

二十八、《冯氏锦囊秘录》

清·冯兆张撰，约成书于公元 1694 年。

《冯氏锦囊秘录·女科精要·卷十七·嗣育门绪论》

妇人无子者，或经不匀，或血不足，或有疾病，或交不时，四者而已。调其经而补其血，去其病而节其欲，无疾病而交有时，岂有不妊娠者乎。然更有二，凡肥盛妇人，禀受甚浓，恣于酒食，不能有胎，谓之躯脂满溢，闭塞子宫，宜燥湿痰，如星、半、苍术、台芎、香附、陈皮，或导痰汤之类；若是瘦怯性急之人，经水不调，不能成胎，谓之子宫干涩无血，不能摄受精气，宜凉血降火。如四物加黄芩、香附，养阴补血及六味地黄丸之类。

女子系胞于肾，及心胞络，皆阴脏也。虚则风寒乘袭子宫，则绝孕无子，非得温暖药，则无以去风寒而资化育之妙，宜用辛温之剂，必加引经至下焦，走肾及心胞，散风寒，暖子宫为要，更宜兼以补养气血之药。若不兼补养，徒事辛温，则反增燥热之热，何以为化育之机耶！故血海虚寒而不孕者，诚用暖药，但人之孕胎，阳精之施也，必阴血能摄之，精成其孕，血成其胞。若有真阴不足，阴虚则火旺，阳胜则内热而血枯，是以不能摄受精血者，又不可纯用辛温之药矣。

妇人不孕，亦有六淫七情之邪伤冲任，或宿疾淹留，传遗脏腑；或子宫虚冷；或气旺血衰，或血中伏热：或脾胃损，不能荣养冲任；或有积血积痰，凝滞胞络。更当审男子形质何如？有肾虚精弱；有禀受不足，气虚血损；有嗜欲无度，阴精衰竭，各当求原而治。又当审其男女尺脉，若有尺脉细或虚大无力，用八味丸。左尺洪大，按之无力，用六味丸。两尺俱微细，或浮大，用十补丸。若徒用辛热燥血，不惟无益，反受其害矣。

二十九、《张氏医通》

清·张璐撰，约成书于公元 1695 年。

《张氏医通·卷十·妇人门上·经候》

大率妇人肥盛者，多不能孕，以中有脂膜闭塞子宫也，虽经事不调，当与越鞠、二陈抑气养胃之类。有热，随证加黄连、枳实。瘦弱不能孕者，以子宫无血，精气不聚故也，当与四君、六味加蕲艾、香附调之。子户虚寒不摄精者，秦桂丸最当。妇人多有气郁不调，兼子脏不净者，加味香附丸，男服聚精丸。若因瘀积胞门，子宫不净，或经闭不通，或崩中不止，寒热体虚，而不孕者，局方皱血丸为专药。若带下少腹不和，或时作痛者，千金大黄丸荡涤之。子户虚热，虽结而不能成实者，四物换生地加芩、连。然此皆由气血偏沮，是可以药奏功。

妇人立身以来全不产，及断乳后十年、二十年不产，此胞门不净，中有瘀积结滞也。

三十、《外经微言》

清·陈士铎撰，约成书于公元 1694 ~ 1698 年。

《外经微言·卷一·回天生育篇》

雷公问曰：人生子嗣，天命也，岂尽非人事乎？岐伯曰：天命居半，人事居半也。雷公曰：天可回乎？岐伯曰：天不可回，人事则可尽也。雷公曰：请言人事。岐伯曰：男子不能生子者，病有九，女子不能生子者，病有十也。雷公曰：请晰言之。岐伯曰：男子九病者，精寒也，精薄也，气馁也，痰盛也，精涩也，相火过旺也，精不能射也，气郁也，天厌也。女子十病者，胞胎寒也，脾胃冷也，带脉急也，肝气郁也，痰气盛也，相火旺也，肾水衰也，任督病也，膀胱气化不行也，气血虚而不能摄也。雷公曰：然则治之奈何？岐伯曰：精寒者，温其火乎；精薄者，益其髓乎；气馁者，壮其气乎；痰盛者，消其涎乎；精涩者，顺其水乎；火旺者，补其精乎；精不能射者，助其气乎；气郁者，舒其气乎；天厌者，增其势乎；则男子无子而可以有子矣，不可徒益真相火也。胞胎冷者，温其胞胎乎；脾胃冷者，暖其脾胃乎；带脉急者，缓其带脉乎；肝气郁者，开其肝气乎；痰气盛者，消其痰气乎；相火旺者，平其相火乎；肾水衰者，滋其肾水乎；任督病者，理其任督乎；膀胱气化不行者，助其肾气以益膀胱乎；气血不能摄胎者，益其气血以摄胎乎，则女子无子而可以有子矣，不可徒治其胞胎也。雷公曰：天师之言，真回天之法也。然用天师法，男女仍不生子，奈何？岐伯曰：必夫妇德行交亏也。修德以宜男，岂虚语哉。

陈士铎曰：男无子有九，女无子有十，似乎女多于男也，谁知男女皆一乎。知不一而一者，大约健其脾胃为主，脾胃健而肾亦健矣，何必分男女哉。

三十一、《石室秘录》

清·陈士铎撰，约成书于公元 1644～1661 年。

《石室秘录·卷五（书集）·论子嗣》

故精寒者温其火，气衰者补其气，痰多者消其痰，火盛者补其水，精少者添其精，气郁者舒其气，则男子无子者可以有子，不可徒补其相火也，十病维何？一胎胞冷也，一脾胃寒也，一带脉急也，一肝气郁也，一痰气盛也，一相火旺也，一肾水衰也，一任督病也，一膀胱气化不行也，一气血虚而不能摄也。胎胞之脉，所以受物者也，暖则生物，而冷则杀物矣。纵男子精热而射入，又安能茹之而不吐乎。脾胃虚寒，则带脉之间必然无力，精即射入于胞胎，又安能胜任乎。带脉宜弛不宜急，带脉急者，由于腰脐之不利也，腰脐不利，则胞胎无力，又安能载物乎。肝气郁则心境不舒，何能为欢于床笫。痰气盛者，必肥妇也，毋论身肥则下体过胖，子宫缩入，难以受精，即或男子甚健，鼓勇而战，射精直入，而湿由膀胱，必有泛滥之虞。相火旺者，则过于焚烧，焦干之地，又苦草木之难生。肾水衰者，则子宫燥涸，禾苗无雨露之润，亦成萎黄，必有堕胎之叹。任督之间倘有癥瘕之症，则精不能施，因外有所障也。

三十二、《女科经纶》

清·萧赓六撰，成书时间不详。

缪仲淳曰：女子系胞于肾及心胞络，皆阴脏也。虚则风寒乘袭子宫，则绝孕无子，非得温暖药，则无以去风寒而资化育之妙。唯用辛温剂，加引经，至下焦，走肾及心胞，散风寒，暖子宫为要也。

朱丹溪曰：妇人久无子者，冲任脉中伏热也。夫不孕由于血少，血少则热，其原必起于真阴不足，真阴不足，则阳胜而内热，内热则荣血枯，故不孕。益阴除热，则血旺易孕矣。

三十三、《女科切要》

清·吴本立撰，约成书于公元 1698～1775 年。

医之上工，因人无子，着论立方，男以补肾为要，女以调经为先，而又参之补气行气之说。设或用药，不可混治，必察实男子所亏，女人经候，或有崩漏带下，必难受孕，男子不育，必有阳脱痿弱，精冷而清淡，或阳痿不射，故女以调经为先，男以补肾为主也。服药之后，又宜清心寡欲，使我之本原先壮，然后识日之奇偶，施之而不孕者，未之有也。

三十四、《傅青主女科》

清·傅山撰，约成书于 17 世纪。

1.《傅青主女科·上卷·种子·身瘦不孕（二十九）》

妇人有瘦怯身躯，久不孕育，一交男子，即卧病终朝。人以为气虚之故，谁知是血虚之故乎！或谓血藏于肝，精涵于肾，交感乃泄肾之精，与血虚何与？殊不知肝气不开，则精不能泄，肾精既泄，则肝气亦不能舒。以肾为肝之母，母既泄精，不能分润以养其子，则木燥乏水，而火且暗动以铄精，则肾愈虚矣。况瘦人多火，而又泄其精，则水益少而火益炽，水虽制火，而肾精空乏，无力以济，便成火在水上之挂，所以倦怠而卧也。此等之妇，偏易动火，然此火因贪欲而出于肝木之中，又是虚燥之火，绝非真火也。

且不交合则已，交合又偏易走泄，此阴虚火旺，不能受孕。即偶尔受孕，必致逼干男子之精，随种而随消者有之。治法必须大补肾水而平肝木，水旺则血旺，血旺则火消，便成水在火上之卦。

2.《傅青主女科·上卷·种子·胸满不思食不孕（三十）》

妇人有饮食少思，胸膈满闷，终日倦怠思睡，一经房事，呻吟不已。人以为脾胃之气虚也，谁知是肾气不足乎。夫肾宜升腾，不宜消降。升腾于上焦则脾胃易于分运，降陷于下焦则脾胃难于运化。人乏水谷之养，则精神自尔倦怠，脾胃之气，可升而不可降也，明甚。然则，脾胃之气，虽充于脾胃之中，实生于两肾之内。无肾中之水气，则胃之气不能腾；无肾中之火气，则脾之气不能化。惟有肾之水火二气，而脾胃之气始能升腾而不降也。然则补脾胃之气，可不急补肾中水火之气乎？治法必以补肾气为主，但补肾而不兼补脾胃之品，则肾之水火二气，不能提于至阳之上也。

3.《傅青主女科·上卷·种子·下部冰冷不孕（三十一）》

妇人有下身冰冷，非火不暖。交感之际，阴中绝无温热之气。人以为天分之薄也，谁知是胞胎寒之极乎！夫寒冰之地，不生草木；重阴之渊，不长鱼龙。今胞胎既寒，何能受孕。虽男子鼓勇力战，其精甚热，直射于子宫之内，而寒冰之气相遇，亦不过茹之于暂，而不能不吐之于久也，夫犹是人也。此妇之胞胎，何以寒凉至此，岂非天分之薄乎？非也！盖胞胎居于心肾之间，上系于心，而下系于肾，胞胎之寒凉，乃心肾二火之衰微也。故治胞胎者，必须补心肾二火而后可。

4.《傅青主女科·上卷·种子·胸满少食不孕（三十二）》

妇人有素性恬淡，饮食少则平和，多则难受，或作呕泄，胸膈胀满，久不受孕。人以为赋禀之薄也，谁知是脾胃虚寒乎！夫脾胃之虚寒，原因心肾之虚寒耳。盖胃土非心火不能生，脾土非肾火不能化。心肾之火衰，则脾胃失生化之权，即不能消水谷以化精微矣。既不能化水谷之精微，自无津液以灌溉于胞胎之中。欲胞胎有温暖之气，以养胚胎，必不可得。纵然受胎而带脉无力，亦必堕落。此脾胃虚寒之咎，故无玉麟之毓也。治法可不急温补其脾胃乎？然脾之母原在肾之命门，胃之母原在心之包络。欲温补脾胃，必须补二经之火。盖母旺子必不弱，母热子必不寒，此子病治母之义也。

5.《傅青主女科·上卷·种子·少腹急迫不孕（三十三）》

妇人有少腹之间，自觉有紧迫之状，急而不舒，不能生育。此人人之所不识也，谁知是带脉之拘急乎。夫带脉系于腰脐之间，宜弛而不宜急。今带脉之急者，由于腰脐之气不利也。而腰脐之气不利者，由于脾胃之气不足也。脾胃气虚，则腰脐之气闭；腰脐之气闭，则带脉拘急，遂致牵动胞胎。精即直射于胞胎，胞胎亦暂能茹纳，而力难负载，必不能免小产之虞。况人多不能节欲，安得保其不坠乎？此带脉之急，所以不能生子也。治法宜宽其带脉之急，而带脉之急，不能遽宽也，宜利其腰脐之气。而腰脐之气，不能遽利也，必须大补其脾胃之气与血，而腰脐可利，带脉可宽，自不难于孕育矣。

6.《傅青主女科·上卷·种子·嫉妒不孕（三十四）》

妇人有怀抱素恶不能生育者，人以为天心厌之也，谁知是肝气郁结乎。夫妇人之有子也，必然心脉流利而滑，脾脉舒徐而和，肾脉旺大而鼓指，始称喜脉。未有三部脉郁而能生子者也。若三部脉郁，肝气必因之而更郁。肝气郁，则心肾之脉必致郁之急而莫解。盖子母相依，郁必不喜，喜必不郁也。其郁而不能成胎者，以肝木不舒，必下克脾土而致塞，则腰脐之气必不利。腰脐之气不利，必不能通任脉而达带脉，则带脉之气亦塞矣。带脉之气既塞，则胞胎之门必闭，精即到门，亦不得其门而入矣。其奈之何哉！治法必解四经之郁，以开胞胎之门，则庶几矣。

7.《傅青主女科·上卷·种子·肥胖不孕（三十五）》

妇人有身体肥胖，痰涎甚多，不能受孕者，人以为气虚之故，谁知是湿盛之故乎！夫湿从下受，乃言外邪之湿也。而肥胖之湿，实非外邪，乃脾土之内病也。然脾土既病，不能分化水谷以养四肢，宜其身体瘦弱，何以能肥胖乎？不知湿盛者多肥胖；肥胖者多气虚；气虚者多痰涎，外似健壮而内实虚损也。内虚则气必衰，气衰则不能行水，而湿停于肠胃之间，不能化精而化涎矣。夫脾本湿土，又因痰多愈加其湿，脾不能受热，必津润于胞胎，日积月累，则胞胎竟变为汪洋之水窟矣。且肥胖之妇，内肉必满，遮隔子宫，不能受精，此必然之势也。况又加以水湿之盛，即男子甚健，阳精直达子宫，而其水势滔滔，泛滥可畏，亦遂化精成水矣，又何能成妊哉？治法必须以泄水化痰为主。然徒泄水化痰，而不急补脾胃之气，则阳气不旺，湿痰不去，人先病矣，乌望其茹而不吐乎！

8. 《傅青主女科·上卷·种子·骨蒸夜热不孕（三十六）》

妇人有骨蒸夜热，遍体火焦，口干舌燥，咳嗽吐沫，难于生子者。人以为阴虚火动也，谁知是骨髓内热乎！夫寒阴之地固不生物，而干旱之田岂能长养？然而骨髓与胞胎何相关切，而骨髓之热，即能使人不嗣，此前贤未言者也。山一旦创言之，不几为世俗所骇乎？而要知不必骇也，此中实有其理焉。盖胞胎为五脏外之一脏耳，以其不阴不阳，所以不列于五脏之中。所谓不阴不阳者，以胞胎上系于心包，下系于命门。系心包者通于心，心者阳也；系命门者通于肾，肾者阴也。是阴之中有阳，阳之中有阴，所以通于变化，或生男或生女，俱从此出。然必阴阳协和，不偏不枯，始能变化生人，否则否矣。况胞胎既通于肾，而骨髓亦肾之所化也。骨髓热，由于肾之热，肾热而胞胎亦不能不热。且胞胎非骨髓之养，则婴儿无以生骨。骨髓过热，则骨中空虚，惟存火烈之气，又何能成胎？治法必须清骨中之热，然骨热由于水亏，必补肾之阴，则骨热除，珠露有滴濡之喜矣。壮水之主，以制阳光，此之谓也。

9. 《傅青主女科·上卷·种子·腰酸腹胀不孕（三十七）》

妇人有腰酸背楚，胸满腹胀，倦怠欲卧，百计求嗣不能如愿。人以为腰肾之虚也，谁知是任督之困乎！夫任脉行于前，督脉行于后，然皆从带脉之上下而行也。故任脉虚则带脉坠于前；督脉虚则带脉坠于后，虽胞胎受精亦必小产。况任虚之脉既虚，而疝瘕之症必起。疝瘕碍胞胎而外障，则胞胎缩于疝瘕之内，往往精施而不能受，虽饵以玉燕，亦何益哉！治法必须先去其疝瘕之病，而补其任督之脉，则提挈天地，把握阴阳，呼吸精气，包裹成形，力足以胜任而无虞矣。外无所障，内有所容，安有不能生育之理。

10. 《傅青主女科·上卷·种子·便涩腹胀足浮肿不孕（三十八）》

妇人有经水艰涩，腹胀脚肿不能受孕者。人以为小肠之热也，谁知是膀胱之气不化乎。夫膀胱原与胞胎相近，膀胱病而胞胎亦病矣。然水湿之气必走膀胱，而膀胱不能自化，必得肾气相通，始能化水，以出阴气。倘膀胱无肾气之通，则膀胱之气化不行，水湿之气必且渗入胞胎之中而成汪洋之势矣。汪洋之田，又何能生物也哉？治法必须壮肾气以分消胞胎之湿，益肾火以达化膀胱之水，使先天之本壮，则膀胱之气化；胞胎之湿除，而汪洋之田化成雨露之壤矣。水化则膀胱利、火旺则胞胎暖，安有布种而不发生者哉！

11. 《傅青主女科·上卷·种子·妊娠恶阻（三十九）》

妇人怀娠之后，恶心呕吐，思酸解渴，见食憎恶，困倦欲卧，人皆曰妊娠恶阻也，谁知肝血太燥乎！夫妇人受妊，本于肾气之旺也，肾旺是以摄精，然肾一受精而成娠，则肾水生胎，不暇化润于五脏；而肝为肾之子，日食母气以舒，一日无津液之养，则肝气迫索，而肾水不能应，则肝益急，肝急则火动而逆也；肝气既逆，是以呕吐恶心之症生焉。

三十五、《眉寿堂方案选存》

清·叶桂撰，约成书于公元 1666 ~ 1745 年。

《眉寿堂方案选存·卷下·女科》

质偏于热，阴液易亏。女人肝为先天，月事虽准而少，里乏储蓄，无以交会冲脉，此从不孕育之由也。凡生气及阴血，皆根于阳，阳浮为热，阴弱不主恋阳，脊背常痛，当从督、任脉治。

元武版、桑螵蛸、当归身、细子芩、鹿胎、枸杞子、桂圆肉。

十年不孕，奇脉大伤，经来如崩，周身筋掣，自脑后痛连腰脊，食少腹胀，干呕气冲，如淋窒痛。盖奇经诸脉，隶于肝肾恒多，肾失纳，肝失藏，脉络气血消乏，何以束骨充形，此病之最延绵难却也。阅古人法中，藏真宜固，脉络宜通，非偏寒偏热之治。

鹿角霜、当归身、柏子仁、川桂枝、小茴香、真茯神。

三十六、《叶天士医案》

清·叶桂撰，约成书于公元 1666～1745 年。

《叶天士医案·虚劳》

症见失血咳嗽，继而暮热不止，经水仍来，六七年已不孕育，乃肝肾冲任皆损，二气不交，延为劳怯，治以摄固，包举其泄越。

鲜河车胶、黄柏、熟地、淡苁蓉、五味、茯神，蜜丸。

三十七、《类证普济本事方释义》

清·叶桂撰，约成书于公元 1666～1745 年。

《类证普济本事方释义·卷第十·治妇人诸疾》

治妇人月经不调，每行数日不止，兼有白带，渐渐瘦悴。按：周本悴作瘁，饮食少味，累年无子。地黄圆。

干熟地一两一分、山茱萸、白芜荑、干姜（炒）、白芍药（锉，微炒）、代赭石（醋淬）各一两，厚朴、白僵蚕（炒）各一两。按：周本缺注。上为细末，炼蜜圆如桐子大。每服四五十圆。空心，温酒下，日三服。

释义：熟地黄气味甘苦微寒，入足少阴。山茱萸气味酸微温，入足厥阴。白芜荑气味辛平，入手、足阳明，足太阴。干姜气味辛温，入手、足太阴。白芍药气味酸微寒，入足厥阴。代赭石气味甘平，入手少阴、足厥阴。厚朴气味辛温，入足阳明、太阴。白僵蚕气味辛咸平，入手、足阳明，能引药入络。温酒送药，亦引入经络也。此妇人月经不调，兼有白带，渐渐瘦悴，饮食无味，累年无子者，急宜治之，使血气冲和，否则终身不孕育也。

此庞老方。凡妇人有白带，是第一等病，令人不产育，宜速治之。昔扁鹊过邯郸，闻贵妇人，多有此病，按：四字周本无。所以专为带下医也。

三十八、《女科指要》

清·徐大椿撰，约成书于公元 1693～1771 年。

1.《女科指要·卷一·经候门·带下·选方》

当归泽兰丸　治赤白带下，经愆无子，脉数涩弦者。

香附（童便、醇酒、姜汁、醯醋各浸四两，经宿晒干）一斤，熟地四两，当归三两，白芍（炒）二两，川芎一两，生地四两，白术（炒）二两，泽兰二两，艾叶（醋炒）一两，黄芩（炒黑）一两。

为末，醋丸，白汤煎下三钱。

血亏气滞，天癸愆期而带脉不能收引，故赤白带下，经久不能生子焉。熟地补阴滋血，生地凉血滋阴，当归养血脉以荣经，白芍敛营阴以和血，川芎行血中之气，艾叶暖子宫之血，泽兰去宿生新，白术健脾燥湿，黄芩清肺气以肃生水之源，香附解郁结以调冲任之气，醋以丸之，汤以下之，使经脉有资则血气调和而天癸无不如度，带脉约束有权，何赤白带之不除哉，自此带愈经调，天下应无不孕之妇矣。

暖宫妙应丸　治赤白带久不孕，脉虚涩者。

熟地四两，当归二两，白芍（炒）一两半，川芎八钱，龙骨（煅）一两，丹皮一两，牡蛎（煅）二两，茯苓一两，赤石脂（醋煅）二两，艾叶（炒黑）一两。

制为末，醋丸，米饮下三钱。

血虚湿热带脉不收，故赤白带下，经久而子宫虚衰不孕焉。熟地补阴滋血，当归养血荣经，川芎行血中之气，白芍敛营中之阴，茯苓渗湿以清子室，丹皮凉血以平相火，龙骨、牡蛎收涩精气以止白带，艾灰、石脂止涩赤带以温子宫也。醋丸饮下，使湿热化而血脉充，则子宫雄壮而赤白带下无不止，安有不孕之妇哉。

2.《女科指要·卷二·种子门·选方》

紫河车丸　治虚寒不孕，脉软弱者。

紫河车（白酒洗，银针挑净紫筋）一具，大熟地八两，当归身四两，白芍药（酒炒）二两，冬白术（制）四两，淮山药（炒）四两，金香附（酒炒）二两，拣人参四两，紫石英（醋炒）二两，甘枸杞四两，蕲艾叶（醋炒）二两，小川芎二两。

各药同河车入陈酒煮烂，收干晒脆为细末，蜜丸温酒下三五钱。

气血两亏子宫不暖，致天癸愆期无以孕育而生子焉。熟地补阴滋血，人参补气扶元，当归养血荣经，白术健脾生血，川芎行血海以调经，白芍敛阴血以和络，香附调气解郁，山药补脾益阴，蕲艾叶理血气以温血室，紫石英涩血气以暖子宫，甘枸杞滋培肾脏，紫河车大补血气，入酒煮烂，收焙炼蜜以丸之，温酒以下之，俾血气内旺则子宫温暖而冲任融和，天癸无不调，自能孕育而生子矣。

调生丸　治年久不孕，脉数紧涩者。

熟地五两，当归三两，白芍（酒炒）两半，川芎一两，泽兰二两，白术（炒）两半，石斛二两，干姜（炒）一两，丹皮（酒炒）一两，肉桂（去皮）一两，延胡（酒炒）二两。

制为末，淡醋丸，温酒下三钱。

血亏挟滞冷热不调，致经愆腹痛不能孕生焉。熟地补阴滋血，当归养血荣经，川芎行血海以调经，白芍敛阴血以和脉，丹皮凉血热，白术健脾，石斛补虚退热，干姜温胃散寒，泽兰通利经脉，肉桂温暖营血，延胡索化血滞以调和经脉也，醋丸以收之，酒下以行之，使冷热并化则经气调和而腹痛无不退，天癸无不调，何有不能生子之患哉。

三十九、《女科指要》

清·吴仪洛撰，约成书于公元 1704 ~ 1766 年。

《女科指要·卷十上·经带门》

启宫丸　治子宫脂满，不能孕育。（妇人肥盛不孕，往往因此。）

芎劳、白术、半夏曲、香附一两，茯苓、神曲五钱，橘红、甘草二钱，粥丸。

橘半白术，燥湿以除其痰。（肥而不孕，多由痰盛，故以二陈为君，而加气血药也。）香附、神曲，理气以消其滞。川芎散郁以活其血，则壅者通，塞者启矣。茯苓、甘草，用以去湿和中也。

四十、《绛雪园古方选注》

清·王子接撰，约刊于公元 1732 年。

《绛雪园古方选注·中卷·内科丸方》

炼真丸　茅术（去皮，米泔浸，麻油炒）三两，茯苓三两，黄柏三两（童便、人乳、盐水各制一两），泽泻一两，蛇床子一两（酒炒），淫羊藿（去刺，羊脂拌蒸）一两，白莲须（酒洗）一两，五味子一两，沉香（另末，勿见火）一两，人参三两，鹿茸大者（酥炙）一对，大茴香（去子）一两，凤眼草（即樗荚）一两，金铃子（酒蒸，去皮核）三两，大槟榔（童便浸，切）七两。

上为末，用干山药末为糊丸，空心盐汤送四钱，临卧温酒再服二钱。

炼真者，炼本身之精气神，不为阴邪所蔽，常使虚灵不昧，以复天真也。世有膏粱之人，再为房劳所伤，湿热障蔽于内，精气昏乱，因而无子者，宜服此丸。统论方义，似仅能去湿热，通阳道而已，然细绎其配合之理，却有斡旋造化之妙。盖膏粱之湿，伤及肾阴，非苍术不能胜其湿；膏粱之热，扰动阴火，非黄柏不能制其热，二者涤身中素蕴之湿热也。茯苓上渗水饮，泽泻下通水道，二者引未蓄之湿热，旋从小便而出也。蛇床子燥阴湿，益阳事，淫羊藿起阴痿，兴绝阳，二者通命门之真火以生气也。白莲须清心通肾，交媾水火，会合木金，五味子收五脏之阴，功专摄金气以生真水，二者兼固精气神，以寓生生不息之机也。沉香入肾壮阳暖精，大茴香开上下之经气，内接丹田，二者芳香走窜，诸药虽具补泻之功，借其芳香乃能内入也。人参升举五脏之阳，鹿茸督率奇经之阳，二者宣发真阳以迎合精气神也。金铃子泄气分之热，引相火下行，凤眼草清血中之热，使真阴内守，二者又为诸药之向导也。独以大腹子为君者，非但取其迅坠诸药至于下极之功，且佐术、苓、泽泻、黄柏、金铃等扫除清道，不致茸、茴、蛇、藿反助素蕴之湿热，亦种玉之一则也。

四十一、《资生集》

清·佚名撰，约成书于公元1738年。

《资生集·卷二·带下》

严用和曰（《圣惠元方》皆云）：妇人带下，由劳伤冲任，风冷踞于胞络，盖妇人平素血欲常多，气欲常少，百疾不生，或气倍于血，气倍生寒，血不化赤，遂成白带。若气平血少，血少生热，血不化红，遂成赤带，寒热交并，则赤白俱下，其脉右尺浮。浮为阳，阳绝者无子。若足冷带下，轻则漏下，其则崩中，皆心不荣血，肝不藏血所致。杨仁斋曰：由于风冷宿停，官桂、干姜、细辛、白芷先散其寒，然后为封固。用二术人参以补气。

四十二、《医碥》

清·何梦瑶撰，约成书于公元1750年后。

《医碥·卷之一·杂症·补泻论》

泻此即补彼（如泻火即是补水），补此即泻彼（如补火即是驱寒），故泻即补也，补即泻也。寒以补阴，故夏月饮水，热以补阳，故冬日饮汤。必以温热为补，寒凉为泻者，谬也。张子和谓：良工治病，先治其实，后治其虚，亦有不治其虚时。庸工治病，纯补其虚，不敢治其实。以为先固其气，元气实，邪自去。不知邪之中人，轻则传久而自尽，颇甚则传久而难已，更甚则暴死。补之，真气未胜，邪已交驰横骛，而不可制矣。惟脉虚下脱，无邪无积之人，方可议补。其余有邪积之人，必以吐、汗、下三法，先攻其邪，邪去而元气自复也。又曰：汗、吐、下，以药石草木治病者也，犹君之刑罚。补者，以谷肉果菜养口体者也，犹君之德教。故曰：德教兴平之粱肉，刑罚治乱之药石。若人无病，粱肉而已，及其有病，当先诛伐，病之去也，粱肉补之。如世已治矣，刑措而不用，岂可以药石为补哉。又曰：胸以上大满大实，病如胶粥，微丸微散，皆儿戏也，非吐，病安能出。又曰：风寒暑湿之气，入于皮肤之间而未深，欲呕去之，莫如发汗。又曰：人知下之为泻，而不知下之为补，陈莝去而肠胃洁，癥瘕尽而荣卫昌，不补之中有真补者存焉。又曰：人之食饮，酸咸甘苦，百味皆聚于胃，壅而不行，荡其旧而新之，亦脾胃之所望也。其言可谓名通。按：子和治病，不论何证，皆以吐、汗、下三法取效，此有至理存焉。盖万病非热则寒，寒者气不运而滞，热者气亦壅而不运，气不运则热郁痰生，血停食积，种种阻塞于中矣。人身气血，贵通而不贵塞，非三法何由通乎？又去邪即所以补正，邪去则正复，但以平淡之饮食调之，不数日而精神勃发矣。故妇人不孕者，此法行后即孕，阴阳和畅也。男子亦阳道骤兴

（子和云：病久否闭，忽得涌泄，血气冲和，心肾交媾，阳事必举，宜切戒房事），非其明验乎？丹溪倒仓法，实于此得悟。后人不明其理，而不敢用，但以温补为稳，杀人如麻，可叹也。

四十三、《惠直堂经验方》

清·陶承熹、王承勋撰，约刊于公元1759年。

1.《惠直堂经验方·卷一·种子门》

延寿获嗣酒　此青城霍氏家传，能补真阴。或素性弱不耐风寒劳役，或思虑太过，致耗气血，或半身不遂，手足痿痹，或精元虚冷，久而不孕，及孕而多女，或频堕胎俱宜。服之能添精益髓，乌须明目，聪耳延年。男女俱可服。

生地（酒浸一宿，切片用，益智仁二两同蒸一炷香，去益智仁）十二两，覆盆子（酒浸一宿，炒）、山药（炒）、芡实（炒）、茯神（去木）、柏子仁（去油）、沙苑（酒浸）、萸肉（酒浸）、肉苁蓉（去甲）、麦冬（去心）、牛膝各四两，鹿茸（酥炙）一对。上药用烧酒五十斤，无灰酒二十斤，白酒十斤，圆眼肉半斤，核桃肉半斤，同入缸内，重汤煮七炷香，埋土七日取起，勿令泄气。每晚男女各饮四五杯，勿令醉。至百日后，健旺无比。忌房事月余，入室即成男胎。有力者，加人参四两更妙。

2.《惠直堂经验方·卷四·妇人门》

九制香附丸　治妇人百病，调经种子，安胎神效。

香附十八两（杵净，分作九份，每份二两），一酒、一

醋、一盐水、一童便、一小茴二两（煎汁），一益智仁二两
（煎汁），一栀子二两（炒黑，煎汁），一莱菔子二两（煎
汁），一白附子（制）、石菖蒲各一两（制，共煎）。

制法：各汁俱春浸三日，夏浸一日，秋浸五日，冬浸
七日。浸至日足，连渣同香附晒干，捡出香附，再将香附
合一处，入砂锅内，用蕲艾五两，无灰陈酒同煮，酒干再
添，再煮，须至煮香附黑色为度，取起晒干为末听用。

香附末八两，归身（酒洗）、大熟地（姜汁蒸）、大生
地（姜汁洗）、白芍（酒炒）各四两，川芎（酒洗）三两，
白术（土炒）四两，甘草（蜜炙）九钱，枣仁（炒）二
两，人参一两，茯苓一两，天冬（去心）二两七钱，益母
草（嫩叶）四两，山萸肉二两，真化皮二两，元胡（醋
炒）一两，阿胶（蛤粉炒）四两，条芩（酒炒）二两，砂
仁（连壳）一两五钱。

上药各制如法，共为细末，蜜丸梧子大。必须早晚各
服三钱，清汤下。服至一料，不孕者必孕，既孕者坚固，
易产。且凡旧有之病，俱已消除神效。

四十四、《续名医类案》

清·魏之琇撰，约成书于公元 1770 年。

《续名医类案·卷五·火》

易思兰治一妇人，患浑身倦怠，呵欠，口干饮冷，一
月不食，强之食，数粒而已。有以血虚治之者，有以气弱
治之者，有知为火而不知火之原者，用药杂乱，愈治愈
病。自夏至冬觉微瘥，次年夏，诸病复作甚于前，肌消骨

露。诊得三焦脉洪大侵上，脾肺二脉微沉，余皆和平，曰：此肺火病也，以栀子汤饮之。栀子汤用山栀仁，姜汁浸一宿，晒干炒黑，研极细末，用人参二分，麦冬一钱，乌梅二个，冲汤调栀仁末二茶匙服。进二服，即知饥而喜食，旬月，气体充实如常。后因久病不孕，众皆以为血虚，而用参、芪为君大补之剂，胸膈饱胀，饮食顿减。至三月余，经始通，下黑秽不堪，或行或止，不得通利，治以顺气养荣汤十剂。顺气养荣汤，当归八分，南芎六分，生地一钱二分，酒炒白芍一钱，陈皮六分，甘草五分，醋炒香附一钱，乌药五分，姜汁炒山栀五分，苏梗五分，酒炒黄芩八分，枳壳五分，青皮五分。因大便燥结，加黄芩、枳壳煎服，一月内即有孕。夫火与气不两立，怠倦者，火耗其精神也；呵欠者，火郁而不伸也。其夫曰：荆人之恙，自处子时至今，二十载矣，百治不效，君独以火治而效，何也？曰：尊壶之脉，左三部和平无恙，惟右寸微沉，右尺洪大侵上，此三焦之火升上而侮金也。口干饮冷者，火炽于上也；饮食不进者，火格于中也；肌消骨露者，火气消烁也。不治其火，血气何由而平？故用黑栀去三焦屈曲之火，人参、麦冬收肺中不足之金，乌梅酸以收之，火势既降，金体自坚矣。至经水过期而多，其色红紫，肝脉有力，乃气滞血实也。用参、芪补之，则气愈滞，血愈实，安能得孕？故以调气为主，佐以养血，气顺血行，经事依期，而妊娠有准矣。前以降火为先，今以调气为主，治法不同，病源则一。盖气有余即是火，其病归于气郁而已。郁气一舒，火邪自退，得其病本，斯随手取效也。

四十五、《女科秘要》

清·静光禅师撰，约刊于公元1771年。

《女科秘要·卷八·方症补遗》

求嗣经验育孕方　紫河车（要头产男胎带脐带）一具，丹雄鸡肾（要赤尾童鸡，候合药，日煮）八副，干益母草（细末）三两，熟地六两，茯苓三两，萸肉三两。上药共为末，拣壬子日修合，蜜丸龙眼大。待经事尽，空心服二丸，用腊酒化送，连服三日。又候下月经尽，如前服之，以受孕为度。已孕不可再服，服时忌煎、炒、姜、椒、葱、蒜、辛热等物。（〔吴按〕胎衣有毒而难觅亦未见真实效验，古无此药，不必用为是。）

四十六、《妇科玉尺》

清·沈金鳌撰，约成书于公元1773年。

《妇科玉尺·卷一·月经·治月经病方》

琥珀调经丸　治妇人胞冷无子，能令经调。

香附（分各半，童便、醋各浸九日，和净熟艾四两，再加醋五碗，砂锅内炒干）一斤，琥珀一两，川芎、当归、熟地、白芍、生地、没药各二钱，醋糊丸。每百丸，空心艾醋汤下。

四十七、《罗氏会约医镜》

清·罗国纲撰，约成书于公元 1789 年。

《罗氏会约医镜·卷十四·妇科上·嗣育门》

而世之多欲而无子者，不知肾虚，只谓女之血冷，男之精寒，遂用一切燥热之药，岂知水亏不能制火，而真精益耗，嗣育之音杳然矣。是知欲种子者……须清心收敛，复补真阴，则得矣。但肾中有阴阳，补得其宜，则有益无损。辨论治法，已详一卷培补条中，所当参阅。续补男女调补方药于后，以便择用。

凡肥盛妇人，禀受甚厚，不能成胎，谓之躯脂满溢，闭塞子宫。宜燥湿痰，如星、半、苍术、台芎、香附、陈皮，或导痰汤之类。所忌者熟地，所爱者补脾，土旺可以克水也。若是瘦怯性急之人，经不调，不能成胎，谓之子宫干涩，无血不能摄精。宜凉血降火，如四物加黄芩；养阴补血，如六味地黄丸之类。

四十八、《彤园医书》

清·郑玉坛撰，约成书于公元 1795 年。

1.《彤园医书（妇人科）·卷一·调经大旨》

女子不孕，因伤其冲任也。经曰：二七而天癸至，任脉通，太冲脉盛，月事以时下，故能有子。若为三因之邪伤其冲任之脉，则有月水不调、带下、崩漏等症。或因宿血积于胞中，新血不能成孕。或因胞寒、胞热，不能采精成孕。或因体肥痰多，脂膜壅塞胞中而不孕，当分别治之。

2.《形园医书·卷一·癥瘕门·八瘕摘要》

血瘕　因经行未尽忽然中止，或由饥饱劳役伤损脾胃，清阳不升，血随气乱，左右走注，留结肠胃之间，内夹寒热与月水合并成瘕。腰痛不可俯仰，横骨下积气坚块，活动可移，少腹痛引腰背，久则阴冷，经闭不孕。

桃仁煎　治血瘕血积，形气实者。

制桃仁、大黄、朴硝各一两，炒焦虻虫（研末）五钱，煮醋为丸，绿豆大，五更空心酒下一钱，良久必泻下如豆汁、鸡肝恶物。倘仍不下，如法再服，以下见鲜血，方后用补药。

丹皮散　治血瘕并石瘕，血块走痛，心腹牵疼，形气虚者。

丹皮、桂心、归尾、元胡各一钱，煨三棱、莪术、赤芍、牛膝各钱半，酒兑煎。

四十九、《神仙济世良方》

清·柏鹤亭撰，约成书于公元 1797 年。

《神仙济世良方·上卷·寿星论人子息》

女子不能生者，有十病。一胎胞冷也；一脾胃寒也；一带脉急也；一肝气郁也；一痰气盛也；一相火旺也；一肾水衰也；一任督病也；一膀胱气化不行也；一气血不能摄也。胞胎冷者，温之；脾胃寒者，暖之；带脉急者，缓之；肝气郁者，开之；痰盛者，消之；相火旺者，平之；肾水衰者，补之；膀胱气化不行者，助其肾气；气血不能摄者，益其气血也。无子者亦可有之，不可徒治其胞胎也。

果老曰：男女之病，各有不同，得其病之因，用其方之当，何患无子哉。

五十、《寿世编》

清·未具撰人，约成书于公元1797年。

《寿世编·上卷·附：薛氏治法》

求嗣　生人之道，始于求子；求子之法，莫先调经。每见妇人之无子者，其经必或前或后，或多或少，或将行作痛，或行后亦痛，或紫或黑，或淡或凝，种种不调。不调则气血乖争，不能成孕。

求子之道，妇人要经调，男子要神足。又寡欲清心为上策，寡欲则不妄交合，积气储精，待时而动，故能有子。是以寡欲则神完，不惟多子，抑亦多寿。

五十一、《女科要旨》

清·陈修园撰，约成书于公元1753～1823年。

《女科要旨·卷一·种子》

门人问曰：妇人何以无子？

曰：妇人无子，皆由经水不调。经水所以不调者，皆由内有七情之伤、外有六淫之感，或气血偏盛、阴阳相乘所致。种子之法，即在于调经之中，前论已详矣。若经水既调，身无他病，而亦不孕者，一则身体过于肥盛，脂满子宫而不纳精也，前人有启宫丸一方颇超然。修园最厌女科书，排列许多方名，徒乱人意，究竟是二陈汤加苍术、川芎、六神曲、香附之类，不如直说出来更妙。一则身体过于羸瘦，子宫无血而精不聚也，景岳有毓麟珠极效，然亦是八珍汤加菟丝子、鹿茸霜、川椒、杜仲四味，似亦不必另立名色也。其有生女不生男者，系以男人督脉不足，阳不胜阴；令其男人以鹿茸四具，人参一斤，远志四两，菟丝子半斤，醇酒为丸服之。所谓得其要者一言而尽，他书皆繁而无当也。

门人问曰：妇人不能得孕，或易于得孕，可以诊脉而预知之否乎？

曰：陈楚良云：人身血气，各有虚实寒热之异，惟察脉可以知，舍脉而独言药者，妄也。脉不宜太过而数，数则为热；不宜不及而迟，迟则为寒；不宜太有力而实，实者正气虚，火邪乘之以实也。治法当散郁，以伐其邪，邪去而后正可补。不宜太无力而虚，虚乃血气虚也；治法当补其气血。又有女子气多血少，寒热不调，月水违期，皆当诊脉，而以活法治之。务使夫妇之脉，和平有力，交合有期，不妄用药，乃能生子也。

门人问曰：妇科论种子繁杂无所适从，而至当不易之法，当宗谁氏？

曰：宋·骆龙吉有《内经拾遗》一书，明人增补之，内附种子论一首，方三首，卓然不凡。论曰：男女媾精，万物化生，则偏阴不生，偏阳不长，理有必然者也。然夫妇交媾而不适其会，亦偏阴偏阳之谓也，则以无子而诿于天命，岂不泥乎！间有资药饵以养精血，候月经以种孕育，多峻补以求诡遇，又求嗣未得，而害己随之，深可痛可惜也！兹幸拜名师，于百年中而得有秘授焉：一曰择地，二曰养种，三曰乘时，四曰投虚。地则母之血也，种则父之精也，时则精血交感之会也，虚则去旧生新之初也。余闻之师曰：母不受胎者，气盛血衰之故也。衰由伤于寒气，感于七情，气凝血滞，荣卫不和，以致经水前后多少，谓之阴失其道，何以能受？父不种子，气虚精弱故也。弱由过于色欲，伤乎五脏，脏皆有精而藏于肾，肾精既弱，辟之射者力微，矢枉不能中的，谓之阳失其道，何以能种？故腴地也不发瘁种，而大粒亦不长硗地，调经养精之道所宜讲也。诚精血盛矣，又必待时而动，乘虚而入，如月经一来即记其时，算至三十时辰，则秽气涤净，新血初萌，虚之时也，乘而投之。如恐情窦不开，阴阳背驰，则有奇砭，纳之户内，以动其欲。庶子宫开，两情美，真元媾合，如鱼得水，虽素不孕者亦孕矣！此法历试历验，百发百中者也，岂谬言哉！及其既孕，欲审男女，先以父生年一爻在下，母生年一爻在上，后以受胎之月居中；或遇乾、坎、艮、震，阳象也，则生男；或遇巽、离、坤、兑，阴象也，则生女；有可预知者焉。呜呼！始而无子者，非天也，人自戕其天也。已而有子者，亦非天也，人定可以胜天也。

五十二、《金匮要略浅注》

清·陈修园撰，约成书于公元 1803 年。

《金匮要略浅注·卷九·妇人杂病脉证并治第二十二》

此汤名温经，以瘀血得温即行也。方内皆补养气血之药，未尝以逐瘀为事，而瘀血自去者。此养正邪自消之法也。故妇人崩淋不孕，月事不调者，并主之。

五十三、《春脚集》

清·孟文瑞撰，约刊于公元 1846 年。

《春脚集·卷之四·妇科随录》

广育方　专治妇人经水不调，赤白带下，久不孕育。

归身（酒洗）四两，白芍（酒炒）两半，川芎（炒）两半，真阿胶（蒲黄炒珠）二两，续断（盐水炒）二两，杜仲（盐水炒）二两，丹参（炒）二两，大地黄（酒煮干）四两，黄芪两半，广皮五钱，元胡索（炒）两半，香附（醋米泔、童便各制一两）四两，共为细末，炼蜜为丸，如梧桐子大。每早服三钱，开水送下。行经时加二钱，每早服五钱。如经水不甚调者，平素服此丸，至行经日，即将此方改为汤剂服，将药下之两改用钱，钱改用分，每日一剂。经过仍服此丸。如经水前期来色紫者，加条黄芩八分，姜二斤，水煎服。如过期色淡，进加肉桂五分，炮姜五分，炒蕲艾五分，姜三片，水煎服。如经未至，腹痛者，另用丹参数两，晒干研末，自腹痛日，每早用黄酒温调末二钱，服至经过日，仍服此丸药。

五十四、《潜斋简效方》

清·王孟英撰，约刊于公元 1853 年。

《潜斋简效方·（附医话）妇女诸病》

调经种子保胎丸　白茯苓二两，白术（土炒）、条芩（酒炒）、香附（童便炒）、延胡（醋炒）、红花（隔纸焙干）、益母草（净叶）各一两，真没药三钱，瓦上焙干去油，共研细，蜜丸梧子大，每日七丸，白汤下。汛愆者服之自调，不孕者服之即娠，胎动者服之即安，胎滑者服之自固。若胎动者，每日可服三五次；胎滑者，有孕即宜配合，每日服之勿断，自然无事，亦且易生，但每次七丸为则，不可多服一丸，至嘱。

五十五、《环溪草堂医案》

清·王泰林撰，约成书于公元 1798～1862 年。

《环溪草堂医案·卷三·妇人》

奚　肝为藏血之脏，脾为生血之源。肝气郁则营血失藏，脾气弱则生源不足。腹中结瘕，肝气所结也。经事先期，肝血失藏也。饮食少纳，脾气弱也。便后带血，脾失统也。气弱血虚，宜乎不孕矣。调补肝脾，则冲任充足，自然有孕。

西党参、大熟地、冬术（人乳拌）、白芍、香附（醋炒）、杜仲（盐水炒）、茯神（辰砂拌）、菟丝子、归身、木香、川断、艾叶炭、阿胶（米粉炒）、乌鲗骨。

五十六、《医学刍言》

清·王泰林撰，约成书于公元 1798～1862 年。

《医学刍言·第三十三章·妇人门》

妇人肥而不孕，乃子宫脂满，宜芎、归、芍、香附、半夏、贝母、益母膏为丸。如瘦而不孕，乃气血两虚，宜八珍汤加菟丝、杜仲、鹿茸、川椒。

五十七、《验方新编》

清·鲍相璈撰，约成书于公元 1878 年。

1.《验方新编·卷九·妇人科调经门》

种玉酒　治妇女经水不调，血气不和，不能受孕。或生过一胎之后，停隔多年，服此药酒，百日即能受孕。如气血不足，经滞痰凝者，服至半年自然见效。若受胎之后，须服保胎磐石散（见胎前门），可保无病，神应非常。全当归五两切片（此能滋养血气），远志肉五两（用甘草汤洗一次，此能散血中之滞，行气消痰），二味用稀夏布袋盛之，以好甜酒十斤安药浸之，盖好，浸过七日后，晚上温服，随量饮之，慎勿间断。服完照方再制。再月经来时干净之后，每日用青壳鸭蛋一个，以针刺孔七个，用蕲艾五分，水一碗，将蛋安于艾水碗内，饭锅上蒸熟食之。每月多则吃五六个，少则二三个亦可。

2.《验方新编·卷二十·种子门》

种子丹　治男子阳事不举，不能坚久，精薄无子。并治妇人下元虚弱不能受孕，服此丹自能受孕，又能安胎。生地（酒洗，择顶大枝头）、熟地（择顶大枝头者，用无灰酒九蒸九晒）、天冬（去心）、麦冬（去心）各三两，黄柏十二两（匀分作四分，酒浸一分，人乳浸一分，童便浸一分，盐水浸一分，各浸一宿，俱炒褐色），鹿茸一对（重五六两者），以上药味俱忌铁器，为末，炼蜜丸桐子大。空心盐汤或酒送服八十丸。鹿茸须择形如茄子，色如玛瑙者，看紫润圆满者为上，破之如朽木者良。毛瘦枯绉、尖长生歧者为下。太嫩者，血气未足，无力。酥涂，灼去毛，微炙用，不涂酥则伤茸。但不可炙焦，有伤气血之性。亦有用酒炙者，炙后去顶骨，用茸。鹿茸不可嗅，嗅之有虫恐入鼻颡。鹿茸、麋茸，罕能辨别，大抵其质粗壮，脑骨坚厚，毛苍黧而杂白毛者为麋茸。其形差瘦，脑骨差薄，毛黄泽而无白者为鹿茸。鹿茸补肾脉之正阳，麋茸补肾脉阴中之阳，不可不辩。

五十八、《医方简义》

清·王清源撰，约成书于公元 1883 年。

《医方简义·卷五·妇人辩论》

且夫经者，常也，运行有常，一月一行，故名月信。信，约信也，如约信之有定期也。又曰癸水，即天一生水之谓也，故曰天癸。又名月事，每月中之事也。妇人以血为主，血盛则溢，以象月盈则亏也。失其常度，则为病矣，故调经为妇科所首重也。《内经》云：太冲脉盛，月事以时下。太冲者即血海也。五脏六腑之血，皆注于血海，故冲脉为女子所尤重也。然心生血，肝藏血，脾统血心不生血，则月事不行。肝不藏血，则血乃妄行。脾不统血，则血无所归。凡妇人之病，肝脾心三者皆足，其病必轻。一有欠缺，则病重矣。又有冲任督带之奇脉，女子孕育调经，皆有赖也。又有阳跷阴跷、阳维阴维，乃一身之上下左右相循之脉。合冲任督带，共成八脉。冲为血海，隶属阳明。任为负荷，会于两阴之间。督为奇脉之总领，带为一身之束带，属少阳足经。八脉失司，诸病丛生，经候不调，孕育难矣。冲任为病，崩漏瘕聚之患迭出。督脉为病，则偻废冲疝，从小腹上冲作痛，不得前后。带脉为病，则带下绵绵。又冲脉为病，气逆而里急。任脉为病，男子内结七疝，女子带下瘕聚。督脉为病，主女子不孕癃闭、遗溺嗌干之症。带脉为病，腹满腰溶溶如坐水中。二跷为病，《难经》云：阴络者阴跷之络，阳络者阳跷之络。阴跷为病，阳缓而阴急；阳跷为病，阴缓而阳急。二维为病，阳维为病苦寒热，阴维为病苦心痛。此八脉者，于孕育大有关系。欲治孕育，必先调经。欲调其经，必先治奇。所言带下之病与白淫白淋，往往混治。宜细辨之，庶不误认也。白带者，如带之状，绵绵不绝，流利难停。治宜疏木补土，调理带任二脉。白淫者，小溲之后有白物，见亦不多。治宜补心益脾，兼调气分。白淋者，膀胱之内有湿热蕴结，必小腹坠痛而后下者。治宜化气之法，兼清湿热可也。况淋病有五，一曰气淋，气虚下陷，小便频数，溺有余沥。宜补心益气，兼清湿热之治。一曰劳淋，遇劳即淋，损在脾肾。宜补中益气为治。又有血淋、砂淋、膏淋三者，皆因湿热久蕴，伤及肾阴所致。宜滋养化源，以大补阴丸治之最妙。凡妇人科以经水趱前属热，趱后属寒为断。论非不确，然亦不可拘执也。如经水淋沥，频频而见，或为气所阻，或因血瘀滞着，不得以此例赅之。又有血枯内热，经候亦必衍期，因血虚内耗所致。凡妇人脉盛内热，经水先期而至，斯为属热。若脉衰肢逆，经水后期而至者，斯为属寒。故诊妇人病，必当问天癸何如，血分多寡否，腰腹有痛否，经色紫黑黄赤否，有瘀否，或经先腹痛，经后腹痛。经先腹痛属气滞，经后腹痛属血虚。更当究其脉之虚实而合病之盛衰，如内热者脉必数，内寒者脉必迟。血虚者脉必涩而少神，气虚者脉必沉而兼微。腹痛者脉紧，血瘀者脉革，血脱者脉芤。古人之言女尺恒盛者，指平脉也。近时妇女，两尺沉滞涩小者居多。因吾乡地属东南，湿热为胜，气虚血滞者为多。北方风寒为胜，地属西北，血虚气旺者为多。故西北之人，病带下者十之一二，以寒盛故也。东南之人，病带下者十常八九，以湿胜故也。又肥人血多滞为寒，瘦人血多滑为热。肥者难孕而易育，瘦者易孕而难育也。调经之道，血盛则补气，气盛则补血，使血气无偏胜，阴阳无盛衰。何患乎难孕，何患乎难育哉。余以妇科之最切急者以备参考焉。

五十九、《脉义简摩》

清·周学海撰，约成书于公元 1902 年。

《脉义简摩·卷七·妇科诊略》

妇人肺脉盛，肝脉软而虚、或微而动，心脉芤。肺气有余，相刑克肝，木受金伤，不能生血，月候多少、迟速不定，多下不节，以致无子，偶然怀之，又无故坠下，当减其肺，益其肝。

六十、《知医必辨》

清·李冠仙撰，约成书于公元 1902 年。

《知医必辨·论胎孕》

或谓予论症宜遍考病机，详求治法，始于人有益，乃论止一二，毋乃太简乎？不知医书汗牛充栋，症无不备，方法繁多，何能更著书立说，惟古书虽系名家，或立说偏执，予不得不辨；庸工浅陋，诚恐害人，予不得不辨；而予非治有成效，屡试屡验，亦不敢妄为辨论也。即如胎孕一门，妇人以此为重，数年不孕，即延医服药，膏、丸并进，乃不独不能受胎，而转生他病，月事不调，一月经行二三次，甚且淋沥不尽，致成崩漏。此何以故？大率医家皆以温热药为主，而妇人亦以为多服温热，即可受孕，不知未能受胎，而早已受害矣。夫天地之道，阴阳和而万物生焉，孤阴不生，独阳不长。其以春药医男子，谓可种子，已遗害无穷，何能生子？即或生子，而胎毒甚重，赤游丹等症，叠起环生；纵或苟延，天花症断难存活。此男子服春药之效也。乃治妇人亦用此法，以致血海之波澜不静，血热妄行，经且不调，安能怀孕乎。总之妇科首重调经，缩则为热，过则为寒，如果月事愆期，脉来迟濡，实属虚寒，寒体不能受胎，温经亦可，但此等脉象最少。盖今之妇人，十有九肝气盛，脉多弦数，再服温热，必致肝火盛而血妄行，其患岂独不受胎乎？予尝见望子之妇人，爱服暖药，而庸工多附妇人之意以用药，究之子不得孕而病不离身，实堪痛恨，故辨言及此。至于业已受孕，而又易于滑胎，大约在三月内者居多，请医保胎，竟未见有能保者何也？盖庸工既不读书，故不明医理也。夫妇人怀孕，一月足厥阴肝养胎，二月足少阳胆养胎，三月手厥阴心包络养胎，四月手少阳三焦养胎，四经皆有相火。凡滑胎者，皆由水不济火，血热所致，欲安胎必须凉血。虽朱丹溪代人安胎，用白术为末，以黄芩煎汤下之，遂得安好，后人因以黄芩、白术为安胎之圣药。其实黄芩性凉，白术性燥，怀孕三月前后，胎火、相火并旺，只宜凉之，不宜燥之。今粗工安胎，总恃此二味，或加续断，而全不见效。不知胎前宜凉，三四月内尤宜于凉，治以燥药，胎何能安？续断性温而动，保胎宜静不宜动，药当论性，岂能取其名以为用耶？若至五六月间，足太阴脾、足阳明胃养胎，可健脾胃，丹溪方或可全用耳！丹溪必不欺人，但其方未注月份，恐亦在脾胃胎时耳！盖胎以二十七日为一月，三月半后，已换养胎之经矣。予安胎不知凡几，无有不效。如丁邹氏三次滑胎，邹赵氏七次滑胎，缪余氏十一次滑胎，总在三月之内，后俱请予保胎，无不安全，且生产后或更怀孕，竟无滑胎之虑。予总以生地养血凉血为君，黄芩则加之，白术则不用，人称余善保胎，其实并无异法，不过深悉养胎之经，知胎前宜凉之理，不泥于丹溪之法耳！此实屡试屡验，故详论之，以示我后人，庶不至以济世之术，转变为戕生之术云！

六十一、《太医院秘藏膏丹丸散方剂》

清·太医院撰，成书年代不详。

1.《太医院秘藏膏丹丸散方剂·卷一·国公露》

当归两半，於术八两，白芷两半，川芎两半，木瓜四两，陈皮一两，生地二两，檀香五钱，羌活一两，红花二两，枸杞四两，知母四两，砂仁二两，紫草三两，红面半斤，泡酒。

此药专治男妇左瘫右痪，半身不遂，口眼歪斜，手足顽麻，下部痿软，筋骨疼痛，一切三十六种风，七十二般气，并寒湿诸痛及诸虚劳伤，真火不足，饮食不化，肚腹不调，十膈五噎，气滞积块，泻痢痞满，肚腹冷痛，男子阳衰，女子血虚，赤白带下，久无子嗣，一切男妇虚损之症，立有奇效。每早晚饮一小盅有验。

2.《太医院秘藏膏丹九散方剂·卷四·神效龟龄益寿膏》

菟丝子（酒蒸）、牛膝（酒洗）、木鳖子、熟地、肉苁蓉、川断（酒洗）、蛇床子（酒洗）、鹿茸、大附子（童便炙酥，酒洗）、生地（酒洗）、虎腿骨（醋炙）、官桂、紫梢花、杏仁（去皮尖）、谷精草（酒洗）。

以上十五味各三钱，或各一两，用油二斤四两，将药入油熬枯，滤去渣，熬至滴水成珠，下：

松香四两，黄丹八两，硫黄三钱，雄黄三钱，龙骨三钱，蛤蚧一对，乳香三钱，没药三钱，赤石脂三钱，沉香三钱，鸦片三钱，母丁香三钱，麝香三钱，木香三钱，真阳起石三钱，蟾酥三钱。

共为细末，诸药下完，不住手搅，入磁罐内，下井中浸三日或五日，去火毒方可用。

治脾胃虚弱，经水不调，赤白带下，气血虚亏，久不孕育，干血劳瘵，或系屡经小产。此膏充实血海，能暖子宫，易得孕育，并治崩漏不止，癥瘕血海等症。男妇如能常贴此膏者，气血充足，容颜光彩，诸疾不生，乌须黑发，固精种子。此膏终身永贴者，体健身轻，返老还童，虽八十老人，阴阳强健，惯能远视，行不困乏。如欲种子，其精不走者，可将此膏揭去。如系衰老之人，贴至百日之后，其效可验。功效无比，不能尽述。其词赞曰：类归衰弱最难全，好把仙膏仔细看。少可延年真元固，老能黑发返童颜。金龟出入功能久，接补残躯越少年。虽然不同天地位，却向人间作地仙。真益寿种子之至宝，勿视为泛常也。此膏妇人贴脐上，男贴左右肾命门二穴各一张，丹田穴一张，用汗巾缚住，勿令走动，六十日一换。如跌打损伤，诸疮贴之亦效。务必修治时，须择日斋戒，勿令妇人鸡犬见之。衰老之人每张用六七钱或八钱。

六十二、《济世神验良方》

清·佚名撰，成书年代不详。

《济世神验良方·女科门》

乌金丸 妇人三十六病，思虑过度变生疾，不孕崩中带下，五心烦热，口渴苦咽干，饮食无味，身疼羸瘦，面目萎黄，手足酸软，经水不匀，脐腹胀痛，发黄落，喜卧倦起，产后恶血上行，心腹刺痛，败血不止及子宫一切恶疾。用大艾叶、当归（醋煮）、茴香（炒）、熟地（醋炒）、南木香（不见火）、吴茱萸、三棱、莪术各二两，川芎（醋炒）、芍药（醋炒）各三两，香附子六两，玄胡索一两，紫荆皮四两（醋炒）。

上先将艾、香二味（醋五升，浸一日夜，冬月三日夜，煮干炒，令赤色）入后十二味，同为末，米醋煮，元米糊丸，桐子大，每服七八十丸，空心盐酒汤任下，一日二服。如崩中下血不止，加粽灰一两，绵灰五钱，蒲黄（炒）一两，百草霜七钱。

六十三、《针灸集成》

清·廖润鸿撰，成书年代不详。

1.《针灸集成·卷一·别穴》

胞门：一穴在关元左旁二寸，治妇人无子，灸五十壮。

子户：一穴在关元右旁二寸，治妇人无子，灸五十壮。

2.《针灸集成·卷二·身部》

心肾受邪，水火不能交济，积聚缓急，周痹不仁，偏枯，四肢拘挛，致令无子，邪实则痛，虚则痒。身有四海、气海、血海、照海、髓海，谓绝骨穴也。脏气虚惫，真气不足，一切气疾皆灸气海。

3.《针灸集成·卷二·妇人》

血块，月事不调。关元间，使阴跷天枢，皆针石门。禁针，针之无子，灸七壮至百壮。

血闭无子，曲泉。

无子，胞门、子户、曲骨、商丘、中极，灸百壮至三百壮，或四度针，即有子。

妇人绝嗣，灸关元三十壮，可报灸之。

妇人妊子不成，数堕胎，灸胞门、子户，各五十壮。胞门在关元左边二寸，子户在关元右边二寸，子户一名气门（得效）。

又灸子宫三七壮，或针入二寸穴，在中极旁左右各开三寸（《纲目》）。

无子取阴交、石门、关元、中极、涌泉、筑宾、商丘、阴廉（《甲乙》）。

妇人无子或产后久不再孕，取秆心一条，长同身寸之四寸，令妇人仰身舒手足，以所量秆心自脐心直垂下尽头处，以墨点记后，以此秆心平折，横安前点处，两头尽处是穴，按之自有动脉应手，各灸二七壮，神验，即上所云胞门、子户穴也（《医鉴》）。

4. 《针灸集成·卷三·足阳明胃经》

气冲　在归来下鼠鼷上一寸，动脉应手，宛宛中，去中行二寸，横骨在内，气冲在外；冲门又外；气冲齐中极，横骨微下些，冲门齐关元，上直府舍，下直髀关。针三分，留七呼，灸七壮。《甲乙经》：灸之不幸，使人不得息。一云：禁不可针，艾炷如大麦。

主治逆气上攻心，腹胀满不得正卧，奔豚癫疝，淫泺，大肠中热，身热腹痛，阴肿茎痛，妇人月水不利小腹痛，无子，妊娠子上冲心，产难胞衣不下。此穴主泻胃中之热，与三里、巨虚、上下廉同。治石水，灸然谷、气冲、四满、章门。（《千金》）兼冲门，治带下产崩。（《百证赋》）主血多诸证，以三棱针针此穴，出血立愈。

5. 《针灸集成·卷三·足太阳膀胱经》

上髎　在阳关下五分，去中行一寸，外直小肠俞。针三分，留七呼，灸七壮。

主治大小便不利，呕逆，腰膝冷痛，寒热疟，鼻衄，妇人绝嗣，阴中痒痛，阴挺出，赤白带下。

6. 《针灸集成·卷四·足少阴肾经》

四满　在中注下一寸，去中行五分。针三分，灸三壮。《甲乙经》云针一寸，《千金》云灸百壮。

主治积聚疝瘕，肠澼切痛，石水奔豚，脐下痛，女人月经不调，恶血绞痛并无子，可灸三十壮。

中注　在肓俞下一寸，去中行五分，针一寸，灸五壮，一云针五分。

石关　在阴都下二寸，少去中行五分，针一寸，灸三壮，一云针五分。

主治哕噫呕逆，脊强腹痛，气淋小便不利，大便燥闭，目赤痛，妇人无子或藏有恶血上冲，腹痛不可忍。治积气疼痛，可灸七壮，孕妇禁灸。（《神农经》）治哕噫呕逆，灸百壮。（《千金》）兼阴交，无子可搜。（《百证赋》）

阴都在通谷下二寸，少去中行五分。针三分，灸三壮《甲乙经》曰针一寸。《千金》云灸随年壮。

主治心烦满，恍惚气逆，肠鸣肺胀，气抢呕沫，大便难，胁下热痛，目痛，寒热疟疾，妇人无子，脏有恶血腹绞痛。

7. 《针灸集成·卷四·任脉》

中极　在脐下四寸。针八分，留十呼，灸三壮。一日可灸百壮，至三百壮，孕妇不可灸。

主治阳气虚惫，冷气时上冲心，尸厥恍惚，失精无子，腹中脐下结块，水肿奔豚，疝瘕五淋，小便赤涩不利，妇人下元虚冷，血崩白浊，因产恶露不行，胎衣不下，经闭不通，血积成块，子门肿痛，转胞不得小便。治血结成块，月水不调，产后恶露不止，脐下积聚疼痛，血崩不止，可灸十四壮。（《神农经》）兼气海、中极、三里、针治小腹便澼。（《太乙歌》）妊不成数堕落，灸玉泉五十壮三报之。又，为妇人断绪最要穴。又，腹胀水肿坚满，灸百壮。又，

腰痛小便不利转胞，灸七壮。(《千金》云)

六十四、《医林改错》

清·王清任撰，成书于公元 1830 年。

少腹逐瘀汤　此方治少腹积块疼痛，或有积块不疼痛，或疼痛而无积块，或少腹胀满，或经血见时，先腰酸少腹胀，或经血一月见三、五次，接连不断，断而又来，其色或紫、或黑、或块、或崩漏，兼少腹疼痛，或粉红兼白带，皆能治之，此方治少腹积块疼痛，或有积块不疼痛，或疼痛而无积块，或少腹胀满，或经血见时，先腰酸少腹胀，或经血一月见三五次，接连不断，断而又来，其色或紫、或黑、或块、或崩漏，兼少腹疼痛，或粉红兼白带，皆能治之。

六十五、《沈氏女科辑要》

清·沈尧封撰，成书于公元 1644～1911 年。

求子全赖气血充足，虚衰即无子，故薛立斋云，至要处，在审男女尺脉。若右尺脉细，或虚大无力，用八味丸。

第五节　民国时期文献汇编

《医学衷中参西录》

民国·张锡纯撰，初刊于公元 1918～1934 年之间。

【离中丹】治肺病发热，咳吐脓血，兼治暴发眼疾，红肿作痛，头痛齿痛，一切上焦实热之症。

生石膏（细末）二两，甘草（细末）六钱，朱砂末一钱半。

共和匀，每服一钱，日再服，白水送。热甚者，一次可服钱半。咳嗽甚者，方中加川贝五钱。咳血多者，加三七四钱。大便不实者，将石膏去一两，加滑石一两，用生山药面熬粥，送服此丹。若阴虚作喘者，亦宜山药粥送服。至于山药面熬粥自五钱可至一两。

下焦寒凉泄泻及五更泻者，皆系命门相火虚衰。确能补助相火之药，莫如硫黄，且更莫如生硫黄。为其为石质之药，沉重下达耳。不经水煮火烁，而其热力全也（硫黄无毒，其毒即其热，故可生用）。然愚向用硫黄治寒泻症，效者固多，兼有服之泻更甚者，因《本草原》谓其大便润、小便长，岂以其能润大便即可作泻乎？后阅西人药性书，硫黄原列于轻泻药中。乃知其服后间作泻者，无足怪也。且其所谓轻泻者，与中医说所谓大便润者，原相通也。于斯再用硫黄时，于石质药中，择一性温且饶有收涩之力者佐之，即无斯弊。且但热下焦而性不僭上，胜于但知用桂附者远矣。若于方中再少加辛香之品，引其温暖之力以入奇经，更可治女子血海虚寒不孕。

【坎中丹】治下焦寒凉泄泻及五更泻。

硫黄（纯黄者）一两，赤石脂一两。

共为细末和匀。每服五分，食前服，一日两次。不知则渐渐加多，以服后移时微觉温暖为度。若以治女子血海虚寒不孕者，宜于方中加炒熟小茴香末二钱。

（黄健玲　蔡薪）

第九章　不孕症现代文献汇编

第一节　不孕症中医辨证治疗文献研究

（1）原发性不孕症中医辨证分型与性激素水平的相关性研究

归纳结论：选择原发性不孕症患者70例，健康对照者19例，以辨证分型、证候积分、性激素检测为指标。70例观察对象中，肝郁证20例（28.6%）、肾虚证3例（4.3%）、痰湿证1例（1.4%）、肝郁肾虚证19例（27.1%）、肝郁痰湿证17例（24.3%）、肝郁血瘀证4例（5.7%）、肾虚血瘀证4例（5.7%）、痰湿血瘀证2例（2.9%）。其中46例为兼夹证型，根据本次辨证分组原则，将兼夹证型同时分别纳入相应的不同证型组，则肝郁组60例（51.7%）、肾虚组26例（22.4%）、痰湿组20例（17.30%）、血瘀组10例（8.6%），以肝郁证所占比例最高，肾虚证次之，差异有非常显著性（$P < 0.01$）。本研究显示，肝郁证、肾虚证在不孕症各证型中最多见，且肝郁、

肾虚的兼杂证候最多，提示肝郁和肾虚应是不孕症原发病机，与临床实际相吻合。

（2）浅谈女性不孕症的辨证治疗

归纳结论：本文为综述。笔者将不孕症分为肾虚、肝郁、血瘀、痰湿四个证型论治。肾阳虚者，治以温养肾阳，如人参、白术、当归、熟地黄、菟丝子、山茱萸、鹿角胶、杜仲、补骨脂、巴戟天、肉苁蓉、紫河车、丹参、附子、肉桂、茯苓、川芎、炙甘草等药；若偏于肾阴虚，治宜滋阴补肾，方药用六味地黄丸等。肝郁者治宜疏肝解郁，养血调经，药用香附、柴胡、白芍、白术、茯苓、丹皮、苏梗、木香、当归、丹参、鸡血藤、天花粉。血瘀者治宜行气活血，药用当归、川芎、丹参、香附、赤芍、桃仁、红花、穿山甲、路路通、桔梗、益母草、川楝子、牡蛎等。痰湿不孕者，治宜健脾燥湿化痰，方用苍附导痰丸加减。经辨证治疗后疗效明显。

（3）115例不孕症的分型论治

归纳结论：笔者将115例不孕症患者分为肾阳虚损、肝气郁结、血瘀胞宫、湿毒带下、痰湿内阻5个证型进行辨证治疗。35例为肾阳虚损型患者，治以温补肾阳、调和冲任，方用右归丸加减。肝郁气结型12例，治以疏肝解郁、养血理脾，方用逍遥散加减；兼肾虚者宜温肾，兼血瘀者宜活血祛瘀。血瘀胞宫型32例，治宜活血祛瘀，兼肾虚者宜温肾助阳，兼阴虚者宜滋阴清热。予自拟活血祛瘀汤加减，药用当归、赤芍、丹参、泽兰、香附、茺蔚子、乳没各10g，田三七、甘草各3g。湿毒带下型6例，治以清热解毒、利湿止带，方用止带方（《世补斋不谢方》）加减。痰湿内阻型 8 例，治以化痰燥湿理气，方用苍附二陈汤加减。临床经验表明，应用中药行人工周期疗法治疗不孕症可取得一定疗效。

（4）辨证分型治疗不孕症 120 例疗效观察

归纳结论：笔者将 120 例不孕症患者分为肾阳虚证、肾阴虚证、气血亏虚证、痰阻胞宫证、肝郁气滞证 5 个证型进行论治。肾阳虚证 21 例，治法为温肾养血、调补冲任，方选毓麟珠（《景岳全书》）加减。肾阴虚证 23 例，治法为滋肾养阴、调冲益精，方选养精种玉汤（《傅青主女科》）加味。气血亏虚证 22 例，治以补气养血，方选八珍汤（《正体类要》）加味。痰阻胞宫证 10 例，治以燥湿化痰、调理冲任，方选启宫丸（《经验方》）加减。肝郁气滞证 24 例，治以疏肝理气、解郁调经，方选开郁种玉汤（《傅青主女科》）加味。本组 120 例中，以上述辨证方法分别治疗，经服汤剂 20～40 剂受孕 33 例，占 27.5%；服 41～70 剂受孕者 60 例，占 50%；服用约 1 年而受孕者 12 例，占 10%，月经及其他症状明显改善，但仍未孕者 15 例，占 12.5%，总有效率 87.5%。

（5）辨证分型治疗不孕症 150 例临床观察

归纳结论：收集不孕症患者 150 例，并将 150 例患者分为肾虚、冲任失调型（53 例），气滞血瘀、胞络瘀阻型（41 例），气血亏虚、胞失濡养型（12 例），痰湿郁结、胞络阻滞型（5 例），湿热蕴结、胞络阻滞型（8 例）。肾虚、冲任失调型，偏肾阳虚者治宜温肾壮阳、调补冲任。常用方剂有毓麟珠、金匮肾气丸、五子衍宗丸、右归丸等，偏肾阴虚者治宜滋阴益肾，佐以补血，常用方剂有六味地黄丸、左归丸等。气滞血瘀、胞络瘀阻型，治宜理气解郁、活血化瘀，疏通胞络，方用开郁种玉汤、桃红四物汤、柴胡疏肝散等。气血亏虚、胞失濡养型，治宜益气养血、温补胞宫，方用八珍汤圣愈汤、归脾汤等。痰湿郁结、胞络阻滞型，治宜燥湿化痰、理气调经，方用启宫丸、苍附导痰丸等。湿热蕴结、胞络阻滞型，治宜清热利湿、解毒散结，方用龙胆泻肝汤、蛇床子散等。寒邪凝滞、胞失温煦型，治宜温经散寒、暖宫助孕，方用艾附暖宫丸、温胞饮。150 例中，痊愈后妊娠足月正常分娩 135 例，占 90%，妊娠 3 ~ 5 个月小产者 11 例，占 3%，经过进一步治疗后妊娠足月分娩 9 例，占 6%，总有效率 97.3%。无效（子宫肌瘤 2 例，中断治疗 2 例）4 例，占 2.7%。疗程：治疗 1 个月者 46 例，2 个月者 57 例，3 个月者 21 例，4 ~ 6 个月者 12 例，7 ~ 12 个月者 10 例，超过 1 年者 5 例。提示中药辨证治疗不孕症取得效果确切。

（6）辨证分型治疗不孕症 156 例

归纳结论：笔者收集不孕症 156 例，将纳入研究的患者分为肝肾亏虚型、肝郁气滞型、痰湿阻滞型、寒凝胞宫型 4 个证型。属肝肾亏虚型 87 例，肝郁气滞型 33 例，痰湿阻滞型 18 例，寒凝胞宫型 18 例。肝肾亏虚型中偏肝肾阴虚型，方用杞菊地黄汤加减；偏肾气亏虚型，方用六味地黄汤加减。肝郁气滞型，治以疏肝理气，拟丹栀逍遥汤加减。痰湿阻滞型，治以健脾化痰利湿，拟苍附导痰汤加减。寒凝胞宫型，治以温肾暖宫，拟艾附暖宫丸加减。治疗后怀孕为有效；症状消失，体质改善，尚未怀孕者为好转，症状无变化而未怀孕者为无效。156 例辨证分型治疗，疗程最短 5 天，最长 8 个半月，平均 168.5 天。有效 105 例，占 67.31%；好转 27 例，占 17.31%；无效 24 例，占 15.38%，总有效率为 84.62%。经观察表明，肝肾亏虚型和肝郁气滞型疗效较好。

（7）辨证施治不孕症 186 例临床观察

归纳结论：收集妇科门诊不孕症患者 186 例，其中属肾虚型 60 例，肝郁型 83 例，痰湿型 43 例。肾虚型，治宜补养肝肾、调经益精，方用自拟补肾种玉汤；肝郁型，治宜疏肝解郁、理气调经，方用自拟疏肝种玉汤；痰湿型，治宜燥湿健脾、理气化痰，方用自拟健脾种玉汤。186 例患者经治疗 1 个月受孕 9 例，3 个月受孕 62 例，6 个月受孕 35 例，12 个月受孕 32 例，18 个月受孕 21 例，24 个月受孕 12 例，治疗 2 年以上未怀孕者 15 例，总治愈率为 91.9%。笔者组方原则为疏肝理气、解郁调经，或补益肝肾、调经益精，或燥湿运脾、理气化痰。临床上根据不孕症患者的症状体征，辨证施治，疗效满意。

（8）辨证与辨病治疗不孕症的思路与方法

归纳结论：本文为回顾性研究，笔者用西医诊断弥补中医四诊辨证之不足，将辨证与辨病有机结合，形成了一整套诊疗规范，运用于不孕症的诊治上。将不孕症分为排卵障碍、输卵管阻塞、子宫内膜异位症、免疫性不孕四大部分，每个部分又分为若干小类，如排卵障碍又分为闭经类与崩漏类，闭经类又再细分为高催乳素血症、多囊卵巢综合征及甲状腺功能低下，辨病之后再进行中医辨证施治，并根据不同的证型特点配合中药灌肠、外敷，中药静点及理疗等方法综合治疗，使中西医结合得到充分发挥，相得益彰。

（9）补肾丸结合中医体质辨识治疗排卵障碍性不孕症临床观察

归纳结论：本组 184 例均为不孕症门诊病例，纳入患者先填写体质辨识表，根据表格内容进行逐项填写并评分，最后根据得分结果，分为正常质 28 例，气虚质 21 例，阳虚质 29 例，阴虚质 24 例，瘀血质 27 例，痰湿质 13 例，湿热质 7 例，气郁质 30 例，特禀质 5 例，全部患者在未行经期间均给予补肾丸口服，服药期间，经过中医体质辨识属于正常质者口服补肾丸；气虚质者口服补肾丸加党参 10g，白术 10g，茯苓 10g，甘草 6g；阳虚质者口服补肾丸加附子 10g，巴戟天 10g，肉苁蓉 10g，肉桂 3g；阴虚质者口服补肾丸加龟板胶 10g，生地黄 10g，地骨皮 10g；瘀血质者口服补肾丸加三棱 10g，莪术 10g，益母草 10g，月季花 10g；痰湿质者口服补肾丸加半夏 10g，陈皮 10g，茯苓 10g，神曲 10g，苍术 10g，甘草 6g；湿热质者口服补肾丸加竹茹 6g，丝瓜络 10g；气郁质者口服补肾丸加王不留行 10g，青皮、陈皮各 10g，佛手 10g，合欢皮 10g，郁金 10g；特禀质者口服补肾丸加龟板胶 10g，鹿角胶 10g，以上加味药物均为中药颗粒剂冲服，日 1 次。患者连服 21 天，患者月经规律者，经期停服，月经干净 2 天后继服上方。如果患者表现为月经后错或稀发或闭经者，上方连服 21 天后改服七制香附丸催经，每次 6g，每日 2 次，连服 5 天，服药期间月经来潮停服七制香附丸未出现月经者，改服补肾丸加体质辨识药物，再服 21 天，月经来潮停服补肾丸；未行经者，改服七制香附丸，服法同上，90 天为一疗程，服药期间，B 超监测卵泡发育情况。90 天为一疗程，B 超监测发现有优势卵泡且自行排卵，内膜厚度 8mm 以上或尿 hCG 阳性者为痊愈；B 超监测有优势卵泡但未破裂，或者内膜 <8mm 者为好转；B 超监测无优势卵泡者为无效。184 例患者中，痊愈 71 例，好转 96 例，无效 17 例，有效率 90.8%。研究表明，补肾丸结合中医辨证治疗无排卵性不孕效果显著。

（10）益肾活血汤治疗排卵障碍性不孕症 60 例

归纳结论：将 90 例患者随机分为益肾活血汤治疗组 60 例和克罗米芬对照组 30 例，观察治疗前后两组患者性激素水平、子宫内膜厚度、排卵率及妊娠率。治疗组与对照组总排卵率无明显差异；治疗组妊娠率明显优于对照组（$P<0.05$）；治疗组血清 E_2、LH、FSH 含量较对照组升高（$P<0.05$，$P<0.01$），PRL 则明显下降（$P<0.01$）；治疗后治疗组子宫内膜厚度的改善程度优于对照组（$P<0.05$，$P<0.01$）。研究表明，益肾活血汤能促进卵泡及子宫内膜生长发育，改善卵巢的分泌功能，从而达到助孕的目的。

（11）排卵障碍性不孕的中医证治规律与疗效评价

归纳结论：本文为回顾性研究，笔者认为排卵障碍性不孕大致分为肾虚、肝郁、痰湿和血瘀四种证型，但以肾虚为主，兼有肝郁及血瘀、痰湿等证。其认为肾精亏虚，卵子难以发育成熟是排卵功能障碍的根本原因；而肾阳亏虚，排卵缺乏内在动力；肝气郁结，肝失疏泄，不能疏泄卵子排出；冲任气血瘀滞，阻碍卵子排出；痰湿内盛，阻塞气机，冲任失司，湿壅胞脉，影响卵子的成熟和排出，躯脂满溢，闭阻胞宫而致不孕。

（12）温补肾阳法治疗稀发排卵性不孕110例

归纳结论：110例门诊不孕患者，分为治疗组63例，对照组47例，两组病例在年龄、病程、病情方面无明显差异。治疗组：口服温肾助孕方（自拟），药用菟丝子20g，熟地黄15g，桑寄生、山药、黄芪、仙茅、淫羊藿、党参、覆盆子、当归各10g，甘草3g。于经净后1~8天服此方，每日1剂，水煎分服。第9~10天，上方去熟地黄、杜仲，加丹参15g，枳壳10g，淫羊藿增至30g，服2剂。3个月经周期为1个疗程，随症加减。对照组：口服艾附暖宫丸，服法和时间同治疗组。痊愈：经治疗1~2个疗程后，基础体温及月经周期正常并妊娠者。有效：治疗2个周期后，基础体温及月经周期正常，但未受孕者。无效：治疗2个周期后，体温与月经均未恢复正常者。治疗组63例，痊愈35例（55.6%），有效24例（38.1%），无效4例（6.3%），总有效率93.7%；对照组47例，痊愈12例（25.5%），有效20例（42.6%），无效15例（31.5%），总有效率68.5%。两组比较差异有显著性（$P < 0.05$）。说明稀发排卵患者多以肾阳虚证为主，且用温补肾阳法治疗有效。

（13）排卵障碍性不孕症的中医证型分布与性激素的相关性研究

归纳结论：收集符合排卵障碍性不孕症诊断标准者，对其进行中医辨证分型，总结排卵障碍性不孕症的中医证型分布特点，并测定患者月经周期3～7天的生殖内分泌水平。结果：①共收集106例排卵障碍性不孕症患者，患者年龄分布于22～37岁，病程1～7年。②复合证型共计76例（占病例总数的72%），单一证型者共计30例（占病例总数的28%），各证型按比例大小，依次为肝郁肾虚35例（占33%）、肝郁血瘀25例（占24%）、肾虚血瘀16例（占15%）、肝郁13例（占12%）、痰湿12例（占11%）、肾虚5例（占5%）。③所收集病例中，原发性不孕73例（占68%），继发性不孕33例（占病例总数的32%），表明排卵障碍性不孕症以原发性不孕居多。④基础体温以单相比例大，说明排卵障碍性不孕症中无排卵居多。

（14）辨病与辨证结合治疗多囊卵巢综合征

归纳结论：本文为综述。笔者认为，熟悉垂体激素的作用及其相互关系和发病学、擅长运用现代诊疗技术、把握辨证论治的中医精髓，是提高治疗多囊卵巢综合征疗效的根本所在。要合理运用中西医结合治疗，西医治疗方面主要针对促排卵、降雄激素、降胰岛素治疗。笔者在临床上常用妈福隆来降雄激素，克罗米芬促排卵，二甲双胍降胰岛素。中医治疗一般分两型治疗，肾阴虚型用龟甲、知母、旱莲草、女贞子、熟地黄、当归、白芍、桑寄生、山茱萸、山药、沙苑子、何首乌、丹皮，以起到滋阴补肾、固经调冲的作用。肾虚痰湿型用菟丝子、黄芪、炒白术、苍术、香附、狗脊、续断、牛膝、胆南星、白芥子、六神曲、半夏、决明子、焦山楂以达到补肾健脾、消脂化痰的目的。通过辨病结合辨证，将中西医结合运用于多囊卵巢综合征的治疗上，取得一定效果。

（15）多囊卵巢综合征性不孕中医病机及治疗思路探析

归纳结论：本文针对多囊卵巢综合征，从中医学角度就其病机及治疗思路进行探析，认为肝肾协调在卵泡发育成熟和按时排出方面起着重要的作用，气血津液的流畅则是肝肾－天癸－冲任－胞宫这一女性生殖轴正常运转的重要保证，从而提出肝肾失调是病理基础，痰浊血瘀是病理关键，治疗既要补肾疏肝以纠正肝肾失调，又要化痰活血以消除痰浊血瘀，如此通补并进，标本兼顾，则冲任畅，天癸至，卵泡发育成熟，卵子依时而排，两精相搏，孕育可成。

（16）多囊卵巢综合征性不孕中医药论治思路初探

归纳结论：本文就中医药论治多囊卵巢综合征性不孕的优势和思路进行了探讨，认为肝肾失调是多囊卵巢综合征性不孕的主要病理基础，痰浊瘀血是多囊卵巢综合征性不孕的重要病理因素，补肾疏肝、化痰活血是多囊卵巢综合征性不孕的治疗法则。将三者有机结合，才能使肾气充盛，肝气条达，天癸按时而至，冲任调畅，经水如期而至，卵泡发育成熟，卵子依时而排，两精相搏，是以有子。

（17）苍附导痰汤加减治疗肥胖型多囊卵巢综合征30例

归纳结论：笔者选择 2001 年 6 月~2003 年 6 月在本院妇科门诊诊断为 PCOS 的患者 30 例，PCOS 诊断标准参考《中华妇产科学》。以苍附导痰汤加减进行治疗，方药如下：苍术 10g，香附 15g，陈皮 10g，半夏 10g，茯苓 15g，胆南星 10g，枳实 10g，鸡内金 15g，蚕砂 15g，生山楂 30g，牛膝 15g，兼肾虚者加仙茅 15g，淫羊藿 15g；兼血瘀者加丹参 30g，刘寄奴 15g，水煎服，1 剂/日，服 14 剂后加入紫河车 20g，紫石英 15g，菟丝子 15g，服 7~14 剂，如未排卵，再用前方，治疗 3 个月为 1 个疗程，配合运动、饮食等疗法。疗效判断：排卵指征为 BBT 双相；或妊娠；或 BBT 上升第 6~8 天，查黄体酮（P）达黄体期水平。用药期间 17 例月经稀发患者中 14 例恢复规律月经周期（12 例 BBT 双相，2 例妊娠）；9 例闭经患者中 6 例月经来潮（4 例 BBT 双相）；4 例不规则出血者均恢复规律月经，BBT 双相。排卵率 73%，不孕 6 例，妊娠 2 例，妊娠率 33%。研究表明：苍附导痰汤加减配合运动及饮食控制，对治疗肥胖型多囊卵巢综合征有效。

（18）自拟"导痰助孕丸"治疗多囊卵巢综合征 58 例分析

归纳结论：笔者收集单独采用"导痰助孕丸"治疗多囊卵巢综合征患者共 58 例。凡有月经者，于月经第 5 天开始，服"导痰助孕丸"，每次 2 丸，一日 2 次，温开水或黄酒送服，连服 20 天；闭经者直接服用"导痰助孕丸"，方法同前。停药 5 天后，如果月经来潮，开始第 2 周期治疗。如未来潮，加用黄体酮 10mg/d，肌肉注射，连用 5 天。若无撤药性出血，且检查未孕者，开始第 2 周期治疗。治疗期间测量基础体温，并在服药 7 天后 B 超监测有无排卵。连续 3 个周期为一疗程。本组病例服药 2 个疗程后，治愈 28 例（50%），显效 10 例（17.2%），有效 6 例（10.3%）。总有效率达 77.5%。研究证明：导痰助孕丸对治疗多囊卵巢综合征有效，但需根据实际辨证使用。

（19）益坤丸治疗多囊卵巢综合征 60 例

归纳结论：笔者用益坤丸治疗多囊卵巢综合征患者 60 例。所制益坤丸功能燥湿化痰、健脾益肾、理气活血。药物组成为法半夏 10g，石菖蒲 10g，神曲 10g，茯苓 12g，陈皮 10g，菟丝子 12g，枸杞子 12g，淫羊藿 12g，益母草 12g，泽兰 10g，鸡血藤 15g，蒲黄 10g，香附 10g 等，制成胶囊，每粒 0.4g，每日 2 次，每次 5 粒，30 日为一疗效，治疗 2～3 个疗程。治愈：月经恢复正常或排卵妊娠，性激素测定在正常范围；有效：虽无排卵，但月经周期基本正常，LH/FSH < 1.5；无效：月经及激素测定值无改变。结果：60 例中治愈 44 例，其中 7 例治疗 2～3 个疗程后排卵妊娠；有效 10 例；无效 6 例。总有效率 90%。研究表明：用益坤丸从补肾治疗多囊卵巢综合征疗效显著。

（20）补肾化痰法治疗多囊卵巢综合征

归纳结论：笔者对 58 例多囊卵巢综合征患者使用补肾化痰法进行治疗，补肾化痰法基本方：仙茅 12g，淫羊藿 10g，鹿角霜 15g，石英 20g，熟地黄 15g，白芍 15g，茯苓 20g，桑白皮 15g，象贝 15g，绿梅 6g，陈皮 10g，皂角刺 15g。随症加减：形体肥胖者可加重茯苓皮、桑白皮的剂量，茯苓皮可重用 30g，另可加车前子、决明子；伴神疲肢软者可加太子参、党参等；伴口干唇燥者可加石斛、北沙参等养阴药；伴腰酸者可加杜仲、川断、补骨脂等。另外根据月经周期中阴阳消长转化的四个时期，适当加入促排卵、促黄体、温经活血之中药进行调治。4 周为 1 个疗程。治愈：月经周期恢复正常，复查血 LH/FSH < 2，B 超检查示双侧卵巢正常大小，停药后仍维持 3 个月经周期以上者；显效：月经周期恢复正常，但停药后不能维持 3 个月经周期；无效：临床主要症状、生化检查、B 超检查无变化。58 例病人，治愈 40 例；显效 16 例；无效 2 例。总有效率达 96.6%。结果表明：用补肾化痰法治疗多囊卵巢综合征疗效显著。

（21）补肾化痰祛瘀方治疗多囊卵巢综合征 35 例

归纳结论：选择多囊卵巢综合征患者 35 例，采用补肾化痰祛瘀方治疗，对照组予克罗米芬口服，观察比较两组有效率。结果：治疗组痊愈 27 例，有效 6 例，无效 2 例，总有效率 94.29%；对照组痊愈 23 例，有效 5 例，无效 7 例，总有效率 80%。两组疗效比较，差异有显著性意义（$P < 0.05$）。研究表明：补肾化痰祛瘀方治疗多囊卵巢综合征有较好疗效。

（22）补肾燥湿化痰治疗多囊卵巢综合征

归纳结论：笔者将多囊卵巢综合征 36 例患者按辨证法分为痰实型、肾虚痰实型、肾虚型，采用中药治疗。痰实型治以化痰燥湿为主，佐以补肾之品，方用苍附导痰汤加味；肾虚痰实治以补肾化痰软坚药并用，方用补肾化痰汤；

肾虚型治以补肾，活血通经，方用四二五合剂。结果：总有效率80.6%。提示补肾药物是通过调节下丘脑－垂体－卵巢功能，达到治疗目的。

（23）健脾益肾化痰汤治疗多囊卵巢综合征30例

归纳结论：笔者自1989年8月至1997年8月运用健脾益肾化痰汤治疗多囊卵巢综合征30例，基本方：当归、淫羊藿、党参、黄精、巴戟天、苍术、白术、茯苓、胆南星、姜半夏各10g，陈皮、白芥子、炙甘草各6g。阳虚畏寒者加淡附片6g，桂枝10g；带下黏稠者加椿根皮10g，黄柏10g。上方水煎每日1剂，早晚分服，7剂为1个疗程。服药5~8个疗程统计疗效。结果：治愈（月经周期恢复正常，排卵恢复及/或受孕者）24例；好转（月经周期恢复正常，但月经仍不调者）4例；无效（症状无改善者）2例。结果表明：用健脾益肾化痰汤治疗PCOS有效。

（24）疏肝解郁法治疗高催乳素血症性不孕疗效观察

归纳结论：选择本院妇科门诊就诊的高催乳素血症性不孕患者120例，随机分为研究组和对照组各60例，2组在年龄、症状、病程等方面均无显著性差异（$P > 0.05$），具有可比性。治疗组采用疏肝解郁法治疗。方药组成：柴胡10g，香附9g，枳壳12g，郁金10g，川楝子9g，延胡索9g，绿萼梅10g，玫瑰花10g，乌药9g，八月札12g；肝气郁结、气不行血而致血瘀者加桃仁12g，红花10g，丹参9g，赤芍9g，山楂6g；兼肾虚者加熟地黄12g，女贞子10g，巴戟天12g，菟丝子12g。上药每日1剂，水煎，分早晚2次服。对照组给予溴隐亭5mg口服，每日早晚各1次。

2 组均治疗 6 个月，每 2 个月复查 1 次血 PRL。临床治愈：6 个月内 PRL 降至正常（5 ~ 20g/L 或 170 ~ 540mIU/L），且有部分患者怀孕；显效：PRL 降至 20 ~ 30g/L 或 540 ~ 1000mIU/L；无效：PRL > 30g/L 或 1000mIU/L。治疗组治愈 33 例，显效 16 例，无效 11 例，总有效率 82%；对照组治愈 31 例，显效 16 例，无效 13 例，总有效率 78%。2 组疗效比较无显著性差异。研究表明：中药能获得与西药相同的疗效，且中药治疗不良反应小，血清催乳素水平降低稳定，临床值得推广应用。

（25）对高催乳素血症"病在冲任、变化在气血、根在肝"的认识

归纳结论：笔者通过探讨高催乳素血症，病在冲任、变化在气血、根在肝的病因病机，结合血清催乳素（PRL）检查指数和临床证候，进行中医辨证分型，共分四型：肝郁化火证、肝肾亏损证、脾胃虚弱证、脾肾不足证，运用中药施治，显著降低催乳素水平，改善临床症状。

（26）柴胡疏肝散加减治疗高催乳素血症的疗效观察

归纳结论：将符合诊断标准的 93 例高催乳素血症患者分为治疗组 48 例，对照组 32 例，观察组 13 例。治疗组用柴胡疏肝散为主随症加减，对照组用溴隐亭治疗，观察组不用任何治疗。均观察 3 个月。显效：3 个疗程后血清催乳素及其他内分泌数值正常，临床症状明显改善，基础体温双相，且高温期大于 11 天，月经恢复正常。好转：血清催乳素下降，其他内分泌数值趋于正常，溢乳减少，月经稀发好转，月经量增多，基础体温双相，但高温期小于 11

天。无效：治疗 3 个月后，内分泌数值无明显变化，临床症状无明显改善。治疗组 48 例，显效 15 例，好转 28 例，无效 5 例，总有效率为 89.5%，其中 18 例不孕症患者有 6 例妊娠。对照组 32 例，显效 7 例，好转 21 例，无效 4 例，总有效率 87.5%。观察组 13 例，好转 2 例，无效 11 例，总有效率 15.3%。中药组和对照组的治疗结果相比较无显著差异性（$P > 0.05$），该两组（即治疗组和对照组）与观察组相比较有显著差异（$P < 0.01$）。中药组经过长期观察无不良反应，停药后复发率低，适合在临床上长期、广泛应用，尤其对有生育要求的患者来说，中药在改善排卵后黄体功能、提高妊娠率方面，有更大的优势。

（27）黄体功能不全引起不孕的中西医结合治疗

归纳结论：本文论述了黄体功能不全引起不孕的中西医结合周期治疗方法，提出了黄体功能不全与中医学理论肾虚肝郁的观点相似。强调了中西药合用、辨病与辨证相结合的重要性，论述了黄体功能不全及其兼证高泌乳血症的治疗方法。采用调补肾阴肾阳、疏肝活血泄热药物，对 96 例不孕患者进行中西医结合治疗，卵泡发育不良者，月经第 5 天服克罗米芬 50mg/d，共服 5 天；或月经中期加用绒毛膜促性腺激素（hCG）1000~5000IU/d，肌肉注射，共 3 天。高 PRL 血症：溴隐亭 1.25mg，2 次/日，1 周后改为 2.5mg，2 次/日。服药期间要注意 PRL，达到正常水平即改维持量。中医采用人工周期疗法，月经期以养血和血为主，方用四物汤加减；排卵期治以温阳补肾行气活血，二仙汤加减；黄体期，根据病人的不同临床表现辨证施治，龟鹿二仙汤加减或加味逍遥散加减。病例以月经周期恢复正常，基础体温双相＞12天，生殖激素水平有所改善为标准，2个月为1个疗程，3个疗程未见BBT双相改变和怀孕者为无效。经上述方法治疗2个疗程怀孕24例（25%），3个疗程怀孕61例（63.5%），3个疗程治疗无效11例（11.5%），总有效率为88.5%。观察表明：采用调补肾阴肾阳、疏肝活血泄热药物，对96例不孕患者进行疗效观察，收到满意效果。

（28）调周法治疗黄体功能不健型不孕症临床观察

归纳结论：收集符合全国中西医结合学会妇产科专业委员会制定标准的黄体功能不健性不孕患者55例，根据女性月经周期4个时相的气血阴阳变化的生理特点，采取顺应其阴阳气血变化的调周疗法。行经期（月经第1～5天）理气活血调经，临床上常用调经方（当归、赤芍、川芎、五灵脂、苍术、香附、延胡索、泽兰、益母草、水蛭、乳香、乌药、生山楂、川断、甘草）。行经后期（卵泡期，月经第6～12天）用补肾法，方用自拟的促卵泡汤（当归、白芍、熟地黄、山萸肉、山药、白术、茯苓、淫羊藿、蛇床子、菟丝子、枸杞子、女贞子、龟板、肉苁蓉、川断、香附）。经间期（排卵期，月经第13～17天）用补肾活血法，常用自拟的促排卵汤（当归、赤芍、白芍、柴胡、香附、熟地黄、山萸肉、山药、五灵脂、红花、生薏米、菟丝子、川断、鹿角霜、炒麦芽、王不留行、甘草）。经前期（黄体期，月经第19～28天）补肾阳以调经，常用自拟促黄体汤（当归、白芍、鹿角片、熟地黄、山药、山萸肉、白术、人参、川断、菟丝子、淫羊藿、肉苁蓉、巴戟天、茯苓、陈皮)。疗效评定标准:①痊愈:治疗期间与停药后未服用其他药物,于 3 个月内妊娠。②显效:BBT 显示正常双相,血清 P > 10ng/mL,子宫内膜检查为晚期分泌期改变,以上 3 项具备其中 1 项。③好转:BBT、血清 P 测定、子宫内膜组织学检查,其中 1 项较治疗前明显改善。④无效:症状无减轻,检查没有明显改善。55 例患者中痊愈 29 例(52.73%),显效 7 例(12.73%),好转 13 例(23.6%),无效 6 例(10.91%),总有效率 89.09%。疗程最短者 2 个月,最长者 12 个月,平均治疗时间为 6 个月,其中 29 例患者怀孕并最终分娩正常婴儿,受孕率为52.73%。研究表明,调周法治疗黄体功能不全性不孕有效。

(29)补肾疏郁法治疗黄体不健不孕症的体会

归纳结论:笔者以自拟补肾疏郁汤为主治疗黄体不健不孕症共 46 例,均以补肾疏郁为原则,以自拟补肾疏郁汤为基础方加减,从月经周期第 7 天开始服,每日 2 次,经期停服。每个月经周期为一疗程。痊愈:治疗 1 年内受孕;好转:治疗 1 年后受孕,肾虚肝郁症状及 BBT 改善;无效:治疗 1 年,肾虚肝郁症状及 BBT 均未改善。本组 46 例中,治疗 1 年内妊娠者 34 例,占 73.9%。其中,经治 1~3 个周期者 6 例(均为肾阳虚者),4~6 个周期 18 例,7~9 个周期 8 例,10~12 个周期 2 例。治疗 1 年后妊娠者 12 例,其中 8 例 BBT 好转,4 例无效。黄体功能改善总有效率为91.3%。补肾疏郁法对黄体功能改善显著有效。

（30）补肾养肝法治疗黄体功能不健性不孕临床观察

归纳结论：将符合中国中西医结合研究学会妇产科专业委员会 1990 年第二届学术会议修订标准的 68 例黄体功能不健性不孕患者随机分为治疗组 36 例和对照组 32 例，治疗组于月经周期第 6 天开始口服自拟补肾养肝方：菟丝子 9g，覆盆子 9g，枸杞子 9g，山药 9g，山萸肉 9g，女贞子 9g，熟地黄 15g，当归 6g，炙首乌 9g，炒白芍 9g，陈皮 6g，砂仁 6g，每天 1 剂，连服 6 天。BBT 上升后第 2 天在上方中加淫羊藿 9g，艾叶 6g，紫河车粉 3g，隔日 1 剂，共服 6 剂停药。连用 3 个月经周期为 1 个疗程，连用 1~2 个疗程。治疗开始 1 年后观察疗效。对照组于月经周期第 5 天起每日口服克罗米芬 50mg，连用 5 天，BBT 上升后 2~3 天开始肌注 hCG 1000IU，隔日 1 次，共 5 次。疗程长短同治疗组。治愈：1 年内出现停经，经 B 超检查或妊娠试验证实已妊娠者。有效：BBT 双相，黄体期高温相持续达到 12 天，排卵后 6 天血清孕酮量≥10μg/L，子宫内膜呈分泌期改变但未妊娠者。无效：治疗前后 BBT、血清孕酮含量及子宫内膜检查均无变化且未妊娠者。故认为补肾养肝法治疗黄体功能不健性不孕有一定的疗效。

（31）输卵管梗阻性不孕的中医辨证治疗

归纳结论：笔者用中医辨证治疗输卵管梗阻性不孕患者 75 例，所有病例均经子宫输卵管碘油造影明确诊断为双侧输卵管不通或通而不畅，其中 2 例为输卵管积水。按中医辨证分 4 型：气滞血瘀型，治宜行气活血，化瘀通络。湿热瘀滞型，治宜清热利湿，化瘀通络。寒湿凝滞型，治宜温经散寒，活血通络。气虚血瘀型，治宜益气补血，活血通络。每日 1 剂，经期停服。内服药煎毕之药渣放醋30g，铁锅内炒热后用纱布包裹，趁热敷下腹部。同时用周林频谱灯照 30 分钟。75 例中有 53 例妊娠（均足月分娩），占 70.7%。其中半年内怀孕者 33 例，占 44%；0.5～1 年怀孕者 18 例，占 24%；1 年以上怀孕者 2 例，占 2.7%。另有 3 例再次行子宫输卵管碘油造影证实双侧输卵管通畅，但未妊娠。故认为：中医辨证治疗输卵管梗阻性不孕有效。

（32）中医辨证分型治疗输卵管阻塞性不孕 106 例

归纳结论：笔者采用局部辨病和全身辨证相结合方法将本病分为气滞血瘀、湿热瘀阻、寒凝血瘀、寒湿瘀结 4型给予中药口服，结合直肠给药和双柏散外敷治疗本病。结果：治疗 6 个月后，有效率为 90.57%，妊娠率为30.19%。结论：辨证分型治疗输卵管阻塞性不孕有效，气滞血瘀和湿热瘀阻型的妊娠率较高，其中气滞血瘀型和寒湿瘀结型对比差异有显著意义（$P < 0.05$）。

（33）辨证治疗输卵管阻塞性不孕症 145 例

归纳结论：笔者将 145 例输卵管阻塞性不孕患者分为肝郁血阻（78 例）、痰浊壅塞（29 例）、肾虚夹瘀（27例）、湿热闭遏（11 例）。采用中药周期疗法，卵泡期药用穿山甲 12g，生牡蛎 24g，肉桂 6g，红花 12g，桃仁 15g，橘络 10g，延胡索 12g，丹皮 6g，赤芍 10g，党参 18g，何首乌 30g。上方日 1 剂，水煎早晚 2 次分服，自月经来潮连服 12 天。排卵期及黄体形成期药用菟丝子 24g，当归 15g，杜仲 18g，白芍 12g，川断 10g，黄精 15g，枸杞 20g，山药

18g，香附 10g，阿胶 12g。两时期用药各根据辨证分型进行相应加减。治疗后经输卵管碘油造影证明双侧输卵管通畅或经治疗妊娠试验阳性者为痊愈；经治疗临床症状减轻，输卵管由完全阻塞好转到部分阻塞，或原来的炎性肿块、积水处明显缩小为有效；经治疗 6 个疗程症状缓解而阻塞程度未缓解者为无效。本组治疗后闭经、血 hCG 或尿 TT 阳性共 77 例（53.1%），输卵管碘油造影检查证实已通畅者 28 例（19.3%），治愈 105 例（72.4%）；经检查为好转者 26 例；无效 14 例。总有效率为 90.3%。说明本法辨证治疗输卵管阻塞性不孕症疗效显著。

（34）活血益肾法治疗输卵管阻塞临床观察

归纳结论：笔者以活血益肾为法治疗输卵管阻塞 40 例，以丹参 20g，赤芍 12g，当归 10g，鸡血藤 30g，路路通 10g，炮山甲 20g，连翘 12g，乌药 10g，川断 10g，杜仲 12g 为基本方加减。气滞血瘀者加柴胡 6g，郁金 10g；寒湿瘀滞者加小茴香 10g，肉桂 6g；湿热瘀阻者加败酱草 10g，黄柏 10g；气虚血瘀者加生黄芪 30g。每日 1 剂，1 个月经周期为 1 个疗程，经期停服，服药 3 个疗程，停药 1 个疗程后判定疗效，最多可服至 6 个疗程。以透骨草 15g，皂角刺 10g，三棱 10g，莪术 10g，乳香 15g，没药 15g，夏枯草 15g，丹参 20g 为灌肠方。每晚 1 剂，浓煎 100mL，保留灌肠，灌肠 10 次，休息 2 天，经期停用。总疗效：痊愈 30 例（75%），妊娠 23 例，好转 7 例（17.5%），无效 3 例（7.5%），总有效率为 92.5%。

（35）活血化瘀法治疗输卵管炎性不孕 62 例

归纳结论：笔者用活血化瘀法治疗慢性输卵管炎导致不孕有较好结果。口服方：桃仁、红花、赤芍、川芎、炒川楝各 10g，延胡索 15g，路路通 30g，王不留行 12g，水蛭 6g，日 1 剂，水煎，分 3 次服，经期不停药。灌肠方：三棱、莪术、丹参各 30g，熟大黄 15g，日 1 剂，水煎，浓缩至 200mL，保留灌肠，经期停用。中药离子透入：用川芎嗪注射液在两侧归来穴及八髎穴离子透入，每次 100mg，30 分钟，日 1 次，经期停用。静脉给药：用川芎嗪注射液 100mg，复方丹参注射液 20mL，分别加入 5% 葡萄注射液 250mL 静脉滴注，日 1 次，经期停用。以上治疗 3 个月为 1 疗程，最短治疗 1 个疗程，最长 3 个疗程；治疗 1 个疗程后，进行子宫输卵管碘油造影检查，随访最长时间 2 年，治疗期间采取避孕措施。治愈：2 年内受孕者；好转：虽未受孕，症状及体征减轻，子宫输卵管碘油造影检查可见输卵管通畅或好转。未愈：症状、体征及实验室检查均无改善。治愈 20 例，占 32.26%，好转 35 例，无效 7 例。输卵管复通率为 64.52%。说明活血化瘀法治疗输卵管炎性不孕有效。

（36）中西医结合治疗子宫内膜异位症 41 例

归纳结论：将 104 例子宫内膜异位症患者随机分为西医组、中医组和中西医组。西医组给予采用米非司酮或丹那唑治疗，中医组给予中药当归、丹参、桃仁等活血化瘀治疗，中西医结合组给予米非司酮或丹那唑结合中药活血化瘀治疗，比较三者的临床疗效。结果：西医组总有效率 73.3%，中医组总有效率 69.7%，中西医结合组总有效率为 92.7%，中西医结合疗效明显优于单纯西医组和中医组。研究提示：子宫内膜异位症采用中西医结合治疗效果确切。

（37）三联法综合治疗子宫内膜异位症不孕 50 例

归纳结论：笔者对 50 例患者采用口服内美通使子宫内膜萎缩，以减轻和改善症状，同时内服补肾活血化瘀中药改善排卵功能，促进卵泡发育，增加排卵率，提高妊娠率及中药保留灌肠使药液渗透直达病所，药渣热敷下腹部使局部病灶消散的三联法综合治疗子宫内膜异位症性不孕症，3 个月经周期为 1 个疗程，连用 2 个疗程。结果：受孕 32 例，受孕率达 64%；三联法综合治疗子宫内膜异位症不孕可内外兼治，既缩短了疗程，又提高了受孕率。

（38）中药治疗子宫内膜异位症不孕

归纳结论：笔者采用活血化瘀为主，配合补益肝肾、理气化瘀以及护理灌肠等法治疗子宫内膜异位症。肝气郁结，气滞致瘀，治疗应疏肝理气，活血化瘀。内服方用血府逐瘀汤加减，当归、川芎各 10g，赤白芍、柴胡、枳壳各 12g，益母草、黄芪各 20g，桃仁、红花、䗪虫、制香附各 9g，败酱草、薏苡仁各 20g，续断 15g。灌肠方用红藤、败酱草、生蒲黄、桃仁、紫花地丁各 20g，红花、延胡索、当归、丹皮等各 30g。血瘀证者治宜活血化瘀、软坚散结，方用桂枝茯苓丸加减。配合灌肠方，适用于肝肾亏虚、瘀血阻滞下焦之证。肝肾两虚血瘀者，治宜肝肾双补、活血逐瘀，方选桃红四物汤加减。肾虚血瘀者，治宜温肾益精、活血化瘀，方选金匮肾气丸加减。研究表明：活血化瘀法治疗子宫内膜异位症不孕有效。

（39）辨证分型治疗抗精子抗体阳性56例

归纳总结：作者将免疫性不孕分为阴虚火旺型、湿热蕴积型、瘀血内阻型3型，分别用知柏地黄丸、消抗汤（自拟）、桃红四物汤加减治疗抗精子抗体阳性的免疫性不孕56例，有效率为87.40%。研究表明：辨证治疗抗精子抗体阳性不孕有效。

（40）中医辨证治疗女性免疫性不孕62例

归纳总结：作者探讨中医辨证分型治疗女性免疫性不孕的临床疗效。所有病例在免疫性不孕常规治疗的同时，予以中医辨证分型治疗，分别观察各证型的临床疗效。结果62例女性免疫性不孕患者完成疗程后总有效率为100%，痊愈率为59.6%。在免疫性不孕常规治疗的基础上，运用中医辨证分型治疗女性免疫性不孕疗效显著。

（41）辨证分型治疗女性抗精子抗体异常所致不孕与流产88例

归纳总结：作者认为宜辨证分型治疗免疫性不孕症，根据临床辨证分为4型论治：肾阴虚型治宜滋阴养血、调补冲任，方用杞菊地黄汤加减；肾阳虚型治宜温补肾气、调补冲任，方用寿胎饮合右归饮加减；肝郁型治宜疏肝解郁、养血健脾，方用逍遥散加减；血瘀型治宜活血化瘀调经，方用血府逐瘀汤加减。

（42）免疫不孕症的病因病机与治疗近况

归纳总结：作者认为精子具有抗原性，在某种情况下暴露于机体免疫系统诱发机体产生抗精子抗体（AbAs），导致免疫性不孕（育）症。男女双方或一方存在 AsAb，均可导致不孕不育或反复流产。本病临床上以实证或虚实夹杂多见，肾阳虚或肾阴不足是病之本，热灼精血、精血凝聚、精失常道、瘀痰内结胞中是病之标。中医通过辨证论治治疗该病，取得显著疗效，妊娠率在 25% ~56.7%。

（43）从肝论治女性免疫性不孕

归纳总结：作者认为精子作为抗原进入女性血液后即出现排异反应，造成不孕或孕则堕胎。该抗原犹似毒邪内侵。肝为血脏，毒邪与血搏结不解，最易引发肝火亢盛。治疗以清肝泻火为主，对抑制 AsAb 阳性和促使精卵结合，效果较为显著。

（44）免疫性不孕（AsAb 阳性）中医病机探讨

归纳总结：作者通过对临床 78 例免疫性不孕患者进行分析，辨证属于肾阴不足型者 10 例，辨证为瘀血型者 8 例，辨证为湿热型者 3 例，肾阴不足夹有瘀血、湿热者 55 例，肾阴阳两虚者 2 例。认为不孕以肾虚为本，免疫功能失调主要责之于肾，且本病多因肾阴不足引起，故而本病的病机是肾阴不足为本，瘀血、湿热为标。

（45）免疫性不孕不育的中西医治疗

归纳总结：作者将免疫性不孕患者，辨证分为肝肾阴虚型（43 例），肾阳虚兼血瘀、脾胃虚弱型（36 例），湿热型（31 例）。内服中药"消抗孕育汤"，并随症加减，总有效率为 94.5%，妊娠率为 66.8%。研究表明：中西医结合治疗免疫性不孕有效。

（46）免疫性不孕的中西医结合治疗

归纳总结：作者认为产生免疫性不孕的原因首先是机体正气虚弱，其中尤以肝肾阴虚或脾肾阳虚为主。而肾主生殖而藏精，为孕育之本，肝藏血，肝肾同源，肝阴（血）与肾阴关系密切，精血充盛才能孕育，故肝肾两虚是导致本病的主要病机。部分病人亦有湿热、瘀血、痰浊等病机，往往与肝肾两虚并见，成为虚实夹杂证。主要证型有3型：肾阳不足、肝肾阴虚、湿热内蕴。故治疗免疫性不孕需以补肾养肝为本，兼以清热利湿，活血化瘀，祛湿化痰。

（47）补肾调周法治疗不孕症78例体会

归纳总结：笔者收集不孕症患者78例，中医辨证分型为肾虚肝郁40例，脾肾两虚15例，肾虚夹瘀9例，肾虚夹痰湿6例，肾虚夹湿热8例。采用补肾调周法，分别在经后、经间、经前、经期辨证用药施治。治疗3个月经周期为1个疗程，分4期论治。经后期（阴长期）以滋阴养血为法，兼顾肾气，以促使卵泡发育，方选养阴奠基汤。经间期（排卵期）滋阴补阳，兼调气血以促转化，方选补肾调气血汤。月经期（行经期）理气活血调经，促使正常行经，方选七制香附丸加减。治疗3个月经周期，妊娠率为71.8%。研究表明，补肾调周法治疗不孕症有一定疗效。

（48）补肾调周法治疗无排卵性不孕38例

归纳总结：笔者以补肾调周法治疗无排卵性不孕38例，将符合纳入标准的68例患者，随机分为两组，治疗组38例，对照组30例。治疗组以六味地黄汤为基本方，按月经周期的不同及症状特点酌情加减：经后期（增殖期）加菟丝子、续断、当归、赤芍、白芍，经间期（排卵前期及排卵期）加紫河车、五灵脂、桃仁、红花等，经前期（分泌期）加续断、覆盆子、鹿角、丹参。月经期以温肾助阳、活血化瘀为大法，去熟地黄、山茱萸，加丹参、赤芍、白芍、益母草、艾叶、香附，水煎，每日1剂，分2次服，连用3个月经周期为1个疗程。对照组于月经期第5天起，每天口服克罗米芬50mg，共5天，3个月经周期为1个疗程，治疗期间或治疗后至少随访3个月。治疗组38例，治愈22例，有效9例，无效7例，总有效率81.6%；对照组30例，治愈9例，有效16例，无效5例，总有效率80.0%。

（49）补肾调周法治疗无排卵性不孕症疗效观察

归纳总结：以补肾调周法治疗无排卵性不孕症，将符合纳入标准的80例患者平均随机分为2组，每组40人。对照组40例以克罗米芬治疗。治疗组40例予中药补肾调周疗法。按照卵巢周期性变化规律，结合辨证论治。在经后期（月经周期5~10天）拟滋阴补肾，调养冲任，予促卵泡方。经间期（月经周期11~14天）拟补肾活血，促排卵为主，予促排卵方。经前期（月经周期15~24天）拟补肾阳，调冲任为主，予促黄体方。月经期（月经周期25~28天）拟活血调经为主，予调经方。治疗组总有效率97.5%，对照组总有效率75%，两组疗效比较有显著差异（P<0.05）。研究证明，补肾调周法疗效优于克罗米芬，值得推广。

（50）补肾调周法治疗无排卵性不孕症研究进展

归纳总结：本文为综述，阐明中医药对无排卵性不孕的治疗具有调经、促排卵、促进内膜生长、改善全身症状的整体调节优势。总结补肾调周法在中医病因病机、临床研究、实验研究方面的进展。

（51）中药人工周期疗法治疗不孕症概况

归纳总结：本文为中药人工周期疗法治疗不孕症的综述。通过介绍中药人工周期的理论及治疗不孕症举例，说明中药人工周期疗法不仅可用于治疗各种功能失调性月经病，还适用于治疗各种不同性质的不孕症，特别是对黄体功能不健性不孕症更具有明显的疗效。

（52）简化中药人工周期三联法治疗排卵功能障碍不孕的临床观察

归纳总结：简化中药人工周期三联法系将原中药人工周期法中各方药简化，并与绒毛汤疗法及扩宫送精疗法联用，简称三联法。该法治疗 9 例排卵功能障碍不孕症，其中 8 例在治疗 1 ~ 4 周期后受孕。三联法能促进卵巢功能恢复，使角化细胞指数上升快及显著，同时提高性交试验阴性不孕患者的受孕率。因此，三联法治疗不孕症具有疗程短、受孕率高的优点。

（53）中药人工周期疗法在无排卵性不孕症中的应用

归纳总结：以中药人工周期疗法治疗无排卵性不孕症，对无排卵性不孕症患者 60 例采用分期治疗，其具体方法如下：①卵泡发育期，即经后期，治以补肾滋阴为法，给予自拟促卵泡汤治疗。②排卵期，即经间期，治以行气活血为法，采用自拟通络促排卵汤治疗。③黄体期，即经前期，治以温补肾阳为法，采用自拟补肾促黄体汤治疗。结果：

本组 60 例中，痊愈 36 例，好转 20 例，总有效率为 93.3%。结论是中药人工周期疗法治疗无排卵性不孕显著有效。

（54）中药人工周期疗法治疗排卵功能障碍性不孕症 48 例疗效

归纳总结：笔者用中药人工周期疗法治疗排卵功能障碍性不孕症 48 例，治疗组用中药自拟方助孕Ⅰ、Ⅱ、Ⅲ、Ⅳ号方，在月经周期不同阶段煎汤内服。根据月经周期子宫内膜变化分为月经后期即增殖期，治以补肾疏肝、活血化瘀，服助孕Ⅰ号方。经间期即排卵期，以行气活血为法，服助孕Ⅱ号方。月经前期即分泌期，治以补肾滋阴，服助孕Ⅲ号方。月经期以活血通经为法，服用助孕Ⅳ号方。对照组 12 例，均采用克罗米芬促排卵治疗。经治疗后，治疗组 48 例中，治愈 35 例，占 72.92%。对照组 12 例，治愈 5 例，占 41.67%。结论是中药人工周期疗法疗效明显优于克罗米芬。

（55）中药人工周期治疗肾虚性不孕 70 例

归纳总结：用中药人工周期治疗肾虚性不孕 70 例，于月经周期第 5 天开始服药，行中药人工周期疗法，分别服助孕Ⅰ号方（补肾滋阴）6 剂；助孕Ⅱ号（温补肾阳，活血化瘀）4 剂；助孕Ⅲ号（健脾补肾）10 剂，此为 1 个周期。经治疗后，治愈（受孕）56 例，占 80%；好转（月经恢复正常，症状、体征减轻，但未受孕）14 例，占 20%，疗程最短 1 个周期，最长 4 个周期。结论：中药人工周期治疗肾虚性不孕有效。

（56）中药人工周期疗法治疗女性不孕症

归纳总结：笔者以中药人工周期疗法治疗女性不孕症，卵泡发育期（月经周期第 6～10 天）治宜益肾补血或温肾补血，使肾气充，阴血逐渐恢复，从而促进卵泡发育与卵子成熟。排卵前期（月经周期第 11～14 天）治宜补肾阳，并酌加活血药，以扩张血管促进血液循环，消散瘀血，促进排卵。黄体形成期（月经周期第 15～22 天）治宜益气补冲任或益气养血补肾，使任脉通，太冲脉盛，促使黄体分泌足量的黄体素，使子宫内膜呈分泌期变化，为孕卵着床做好准备。行经前期（月经周期第 23～25 天）治宜活血通经，以增强子宫的血液循环，促进子宫收缩，使子宫内膜正常脱落，月经如期而至。

（57）中医周期疗法治疗不孕症用药规律分析

归纳总结：作者以古今医家诊疗经验作为切入点，通过较为全面地搜集、整理、归纳、分析历代有关治疗不孕症辨证论治，特别是有关方药运用经验的文献，探讨其演变规律。对古今不孕症中医治疗中涉及的证候类型进行归并后可以发现：古代医家认为不孕症主要有寒客胞宫、胞宫虚寒、气血两虚、痰湿闭阻、寒凝血瘀、冲任虚损、寒湿闭阻、肾阴不足、精气不足、脾胃气虚、肝气郁结、冲任伏热等证，但以寒客胞宫、胞宫虚寒、气血两虚三证最多见。现代不孕证主要有湿热闭遏、痰湿阻滞、肝胆郁热、肝郁血瘀、脾肾虚衰、肝肾血虚、冲任不足、瘀阻胞络、寒凝血瘀等基本证以及血瘀肾虚、肝郁脾虚、肾虚肝郁、痰凝血瘀等复合证；其中以脾肾虚衰、肝郁血瘀、痰湿阻滞证最为多见。古今关于本病证候的认识大体相近，但古今在常见基本证候上有气血两虚、寒客胞宫和肝肾不足、痰凝血瘀的差异。

（58）调经种子汤治疗排卵功能障碍性不孕症132例

归纳总结：笔者采用自拟调经种子汤对132例患者进行辨证加减治疗。月经周期第5天开始服药，每周服5剂，经期停服，如伴有痛经或月经过少者，经期酌情给予血府逐瘀汤或少腹逐瘀汤。月经过多及崩漏者，经期酌情给予固冲汤加减治疗，若治疗过程中BBT出现双相，高温期持续16天以上者，停药观察，留尿行妊娠试验。0.5年内妊娠89例，妊娠率为67.43%；1年内妊娠103例，妊娠率为78.03%。说明调经种子汤具有调节HPO轴、促进排卵功能恢复，治疗不孕的作用。

（59）排卵汤治疗无排卵性不孕症213例

归纳总结：采用温补肾阳、填补精血法组方（附子、巴戟天、鹿角片、熟地黄、淫羊藿等）治疗无排卵性不孕症213例，水煎服，日1剂。月经干净后第1天服药，连续服8～10剂，一般在月经周期13～15天B超检测排卵。治愈：治疗期间受孕。好转：虽未受孕，但与本病有关的症状、体征及实验室检查有改善。未愈：症状、体征及实验室检查均无改善。治疗结果：治愈168例，好转32例，未愈13例，总有效率93%。结果：提示本方具有促进排卵，促使受孕的作用。

（60）补肾助孕方治疗排卵障碍性不孕症疗效观察

归纳总结：为观察补肾助孕方治疗排卵障碍性不孕症

的临床疗效，将 56 例患者根据月经周期的不同时期采用补肾助孕方加减治疗。观察患者受孕和月经周期改善情况，B超连续动态监测卵泡直径和子宫内膜的生长发育情况。结果：受孕率为 55.35%，月经恢复正常总有效率为 58.54%，卵泡和子宫内膜生长发育明显优于治疗前。提示补肾助孕方治疗排卵障碍性不孕症疗效确切。

（61）温肾调经助孕汤治疗排卵障碍性不孕症临床研究

归纳总结：观察温肾调经助孕汤治疗排卵障碍性不孕症肾虚宫寒型的临床疗效，并探讨其作用机理。将排卵障碍性不孕症患者 102 例，采用随机对照实验方法，分为治疗组 54 例，对照组 48 例，治疗组服温肾调经助孕汤，对照组口服中成药调经促孕丸，连续治疗 1 个月为 1 个疗程，6 个疗程后采用评分法综合判定疗效。治疗组与对照组总有效率分别为 87.04% 和 60.42%，治疗组优于对照组（P <0.05）。说明温肾调经助孕汤治疗排卵障碍性不孕症肾虚宫寒型疗效肯定，值得临床推广。

（62）输卵管不孕症的中医疗法

归纳总结：笔者以中医治疗输卵管阻塞性不孕症 97 例，中药治疗以活血化瘀、行气通络为主，辅以温肾养肝，调补冲任。治疗后，痊愈 49 例（怀孕），显效 1 例（3 个疗程后复查 HSG，显示双侧输卵管通畅），好转 25 例（3 个疗程后复查 HSG，显示双侧输卵管通畅情况较前有进步），无效 7 例（治疗 3 个疗程 HSG 显示双侧输卵管前后无改变，随访半年未怀孕）。研究表明中医治疗输卵管不孕症有一定疗效。

（63）胥受天老中医辨治输卵管阻塞性不孕症浅谈

归纳总结：胥受天将输卵管阻塞性不孕症辨证分为气滞血瘀、湿毒瘀阻 2 型，分别采用行气活血、化瘀通络，清热利湿、化瘀通络法治之，并辅以药渣加醋热敷小腹、红外线理疗等法治疗，取得较好的疗效。

（64）辨证论治配合通液术治疗输卵管阻塞性不孕症84 例观察

归纳总结：笔者收集门诊输卵管阻塞性不孕症 84 例，根据患者临床表现及舌、脉，分为湿热内蕴、气滞血瘀、寒湿阻滞 3 型。湿热内蕴治宜清热利湿，理气通络，药用黄柏 18g，苍术 12g，生地黄、丹皮、蒲公英、柴胡、郁金各 10g，赤芍、路路通、王不留行、干地龙各 12g，红藤 30g。气滞血瘀治宜活血化瘀，理气通络，药用柴胡、赤芍各 15g，香附、当归、干地龙、皂角刺、川楝子各 10g，白芍、路路通各 12g，三棱、莪术各 8g，鸡血藤 20g。寒湿阻滞治宜温阳散寒，利湿通络，药用当归、延胡索、小茴香、川牛膝、穿山甲、蒲黄各 10g，川芎、桂枝、干地龙各 8g，桃仁 12g，苍术、泽泻各 15g，苡仁 30g。治愈：2 年内受孕；好转：虽未受孕但与本病有关的症状消失，行双输卵管通液试验均通畅无反流；未愈：症状未消失，双输卵管通液通而不畅，未受孕。本组病例经治疗 1 个疗程后，痊愈 40 例，好转 30 例，无效 14 例，总有效经为 84.4%。研究表明，辨证论治配合通液术治疗输卵管阻塞性不孕症疗效明显。

（65）输卵管梗阻性不孕的中医辨证治疗

归纳结论：笔者用中医辨证治疗输卵管梗阻性不孕患者75例，所有病例均经子宫输卵管碘油造影明确诊断为双侧输卵管不通或通而不畅，其中2例为输卵管积水。按中医辨证分4型：气滞血瘀型治宜行气活血，化瘀通络；湿热瘀滞型治宜清热利湿，化瘀通络；寒湿凝滞型治宜温经散寒，活血通络；气虚血瘀型治宜益气补血，活血通络。每日1剂，经期停服。内服药煎毕之药渣放醋30g，铁锅内炒热后用纱布包裹，趁热敷下腹部。同时用周林频谱灯照30分钟。75例中有53例妊娠（均足月分娩），占70.7%。其中半年内怀孕者33例，占44%；0.5～1年怀孕者18例，占24%；1年以上怀孕者2例，占2.7%。另有3例再次行子宫输卵管碘油造影证实双侧输卵管通畅，但未妊娠。结论：中医辨证治疗输卵管梗阻性不孕有效。

（66）多囊卵巢综合征不孕的中医治疗

归纳结论：收集门诊多囊卵巢综合征不孕共48例，以中药人工周期疗法治疗多囊卵巢综合征48例，经后期（月经周期第4～10天）给予促卵泡汤，补肾滋阴；经间期（月经周期第11～14天）予促排卵汤，补肾通络，促发排卵；经前期（月经周期第15天至月经来潮）予黄体汤补肾温阳；月经期（月经来潮第1～3天）予活血调经汤。3个月为1个疗程。经治疗后，总治愈率56.4%，总有效率91.7%。研究表明：多囊卵巢综合征不孕的中医治疗疗效显著。

（67）中药天癸方治疗多囊卵巢综合征中高雄激素、高胰岛素血症的研究归纳结论：观察22例克罗米芬治疗无效的PCOS患者应用天癸方（10例）和二甲双胍（12例）分别治疗3个月。观察用药前后血黄体生成素（LH）、卵泡刺激素（FSH）、血睾酮（T）、雌二醇（E_2）浓度和口服糖耐量试验（OGTT）试验中血胰岛素（INS）浓度，腰臀比值（WHR）、体重指数（BMI）的变化。结果：服用"天癸方"患者血INS水平、WHR、BMI均有所降低，lgT/E_2降低明显，6例患者恢复规律月经且基础体温双向。口服二甲双胍患者血INS水平降低明显，WHR、BMI无明显变化，lgT/E_2降低明显，4例恢复规律月经者2例基础体温双向。结论是天癸方促排卵效果优于二甲双胍，后者降INS效果更显著。

（68）化痰通经方治疗多囊卵巢综合征31例

归纳结论：收集门诊多囊卵巢综合征31例，以化痰通经方加减治疗。治愈：月经基本正常（指出现有规律的月经周期），基础体温（BBT）连续3次以上出现双相；显效：月经基本正常，BBT时有双相或时为单相；有效：有规律的月经周期，BBT无明显变化；无效：治疗后月经情况、BBT均无明显变化。治愈16例，显效14例，有效1例，总有效率为100%，排卵率为96.7%。结论：化痰通经方治疗多囊卵巢综合征疗效显著，值得推广。

（69）中西医结合治疗高催乳素血症致不孕的临床疗效

归纳结论：将65例高催乳素血症不孕患者随机分为中西医结合治疗组（简称治疗组），总计35例，和单纯以西药治疗的对照组（简称对照组），总计30例。治疗组按证治分型治疗。肝郁气滞型治以疏肝理气，活血调经，方选柴胡疏肝散加减。肝肾不足型治以补肝益肾，活血通络，方选右归丸合丹栀逍遥散加减。脾虚痰阻型治以健脾益气，燥湿化痰，方用苍附导痰汤加减，并服用溴隐亭。而对照组则只用溴隐亭治疗。一个月为 1 个疗程，共 3 个疗程。经治疗，治疗组总有效率为 94.28%，对照组总有效率为 83.33%。研究证明：中西医结合治疗高催乳素血症不孕疗效确切。

（70）抑乳调经方治疗高催乳素血症 38 例疗效观察

归纳结论：笔者以疏肝养血为法，自拟抑乳调经方，结合月经周期用药治疗高催乳素血症不孕。月经后期加肉苁蓉、巴戟天、赤芍；月经前期加淫羊藿、川牛膝、泽兰、茺蔚子；月经期则以调经为主，偏肾阳虚者加附子、肉苁蓉；偏肾阴虚，加龟板、石斛；痰湿为主，加陈皮、法半夏、胆南星；气血两虚，加黄芪、熟地黄；有性器官萎缩加黄精、鹿角胶、紫河车粉；乳汁清稀，加芡实、五味子、牡蛎。治疗总有效率 94.7%。结论：抑乳调经方加减治疗高催乳素血症疗效显著。

（71）补肾健脾法治疗高催乳素血症 39 例

归纳结论：收集 39 例高催乳素血症均为门诊病例，治以补肾健脾，调理冲任。内服自拟方，药用菟丝子 20g，桑寄生 20g，山茱萸 12g，淮山药 20g，白术 10g，云苓 12g，白芍 12g，麦芽 60g，香附 15g，炙甘草 6g。偏肾阳虚者加淫羊藿 6g，杜仲 10g，巴戟天 10g，偏肾阴虚者加女贞子 10g，旱莲草 10g，熟地黄 12g，兼有气滞者加郁金 10g，柴胡 10g，乳胀明显者加夏枯草 10g，桃仁 10g，乳汁清稀者加芡实 10g，五味子 10g，早晚 2 次温服，每日 1 剂，连续 3 个月为 1 个疗程，最多治疗 3 个疗程。痊愈（临床症状消失，月经周期正常或妊娠，无乳汁溢出，血清 PRL 值正常）22 例，有效（临床症状减轻，月经周期接近正常，溢乳量明显减少，血清 PRL 值显著降低，但未达正常范围）12 例，无效（溢乳量及月经无明显改变，血清 PRL 值无下降）5 例，总有效率 87.2%。其中 5 例不孕患者中 4 例妊娠。研究表明：补肾健脾法治疗高催乳素血症疗效显著。

（72）中医治疗免疫性不孕 40 例

归纳结论：以补肾活血化瘀为法，自拟纯中药制剂抑抗汤，并可根据月经周期肾中阴阳转化规律及临床脉证加减用药，经后期以肾阴滋长为主，治以滋肾调气血为主。经间期（排卵期）重阴转阳，治以温经通络、行气活血为主。月经期阴阳俱虚，治以益气养血调经。2～3 个月后 AsAb 转阴性 22 例，有效率 88%，AcAb 转阴性 21 例，有效率 87.5%，总有效率 87.8%，转阴并妊娠 27 例，有效率 79.4%。

（73）滋阴消抗汤治疗肝肾阴虚型免疫性不孕的临床观察

归纳结论：以补肾活血为法，自拟滋阴消抗汤加减治疗抗精子抗体阳性之不孕症。于月经干净后服用，连用 3 周为 1 个疗程，一般用 2～4 个疗程。服药期间均采用安全套隔绝疗法。共治疗 35 例，妊娠率、AsAb 转阴率分别为 37.1%、74.29%。研究表明，滋阴消抗汤治疗肝肾阴虚型免疫性不孕有一定疗效。

（74）养肝滋肾、清热解毒法治疗免疫性不孕症 486 例疗效观察

归纳结论：笔者运用养肝滋肾、清热解毒法内外合治免疫性不孕症，每次月经过后连服 10 剂自拟养肝滋肾汤为 1 个疗程，共治 4 个疗程。每次月经过后 3 天以自拟坐浴方清热解毒汤坐浴，10 次为 1 个疗程，共治 4 个疗程。结果：AsAb 转阴率为 96.08%，EMAb 转阴率为 88.65%。结论：用养肝滋肾、清热解毒法治疗免疫性不孕症疗效显著。

（75）用中药人工周期疗法治疗黄体功能不全性不孕症

归纳结论：笔者从多年的临床实践中总结出治疗本病当以调经为先，在调经时应结合月经周期采用人工周期治疗。具体方法是：月经周期第 1 ~ 5 天，为黄体退化、子宫内膜剥落期，治以活血化瘀调经，方用桃红四物汤加减；月经周期第 6 ~ 12 天，为卵泡发育期，治以滋养肾阴、培补气血，方用促卵泡发育合剂；月经周期第 12 ~ 19 天，即卵泡渐趋成熟至排卵，治以继续培补肾元外，尚需加入活血调气之药，以达胞脉通畅，方用促排卵汤；月经周期第 20 ~ 28 天，为黄体形成期，治以温补肾阳为主，佐以滋肾阴之药，以达到阴阳平衡，方用促黄体汤。治疗数百例患者，疗效显著。

（76）补肾为主序贯治疗黄体功能不全性不孕 48 例

归纳结论：笔者自 1997 年 7 月 ~ 2002 年 1 月运用中药补肾为主序贯治疗黄体功能不全性不孕不育症患者 48 例，用中药人工周期疗法进行治疗。卵泡期（相当于月经周期

第 5 ~ 14 天或月经周期第 5 天至基础体温上升前）治疗以温肾健脾养血为主；黄体期（相当于月经周期第 14 ~ 28 天或基础体温上升后至月经来潮前）治疗以补肾疏肝为主；服药 3 个月为 1 个疗程，治疗 1 ~ 3 个疗程。已受孕者服以上 3 方至妊娠 12 周。经 1 ~ 3 个疗程治疗后，痊愈 27 例，占 56.25%；好转 18 例，占 37.5%；无效 3 例，占 6.25%。总有效率为 93.75%。结论：补肾为主序贯治疗黄体功能不全性不孕疗效显著。

（77）助孕合剂治疗黄体功能不全性不孕流产的临床及实验研究

归纳结论：观察助孕合剂对肾虚偏阳、夹有肝郁型的黄体功能不全性不孕、流产的疗效，并探讨其作用机制。应用助孕合剂治疗 202 例黄体功能不全性不孕症患者，并以安宫黄体酮作对照，观察助孕合剂对模型大鼠血清 PRL、P、E_2 水平和对子宫、卵巢的影响。助孕合剂对肾虚肝郁所出现的各种症状有显著改善作用，对子宫内膜分泌反应不良亦有显著改善作用，BBT 明显改善，与治疗前比 E_2、P 均有显著升高，同时能显著使高 PRL 下降。202 例不孕症患者受孕率为 38.6%，好转率为 55.90%，总有效率达 94.51%。实验研究表明：助孕合剂具有降低催乳素的作用，可明显升高大鼠血清雌二醇，与模型组比较差异显著，并能降低大鼠子宫的脏器系数，即子宫、卵巢重量明显增加。结论：助孕合剂是治疗肾虚偏阳、夹有肝郁型黄体功能不全性流产、不孕的有效方药。

（78）补肾健脾法治疗脾肾两虚型黄体功能不全性不孕

的临床观察

归纳结论：笔者基于金哲教授的经验以补肾健脾法治疗黄体功能不全性不孕脾肾两虚型20例，治疗3个月经周期，治疗期间1例妊娠；基础体温高温相≥12天7例，主要临床症状消失；基础体温高温相≥12天10例，主要临床症状明显改善，总有效率为90.0%。研究表明：补肾健脾法治疗脾肾两虚型黄体功能不全性不孕疗效确切。

（79）黄体功能不全性不孕的中医学研究

归纳结论：本文为综述，笔者认为黄体功能不全性不孕症的病机为各种原因致肾－天癸－冲任－胞宫轴功能失调，与西医的下丘脑－垂体－卵巢－子宫轴功能失调有相似之处。近年来中医药治疗本病取得了较好疗效，现代药理研究及实验分析补充了中医传统的逻辑推理。笔者通过病因病机、中医辨证分型治疗、中药人工周期法三方面列举了黄体功能不全的各种中医治疗方法。

（80）子宫内膜异位症不孕的中西医结合诊治

归纳结论：司徒仪教授分期治疗子宫内膜异位症不孕。在经期采用活血化瘀止血止痛法，以蒲田胶囊为主（院内制剂），经期服用，每次6粒，每日3次；经净至排卵期以活血理气、化瘀消癥散结法改善血瘀病机，以莪棱胶囊为主（院内制剂），每次6粒，每日3次；并配合中药保留灌肠等外治法，令盆腔血流改善，有利于粘连松解，癥瘕吸收，并可调整患者的免疫功能。既往临床观察中发现，莪棱胶囊对EMT患者抗子宫内膜抗体（EMAb）的转阴率为51.85%，与达那唑治疗比较差异无统计学意义，提示莪棱胶囊对抗子宫内膜抗体（EMAb）引起的免疫性不孕有较好的疗效。

（81）红藤方治疗子宫内膜异位症82例临床观察

归纳结论：笔者以红藤方治疗子宫内膜异位症（内异症）82例，疗效显著。82例患者均来自我院内异症专科门诊，参照1993年卫生部制定颁布的《中药新药临床研究指导原则》确诊，且停服西药3个月者。82例患者分气滞血瘀、寒凝血瘀、肾虚血瘀、瘀热内阻4型，用红藤方（红藤、败酱草、牡丹皮、丹参、桃仁等）加减口服，有效率85%以上，疗效满意。

（82）血府逐瘀汤加减治疗子宫内膜异位症临床观察

归纳结论：观察血府逐瘀汤加减治疗子宫内膜异位症42例的临床疗效。方法：将70例子宫内膜异位症病人随机分为2组。观察组42例，应用中药血府逐瘀汤加减治疗，每日分2次温服；对照组28例，给予西药达那唑片0.2g，每日3次，口服，2组疗程均为3个月。结果：观察组有效率为95.2%，对照组为75.0%，2组比较，$P<0.05$，观察组疗效明显优于对照组。结论：血府逐瘀汤加减治疗子宫内膜异位症具有良好的作用。

（83）浅谈子宫内膜异位症及其治疗

归纳结论：探讨子宫内膜异位症（EMT）的中医治疗。笔者提出瘀是产生EMT的根源，将EMT辨证分为气滞血瘀、瘀热互结、血虚夹瘀、肾虚夹瘀4型进行中医治疗，必要时配合中药保留灌肠。结果：中医治疗能明显改善临床症状，调理患者气血肝肾功能，使冲任功能恢复，达到女子经调、瘀消结散之目的。结论：中医治疗 EMT 有较好的疗效，并无明显毒副作用。

第二节　不孕症方药文献研究

一、古方今用文献研究

（一）少腹逐瘀汤

1. 文献摘要

（1）少腹逐瘀汤化裁治疗不孕症 40 例临床体会

归纳结论：40 例患者中，属原发性不孕 24 例，继发性不孕 16 例，均予中药治疗，主方用少腹逐瘀汤化裁，小茴香 6g，干姜 9g，延胡索 9g，当归 9g，川芎 9g，肉桂 6g，赤芍 12g，蒲黄 9g（包煎），五灵脂 9g，没药 9g，丹参 18g。于每次月经来时，水煎温服，每天 1 剂，连服 7 剂后停药，下次月经复来，仍连服 7 剂，至少服 3 个周期以上。结果：40 例中经治 1 个月怀孕者 8 例，治疗 2 个月后怀孕者 10 例，治疗 3 个月后怀孕者 9 例，治疗 4～6 个月怀孕者 9 例，无效 4 例。

（2）少腹逐瘀汤加减治疗不孕症的临床体会

归纳结论：本组 93 例均为门诊患者，均予少腹逐瘀汤加减治疗。每日 1 剂，水煎分 2 次口服。一般经前服用 5 剂，月经来潮第 1、2、3 日连服 3 剂。治疗结果：治愈 64 例，占 68.8%；好转 22 例，占 23.7%；未愈 7 例，占 7.5%；总有效率 92.5%。

（3）少腹逐瘀汤加味治疗不孕症70例

归纳结论：本组70例患者，均在月经来潮时以少腹逐瘀汤为主方，视月经量之多少，应用3~5剂。治疗1个疗程而孕者5人，2个疗程而孕者19人，3个疗程而孕者28人，4个疗程而孕者13人，5个疗程而孕者5人。服用本方后痛经明显好转。第一周期下血块量多，第二周期瘀血症状明显改善。即使以往月经过多者，瘀血下后经量反而减少。血寒伴有血虚患者，应用本方后，血量增多，色转鲜红。

（4）少腹逐瘀汤为主治疗子宫内膜异位免疫不孕症94例

归纳结论：本组94例患者，均予少腹逐瘀汤为主系统治疗，中药处方：炒小茴3g，炒姜、炒延胡索、制没药、官桂各6g，赤芍、川芎、炒五灵脂各10g，当归、生蒲黄（包煎）各15g，炙黄芪20g。血虚加鸡血藤、制首乌各12g，气虚加炒白术15g，伴有宫颈糜烂者加墓头回30g。水煎2次，取400mL分2次早、晚饭后温服，经期不停药，连服2个月为1个疗程。治疗期间停用一切西药和中成药，疗程结束3周抽血复查EMAb。结果：①EMAb转阴情况：转阴81例，占86.2%；未转阴13例，占13.8%。②痛经及伴随症状改善情况：痛经消失62例，占65.9%；减轻11例，占11.6%，总有效率77.7%。③妊娠情况：治疗结束后跟踪6个月经周期，共有57例妊娠，3例自然流产，妊娠率为61.7%。

（5）少腹逐瘀汤治疗输卵管阻塞性不孕症76例

归纳结论：本组 76 例患者均为门诊患者，原发性不孕 52 例，继发性不孕 24 例。所有患者均经输卵管造影或通液证实为输卵管阻塞（单侧或双侧）或通而不畅。治疗方法：予少腹逐瘀汤加减。药用小茴香、官桂、干姜、当归各 6g，赤药、川芎、炒蒲黄、五灵脂、延胡索各 15g。并结合辨证随症加减：证偏寒者加细辛、吴茱萸各 3g，证偏热者原方去干姜、官桂、小茴香，加丹皮、败酱草各 5g，白术 10g；证偏实者加三棱、莪术各；证属肝郁血瘀者加川楝子 5g，乌药 10g，证属寒凝血瘀者加香附、紫石英各 3g，证属气滞血瘀者加郁金 18g，炮山甲 15g，路路通 10g。月经干净后开始服药，每日 1 剂，水煎分 2 次温服，连服 6～10 剂停药。如不孕下次经后续服，1 个月为 1 个疗程，治疗 1～6 个月。结果：76 例患者中，治愈 50 例，治愈率为 65.8%，总有效率达 92.1%。

（6）加味少腹逐瘀汤内外结合治疗输卵管阻塞性不孕 300 例临床观察

归纳结论：将 350 例输卵管阻塞性不孕患者按随机单盲对照法分为观察组（内外结合治疗）300 例和对照组（内服治疗）50 例，治疗 1～2 个疗程后行输卵管造影检查，治愈者跟踪随访半年，统计妊娠率。结果：观察组与对照组治愈率、有效率、总有效率分别为 78.7%、8.3%、87% 和 52%、24%、76%；两组妊娠率分别为 57% 和 36%。两组间治愈率和妊娠率比较，差异性均具有非常显著性意义（$P < 0.01$），总有效率比较，差异性具有显著性意义（$P < 0.05$）；两组治疗后病变输卵管积分均较治疗前

明显降低（$P < 0.01$）；但治疗后比较，观察组较对照组积分变化差异性具有非常显著性意义（$P < 0.01$）。结论：加味少腹逐瘀汤内外结合治疗输卵管阻塞性不孕具有良好的输卵管复通作用和较高的临床妊娠率。

2. 专业结论

多个临床试验表明：少腹逐瘀汤加减用于不孕症治疗，可有效缩短疗程，在提高患者妊娠率方面有显著作用。

（二）温经汤（《金匮》）

1. 文献摘要

（1）温经汤加减治疗不孕症 292 例

归纳结论：本组 292 例不孕患者，均予温经汤加减治疗，药物组成：当归、桂枝、川芎、生姜、半夏、丹皮、麦冬、党参各 10g，白芍、阿胶各 18g，吴茱萸 5g。随症加减。患者来月经当天起，每日 1 剂，加水 1000mL，煎成500mL，分早晚各服 1 次，连服 5 天。每次月经来潮按此方服 5 剂。结果：经治疗 258 例受孕，总有效率 88%。治疗1 个月经周期受孕者 64 例；治疗 2 个月经周期受孕者 88例；治疗 2 ~ 4 个月经周期受孕者 94 例；治疗 3 ~ 5 个月经周期受孕者 12 例。服药无效者 34 例，其中原发性不孕 30例，继发性不孕 4 例。

（2）温经汤加减治疗排卵障碍性不孕疗效观察

归纳结论：将诊断为排卵障碍性不孕的 137 例患者分为两组，治疗组 87 例，对照组 50 例。治疗组：中医辨证为肾虚不能化气行水，寒湿注于胞官，气血凝滞，冲任失养，采用温阳散寒、益气和胃、活血补血、调节冲任的治疗方法，方用温经汤加减，功能养血温经，主治冲任虚寒。口服方法：每月月经第 4~5 天开始，日 1 剂，水煎服，酌情连服 6~12 剂为 1 个疗程，共观察 2~3 个疗程。对照组：50 例诊断为排卵障碍性不孕患者，口服氯米芬 50mg 每日 1 次，从月经第 5 天开始，连服 5 天，并给予小剂量的雌激素以改善宫颈黏液的黏稠度。停药 5~7 天给予肌注 hCG 5000~7000IU，每日 1 次，连用 2 天。结果：两组经治疗，对照组在成熟卵泡生成方面稍好于治疗组，但无统计学意义（$P > 0.05$）；卵泡是否顺利排出及是否受孕前者优于后者，差异有统计学意义（$P < 0.05$）。

（3）温经汤治疗不孕症 50 例

归纳结论：50 例均经妇科检查确诊为子宫发育不良并排除输卵管疾病，男方经检查生育功能正常。分经前和经后两步用药，各服 5 剂。经前基本方为温经汤加泽兰；经后基本方为温经汤、八珍汤、寿胎丸合方化裁。50 例患者中，经治疗怀孕 38 例，其中婚龄 10 年以内组 36 例，10 年以上组 2 例。肾阳虚组孕 22 例，肾阴虚组孕 4 例，肝郁组孕 2 例，血瘀组孕 8 例，痰湿组孕 2 例，未孕 12 例。

（4）温经汤治疗宫寒血瘀型不孕 90 例疗效观察

归纳结论：90 例患者均予温经汤加减治疗，处方：小茴香 10g，干姜 10g，肉桂 5g，当归 15g，川芎 10g，郁金 10g，五灵脂 10g，蒲黄 10g。月经期开始服用，连用 7~12 剂为 1 个疗程。治疗结果：在治疗的 90 例病例中，有效 81 例，占总数的 90%，其中，怀孕 22 例，占总数的 24.44%；无效 9 例，占总数的 10%。

（5）加味温经汤治疗不孕症42例

归纳结论：42例患者均采用加味温经汤口服治疗。基本处方：当归、川芎、党参、寄生、菟丝子、白芍各15g，生姜3片，半夏、阿胶（烊化）、丹皮、桂枝、麦冬各10g，吴萸、炙甘草各6g，川断30g，辨证加减。连续服药2个月经周期为1个疗程。2个疗程后评价疗效。22例治愈（基础体温恢复正常并妊娠）；13例有效（基础体温已正常但未受孕）；7例无效（基础体温未恢复正常）。总有效率为83.33%，妊娠率为52.38%，服药1个疗程痊愈7例，服药2个疗程痊愈15例。

2. 专业结论

临床观察结果表明：温经汤加减用于治疗不孕症，疗效显著。

（三）四物汤

1. 文献摘要

（1）四物汤加味治疗不孕症68例疗效观察

归纳结论：笔者用四物汤加味治疗不孕症68例，结果：68例病例中，61例女性患者经用药，53例月经（经期、周期、色、泽、量）正常，7例男性患者服药后精液常规检查正常5例。疗程最短者2个月，最长者为5年。经治疗，妊娠58例，有效率85.3%，无效10例（占14.7%），该10例无效病例中，部分患者在治疗过程中失去信心中断治疗，或在治疗过程中因其他疾病而放弃治疗。

（2）四物汤联合枸橼酸氯米芬片治疗不孕症50例临床观察

归纳结论：将 100 例不孕症患者随机分为 2 组。治疗组 50 例，对照组 50 例，结果：①2 组疗效比较：治疗组 50 例，治愈 29 例（58%），好转 20 例（40%），未愈 1 例（2%），总有效率 98%。对照组 50 例，治愈 19 例（38%），好转 22 例（44%），未愈 9 例（18%），总有效率 82%。2 组治愈率、总有效率比较差异均有统计学意义（$P < 0.05$），治疗组疗效优于对照组。②2 组受孕时间比较：治疗组治愈 29 例，受孕时间（127.75 ± 72.12）天，对照组治愈 19 例，受孕时间（206.11 ± 98.52）天，2 组受孕时间比较差异有统计学意义（$P < 0.05$），治疗组少于对照组。

（3）四物汤治疗女性不孕症 50 例

归纳结论：50 例患者中原发性不孕患者 18 例，继发性不孕患者 32 例，辨证分为肾虚、肝郁、痰湿及血瘀型，予四物汤加减治疗，10 天为 1 个疗程，每月月经来潮时始服药，1 个月 1 个疗程。如不怀孕，下月再开始服药，服药时间同上。最少服 1 个疗程，最多服 3 个疗程。结果：痊愈 40 例，显效 8 例，无效 2 例。总有效率 96%。

2. 专业结论

临床研究结果表明：四物汤加味或四物汤配合西药治疗不孕症患者可明显提高疗效，缩短疗程。

（四）桃红四物汤

1. 文献摘要

（1）桃红四物汤加减治疗输卵管阻塞 85 例

归纳结论：本组病人 85 例，均经妇检、输卵管通液、子宫输卵管碘油造影确诊为输卵管阻塞。桃红四物汤加减每日1剂，分2次服。经期停药，每月20剂为1个疗程。药用桃仁、红花各20g，当归15g，赤芍20g，川芎、穿山甲各15g，水蛭10g，香附15g，金银花、蒲公英各50g，辨证加减。结果：治愈48例，有效25例，无效12例，总有效率为85.9%。

（2）桃红四物汤口服加阴道局部用药治疗输卵管阻塞性不孕症45例报告

归纳结论：将90例输卵管阻塞患者随机分为两组，治疗组45例，对照组45例，对照组：应用桃红四物汤加减口服，治疗组：口服药物及方法与对照组相同，另外加冲洗阴道后坐浴。结果：治疗组45例中治愈33例（73.33%），有效8例（17.78%），无效4例（8.89%），总有效率91.11%；对照组45例中治愈23例（51.11%），有效12例（26.67%），无效10例（22.22%），总有效率77.78%；两组疗效比较，治疗组较对照组有明显优势。

（3）桃红四物汤治疗药物流产后继发不孕87例疗效观察

归纳结论：187例患者均予桃红四物汤加减治疗，基本方药物组成：柴胡10g，当归15g，川芎15g，杭白芍15g，炒桃仁12g，红花10g，黄芩10g，粉丹皮10g，云苓15g，泽泻15g，广木香10g，醋香附15g，金银花20g，土茯苓30g，陈皮10g，甘草6g。根据症情加减应用。治疗结果：本组治愈156例，其中服用5剂即受孕者16例，服用6~20剂受孕者91例，在2~3个月经周期内受孕者49例，无效 31 例。总有效率为 83.4%。

（4）加味桃红四物汤治疗流产后继发不孕

归纳结论：60 例患者均由加味桃红四物汤治疗，每日 1 剂，分早晚 2 次服用，同时配合药渣外敷小腹部，每次 30 分钟，1 个月为 1 个疗程。结果：60 例病例中，治愈 51 例，占 85%；有效 4 例，占 6.7%，其中确诊为弓形虫感染的 2 例，染色体异常者 1 例，输卵管妊娠 1 例；无效 5 例，占 8.3%。

2. 专业结论

临床研究结果表明：桃红四物汤加味在治疗输卵管阻塞性不孕方面取得了较好的疗效。

（五）桂枝茯苓丸（汤）

1. 文献摘要

（1）桂枝茯苓汤治疗输卵管阻塞致继发性不孕症临床观察

归纳结论：将 72 例输卵管阻塞致继发性不孕症的患者随机分为治疗组和对照组，分别选用桂枝茯苓汤和输卵管通液术进行治疗，并比较两组疗效。结果：治疗组有效率为 83.3%，对照组为 52.8%，治疗组疗效优于对照组（$P < 0.05$）。结论：桂枝茯苓汤对治疗输卵管阻塞引起的不孕症，效果满意，无副作用，值得基层医院推广。

（2）桂枝茯苓丸加减治疗慢性盆腔炎继发不孕症的疗效

归纳结论：100 例慢性盆腔炎继发不孕症患者随机分为 2 组，各 50 例，对照组以头孢曲松钠、奥硝唑静脉滴注治疗；试验组在对照组治疗的基础上加用桂枝茯苓丸加减，每个疗程7天，一般1～4个疗程观察受孕率。结果：治疗组受孕率为72%，对照组为18%。结论：桂枝茯苓丸加减治疗该症，疗效显著。

（3）加味桂枝茯苓汤内服灌肠治疗输卵管阻塞性不孕患者对子宫输卵管造影的影响

归纳结论：将100例输卵管阻塞性不孕患者随机分为两组。治疗组60例，采用加味桂枝茯苓汤内服灌肠治疗；对照组40例，用庆大霉素8万IU，地塞米松5mg，α-糜蛋白酶4000IU，2%普鲁卡因4mL，0.9%氯化钠溶液30mL通液治疗。结果：治疗组有51例受孕或输卵管完全通畅，对照组有25例受孕或输卵管完全通畅，两组比较，有显著性差异（$P < 0.05$）。结论：加味桂枝茯苓汤内服灌肠治疗输卵管阻塞性不孕效果显著，其疗效明显优于对照组。

（4）加味桂枝茯苓汤内服灌肠对输卵管阻塞性不孕患者甲襞微循环的影响

归纳结论：将100例输卵管阻塞性不孕患者随机分为2组，治疗组60例，采用加味桂枝茯苓汤内服灌肠治疗；对照组40例，用庆大霉素8万IU、地塞米松5mg、α-糜蛋白酶4000IU、2%普鲁卡因4mL、0.9%生理盐水30mL通液治疗。治疗后两组患者管襻形态、血液流态、襻周状态积分及总积分均呈下降趋势，但治疗组下降幅度更显著，与治疗前比较，有极显著性差异（$P < 0.01$），与对照组比较，有显著性差异。说明加味桂枝茯苓汤内服灌肠能改善患者微循环，加速局部的血液流通，纠正炎症所致的血液

"浓、黏、凝、聚"状态,促进受损组织修复和输卵管再通。

(5)加味桂枝茯苓丸治疗继发性输卵管炎性不孕64例

归纳结论:将患者随机分为治疗组和对照组各64例,治疗组:口服方药加味桂枝茯苓丸,于月经周期第1天起,每日1剂,水煎温服,连服15天。3个月经周期为1个疗程。并用中药保留灌肠,药用丹参、败酱草、三棱、莪术、刘寄奴各15g,浓煎至100mL,温热保留灌肠。月经干净后第2天开始,每天1次,连用10天,3个月为1个疗程。对照组:经期选用抗生素,肌注或静脉给药,连用7天,月经干净后3天,行宫腔内注药通液,0.9%NS 20mL,地塞米松5mg,庆大霉素16万IU,每日1次,连用3次,3个月为1个疗程。经治疗,治疗组治愈率60.9%,有效率84.3%,对照组治愈率40.6%,有效率59.3%,两组治愈率、总有效率经统计学处理,差异有显著性,$P < 0.05$。

2. 专业结论

临床观察结果表明:桂枝茯苓丸加味对于治疗患者盆腔炎或输卵管阻塞致不孕疗效显著,可明显提高患者妊娠率。

(六)四逆散

1. 文献摘要

(1)四逆散加味治疗不孕症60例

归纳结论:笔者采用四逆散加味(柴胡、枳实、白芍、甘草、当归、丹皮)治疗不孕症60例,治疗后怀孕率51.7%,提示四逆散加味功能疏肝理气,活血调经,调整脏腑与冲任，有助于受孕。

（2）四逆散加味治疗不孕症76例

归纳结论：本文作者采用中药方剂四逆散加味（柴胡、白芍、枳实、紫石英、益母草、郁金、香附、栀子、穿山甲、路路通、当归）治疗76例不孕症患者。结果：76例病人经治疗有62例受孕，14例无效，总有效率为84%。提示本方具有促进排卵、促使受孕的作用。

（3）四逆散加味治疗输卵管阻塞性不孕症246例临床观察

归纳结论：笔者用四逆散加味方治疗246例，药物组成：柴胡10g，枳实10g，赤芍10g，生甘草10g，丹参30g，穿山甲15g。1剂/日，早晚分服，经期停用，3个月为1个疗程。经治疗予输卵管通畅检查，结果示显效136例，有效42例，无效68例，总有效率为72.36%。观察还发现，不孕症年限越短，疗效越好；无结核病史较有结核病史者疗效好；本法治疗肝郁型疗效最好，血瘀型次之，瘀湿互结型较差。

2. 专业结论

临床观察结果表明：四逆散加味可用于治疗肝郁气滞型不孕症，通过疏肝理气，提高促排卵率，有助于受孕。

（七）六味地黄汤

1. 文献摘要

（1）六味地黄汤化裁治疗不孕症252例

归纳结论：六味地黄汤为基础方加减治疗252例不孕症患者。结果：治疗1~3个月而生育者138人，占治疗人数的 56%。治疗 3~6 个月而有孕者 68 人，占治疗人数的 27%。治疗 6 月~1 年而有孕者 25 人，占治疗人数的 10%。治疗 1 年以上而有孕者 11 人，占治疗人数的 4%。以上 4 种情况总有效率在 93%。提示本方具有调冲任、养胞宫、补肾益精、活血调经作用而促使成孕，且经多年临床验证疗效肯定。

（2）六味地黄汤加减治疗免疫性不孕症 153 例疗效观察

归纳结论：将 289 例患者随机分为 2 组，治疗组 153 例，口服六味地黄汤加减（药用生地黄、熟地黄、山茱萸、山药、炒当归、赤芍、柴胡、白术、牡丹皮、茯苓、五味子、甘草）；对照组 136 例，口服地塞米松。均 2 个月为 1 个疗程。结果：治疗组有效率为 89.5%，对照组为 77.2%，治疗组疗效明显优于对照组。说明六味地黄汤加减治疗免疫性不孕症疗效优于常规西药。

（3）六味地黄汤加鱼腥草熏洗治疗抗精子抗体阳性不孕症

归纳结论：将 120 例患者随机分为治疗组 90 例和对照组 30 例，治疗组予六味地黄汤加鱼腥草熏洗法治疗，对照组予醋酸泼尼松治疗，观察治疗后妊娠、AsAb 转阴等情况。结果：治疗组 90 例中妊娠 20 例，AsAb 转阴 57 例，有效率达 87.8%，明显高于对照组，差异有显著性意义（$P < 0.01$）。结论：六味地黄汤加鱼腥草熏洗治疗抗精子抗体阳性不孕症疗效明显，优于西医治疗。

（4）六味地黄丸对排卵障碍性不孕卵巢颗粒细胞核仁

组成区蛋白的影响

归纳结论：将排卵障碍性不孕患者 40 例分为实验组和对照组各 20 例。各组均于月经第 5~12 天进行干预。在无菌条件下于卵泡成熟期从卵泡液中取出颗粒细胞，采用免疫组化 SP 法，以核仁组成区蛋白嗜银染色为指标，检测 20 例中药治疗和西药尿促性素（HMG）治疗后卵巢颗粒细胞组织中核仁组成区蛋白（AGNOR）计数，并比较两组之间的差异性，观察卵巢颗粒细胞、间质腺细胞的形态学变化。结果：AGNOR 颗粒数形态多为聚集型和弥散型，中药组的 AGNOR 计数与对照组之间无显著差异。结论：六味地黄丸能够使卵巢颗粒细胞增殖、促进卵泡发育。

2. 专业结论

临床观察与实验结果表明：六味地黄汤可用于治疗免疫性不孕，疗效显著，通过临床实验研究证实六味地黄丸能够使卵巢颗粒细胞增殖、促进卵泡发育，从而提高妊娠率。

（八）知柏地黄汤

1. 文献摘要

（1）知柏地黄汤加味治疗抗精子抗体阳性不孕症

归纳结论：184 例抗精子抗体阴性不孕症患者随机分为治疗组 150 例，对照组 34 例。治疗组用知柏地黄汤加味，药用生地黄 20g，知母、黄柏、泽泻、山药、山茱萸、丹皮、茯苓各 15g，防风 10g，每日 1 剂，水煎，分 2 次口服。对照组用强的松片，每日 5mg，口服。两组均使用工具避孕，治疗 3 个月为 1 个疗程。疗程结束后，检测抗精子抗体改善情况。治疗结果：治疗组 150 例，转阴 110 例，转阴率 73.33%，对照组 34 例，转阴 14 例，转阴率 41.17%，两组比较，差异有统计学意义（$P < 0.05$）。

（2）知柏地黄汤治疗免疫性不孕 54 例

归纳结论：将 100 例免疫性不孕患者随机分为治疗组 54 例和对照组 46 例，治疗组予知柏地黄汤加减，基本方：生熟地黄各 12g，山茱萸 10g，怀山药 10g，丹皮 10g，知母 10g，黄柏 10g，枸杞子 12g，菟丝子 12g，当归 10g，赤白芍各 10g。服药期间性生活时使用避孕套，连服中药 6 个月，服用 3 个月后抽血复查抗精子抗体，抗体转阴后于排卵期去避孕套行性生活。对照组予免疫抑制剂，服用泼尼松 5mg，每日 3 次，连服 6 个月，服药期间性生活时使用避孕套，服用 3 个月后抽血复查抗精子抗体。结果：治疗组治愈 38 例，显效 6 例，无效 10 例，总有效率 81%；对照组治愈 21 例，显效 5 例，无效 20 例，总有效率 57%，两组比较，差异有统计学意义（$P < 0.05$）。说明免疫性不孕患者用知柏地黄汤临床疗效较好。

（3）知柏地黄丸为主治疗无排卵性不孕症 82 例临床观察

归纳结论：以知柏地黄丸为主方，根据个体虚实夹杂、兼症各异而辨证分型，配合当归丸、中药汤剂内服，治疗肾虚型无排卵性不孕症。治疗结果：治愈 27 例（32.9%），有效 5 例（6%），无效 50 例（61%）。1 个疗程治愈 23 例，2 个疗程治愈 4 例。其中单服知柏地黄丸受孕者 11 例，配合当归丸治疗受孕 14 例，配合中药汤剂内服怀孕 2 例。

治疗 1 个月受孕 8 例，治疗 3 个月受孕 15 例，治疗 4 个月受孕 3 例，治疗半年受孕 1 例。原发性不孕受孕 25 例，继发性不孕受孕 2 例。

2. 专业结论

临床研究结果表明：知柏地黄汤用于肾虚型无排卵性不孕疗效显著，同时对于抗精子抗体阳性患者转阴率较高，受孕率也显著高于对照组，且受孕后抗体检测仍维持阴性。故值得临床推广应用。

二、自拟汤剂文献研究

1. 促排卵汤在卵巢性不孕治疗中的应用

归纳结论：将 80 例卵巢性不孕患者随机分成 2 组，对照组 40 例采用克罗米芬和绒毛膜促性腺激素（hCG）行促排卵治疗；观察组 40 例在同样促排卵治疗的基础上加用促排卵汤治疗。结果：观察组的总有效率为 67.50%，妊娠率为 57.50%；对照组的总有效率为 42.50%，妊娠率为 32.50%，两组两项指标的差异均有显著性（$P < 0.05$）。两组用药期间均出现轻微的恶心、乳房胀痛、潮热等不良反应，其中观察组 2 例、对照组 1 例出现一过性卵巢肿大，停药 2 周后消失。结论：应用促排卵汤辅助治疗卵巢性不孕具有较好的治疗效果。

2. 助孕汤治疗黄体功能不全性不孕 202 例临床研究

归纳结论：采用补肾调肝的助孕汤治疗黄体功能不全性不孕 202 例，用当归 10g，赤白芍各 10g，怀山药 15g，山萸肉 10g，鹿角片 10g（先煎），菟丝子 15g，醋炒柴胡

6g等，加水300mL，煎煮成药汁约100mL，取出药汁后再加水300mL，煮成药汁100mL，将2次药汁混匀，在1日内分2次口服。在基础体温出现高温相后始服，至月经来潮时停服。3个月为1个疗程，服用1~4个疗程。观察症状、子宫内膜分泌反应的改善情况、基础体温的改善情况以及治疗前后内分泌激素水平的变化等。结果：202例病人中，痊愈78例，占38.6%，好转113例，占5.94%，无效11例，占5.45%。总有效率为94.51%。疗程最短者2个月，最长者12个月，平均治疗时间为6个月。

3. 调经孕育汤治疗排卵障碍性不孕症临床研究

归纳结论：共观察64例排卵障碍不孕症患者，64例患者按是否曾服氯米芬随机分为先服西药后服中药治疗的西药自身对照组和未曾服过西药氯米芬的纯中药组。调经孕育汤以《傅青主女科》养精种玉汤为基础重加补肾药菟丝子、覆盆子、肉苁蓉等补肾阳经之品。经辨证处方，重点补肾调经。结果：两组痊愈率分别为65.63%和56.25%，排卵率为73.33%和68.75%。结论：调经孕育汤有促排卵、调节内分泌功能作用，对改善月经周期以及临床自觉症状均有显著性疗效。

4. 调经种子汤治疗不孕症200例

归纳结论：本组200例不孕症患者均采用调经种子汤治疗。基本方：酒当归15g，酒川芎10g，炒白芍15g，熟地黄15g，炒白术15g，茯苓15g，党参15g，杜仲10g，菟丝子15g，丹参10g，香附15g，阿胶15g，炙甘草10g。随症加减化裁。用法：水煎内服，每次250mL，每日2次，月经第 5 天开始服，连服 20 天，3 个月为 1 个疗程。治疗结果：200 例中 160 例先后受孕，治愈 160 例，占 80%；显效 38 例，占 19%；无效 2 例，占 1%。总有效率 99%。

5. 化瘀疏肝种子汤内服加灌肠对输卵管阻塞性不孕 T 细胞亚群含量的影响

归纳结论：将 140 例输卵管阻塞性不孕患者随机分为 2 组。治疗组 80 例，采用化瘀疏肝种子汤内服加灌肠治疗；对照组 60 例，用庆大霉素 8 万 IU，地塞米松 5mg，α - 糜蛋白酶 4000IU，2% 普鲁卡因 4mL，0.9% 生理盐水 30mL 通液治疗。结果：治疗组与对照组治疗后 CD_3^+、CD_4^+、CD_8^+ 及 CD_4^+/CD_8^+ 均上升，但治疗组上升幅度更显著（$P < 0.01$ 或 $P < 0.05$）。表明治疗组在改善输卵管阻塞性不孕患者的免疫功能方面比对照组作用明显。

6. 化瘀疏肝种子汤内服加灌肠治疗输卵管阻塞性不孕前后 B 超的结果分析

归纳结论：将 140 例输卵管阻塞性不孕患者随机分为治疗组 80 例，对照组 60 例。治疗组采用化瘀疏肝种子汤内服加灌肠治疗；对照组用庆大霉素 8 万 IU，地塞米松 5mg，α - 糜蛋白酶 4000IU，2% 普鲁卡因 4mL，0.9% 生理盐水 30mL 通液治疗。结果：治疗组附件增粗减少，包块明显缩小或消失，有 68 例完全恢复正常，与对照组各项指标比较有显著性差异（$P < 0.05$）。结论：化瘀疏肝种子汤内服加灌肠能减轻输卵管阻塞性不孕患者输卵管炎症，促使增生粘连的结缔组织软化，消除局部充血水肿，促进输卵管再通。

7. 自拟活血通瘀汤治疗输卵管阻塞性不孕症 166 例

归纳结论：166 例输卵管阻塞性不孕症患者全部内服自拟活血通瘀汤。药物组成：丹参 15g，柴胡 10g，当归 12g，文术 12g，香附 10g，穿山甲 10g，王不留行 10g。每日 1 剂，加水 500mL，文火煎至 300mL，分早晚 2 次温服，于月经干净后开始服用，下月月经来潮时停止。3 个月为 1 个疗程。治疗结果：166 例中治愈 121 例，占 72.9%；显效 27 例，占 16.3%；无效 18 例，占 10.8%。总有效率为 89.2%。

8. 化瘀通络汤保留灌肠治疗输卵管阻塞 239 例

归纳结论：239 例输卵管阻塞患者均运用化瘀通络汤治疗。药物组成：银花藤 30g，红藤 20g，牡丹皮 15g，赤芍药 15g，三棱 9g，莪术 9g，穿山甲 10g，路路通 15g，虎杖 15g。水煎至 200mL，药液温度降至 37℃ 左右时，低压缓慢保留灌肠，右侧卧位 20 分钟，平卧 20 分钟。灌注治疗于经净后 3 天开始直到月经来潮前 3 天停药，20 天为 1 个疗程。结果：痊愈 194 例，好转 21 例，无效 24 例，痊愈率为 81.2%，总有效率为 89.9%。其中，治疗 1 个疗程即受孕者 69 人。治疗后经随访，怀孕共 173 例。

9. 消抗汤治疗抗精子抗体所致免疫性不孕 115 例

归纳结论：115 例患者均内服中药消抗汤。处方：丹参 30g，当归 12g，黄芪、赤芍、菟丝子、王不留行各 20g，金银花、枸杞子、野菊花、白花蛇舌草各 15g，川断、山萸肉、桑寄生各 10g。加减法：兼阴虚加麦冬 10g，生地 15g；兼湿热加薏苡仁 15g，黄柏、土茯苓各 10g，车前子 12g；

兼肾阳虚加鹿角霜 10g，淫羊藿 15g。每日 1 剂，水煎，早晚分服，1 个月为 1 个疗程，连用 3 个疗程，结束后复查 AsAb，月经期停药。治疗期间不同房或同房用避孕套，多饮水，保持大便通畅及外阴清洁，禁饮酒，忌食生冷、辛辣、甘肥食品。结果：46 例治愈（治疗后 1 年内受孕）；42 例好转（治疗后虽未受孕，但与本病有关的症状、体征及实验室检查有改善）；27 例无效（治疗后症状、体征及实验室检查均无改善）。总有效率 76.5%。

10. 补肾活血汤治疗女性血清抗精子抗体阳性不孕 56 例疗效观察

归纳结论：对 56 例（治疗组）患者运用有补肾活血散结作用的组方补肾活血汤进行治疗，并与综合治疗的 34 例（对照组）作疗效对比观察。结果：治疗组血清 AsAb 转阴率达 94.16%，受孕率达 53.16%，与对照组相比较，差异具有非常显著性意义（$P < 0.01$）。结论：补肾活血汤对女性血清抗精子抗体阳性不孕具有显著疗效。

11. 消抗汤治疗免疫性不孕症 120 例

归纳结论：150 例免疫性不孕患者中随机选择 30 例为对照组，治疗组采用自拟消抗汤治疗。方药组成：熟地黄 20g，山茱萸、山药、枸杞子、牡丹皮、泽泻、茯苓、女贞子、旱莲草各 15g 等。加减：肾阴亏虚加生地黄、麦冬、知母各 15g，炒龟板 10g；肾阳不足加淫羊藿、巴戟天、杜仲各 10g；湿热下注加萆薢、车前子、薏苡仁各 20g，黄柏 10g；肝郁气滞加郁金 15g，柴胡 10g，香附 12g。每天 1 剂，水煎，分 3 次服。经期停服，连服 3 月为 1 个疗程。

对照组用强的松片每次5mg，每天3次，连服3月为1个疗程。2组同时使用避孕套避孕3个月，AsAb转阴患者行B超监测卵泡发育情况，指导排卵期同房，随后观察3个月，记录妊娠情况；未转阴者续服药3个月，停药后再次测定AsAb。结果：1个疗程结束，治疗组AsAb转阴87例，未转阴33例，转阴率为72.5%；对照组AsAb转阴16例，未转阴14例，转阴率为53.3%。2组转阴率比较，差异有显著性意义（$P < 0.05$），治疗组转阴率高于对照组。在随后观察的3月内，治疗组痊愈22例，好转82例，无效16例，总有效率为86.7%；对照组痊愈4例，好转16例，无效10例，总有效率66.7%；2组总有效率比较，差异有显著性意义（$P < 0.05$），治疗组疗效优于对照组。

三、中成药文献研究

1. 调经促孕丸配伍克罗米芬治疗不孕症的疗效观察

归纳结论：将不孕症患者126例用双盲随机方法分为3组，A组、B组为对照组，C组为研究组，对照组（A组）42例，对照组（B组）38例；A组用调经促孕丸，B组用克罗米芬治疗，C组用调经促孕丸配伍克罗米芬治疗。治疗结果：C组46例患者共治疗138个周期，22例获妊娠，妊娠率47.83%，与A组B组相比较，妊娠率明显增高，差异有显著性（$P < 0.05$）。故认为：调经促孕丸丸配伍克罗米芬治疗不孕症可明显提高妊娠率。

2. 调经促孕丸治疗无排卵性不孕的临床观察

归纳结论：观察组25例，采用调经促孕丸治疗，对照组21例，采用克罗米芬治疗，两组进行比较。结果：观察组排卵率为88.0%，对照组排卵率为80.95%，两组无显著性差异（$P > 0.05$）。观察组妊娠率为76.0%，对照组妊娠率为38.1%，两组有显著性差异（$P < 0.05$）。结论：调经促孕丸治疗无排卵性不孕排卵率高，妊娠率亦高，副作用少，值得推广。

3. 调经促孕丸治疗不孕症278例疗效观察

归纳结论：研究对象为确诊为不孕症的患者，年龄在23~27岁的50例，28~30岁的192例，31~35岁的36例。均予调经促孕丸每次5g，每天2次治疗。月经第5天开始服用，连服20天，并进行疗效判断。结果：大部分患者经过治疗效果满意，怀孕158例，占56.18%；好转86例，占30.19%；无效34例，占12.13%，总有效率87.17%。278例患者服药时间最长为8个月，最短为2个月，所有病例无明显药物不良反应。结论：调经促孕丸具有温肾健脾、活血调经的功效，在治疗不孕症中取得满意效果。

4. 散结镇痛胶囊治疗子宫内膜异位症合并不孕症

归纳结论：将56例患者随机分为2组，治疗组给予散结镇痛胶囊口服3~6个月，对照组给予孕三烯酮口服6个月，观察2组治疗前后临床症状、体征、免疫学指标变化及妊娠情况。结果：治疗组与对照组总有效率分别为75%和71%，抗子宫内膜抗体转阴率均为39%，随访1年内妊娠率分别为54%和36%，无显著性差异（$P > 0.05$）。结论：散结镇痛胶囊治疗子宫内膜异位症合并不孕症患者，能有效减轻症状、体征，增加妊娠率，且经济，无明显不良反应。

5. 散结镇痛胶囊治疗子宫腺肌症并不孕 36 例效果观察

归纳结论：36 例子宫腺肌症并不孕患者采用散结镇痛胶囊治疗，评估患者治疗前及治疗后 3 个月的痛经程度、测定血清 CA125 和生殖激素。结果：经过 3 个月的治疗，患者的痛经程度明显降低，CA125、LH、FSH、E_2 水平明显下降，与治疗前比较差异均有统计学意义（$P < 0.01$），总妊娠率为 63.9%。结论：散结镇痛胶囊治疗子宫腺肌症并不孕简单有效，值得临床应用。

6. 散结镇痛胶囊对子宫内膜异位症伴不孕症患者腹腔镜术后妊娠率及复发率的影响

归纳结论：将 90 例子宫内膜异位症伴不孕患者分为 3 组，单纯手术组、散结镇痛组、孕三烯酮组，散结镇痛组术后予散结镇痛胶囊口服每次 4 粒，每日 3 次，孕三烯酮组术后予孕三烯酮口服 2.5mg，2 次/周，均连续 3 个月。观察并比较 3 组 3、6、12 个月的妊娠率及复发率。结果：治疗后 3 个月散结镇痛组和单纯手术组妊娠率均为 20%（6/30），高于孕三烯酮组的 3.3%（1/30）（$P < 0.05$）；治疗后 6 个月散结镇痛组与孕三烯酮组总妊娠率分别为 70%（21/30）、63.3%（19/30），明显高于单纯手术组 33.3%（10/30）；治疗后 12 个月未孕患者散结镇痛组复发率为 11.1%（1/9），孕三烯酮组复发率为 9.1%（1/11），单纯手术组，复发率为 50%（10/20），散结镇痛组与孕三烯酮组复发率差异无显著性（$P > 0.05$），散结镇痛组和单纯手术组复发率具有显著性差异（$P<0.05$）。结论：散结镇痛与孕三烯酮应用于子宫内膜异位症术后，提高妊娠率和降低复发率效果显著，且散结镇痛胶囊安全、有效、副作用小，易被患者接受。

7. 桂枝茯苓胶囊在不孕症治疗中的应用

归纳结论：以 2003 年 1 月~2007 年 12 月就诊于门诊的不孕症患者117 例（其中慢性盆腔炎42 例，子宫肌瘤34 例，子宫内膜异位症23 例，多囊卵巢综合征18 例）作为观察对象，分别服用桂枝茯苓胶囊 3~6 个月，平均服用时间为 4.57±1.86 个月，服用方法为 3 次/天，3 粒/次。追踪停药半年内的妊娠率。结果：慢性盆腔炎、子宫内膜异位症、子宫肌瘤和多囊卵巢综合征的妊娠率分别为40.47%（17/42），34.78%（8/23），41.12%（14/34），33.34%（6/18）。其中慢性盆腔炎和子宫肌瘤的妊娠率高于子宫内膜异位症和多囊卵巢综合征（$P<0.05$）。结论：桂枝茯苓胶囊可广泛应用于女性不孕症治疗中，尤其对于慢性盆腔炎和子宫肌瘤等原因所致不孕症可取得良好疗效。

8. 桂枝茯苓胶囊治疗输卵管阻塞疗效观察

归纳结论：将 76 例输卵管性不孕患者分为对照组（21 例），口服氟哌酸胶囊及灭滴灵片；治疗 I 组（28 例），所服西药同对照组，另加服桂枝茯苓胶囊；治疗 II 组（27 例），仅口服桂枝茯苓胶囊。结果：口服桂枝茯苓胶囊的 2 组病例，输卵管通畅率显著较对照组高（$P<0.01$），而且在第 2 个疗程效果更加明显；中西药结合治疗效果远较单用西药氟哌酸及中药桂枝茯苓胶囊效果显著（$P<0.01$）。

结论：当辅以抗菌药物后，桂枝茯苓胶囊治疗输卵管阻塞效果更佳。

9. 金刚藤胶囊联合理疗治疗输卵管性不孕的临床观察

归纳结论：患者经 HSG 检查，证实为输卵管部分通畅、炎症、周边轻度粘连者 168 例，随机分为治疗组 85 例，对照组 83 例，治疗组给予金刚藤胶囊联合理疗治疗，对照组单纯理疗，观察两组的症状、体征改善情况及妊娠情况。结果：金刚藤胶囊联合理疗治疗患者后，85 例治愈 37 例，显效 24 例，好转 17 例，总有效率达 91.76%，较对照组有显著性意义（$P < 0.05$）。85 例患者妊娠 56 例，妊娠率 65.88%，妊娠 56 例中异位妊娠 5 例，异位妊娠率 8.93%，较对照组有显著性意义（$P < 0.05$）。结论：金刚藤胶囊联合理疗治疗输卵管性不孕，价格低廉、痛苦性小、可操作性好，值得在基层医院推广。

10. 金刚藤胶囊联合输卵管通液术治疗输卵管性不孕临床分析

归纳结论：将 75 例输卵管阻塞性不孕患者随机分成 A 组 35 例，行输卵管通液治疗，B 组 40 例，行输卵管通液联合金刚藤胶囊治疗。结果：A 组 35 例中 6 例患者疏通 7 条输卵管，妊娠 4 例，妊娠率 11.4%；B 组 40 例中 10 例患者疏通了 15 条输卵管，妊娠率 22.5%，差异有显著意义（$P < 0.05$）。结论：输卵管通液联合金刚藤胶囊治疗输卵管性不孕，输卵管疏通概率及妊娠概率均增加。

11. 复方毛冬青液保留灌肠治疗慢性盆腔炎的临床研究

归纳结论：应用随机、单盲、对照原则将 105 例盆腔炎患者分成 3 组：复方毛冬青液保留灌肠组、复方毛冬青液口服组、妇点康组（阳性对照组）。结果：灌肠组总有效率达 97.14%，与口服组和阳性对照组比较，$P > 0.05$。实验室数据表明：盆腔炎患者甲襞微循环的流态积分值、总积分值与健康人比较，$P < 0.01$；应用复方毛冬青液保留灌肠后，其形态、袢周积分值、总积分值有所下降，其中形态积分值、总积分值与治疗前比较，$P < 0.05$，$P < 0.01$。结果表明：应用复方毛冬青液保留灌肠治疗慢性盆腔炎疗效显著。

12. 复方毛冬青液治疗不明原因性不孕的临床观察

归纳结论：运用复方毛冬青液治疗广东省中医院妇科门诊的 12 例不孕症患者。治疗方法：患者排空大小便后采取侧卧胸膝位，取复方毛冬青液 100mL 加温至 30℃ 后吸入注射器或灌肠器中，将管插入肛门 14cm，将药液缓慢推入肠道，并保留 2 小时再排大便。保留灌肠治疗每日 1 次，从月经干净 3 天开始治疗，持续 2 周为 1 个疗程，共治疗 2 个疗程，月经期停用，治疗期间监测 BBT，无须避孕。结果：12 例患者经过 1 个疗程于当月受孕者 1 例，占 12.5%，经过 2 个疗程于治疗期间受孕者 2 例，占 37.5%，于停药后 3 个月自然怀孕者 1 例，占 12.5%，停药后至今 1 年仍未受孕的 3 例，总妊娠率达 50%。所有患者在治疗期间监测 BBT 无异常。经过追踪观察，在灌肠治疗期间怀孕的 3 例患者及停药后怀孕的 1 例患者，均能达足月，3 例剖宫产，1 例顺产，均为正常婴儿。

13. 二紫赞育浓缩丸促排卵作用的机制研究

归纳结论：用二紫赞育浓缩丸浸膏混悬液给雄激素所致不孕大鼠（ASR 大鼠）进行灌胃，测定其子宫、卵巢重量和体重指数、体重变化、雌激素含量、雌激素受体含量等指标，观察卵巢组织形态学改变。结果：二紫赞育浓缩丸对雄激素所致无排卵性不孕大鼠有明显的治疗作用。结论：二紫赞育浓缩丸可用于治疗无排卵性不孕症。

14. 二紫胶囊治疗无排卵性不孕症 60 例

归纳结论：将 120 例无排卵性不孕症患者随机分为治疗组（二紫胶囊）、对照组（克罗米芬胶囊）各 60 例。按规定的方法及标准服药，以 3 个月经周期为 1 个疗程。观察两组治疗前后基础体温、血清雌孕激素水平、临床症状、卵泡发育及有无妊娠等指标。结果：治疗组在妊娠情况方面与对照组对比，有较大显著性差异（$P < 0.01$）；在中医证候改善、卵泡直径变化、不良反应方面，有显著性差异（$P < 0.05$）；在排卵情况、血清 E_2、P、BBT 曲线、安全性等方面，无显著性差异（$P > 0.05$）。结论：二紫胶囊治疗无排卵性不孕症有良好的临床疗效及安全性，尤其在促进卵泡发育及成熟、提高妊娠率及改善临床症状方面显示出明显优势。

15. 调经助孕胶囊治疗不孕症临床研究

归纳结论：调经助孕胶囊为院内制剂，药用当归、熟地黄、菟丝子、黄芪、党参、怀山药、枸杞子、女贞子、淫羊藿、覆盆子、山茱萸、紫河车、仙茅、杜仲、鹿角霜、香附、桂枝、龟板胶、续断、巴戟天、肉苁蓉、桑螵蛸、何首乌。将淫羊藿、紫河车、鹿角霜、龟板胶共同粉碎成细粉，另将余药以煎药浓缩设备提取其浓缩液，进一步浓缩至膏状，加入上述原药材粉，混合均匀，减压干燥，并粉碎成细粉，过 100 目筛备用。选用 0# 空胶囊，用紫外线照射方式消毒 30 分钟后，灭菌分装胶囊，然后包装成成品，以 ^{60}Co 照射灭菌，即可。筛选肾阳虚型不孕症患者 200 例，随机分为治疗组 120 例（口服调经助孕胶囊），对照组 80 例（口服克罗米芬）。结果：治疗组有效率 93.3%，妊娠率 70.8%，未破裂卵泡黄素化（LUF）率 1.6%，卵泡过度生长率 0，致畸率 0，自然流产率 0；对照组有效率 80.0%，妊娠率 43.8%，LUF 率 31.7%，卵泡过度生长率 12.5%，致畸率 8.5%，自然流产率 17.1%。两组比较存在显著性差异（$P<0.05$）。治疗组血清 FSH、LH、E_2，测定治疗前后存在显著性差异（$P<0.05$）。结论：调经助孕胶囊能宏观调节性腺轴功能，促进卵泡发育，调经作用显著，明显改善肾阳虚症状，妊娠率高，不良反应小，优于对照组。

16. 归甲疏通胶囊治疗输卵管阻塞性不孕症 82 例疗效观察

归纳结论：将 125 例不孕症患者随机分为 2 组。治疗组 82 例，以归甲疏通胶囊（由当归、桂枝、鸡血藤、桃仁、穿山甲、枳壳、皂角刺、红藤、蒲公英、生麦芽等组成）治疗；对照组 43 例，以抗生素治疗。结果：治疗组治愈37例，好转34例，未愈11例，治愈率45.12%，总有效率86.59%；对照组治愈6例，好转22例，未愈15例，治愈率13.95%，总有效率65.12%。2组总有效率比较，差异有显著性意义（P<0.05）。结论：归甲疏通胶囊治疗输卵管阻塞性不孕症疗效肯定。

17. 归甲疏通胶囊治疗输卵管阻塞性不孕症283例

归纳结论：将424例输卵管阻塞性不孕症患者按2：1比例随机单盲法分为2组，治疗组283例，予归甲疏通胶囊；对照组141例，予抗生素治疗。结果：治疗组治愈134例，好转125例，未愈24例，治愈率47.34%，总有效率91.52%；对照组治愈36例，好转71例，未愈34例，治愈率25.53%，总有效率75.88%，疗效明显优于西药治疗。

（黄健玲　朱　敏）

参考文献

[1] 李灿东，高碧珍，兰启防，等．原发性不孕症中医辨证分型与性激素水平的相关性研究［J］．中医杂志，2005，46（3）：216－218.

[2] 冯美英．浅谈女性不孕症的辨证治疗［J］．中华临床医学研究杂志，2005，11（17）：2502－250.

[3] 朱传湘．115例不孕症的分型论治［J］．现代中西医结合杂志，2009，18（11）：1273.

[4] 薛俊宏，王光辉．辨证分型治疗不孕症120例疗效观察［J］．中华临床新医学，2004，4（8）：724.

[5] 张立营，刘淑云，靳建华，等．辨证分型治疗不孕症150例临床观察 [J]．新中医，1993，1：40－42.

[6] 周榕．辨证分型治疗不孕症156例 [J]．江苏中医，2000，21（1）：22.

[7] 王静．辨证施治不孕症186例临床观察 [J]．浙江中医杂志，2010，45（7）：504.

[8] 经燕，赵红．辨证与辨病治疗不孕症的思路与方法 [J]．中日友好医院学报，2001，15（6）：364－365.

[9] 王利平，王焕焕．补肾丸结合中医体质辨识治疗排卵障碍性不孕症临床观察 [J]．中医学报，2011，7（26）：877－878.

[10] 李淑玲，王玖玲，李育竹．益肾活血汤治疗排卵障碍性不孕症60例 [J]．上海中医药杂志，2008，42（4）：41－43.

[11] 黄佩芬．排卵障碍性不孕的中医证治规律与疗效评价 [D]．广州：广州中医药大学，2010.

[12] 潘意坚．温补肾阳法治疗稀发排卵性不孕110例 [J]．中国中医药科技，2011，18（1）：86.

[13] 张铨妹．排卵障碍性不孕症的中医证型分布与性激素的相关性研究 [D]．福州：福建中医药大学，2011.

[14] 叶一萍．辨病与辨证结合治疗多囊卵巢综合征 [J]．辽宁中医学院学报，2004，6（4）：310.

[15] 闫和平．多囊卵巢综合征性不孕中医病机及治疗思路探析 [J]．吉林中医药，2009，29（8）：658－659.

[16] 吴茂林，闫和平．多囊卵巢综合征性不孕中医药论治思路初探 [J]．中国民间疗法，2006，14（11）：9－10.

[17] 夏阳．苍附导痰汤加减治疗肥胖型多囊卵巢综合征30例 [J]．天津中医药，2004，21（2）：169.

［18］陈利生，倪雅莲．自拟"导痰助孕丸"治疗多囊卵巢综合征 58 例分析［J］．铁道医学，1997，25（6）：374 - 375.

［19］张蔚利，衣秀娟．益坤丸治疗多囊卵巢综合征 60 例［J］．四川中医，2003，21（7）：64.

［20］陈军．补肾化痰法治疗多囊卵巢综合征［J］．浙江中医学院学报，2004，3，28（2）：36.

［21］张帆．补肾化痰祛瘀方治疗多囊卵巢综合征 35 例［J］．中医药学刊，2004，22（2）：336 - 337.

［22］倪玲，高红．补肾燥湿化痰治疗多囊卵巢综合征［J］．中医药学报，2002，30（2）：28 - 29.

［23］陈玲，王丽英．健脾益肾化痰汤治疗多囊卵巢综合征 30 例［J］．江苏中医，1999，20（7）：31.

［24］张灵芳．疏肝解郁法治疗高催乳素血症性不孕疗效观察［J］．现代中西医结合杂志，2005，14（24）：3236.

［25］于晓妹．对高催乳素血症"病在冲任、变化在气血、根在肝"的认识［J］．中华临床医学杂志，2007，8（2）：58 - 59.

［26］王翠平．柴胡疏肝散加减治疗高催乳素血症的疗效观察［J］．药物与临床，2007，4（2）：110 - 112.

［27］毛志中．黄体功能不全引起不孕的中西医结合治疗［J］．黑龙江中医药，2003，6：19.

［28］杨红．调周法治疗黄体功能不健型不孕症临床观察［J］．中日友好医院学报，2008，22（4）：245 - 246.

［29］李丹．补肾疏郁法治疗黄体不健不孕症的体会［J］．山西中医，1992，8（5）：32 - 33.

［30］毕焕英．补肾养肝法治疗黄体功能不健性不孕临床观察［J］．北京中医药大学学报（中医临床版），2003，10（1）：11 - 12.

[31] 赵小鸟．输卵管梗阻性不孕的中医辨证治疗 ［J］．河南中医，2003，23（4）：37.

[32] 张凤婵，薛耀，单志群．中医辨证分型治疗输卵管阻塞性不孕 106 例 ［J］．中医药临床杂志，2007，19（6）：569 - 570.

[33] 王忠民，刘茜．辨证治疗输卵管阻塞性不孕症 145 例 ［J］．北京中医，1989，2：15 - 16.

[34] 赵素蕊．活血益肾法治疗输卵管阻塞临床观察 ［J］．北京中医，2003，22（3）：33 - 34.

[35] 李朝莲，夏敏．活血化瘀法治疗输卵管炎性不孕 62 例 ［J］．实用中医药杂志，2002，18（6）：15.

[36] 薛秀花，康晓露．中西医结合治疗子宫内膜异位症 41 例 ［J］．陕西中医，2007，28（9）：1194 - 1195.

[37] 刘新军，张振卿，张文静．三联法综合治疗子宫内膜异位症性不孕症 50 例 ［J］．陕西中医，2008，29（7）：775 - 776.

[38] 文晓红，韩云霞．中药治疗子宫内膜异位症不孕 ［J］．湖北中医杂志，2011，33（9）：58.

[39] 杨灵君，赵兴无，史巧英．辨证分型治疗抗精子抗体阳性 56 例 ［J］．河南中医，2005，（25）10：50 - 51.

[40] 陶佩君．中医辨证治疗女性免疫性不孕 62 例 ［J］．淮海医药，2006，24（3）：213 - 214.

[41] 朱惠云．辨证分型治疗女性抗精子抗体异常所致不孕与流产 88 例 ［J］．广西中医药，1997，20（1）：15 - 16.

[42] 刘卓，周英惠．免疫不孕症的病因病机与治疗近况 ［J］．山西中医学院学报，2008，9（1）：53 - 55.

[43] 王忠民，刘茜．从肝论治女性免疫性不孕 ［J］．贵阳中医学院学报，1994，16（4）：43.

[44] 莫蕙，郭慧红. 免疫性不孕（AsAb 阳性）中医病机探讨 [J]. 江苏中医，1998，19（12）：8 - 9.

[45] 刘琦. 免疫性不孕不育的中西医治疗 [J]. 社区中医药，2007，10（9）：92.

[46] 康幼雯，任亚萍. 免疫性不孕的中西医结合治疗 [J]. 光明中医，2011，26（9）：1879 - 1880.

[47] 郭真. 补肾调周法治疗不孕症 78 例体会 [J]. 四川中医，2006，4（8）：92.

[48] 吴晓华，张翠兰. 补肾调周法治疗无排卵性不孕 38 例 [J]. 吉林中医药，2006，26（9）：33.

[49] 余序华. 补肾调周法治疗无排卵性不孕症疗效观察 [J]. 四川中医，2010，28（8）：86 - 88.

[50] 冯婷，付金荣. 补肾调周法治疗无排卵性不孕症研究进展 [J]. 内蒙古中医药，2010，23：82 - 84.

[51] 赵树森，吴绪祥，梁光宇. 中药人工周期疗法治疗不孕症概况 [J]. 湖北中医杂志，2004，26（8）：56.

[52] 林至君. 简化中药人工周期三联法治疗排卵功能障碍不孕的临床观察 [J]. 中西医结合杂志，1986，（12）：717 - 719.

[53] 贾桂芝，赵梅，耿金凤. 中药人工周期疗法在无排卵性不孕症中的应用 [J]. 湖南中医杂志，2007，23（5）：59.

[54] 李艳秀，张艳玲. 中药人工周期疗法治疗排卵功能障碍性不孕症 48 例疗效观察 [J]. 黑龙江中医药，2004（1）：19 - 20.

[55] 于燕，张立凤，梁军. 中药人工周期治疗肾虚性不孕 70 例 [J]. 哈尔滨医药，2008，28（6）：42.

[56] 李官英，王亚康. 中药人工周期疗法治疗女性不孕症 [J]. 实用医院临床杂志，2007，4（4）：115.

[57] 吴贵娥，谢鸣．中医周期疗法治疗不孕症用药规律分析 [J]．北京中医药大学学报（中医临床版），2008，15（3）：35－36．

[58] 王秋凤．调经种子汤治疗排卵功能障碍性不孕症132例 [J]．现代中西医结合杂志，2003，7（12）：697－698．

[59] 张鲜桃．排卵汤治疗无排卵性不孕症213例 [J]．陕西中医，2002，23（5）：420．

[60] 徐惠群，胡争艳．补肾助孕方治疗排卵障碍性不孕症疗效观察 [J]．上海中医药杂志，2005，39（5）：29－30．

[61] 高娅娟，李晓，张晓峰．温肾调经助孕汤治疗排卵障碍性不孕症临床研究 [J]．吉林中医药，2008，28（6）：428－429．

[62] 周剑虹，王端英，赵媛媛．输卵管不孕症的中医疗法 [J]．实用预防医学，2007，14（2）：518．

[63] 陶静．胥受天老中医辨治输卵管阻塞性不孕症浅谈 [J]．甘肃中医，2007，20（5）：46．

[64] 梅玉华．辨证论治配合通液术治疗输卵管阻塞性不孕症84例观察 [J]．甘肃中医，2003，6（6）：29－30．

[65] 王娜，薛秀伟．多囊卵巢综合征不孕的中医治疗 [J]．中国实用乡村医生杂志，2004，11（4）：35－36．

[66] 侯璟玫，俞瑾，魏美娟．中药天癸方治疗多囊卵巢综合征中高雄激素高胰岛素血症的研究 [J]．中国中西医结合杂志，2000，20（8）：589－592．

[67] 卢晔，王采文．化痰通经方治疗多囊卵巢综合征31例 [J]．天津中医药，2007，24（1）：43．

[68] 张晓红，胡会辉．中西医结合治疗高催乳素血症致不孕的临床疗效 [J]．中医临床研究，2011，3（14）：31－32．

[69] 叶春娟．抑乳调经方治疗高催乳素血症38例疗效观察

[J] . 河北中医，2003，25（4）：263 - 264.

[70] 王欣 . 补肾健脾法治疗高催乳素血症 39 例 [J] . 江西中医药，2006，37（2）：35.

[71] 张国静 . 中医治疗免疫性不孕 40 例 [J] . 现代中医药，2006，6（1）：291.

[72] 陈梅，杨援朝，杨鉴冰 . 滋阴消抗汤治疗肝肾阴虚型免疫性不孕的临床观察 [J] . 现代中医药，2006，126（3）：211.

[73] 王振卿 . 养肝滋肾、清热解毒法治疗免疫性不孕症 486 例疗效观察 [J] . 新中医，2003，35（8）：23 - 24.

[74] 赵玉清，陈培媛，郝明珠 . 陈益昀运用中药人工周期疗法治疗黄体功能不全性不孕症 [J] . 中华实用中西医杂志，2005，18（20）：1373 - 1374.

[75] 钟伟兰 . 补肾为主序贯治疗黄体功能不全性不孕不育症 48 例 [J] . 福建中医药，2004，34（8）：16.

[76] 周惠芳 . 助孕合剂治疗黄体功能不全性不孕流产的临床及实验研究 [J] . 中国中医药信息杂志，2001，8（3）：4674.

[77] 胥丽霞 . 补肾健脾法治疗脾肾两虚型黄体功能不健性不孕的临床观察 [D] . 北京：北京中医药大学，2006.

[78] 吴俊妍，曹佩霞 . 黄体功能不全性不孕的中医学研究 [J] . 吉林中医药，2010，30（8）：659 - 660.

[79] 司徒仪，曹立幸 . 子官内膜异位症不孕的中西医结合诊治 [J] . 中国中西医结合杂志，2008，28（11）：969 - 970.

[80] 杨峰，李凤梅，束兰娣，等 . 红藤方治疗子官内膜异位症 82 例临床观察 [J] . 山东中医杂志，2006，25（12）：824 - 825.

[81] 方德利 . 血府逐瘀汤加减治疗子官内膜异位症临床观察 [J] . 安徽中医临床杂志，2003，15（4）：297 - 298.

[82] 郑剑薇. 浅谈子宫内膜异位症及其治疗 [J]. 中医药学报, 2010, 38 (1): 78 - 79.

[83] 郭玉刚, 代雅池. 少腹逐瘀汤化裁治疗不孕症40例临床体会 [J]. 陕西中医学院学报, 2001, 24 (4): 21 - 22.

[84] 汪艳玲. 少腹逐瘀汤加减治疗不孕症的临床体会 [J]. 医学理论与实践, 2010, 23 (12): 1491.

[85] 刘宋明. 少腹逐瘀汤加减治疗不孕症85例 [J]. 河北中医, 2007, 29 (1): 75.

[86] 张衍德, 张宏亮. 少腹逐瘀汤加味治疗不孕70例 [J]. 光明中医, 1998, 13 (78): 25 - 26.

[87] 张予宛, 井建波, 耿洋. 少腹逐瘀汤为主治疗子宫内膜异位免疫不孕症94例分析[J]. 中原医刊, 2001, 28 (6): 71 -72.

[88] 孙杰. 少腹逐瘀汤治疗输卵管阻塞性不孕症76例 [J]. 陕西中医, 2008, 29 (7): 773 -774.

[89] 杨海魁, 石莹, 张晓明, 等. 加味少腹逐瘀汤内外结合治疗输卵管阻塞性不孕300例临床观察 [J]. Chinese Journal of the Practical Chinese with Modern Medicine, 2003, 3 (16): 870 - 871.

[90] 宋明英. 温经汤加减治疗不孕症292例 [J]. 陕西中医, 1996, 17 (6): 250.

[91] 赵益霞. 温经汤加减治疗排卵障碍性不孕疗效观察 [J]. 中国乡村医药杂志, 2008, 15 (6): 41 - 42.

[92] 范林, 张长滚. 温经汤治疗不孕症50例 [J]. 河南中医药学刊, 1998, 13 (1): 42.

[93] 陈平. 温经汤治疗宫寒血瘀型不孕90例疗效观察 [J]. 中医药信息, 2005, 22 (3): 5.

[94] 宋占营. 加味温经汤治疗不孕症42例 [J]. 新疆中医药,

2006, 24 (4): 28.

[95] 李永琼. 四物汤加味治疗不孕症 68 例疗效观察 [J]. 四川中医, 2011, 29 (3): 99 - 100.

[96] 滕桂珍, 杨耀文, 李志鹏, 等. 四物汤联合枸橼酸氯米芬片治疗不孕症 50 例临床观察 [J]. 河北中医, 2010, 32 (12): 1830 - 1831.

[97] 叶晓云. 四物汤治疗女性不孕症 50 例 [J]. 中国中医药现代远程教育, 2010, 8 (11): 37 - 38.

[98] 刘佰平. 桃红四物汤加减治疗输卵管阻塞 85 例 [J]. 辽宁中医杂志, 1994, 21 (3): 126.

[99] 王光东, 王敏. 桃红四物汤口服加阴道局部用药治疗输卵管阻塞性不孕症 45 例报告 [J]. 山东医药, 2005, 45 (9): 78.

[100] 韩明华. 桃红四物汤治疗药物流产后继发不孕 87 例疗效观察[J]. 中国社区医师, 2003, 5 (10): 37.

[101] 李顺景. 加味桃红四物汤治疗流产后继发不孕 [J]. 医药论坛杂志, 2009, 30 (9): 82 - 83.

[102] 杨英, 徐香叶, 殷秀芹. 桂枝茯苓汤治疗输卵管阻塞致继发性不孕症临床观察 [J]. 山西职工医学院学报, 2011, 21 (1): 53 - 54.

[103] 张妙兰. 桂枝茯苓丸加减治疗慢性盆腔炎继发不孕症临床分析[J]. 中国中医药资讯, 2010, 2 (36): 197.

[104] 张旭, 秦丹华, 陈建荣, 等. 加味桂枝茯苓汤内服灌肠对输卵管阻塞性不孕患者治疗前后子宫输卵管造影的影响 [J]. 中国美容医学, 2011, 20 (1): 346.

[105] 陈建荣. 加味桂枝茯苓汤内服灌肠对输卵管阻塞性不孕患者甲襞微循环的影响 [J]. 中华当代医学, 2007, 5 (6): 80 - 81.

[106] 宋瑞秀，施丽洁．加味桂枝茯苓丸治疗继发性输卵管炎性不孕64例［J］．吉林中医药，2000，5（24）：31.

[107] 庞玉琴．四逆散加味治疗不孕症60例［J］．陕西中医，2003，24（5）：416－417.

[108] 段爱英，王碧侠．四逆散加味治疗不孕症76例［J］．陕西中医，2006，27（6）：664－665.

[109] 赵红．四逆散加味治疗输卵管阻塞性不孕症246例临床观察［J］．中国中医药科技，1995，2（6）：42－43.

[110] 贺清珍．六味地黄汤化裁治疗不孕症252例［J］．陕西中医，2003，24（11）：967－968.

[111] 王春霞，李永伟．六味地黄汤加减治疗免疫性不孕症153例疗效观察［J］．新中医，2008，40（2）：24－25.

[112] 苏小军．六味地黄汤加鱼腥草熏洗治疗抗精子抗体阳性不孕症［J］．深圳中西医结合杂志，2006，1（16）：42－43.

[113] 岳雯．六味地黄丸对排卵障碍性不孕卵巢颗粒细胞核仁组成区蛋白的影响［J］．陕西中医，2009，30（9）：1253－1254.

[114] 徐淑琴．知柏地黄汤加味治疗抗精子抗体阳性不孕症［J］．湖北中医杂志，2007，29（5）：33.

[115] 张灵芳．知柏地黄汤治疗免疫性不孕54例［J］．现代中西医结合杂志，2005，14（3）：293.

[116] 陈华兴．知柏地黄丸为主治疗无排卵不孕症82例临床观察［J］．中医杂志，2000，41（6）：355－356.

[117] 王正峰．促排卵汤在卵巢性不孕治疗中的应用［J］．现代实用医学，2005，17（1）：45，48.

[118] 周惠芳．"助孕汤"治疗黄体功能不全性不孕202例临床研究［J］．江苏中医，2001，22（1）：8－9.

[119] 陈秋梅. 调经孕育汤治疗排卵障碍性不孕症临床研究 [J]. 中国中医药信息杂志, 2001, 8 (10): 48 - 49.

[120] 陈瑞英. 调经种子汤治疗不孕症 200 例 [J]. 中国中医药现代远程教育, 2011, 9 (14): 42.

[121] 陈建荣, 李雪琴, 饶贞斌, 等. 化瘀疏肝种子汤内服灌肠对输卵管阻塞性不孕 T 细胞亚群含量的影响 [J]. 贵阳中医学院学报, 2008, 30 (3): 31 - 33.

[122] 薛瑞秀, 陈建荣, 栗萍, 等. 化瘀疏肝种子汤内服加灌肠治疗输卵管阻塞性不孕前后 B 超的结果分析 [J]. 中国妇幼保健, 2008, 23 (9): 1302 - 1303.

[123] 刘成藏, 姚欣. 自拟活血通瘀汤治疗输卵管阻塞性不孕症 166 例 [J]. 国医论坛, 2004, 19 (1): 36.

[124] 王芝敏. 化瘀通络汤保留灌肠治疗输卵管阻塞 239 例 [J]. 上海中医药杂志, 2005, 39.

[125] 叶脉延, 王红梅, 汪江云. 消抗汤治疗抗精子抗体所致免疫性不孕 115 例 [J]. 浙江中医杂志, 2008, 43 (12): 711.

[126] 姚伊, 王华. 补肾活血汤治疗女性血清抗精子抗体阳性不孕 56 例疗效观察 [J]. 河南中医, 2008, 28 (3): 51 - 52.

[127] 张迎春, 徐淑琴. 消抗汤治疗免疫性不孕症 120 例 [J]. 新中医, 2003, 35 (10): 49 - 50.

[128] 王伟, 程明青, 梁培芳. 调经促孕丸配伍克罗米芬治疗不孕症的疗效观察 [J]. 中成药, 2002, 24 (3): 189 - 190.

[129] 邱奋莲, 王娟. 调经促孕丸治疗无排卵型不孕的临床观察 [J]. 国际医药卫生导报, 2004, 10 (22): 66 - 67.

[130] 黄青兰. 调经促孕丸治疗不孕症 278 例疗效观察 [J]. 中国医药指南, 2011, 9 (16): 325.

[131] 王莉云，党小红．散结镇痛胶囊治疗子宫内膜异位症合并不孕 [J]．现代中西医结合杂志，2009，18（35）：4347 - 4348.

[132] 王河清，杨超梅．散结镇痛胶囊治疗子宫腺肌症并不孕36例效果观察[J]．广东医学院学报，2010，28（6）：669 - 670.

[133] 张琴芬，郑瑛．散结镇痛胶囊对子宫内膜异位症伴不孕症患者腹腔镜术后妊娠率及复发率的影响 [J]．中华中医药学刊，2009，27（4）：886 - 887.

[134] 方玮，殷凤宜，臧新军．桂枝茯苓胶囊在不孕症治疗中的应用 [J]．吉林医学，2009，30（3）：210 - 212.

[135] 张荣生，罗玉卿，伍丽群．桂枝茯苓胶囊治疗输卵管阻塞疗效观察 [J]．中华现代妇产科学杂志，2004，1（1）：23 - 24.

[136] 连芳，张婷，刘馨，等．金刚藤胶囊联合理疗治疗输卵管性不孕的临床观察[J]．中外妇儿健康，2011，19（3）：64 - 65.

[137] 张国红，刘耀珍，张惠，等．金刚藤胶囊联合输卵管通液术治疗输卵管性不孕临床分析 [J]．中国社区医师，2009，25（379）：39.

[138] 刘小玉，李丽芸．复方毛冬青液保留灌肠治疗慢性盆腔炎的临床研究[J]．广州中医药大学学报，1996，13（1）：14 - 15.

[139] 叶润英，邓雪梅，黄健玲．复方毛冬青液治疗不明原因性不孕的临床观察 [J]．中华临床医学研究杂志，2006，12（14）：1931.

[140] 褚玉霞，姬爱冬．二紫赞育浓缩丸促排卵作用的机制研究 [J]．河南中医学院学报，2004，19（2）：30 - 32.

[141] 褚玉霞，王瑞杰．二紫胶囊治疗无排卵性不孕症60例 [J]．中医研究，2006，19（12）：27 - 28.

[142] 赵可新，宋旭霞，赵大爽，等．调经助孕胶囊治疗不孕

症临床研究［J］．中国中医药信息杂志，2005，12（2）：18 - 20.

　　［143］潘文，张锁庆．归甲疏通胶囊治疗输卵管阻塞性不孕症82 例疗效观察［J］．新中医，2005，37（2）：46 - 47.

　　［144］潘文，张锁庆，王宁香，等．归甲疏通胶囊治疗输卵管阻塞性不孕症283 例［J］．中国中医药信息杂志，2009，16（3）：64 - 65.

附　篇

不孕症文献研究过程

附录一 古代文献检索过程

一、检索内容

检索内容主要以第三版《中华医典》为检索工具，共检索了包括中医、中药、方剂、针灸、养生等在内的 1000 余部书籍。

二、检索方法

检索词："不孕""无子""绝嗣""绝产""绝子""断绪""不子""不字""全不产"。

筛选标准：①剔除无病名、病因病机、诊断、治则治法、方药、预后转归、预防调护等相关内容的描述。②剔除重复条目：根据古籍文献名称、所出章节、具体条文内容判断是否重复。③剔除临床方药过于生僻，临床使用价值不大的文献。

三、检索结果

共检索包括不孕、无子等在内的 9 个检索词，初步筛选出 357 本书籍、2498 篇相关文献及条文。具体分布如下：

附表 1　古代文献检索结果

检索词	检出文章	相关文章	比例
不孕	367	342	93.18%
无子	1504	1348	89.62%
全不产	19	17	89.47%
绝产	219	195	89.04%
绝嗣	71	59	83.09%
绝子	144	127	88.19%
断绪	71	65	91.55%
不字	86	15	17.44%
不子	17	8	47.06%

附录二　现代文献检索过程

一、检索范围

1989～2011 年维普全文数据库、中国生物医学文献数据库、万方数据库所收录的有关不孕症研究的文献。

二、检索策略

1. 维普全文数据库的检索策略

检索条件：（题名＝不孕　输卵管阻塞　输卵管不通　输卵管梗阻　排卵障碍　黄体不健）＊（任意字段＝中医）＊全部期刊＊年＝1989 – 2011

检索结果：检中 4523 篇。

2. 中国生物医学文献数据库的检索策略

检索条件：中文主题词检索"不育，女（雌）性"。

检索结果：命中文献数 11720 篇。

检索条件：加副主题词为"穴位疗法"（XL）、"中医病机"（ZB）、"中药疗法"（ZD）、"中医药疗法"（ZH）、"中西医结合疗法"（ZJ）、"针灸疗法"（ZL）、"中医疗法"（ZY）。

检索结果：命中文献数 2486 篇。

3. CNKI 数据库的检索策略

检索条件：（主题＝不孕并含中医）＊全部期刊＊年＝

未限制年份，共找到 1730 篇。

检索条件：（主题 = 输卵管阻塞并含中医）＊全部期刊＊年 = 未限制年份，共找到 280 篇。

检索条件：（主题 = 输卵管不通并含中医）＊全部期刊＊年 = 未限制年份，共找到 88 篇。

检索条件：（主题 = 输卵管梗阻并含中医）＊全部期刊＊年 = 未限制年份，共找到 50 篇。

检索条件：（主题 = 排卵障碍并含中医）＊全部期刊＊年 = 未限制年份，共找到 212 篇。

检索条件：（主题 = 黄体不健并含中医）＊全部期刊＊年 = 未限制年份，共找到 32 篇。

检索结果：共计 2392 篇。

三、文献纳入及排除标准

1. 纳入文献标准

（1）文献分为综述类、名医经验、临床研究、Meta分析。

（2）文献年限要求中文文献为 1989 ~ 2011 年。

（3）临床研究对象为不孕症的患者。

（4）文献研究对象、观察指标、治疗方法等项目齐全。

2. 文献排除标准

（1）重复的文献，未对数据进行统计处理的文献，个案报道或仅有摘要发表的文献。

（2）设计有明显错误或缺陷的研究。

（3）动物实验。

（4）西医文献。

四、检索结果

3 个数据库分别以规定的关键词或主题词及副主题词检索，排除重复文献，共 3548 篇文献，按照文献纳入及排除标准对文献进行筛选后，剩余 2111 篇，在此基础上，10 名经过文献管理、检索培训的医师阅读所有文献的摘要，必要时阅读全文，阅读过程中，按照"病因病机""辨证分型""治则治法""方药""针灸疗法""名医经验"进行一次分类，后方药类文献再次分为汤剂、口服中成药及其他治疗法，分类完成后，详细阅读入选文献并进行总结。

（一）现代文献检索结果

附表 2　现代文献检索结果

文献类别	二级分类	文章篇数
病因病机类		290 篇
辨证分型类		1775 篇
治则治法类		462 篇
方药类	汤剂	336 篇
	口服中成药	92 篇
	其他	75 篇
针灸治疗类		104 篇
名医经验类		199 篇

（二）现代文献检索结果分类

1. 中医辨证分型资料统计

对 1775 篇文献中的辨证分型进行总结，其中以复合证

型较多，以虚证及虚实夹杂证为主，具体分型分布见附表
3、4、5、6。

附表3 输卵管性不孕文献中医证型分布

证型	频次	占总频次百分比（%）
气滞血瘀	380	30.21
湿热瘀阻	360	28.62
寒凝血瘀	126	10.02
血瘀	120	9.54
肾虚血瘀	72	5.72
湿热下注	37	2.94
气虚血瘀	37	2.94
痰湿阻遏	30	2.38
肝肾不足	30	2.38
肾虚	23	1.83
脾虚湿瘀	21	1.67
气血虚弱	12	0.95
虚热壅滞	9	0.72
脾肾阳虚	2	0.16
血热	2	0.16

附表4 排卵障碍性不孕文献中医证型分布

证型	频次	占总频次百分比（%）
肾虚	604	35.51
肾虚血瘀	215	12.64
气滞血瘀	198	11.64

证型	频次	占总频次百分比（%）
肝肾虚损	154	9.05
血瘀	141	8.29
痰湿	129	7.58
气血两虚	66	3.88
寒凝血瘀	48	2.82
湿热瘀阻	48	2.82
脾肾两虚	35	2.06
肾虚痰瘀	30	1.76
痰湿瘀阻	16	0.94
阴虚火旺	7	0.41
气血两虚血瘀	5	0.29
肝郁脾虚	3	0.18
血热	2	0.12

附表 5　子宫内膜异位性不孕文献中医证型分布

证型	频次	占总频次百分比（%）
血瘀	22	30.99
肾虚血瘀	10	14.08
肾虚	10	14.08
气滞血瘀	9	12.68
寒凝血瘀	6	8.45
肝郁肾虚血瘀	5	7.04
气虚血瘀	3	4.23

证型	频次	占总频次百分比（%）
湿热瘀结	3	4.23
脾肾阳虚	2	2.82
痰湿阻滞	1	1.41

附表6　免疫性不孕文献中医证型分布

证型	频次	占总频次百分比（%）
肾虚血瘀	86	24.86
湿热内蕴	73	21.10
肝郁血瘀	66	19.08
肾虚	51	14.74
湿热瘀阻	13	3.76
阴虚火旺	12	3.46
痰湿	9	2.60
脾肾两虚血瘀	8	2.31
肝肾阴虚，湿瘀互结	7	2.02
肝肾不足	7	2.02
肾虚湿热瘀结	5	1.45
气虚血瘀	3	0.87
气虚湿热	2	0.58
寒凝血瘀	2	0.58
脾肾阳虚	1	0.29
气虚	1	0.29

2. 中医药治疗原则研究资料统计

附表7 治则治法文献研究

关键问题	文献类型	文献篇数	结论
治疗总则	名老中医经验和专家个人经验	418篇	治病求本，扶正祛邪，调整阴阳，调理气血，调理脏腑、冲任。以补虚扶正为本，祛除实邪为辅，补虚重在补肾，祛邪重在活血化瘀。使阴阳、气血调和，脏腑平和，使任通冲盛
补肾调周法	多个小样本随机对照临床试验	17篇	补肾调周法对不孕症有良好的治疗效果，尤其是无排卵型不孕
中药人工周期	多个小样本随机对照临床试验	18篇	中药人工周期疗法治疗不孕症疗效显著，尤其对于黄体功能不健者
辨病结合辨证	多个小样本随机对照临床试验	9篇	辨病结合辨证对各种不孕症均有良好的治疗效果

中医药对于不孕症的治疗，从近10年文献看，注重通过调整月经周期以达到种子的目的。通过文献研究，表明补肾、活血化瘀是不孕症的重要治则，同时需要调整阴阳、气血平衡。补肾为根本原则，应贯穿始终。治病求本，扶正祛邪，调整阴阳，调理气血，调理脏腑、冲任。

3. 主要中药汤剂研究资料统计

附表8　中药汤剂文献研究

	文献类型	文献篇数	结论
少腹逐瘀汤	多个小样本随机对照临床试验	12篇	少腹逐瘀汤及其加味内外结合治疗输卵管阻塞性不孕具有良好的输卵管复通作用和较高的临床妊娠率
温经汤	多个小样本随机对照临床试验	5篇	湿经汤及其加味适用于冲任虚寒、瘀血久滞以及虚寒为本,实热为标之不孕症
四物汤	多个小样本随机对照临床试验	7篇	四物汤及其加味对于不孕症有一定疗效
桂枝茯苓汤	多个小样本随机对照临床试验	6篇	桂枝茯苓汤对输卵管性不孕有良好治疗效果
四逆散	多个小样本随机对照临床试验	3篇	四逆散对输卵管性不孕有一定的疗效,尤其适用于肝郁患者
六味地黄汤	多个小样本随机对照临床试验	4篇	六味地黄汤对免疫性不孕及排卵障碍性不孕有良好疗效
知柏地黄汤	多个小样本随机对照临床试验	3篇	知柏地黄汤对免疫性不孕有一定的疗效

4. 主要中成药应用的研究资料统计

附表9　口服中成药文献研究

	文献类型	文献篇数	结论
调经促孕丸	多个小样本随机对照临床试验，其中一项为随机双盲对照临床试验	3篇	调经促孕丸中的中药配方具有温肾健脾、活血调经的功效，在治疗不孕症中取得满意的效果
散结镇痛胶囊	多个小样本随机对照临床试验	3篇	散结镇痛胶囊对子宫内膜异位症性不孕有一定疗效
桂枝茯苓胶囊	多个小样本随机对照临床试验	4篇	桂枝茯苓胶囊可广泛应用于女性不孕症治疗中，尤其对于慢性盆腔炎、子宫肌瘤或输卵管阻塞所致不孕症可取得良好疗效
金刚藤胶囊	多个小样本随机对照临床试验	2篇	金刚藤胶囊对治疗输卵管性不孕有一定疗效
复方毛冬青液	小样本临床试验	1篇	复方毛冬青液对不孕症有一定疗效

	文献类型	文献篇数	结论
二紫胶囊	多个小样本随机对照临床试验	1篇	二紫胶囊治疗无排卵性不孕症有良好的临床疗效及安全性，尤在促进卵泡发育及成熟、提高妊娠率及改善临床症状方面显示出明显优势
调经助孕胶囊	多个小样本随机对照临床试验	1篇	调经助孕胶囊能宏观调节性腺轴功能，促进卵泡发育，调经作用显著，明显改善肾阳虚症状，妊娠率高，不良反应小，优于对照组
归甲疏通胶囊	多个小样本随机对照临床试验	2篇	归甲疏通胶囊治疗输卵管阻塞性不孕症疗效肯定